辽宁省优秀自然科学著作

中医养生精要

张立德　曲　怡　主编

辽宁科学技术出版社
沈　阳

主　编：张立德　曲　怡

副主编：王树东　王建波　荆　秦　张晓萌

编　委：李　阳　刘丽斯　勇入琳　薛亚楠

© 2021　张立德　曲　怡

图书在版编目（CIP）数据

中医养生精要/张立德，曲怡主编. —沈阳：辽宁科学技术出版社，2021.12

（辽宁省优秀自然科学著作）

ISBN 978-7-5591-1596-6

Ⅰ．①中…　Ⅱ．①张…　②曲…　Ⅲ．①养生（中医）—基本知识　Ⅳ．①R212

中国版本图书馆 CIP 数据核字（2020）第 080547 号

出版发行：辽宁科学技术出版社
　　　　　（地址：沈阳市和平区十一纬路 25 号　邮编：110003）
印 刷 者：辽宁鼎籍数码科技有限公司
幅面尺寸：185 mm×260 mm
印　　张：25
字　　数：600 千字
出版时间：2021 年 12 月第 1 版
印刷时间：2021 年 12 月第 1 次印刷
责任编辑：郑　红　丁　一
封面设计：李　嵘
责任校对：王玉宝

书　　号：ISBN 978-7-5591-1596-6
定　　价：110.00 元

联系电话：024-23284526
邮购热线：024-23284502
http://www.lnkj.com.cn

前　言

从古至今，人们孜孜不倦地探寻生命的奥秘，追求健康长寿的秘诀。经过不懈的探索和长期实践，我们祖先积累了丰富多彩、切实可行的养生经验，留下了浩如烟海的典籍，是我国传统文化中不可或缺的瑰宝，为中华民族的繁衍生息做出了不朽的贡献。随着社会的进步，医学模式的改变，在实现中华民族伟大复兴的征程中，继承和发展中医养生对人们改善体质、提高生活质量具有重要意义。正如《格致余论》所言："与其求疗于有病之后，不若摄生于无疾之先；盖疾成而后药者，徒劳而已，是故已病而不治，所以为医家之怯；未病而先治，所以明摄生之理……此圣人不治已病治未病之意也。"

中医养生是人们为了自身生命与健康长寿，根据生命发展的客观规律，遵循天人合一的养生思想，在气一元论、阴阳学说、五行学说、脏象学说、经络学说、病机学说等中医基础理论的指导下，运用科学系统的养生方法，以达到延年益寿、提高生命质量的目的。在当今世界，虽然人的寿命有了很大提高，但是如何改善生活方式，提高生命质量，仍是目前医学界需要攻克的一大难题。基于此，我们潜心编撰了《中医养生精要》一书，旨在帮助人们更加科学有效地从事养生活动。

本书共分上、中、下3篇。上篇为中医养生基础理论，首先介绍养生和养生学的区别、中医养生的发展简史、名家养生经验，便于读者从宏观上认识把握中医养生观；其次论述中医养生理论依据、中医养生思想、中医养生原则，指导养生实践活动，为养生方法的创立提供理论基础。中篇为中医养生方法，分别从季节、饮食、情志、起居、运动、睡眠、房事、针药等方面全面论述日常养生方法，清楚明确地告诉人们延年益寿的奥秘。下篇为审因施养，主要以特殊人群为主体，以人体某些常见病为视角，探讨该领域人群的养生法则，便于疾病的早期发现和早期治疗，防患于未然。

《中医养生精要》由辽宁中医药大学张立德、曲怡担任主编，王树东、王建波、荆秦、张晓萌担任副主编，李阳、刘丽斯、勇入琳、薛亚楠担任编委。具体编写工作说明如下：张立德编写第1章和第13章（约6.8万字）、曲怡编写第9~11章和第15章（约13.4万字）、王树东编写第7~8章（约5.8万字）、王建波编写第14章（约5.8万字）、荆泰编写第12章（约5.2万字）、张晓萌编写第6章（约4.3万字）、李阳编写第4章（约4.5万字）、刘丽斯编写第3章（约4.5万字）、勇入琳编写第5章（约4.7万字）、薛亚楠编写第2章（约4.4万字）。张立德负责全书的审稿工作。

本书虽进行了反复审改、修订，但是由于编者的时间精力和水平有限，在材料的收集和内容的展示上，难免存在疏漏和讹误，诚望专家同道和广大读者批评指正。

编者

2020 年 3 月

目　录

中篇　中医养生方法

下篇　审因施养

上篇　中医养生基础理论

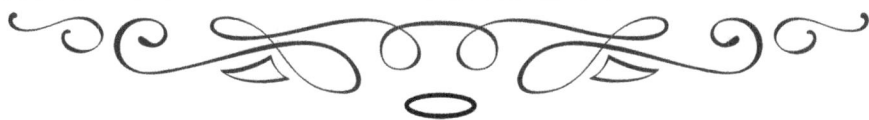

第一章　绪论

第一节　养生与养生学

一、养生与中医养生学的概念

养生，又称为道生、摄生。养生之养，指调养、护养、保养、补养；养生之生，指生命。命，原意为指使，在此处指"非人力所能为者""天赋之命"，是自然规律，不以人的意志为转移。生命一词始见于《北史》："人之所宝，莫宝于生命。"老年人的养生，又称之为养老、寿亲、寿老、寿世等。养生，即保养人体生命，是人有意识地通过各种方法和手段对人体生命进行调护、保养的行为活动。这种行为活动，是人类为了自身的生存与发展，遵循人体生命活动规律，对人体的身心进行保养，以期达到强壮身体、促进健康、延年益寿的目的，这一活动贯穿于人类生、长、壮、老、已整个过程，通过养精神、调饮食、练形体、慎房事、适寒温等各种各样的方法实现。"养生"一词最早见于《庄子·养生主》，典出"庖丁解牛"，文惠曰："善哉！吾闻庖丁之言，得养生焉。"到《黄帝内经》时期，已经建立养生科学理论体系，养生的理论和方法统称为"养生之道"。正如《黄帝内经·灵枢》曰："故智者之养生也，必顺四时而适寒暑，和喜怒而安居处，节阴阳，调刚柔。如是则僻邪不至，长生久视。"明确指出养生与寿夭的密切关系。《素问·上古天真论》曰："余闻上古之人，春秋皆度百岁，而动作不衰；今时之人，年半百而动作皆衰者，时世异耶？人将失之耶？岐伯对曰：上古之人，其知道者，法于阴阳，和于术数，食饮有节，起居有常，不妄作劳，故能形与神俱，而尽终其天年，度百岁乃去，今时之人不然也，以酒为浆，以妄为常，醉以入房，以欲竭其精，以耗散其真，不知持满，不时御神，务快其心，逆于生乐，起居无节，故半百而衰也。"指明了延年益寿的关键就在于是否遵循养生之道。老子《道德经》中也有"善摄生者"之言论。

中医养生学，以传统中医理论为指导，遵循阴阳五行生化收藏的变化规律，探索人类生命活动规律，研究养生的理论及技术，是以实现人类提高体质、预防疾病、延年益寿为目的的实用科学。中医养生学不完全等同于预防医学，且属于第一医学范畴。其研究领域除了预防疾病之外，还包含了延缓衰老、调适心理、增强智力、美容养颜、提高生活质量、促进人类与自然及社会的协调能力等功能，比预防医学的内容更加广泛，技术更加多样。它不仅适用于健康人群，也适用于亚健康状态人群。中医养生学是我国劳动人民与医学工作者在漫长的历史岁月中反复探索，逐步认识与实践后形成的，因此具有较强的科学性和比较系统的理论体系。

二、养生的目的及意义

（一）养生的目的

人的一生中，既有六淫侵袭，又有七情饮食劳倦之伤等，所以常常伴有疾病，威胁生命、影响健康，极大地影响人们的生活。健康与长寿，自古以来就是人类的共同愿望，人类始终在不断地努力探索健康长寿的途径和方法。养生的根本目的就是保持健康、延长寿命。为达到这一目的，要依靠三方面的有机结合，一是社会生存环境尽量平稳、安全、良好；二是医学进步，可以很好地指导养生和防病治病；三是每一位社会成员都能做好自我养生和帮助他人养生。

养生具体目标：孕胎时应做好养生，打好健康的基础；出生后，应保持健康，通过各种养生方法强身健体；当形体稍有不适、精神微有失常时，应积极地选择有针对性的养生调养方法，恢复身心健康状态；疾病发生时，要早诊断、早治疗，通过临床诊治与养生调理，尽量减小疾病对健康的影响；若患糖尿病、高血压、慢性阻塞性肺病等不能治愈的疾病，应临床治疗与日常养生相结合，尽量延缓疾病发展，提高生活质量并延长生存时间。

（二）养生的意义

养生意义重大，社会个体要想身心健康、延年益寿，就必须养生；人类要想与环境协调适应、持续稳定地发展，也必须养生。伟大的中华民族，拥有五千年历史文明，为人类奉献众多文明瑰宝。中医养生学是中华文明的重要组成部分，拥有独特的理论与技术，几千年来为中华儿女及世界各国人民的健康长寿事业做出了巨大贡献。同时通过交流，逐步延伸到日本、东南亚、欧美等地区，被世界人民所熟知，成为人类防病的重要手段。同时，时代也赋予了中医养生许多重要的意义。

首先，它符合医疗卫生服务重心前移的要求。随着社会的发展，人们越来越关注自身的健康，认识到与其病后治疗，不如平时养生防病。同时，将卫生工作的重心移至临床治疗前，可以极大降低社会卫生经费，节省大量时间，且能收到更好的防治效果。因此，近年来医疗卫生服务重心不断前移。这恰恰与中医养生学"正气为本""治未病"的基本原则不谋而合。养生的良好效果已引起世界各国人民对中医养生学的关注。世界各国人民对养生学的需求，也为其提供了巨大的市场，促进了本学科的发展。与发达国家相比，我国经济还相对落后，同时，我国也是世界人口最多的发展中国家，导致我国社会卫生工作的负担较重，特别是经费负担相对更重。当前，我国在政府主导下大力发展社区卫生服务，强调社会健康管理，提倡中医养生保健"治未病"，正是应对这一现状的切实措施。

其次，它对社会和谐及可持续发展意义重大，能提供强而有力的保障。人类社会在进步，生活、学习、工作节奏在不断加快，随之而来的是对生活、学习、工作的厌倦和情绪的烦躁；激烈的社会竞争已成为生活的主流，巨大的社会竞争压力使很多人处于亚健康状态；物质生活不断丰富的背后，是物欲冲击下精神道德世界的空虚和失落。然而，社会要想和谐、持续、健康地发展，就必须以人为本，人们的健康和高素质是社会向前发展的前提和基础。中医养生学恰恰可以为人们提供促进健康、提高素质的方法。它追求天人和谐、人际和谐、身心和谐，可以促进构建公平正义、民主法治、安定有序、诚信友爱、人与自然和谐相处的社会；中医养生"权衡以平"的观念，在指导养生的同时，也影响了人们的世界观和方法论，对人类产生了积极影响，有利于人们把握为人处世的合适尺度，防止太过与不及，有利于维护人们思想心态和社会的和谐稳定。

可见，中医养生可为社会和谐并持续健康发展提供有力保障。只有国民健康了，国家才能富强。养生，既是对自己负责，也是对全社会负责，是全国人民乃至全世界人民共同的责任。

第二节　中医养生的发展史

一、原始社会

原始社会时期的生产力极为低下，生存是一种本能，人力欠缺改造自然的方式方法，恶劣的生存条件逼迫人们去探求生存之道及延年益寿的方法。春秋战国时期以前没有形成完整的医学体系，养生学处于萌芽状态，人们只是在与大自然的艰苦搏斗中，开始发现、总结并运用了一些以顺应自然为特点的养生方法。

膳食养生的起源与先民的狩猎和食谱改变过程密切相关。原始人类为生存而寻找食物，在此过程中，偶然发现食用某些动、植物后可增强体质或减轻疾病，经过反复，形成了经验，先民便开始主动采摘或狩猎一些有益于身体健康的动植物来食用，这就是食养的最初起源。旧石器时代，火已被运用在生活之中，众所周知，到目前为止，在地球上只有人类可以利用"煎、炸、烹、煮"等方式果腹，可以说养生学说的建立，从有了火，就已经开始了。火改变了饮食方式，进而提高了人的生命质量。熟食缩短了胃肠道对食物的消化过程，防止了一些消化道疾病的发生，对于人类的生存和发展意义重大。伴随着食物由以植物为主向以动物为主、由生食向熟食的转化，先民开始对动植物食物的作用进行总结和有意识的获取，这些食物能真正发挥出它们的养生保健效果。所以，火的利用是真正食养的开端。另外，《战国策》记载，大禹时代出现酒的使用，并很快与医疗养生紧密结合起来，这又是先民的一大发明。

原始人由于改造自然的能力有限，为了生存必须顺应外界环境，尽量选择自然生存条件好的平原、河谷区域群居，因为其水源充足、土壤肥沃、资源丰富，能满足生存的基本需要；由于禽兽威胁生命，人们只能在树上筑巢生活；又为适应自然气候变化，在冬日寻找山洞居住以躲避寒冷，夏天则回到树巢之中，这些便是顺应环境养生的最早起源。

随着生产力的发展，古人改造自然的能力也得到提高，改造环境以养生的方法逐渐出现和运用。针灸、按摩及导引等养生方法的起源可以追溯到遥远的古代。在原始社会早期，先民便开始模仿禽兽的动作而舞蹈，但这时的舞蹈多是人们对所崇拜图腾的一种表达尊敬的方式，尚不能算作是主动的养生行为。但到原始社会中后期，随着生产力水平的提高和人们抽象思维能力的提高，先民开始懂得学习和利用大自然的有利条件，发明了拟声的鸡笛和鹿哨，跳着模拟动物的舞蹈，并有意识地运用走、跑、跳、投等各种运动来健身除病，如在《吕氏春秋》中就记载了相当于原始社会后期的古人在模仿动物动作的时候，不仅要形似，还要模仿其表情和神态，这就要求古人在舞蹈的时候要将心神和形体全部投入其中，所以这种有意识、形神合一的舞蹈健身行为，可以说是吐纳养生的萌芽。另外，古人在疲劳时发现，只要宁神静息片刻，伸展活动一下肢体，或捶击、拿捏身体局部，就能恢复体力、神清气爽，于是有意识地总结经验进而发展为按摩。到了新石器时代，先民已能磨制石器、骨器，进而有砭石、石针的产生。

二、春秋战国时期

在春秋战国时期和秦汉时期，形成了中医养生文化。春秋战国时期，在文化上呈现出"百家争鸣"的局面，继而影响到自然科学及其他科学的产生与发展，中国的古代哲学开始形成自己独特的风格。在这种文化背景下，中医学领域也开始呈现出更加深刻多样的发展趋势，中医理论不断在中国古代哲学中汲取营养，中医养生文化也在这个背景下应运而生。古人在研究自然规律及探讨生命奥秘的过程中，提出了有关养生的一系列思想，这些思想在中国历史长河中影响深远，至今仍指导着人们的养生方法。在这一阶段，非常有代表性的是《易经》、儒家、道家的学术思想，代表人如孔子、老子、庄子等。

《周易》被列为"五经之首""大道之源"，被称为"中华第一经"。它是一部中国古代关于研究宇宙万物运动变化及发展规律的中国自然哲学典籍，阐明自然和宇宙之理、人生之理，包括宇宙的起源、八卦乾坤等，内容丰富，涉猎广泛，有众多现实意义。《周易》被称为中国传统养生文化的开山之作，在中医传统养生文化领域有着举足轻重的地位。我们的祖先在漫长的生活实践和生产斗争中，总结出了对自然界的认识，包括自然界的发生、发展及变化规律，从而产生了《周易》这部浩瀚的历史巨著。首先，《周易》建立了人体阴阳稳态观。《周易》中的阴阳观对中医养生文化起了奠基作用。《周易》云："一阴一阳之谓道。"《黄帝内经》把其升华为"阴阳应象"的系统理论，其中最重要的是阴阳平衡的法则，认为阴阳相交为泰，不交为否；阴平阳秘是稳态，是健康；阴阳失衡是偏态，是疾病。其次，它确定了"天人合一"的生态整体观，主张人应该主动适应自然，顺从自然规律活动，即要达到"天人合一"的状态。由此确定了养生思想的核心，即知变、应变、适变之三大生存法则。第三，《周易》提出"治未病"思想，指出："君子安而不忘危，存而不忘亡，治而不忘乱，是以身安而国家可保也。"又指出："君子思患而预防之。"这种防重于治、防微杜渐的辩证哲学思想是中医养生学的精华，开启了"上工治未病"思想之心智，开发了武术、导引、气功等养生保健手段。因此《黄帝内经》把"法于阴阳，和于术数"作为理论纲领，这正是最恰当的概括。第四，明确了整体有机论人体观。《易传·系辞》云："近取诸身，远取诸物。"易学把人体脏腑器官纳入易的框架。在古代科学未分化以前，医学和易学源出一家。人体知识曾是易学素材之一，可谓"医易同源"。最后，《周易》奠定了正确的养生理念，要用正道养生，才能吉祥。一个人会不会养生，要看两条，一是看他能否处理好与社会的关系，也就是养人；二是自我养生。古人把养德与养身、养人与养己、养言与节食作为一个整体，认为都是养生不可缺少的，体现了中国古人爱己及人，养己及人的博大胸怀和高尚情操。

　　《周易》的众多观点都被后世医家和养生家研究和实践，为中医养生学奠定了理论基础，还有很多理论原则也都源于《易经》。如抑阳益阴的调养观、万物本原的天道观、动静互涵的运动观、阴阳和调的平衡观、顺应天时的达生观等，这些观点使中医养生的理论更加完整。因此，《周易》的思想体系实为养生文化的理论源头。

　　道家主张人与自然都必须遵循"道"的规律，所谓"人法地、地法天、天法道、道法自然"（《道德经》）。人的生命活动只有符合自然规律，才能达到"深根固柢，长生久视，健康长寿"的目的。道家思想中的清静无为、返璞归真、顺应自然等主张对中医养生康复有很大的影响和促进。

　　儒家把对人体生命的"修身""治学"与"用世"结合在一起，而"修身"首先在于"正心""诚意"，而"正心""诚意"之要在于"执中"，就是时刻使自己的心情处于中和的状态。《大学》中有"身有所忿怒，则不得其正；有所恐惧，则不得其正；有所好乐，则不得其正；有所忧患，则不得其正"的记载。所以，儒家养生十分强调精神的调摄，强调日常生活行为的适度，包括饮食卫生、起居安排等。

　　先秦诸子百家提出的养生思想、原则和方法，渗透到医学领域，充实并丰富了中医养生学的内容，为养生学理论的形成和发展创造了有利的条件。

三、秦汉晋唐时期

秦始皇在公元前221年统一中国，从此，中国由奴隶制社会转型变为封建社会，此时的中国，是一种暂时和平稳定的状态，而汉唐两代也都发展迅速，给中国文化带来了很多宝贵的财富，尤其是汉唐两代都曾出现过封建经济高度繁荣的景象，开辟了丝绸之路，促进了中外文化交流。秦汉时期，秦始皇和汉武帝都是长生不老之术追求者，所以养生之道在这个时期得到鼓励和发展，作为统治阶级，他们的行为对社会造成了一定的影响；汉明帝时期，佛教传入我国，逐渐影响到我国的意识形态，且对医学及养生的发展也产生了积极而深远的影响。这一时期内，医、道、佛、儒、方、术各家都在欣欣向荣地发展，各家均在研究养生之术，多途径地探索延年益寿之法，出现了不少著名医家和养生家以及养生专论、专著，中医养生学也逐渐成熟，从而形成了较为完整的体系，称为养生之术高度发展的时期。

这一时期非常有影响力的事件就是《黄帝内经》的问世。《黄帝内经》是我国现存最早的中医经典理论著作。它不仅集先秦诸子理论及医学之大成，而且成为"医家之宗，奉生之始"。在"天人相应""内外兼修"的思想指导下，对于养生，从理论到原则和方法等方面，都做了较为全面的论述。从而奠定了中医养生学的理论基础，对中医养生学的形成和发展起到了承前启后的作用。《黄帝内经》对人类生命有着精妙的宏观观察和科学概括。《黄帝内经·素问》云"天地合气，命之曰人""人以天地之气生，四时之法成"。《黄帝内经》曰："夫自古通天者，生之本，本于阴阳。"意思是说，自古以来，人体的阳气就是与自然界息息相通的，所以人是"大地合气"的产物，是自然界的一部分；自然界的四时转换、气候变化等都会影响人体的生理功能及病理变化。《黄帝内经》认为生命的本质是形神合一，二者相辅相成。与此同时，《黄帝内经》对人体整个生、长、壮、老、已的生命过程也有精妙的观察和高度的概括，《黄帝内经》提出了在人的一生中，不同年龄阶段的人其生理有显著的不同，而且充分注意到性别在生理上造成的区别，将之形成规律，进行系统总结。如在《素问·上古天真论》中提出了男子以8年为一生理阶段，女子以7年为一生理阶段，每个阶段逐渐过渡，形成递变规律，为各个年龄段的不同人群提供了防病保健的理论依据。《黄帝内经》还确立了"天人相应"的整体养生观念。人的生命是"天地合气"的结果，大地孕育着四时节律，顺应四时变化而养生就能长寿。养生防患乃医学之要，以预防为主，是中医养生学一贯强调的中心思想。《黄帝内经·素问》曰："圣人不治已病治未病，不治已乱治未乱，此之谓也。夫病已成而后药之，乱已成而后治之，譬犹渴而穿井，斗而铸锥，不亦晚乎？"这段话从正反两个方面强调治未病的重要性，已经成为预防医学的座右铭。积极的预防，主要可通过养生来增进健康，改善体质，保养正气。《黄帝内经》提出了"恬淡虚无，真气从之，精神内守，病安从来""正气存内，邪不可干"等独具特色的预防医学理论。

四、宋金元时期

中国学术界在宋金元时期出现流派争鸣的局面，从而使中国的学术界进入一个新的发展时期。这个时期的学术氛围异常活跃，学术争鸣又活跃了中医的学术空气，促进了祖国医药学的进步，养生学的内容在这个阶段也得到了大力发展。这一时期涌现了不少著作及养生专论，如《三元延寿参赞书》《寿亲养老新书》《泰定养生主论》等，其他一些医学著作中亦有较丰富的养生学的内容。

宋代官方编著的《圣济总录》与《太平圣惠方》两部医学巨著，工程浩大，集各种疾病的治疗、理法方药于一体，并均有关于康复医疗的内容。《圣济总录》中辑录了许多气功修炼的内容，诸如神仙导引、神仙服气、神仙炼丹、服气辟谷、服饵药膳等，尽管有的内容带有神秘色彩，但某些养生康复的方法和手段值得借鉴，如治虚劳、治脾胃弱、治产后诸症等，皆综合运用了中药、针灸、按摩、导引等康复方法。

在这一时期，出现了中国历史上非常著名的"金元四大家"。"金元四大家"的产生与长期战乱、人民生活困苦和疫病的流行有关，与宋代医学理论和实践的丰富、革新思想有关。"金元四大家"分别是刘完素、张从正、李东垣和朱震亨。刘完素是金代著名医学家，河间（今河北河间）人。他自幼聪慧，耽嗜医书，因母亲生病，三次延医不至，不幸病逝，遂使之立志学医。刘完素生于洋边村（今肃宁县师素村）。幼年丧父，家境贫寒。北宋政和七年（1117年），因水灾随母逃难，定居今河间市十八里营村（今刘守村），世人称其为刘河间。辞世后，保定、河间十八里营、肃宁洋边村都建庙纪念。明正德二年（1507年）敕封其为"刘守真君"，以扬圣名。明万历年间，刘守庙扩为"刘守真君庙"。保定市肃宁县师素村分别于1984年和1993年重修"刘守真纪念堂"和"刘守真君庙"。张从正（1156—1228）是金朝睢州考城县部城（今河南省商丘市民权县王庄寨乡吴屯或河南省兰考县小宋集北四里北沙岗）人，位列金朝四大名医之首。张从正对于汗、吐、下三法的运用有独到的见解，积累了丰富的经验，扩充了三法的运用范围，形成了以攻邪治病为主的独特风格，为祖国医学的病机理论和治疗方法做出了贡献，被后世称为"攻下派"的代表，代表作为《儒门事亲》。李东垣是中国金元时期著名医学家，晚年自号东垣老人，真定（今河北省正定）人。李东垣师从于张元素，属易水学派，是中医"脾胃学说"的创始人。李东垣十分强调脾胃在人身的重要作用，因为在五行当中，脾胃属于中央土，因此李东垣的学说也被称作"补土派"。主要著作有《脾胃论》《内外伤辨惑论》《兰室秘藏》《用药法象》《医学发明》等。朱震亨，人称丹溪翁，是元代金华人，又称为朱丹溪，早年学习理学，后改为习医，受业于刘完素的再传弟子罗知悌，罗氏将刘河间、张从正、李杲诸家之学尽传之，朱震亨接受金元诸家之说，结合个人见解和临床所得，加以发挥，提出人身之中"阳常有余，阴常不足"的观点。朱震亨是滋阴派，在治疗上提倡滋阴降火之法。李东垣是补土派，治疗上以升发脾阳为主。张从正是攻下派，特别善于应用汗、吐、下三法，扩大了三法的应用范围。刘完素是寒凉派，因而大力倡导火热论，治疗上以清热通利为主，善用寒凉药物。

"金元四大家"不仅是临床家、医学家、理论家，也是养生家。他们都精于养生，重视康复，将临床医疗的观点和理念融入养生、康复、保健的实践中，对于养生、康复学理论的创新与发展起了很大的作用。刘完素强调气是生命活动中最根本的物质，阐述了气、神、形三者的关系，认为"气耗形病，神依气立，气合神存"。他注重气、精的保养，尤其重视养气，主张养气可采用吐纳术，以吹气、嘘气、呼气、吸气吐故纳新。他在药物上创制了何首乌丸、大补丸等以补气固精为主的药剂。张从正以攻邪见著，他认为攻邪即所以扶正，邪去则正气自安。他在《儒门事亲》中还提出"养生当论食补，治病当论药攻"的观点，对病后的恢复尤重人之胃气，故而提倡进食米粥等，助胃气恢复以祛除余邪。在养生康复中，特别重视机体与情志的关系，强调人与社会环境的和谐统一，从而丰富了中医学有关心身医学、社会医学的内容。李东垣重视脾胃的功能，提出"内伤脾胃，百病由生"的观点。他认为人身之元气资生于脾胃，"元气之充足，皆由脾胃之气无所伤，而后能滋养元气"（《脾胃论·脾胃虚实传变论》）。调养脾胃之气，顾护后天之本，是防病抗病、延缓衰老的重要原则。论养生重"脾胃将理法"，应做到三个方面：一是调节饮食护养脾胃；二是调摄情志保护脾胃；三是防病治病顾护脾胃。朱震亨在"阳常有余，阴常不足"的思想指导下，非常重视护阴养精，强调养生重在护养阴气，力倡节制色欲、私欲与食欲。在《格致余论》中指出节色欲以保阴精不妄泄而精充神旺；节私欲要正心、收心、养心，使心静而精气内守；节食欲防过食辛温燥热之品，以免耗伤阴精。他在理论上阐明了阴虚与衰老及老年病的关系，提出了一整套有效的滋阴养生的方法。

宋金元时期的医家与养生家，善于总结前人经验，勇于提出新见解，产生了不同的医学流派，形成了理论联系实际、各抒己见的学术争鸣风气，体现了以医学促进养生学、以养生学补充医学的特色，使中医养生康复学在理论与实践上都有重大的创新与突破。

五、明清时期

时至明清，养生和康复医疗都有了很大的发展，特别是养生的专论和专著大量涌现。明代赵献可、张介宾在重视"命门真火"的医疗思想指导下，张氏提出"阳强则寿，阳衰则夭"的观点（《景岳全书·传忠录》），重用温补真元的方法来养生防病治病；赵氏则强调命门与脏腑相关，为十二官"真君真主"，十二官的功能活动皆以命门之火为原动力，其《医贯·内经十二官论》主张养生治病，均以保养真火为要。高攘的《遵生八笺》从气功角度提出了养心坐功法、养肝坐功法、养脾坐功法、养肺坐功法、养肾坐功法等，丰富了调养五脏说。明末医家汪缔石在《理虚元鉴》一书中，阐述了虚劳的病机、治疗法则及预防措施。尤乘的《寿世青编》强调用调神、节食、保精来调养五脏。

至于养生保健的专书，则有冷谦的《修龄要旨》，其中详细论述了四时起居调摄、四季却病、延年益寿、八段锦导引法等，其以歌诀形式介绍，易于传诵实施。万密斋的《养生四要》提出"寡欲、慎动、法时、却疾"养生原则，对于违反此原则而产生的疾病，列有药物治疗方法。

明清时期，众多医家对老年的养生保健给予了较大的关注。如明嘉靖年间，徐春甫的《老老余编》，将养生与"忠孝"相联系，把养老尊老上升到伦理道德的更高层面。御医龚廷贤在《衰老论》和《寿世保元》中对衰老的原因做了深入探讨，并辑前人的养生理论和方法，搜集了大量延年益寿的秘方。最具代表的是清代著名养生家曹庭栋，他根据自己的长寿经验，参阅三百余家养生论述，从日常琐事、衣食住行等方面，总结了一整套简便易行的方法，著成《老老恒言》，特别是他根据老年人脾胃虚弱特点编制的粥谱，为饮食保健增添了色彩。温病大家叶天士的《临证指南医案》载300余例老年病的治验，并指出中年以"阳明脉衰"为主，60岁后则以"肾虚"为主，创"久病入络"的新理论，将疏通脉络、活血化瘀的治疗法则运用于老年疾病治疗与康复过程当中，为老年病的防治开拓了新的思路。

这一时期，药物养生及饮食养生的理论日渐完善，方法也日趋丰富。明·朱楠等编著的《普济方》不仅收入大量养生名方，还详细地记录了膏、丹、丸、散、酒等药剂的制作方法。

使养生药物在剂型上更加丰富，便于实际应用。明代的药学巨著《本草纲目》收录了许多饮食养生方面的内容，包括食养物品、饮食禁忌、服药食忌等。此外，明代几种同名的《食物本草》、高濂的《饮馔服食谱》、袁子才的《随园食单》、章杏云的《调疾饮食辨录》、陈修园的《食物秘书》、黄鹊辑的《粥谱·附广粥谱》等均涉及了许多饮食养生的内容。康复医疗至明代，除内、外、妇、儿科外，还涉及眼科、口腔科等，且康复医疗的手段亦日趋增多。如薛己的《口齿类要》中记载关于口腔护理的内容，傅仁宇的《审视瑶函》中有"动功六字诀"等。《古今图书集成·医部全录》对瘫痪、消渴、积聚、虚劳等病证分别采用针灸、按摩或气功等方法，均有一定的效果。沈金鳌在《杂病源流犀烛》卷首列有"运动规法"，认为每种疾病的病后皆可用导引运动之法。道光年间日本人丹波元坚编撰的《杂病广要》中列有"调摄法"一节，其中"调理""善后"等论述都属于康复医疗的范畴。

六、近代及现代时期

自1840年鸦片战争时期到中华人民共和国成立之前，中国社会一直动荡不安，帝国主义的入侵，大肆屠杀我们的祖先，抢掠我们的财产，这个时期科学文化的发展停滞不前，中医学等传统文化还屡遭摧残，养生康复学更是几近夭折，对我们的文明是一种残酷的破坏。

中华人民共和国成立后，中医药获得了新生，养生康复学也开始复苏。特别是自20世纪80年代起，大批古代养生文献被整理出版，现代医家的养生专著不断问世，尤其是1987年国家教委决定在中医院校开设中医养生康复专业，并把《中医养生学》和《中医康复学》列为中医高校的课程。自此以后，全国各中医院校先后开设了中医养生文化研究生课程，硕士、博士学位论文中以养生康复作为专题研究的在不断增多，各级科研课题中养生康复研究立项比重也在逐年增大。

近四十年来，中医养生康复的科学研究得到了长足的发展。有关高等院校及科研机构，利用现代科学技术，对中医养生康复学理论和方法从多角度、多层面进行了深入的探索，取得了许多令人瞩目的研究成果。如从脑科学、基因组学、免疫学和蛋白组学等层面研究探讨中医养生保健的机理；用信息技术、生物工程技术等现代物理学及系统科学等方法武装、改造传统的养生康复形式和手段。

进入21世纪以来，随着科学的进步、社会经济的不断发展和人民生活水平的提高，中医养生康复学更加得到重视。国际社会"回归自然"的趋势不断加强，各国对天然药物、食物的研究日趋活跃，为中医养生康复学的发展创造了新的契机。中医养生康复学在理论研究上将不断创新、突破，在实践运用上将向"生物心理社会医学模式"演进，普及于民众，服务于社会。在人才培养上以多层次、多渠道、多形式的方法，向社会输送人才，构建养生康复体系。并且，中医养生康复通过学术交流以及其他方式，正在向世界各国传播。我们相信，中医养生康复学将为人类的健康长寿、医疗保健做出更大的贡献。

第三节　名家养生

一、老子

老子，姓李，名耳，字伯阳，楚国苦县（今鹿邑县）人。他不仅是一位伟大的思想家、道家创始人，而且还是一个伟大的养生家。他遗留下来的著作《道德经》，也叫《老子》，是道家的经典著作。其核心思想是"道生万物"的宇宙生成说，而"道"就是世界的本源，是天地万物生成衍化的自然规律。"德"是人与自然社会和谐统一的本质体现和准则。《道德经》被视为中华民族养生保健知识的经典著作，对中华养生文化的发展产生了深远的影响。

据《史记》记述："老子百有六十余岁或二百余岁，以自修道而养寿也。"历史上虽有不知其所终之说，但据考证是一位超百岁的寿星。老子曾曰："吾欲独异于人，而贵食母。"食母就是食气，食气是古人养生的主要方法。他认为，追逐无穷的名利，必会劳神伤身，因此主张"见素抱朴，少私寡欲"。他是个以气养生的实践者，为人类的健康做出了巨大贡献。

老子主张返璞归真，崇尚自然。道家以"道"为核心概念，以"道法自然""尊道贵德""清静无为"等为基本原则。老子指出："含德之厚，比于赤子。"善养生者应该保持质朴、淳厚和纯真的自然本色。这样才可以"道法自然"，力求达到"天人合一"的境界。老子说："人法地，地法天，天法道，道法自然。人效法地，地效法天，天效法道，道效法自然。"这种朴素辩证的养生观指出了人的养生必须顺应自然规律，因时、因地，根据人的生长自然规律，选择相应方法进行养生实践，才能健康长寿。如果人与自然失去平衡，就可能发生疾病，导致衰老。清心寡欲、虚静养神是老子倡导的静神养生观，其精髓可用八个字来概括："少私寡欲，虚静养神。"老子说："祸莫大于不知足，咎莫大于欲得。"就是说，灾祸莫过于不知足，罪过莫过于贪得无厌。老子又说："知足不辱，知止不殆，可以长久。"知足就不会遭到困辱，知道适可而止，就不会遭到危险，而可以长久安全。告诫人们不要贪心追求名荣，要有寡欲清心、体泰神清的心理状态，自然而然就会健身延年，无欲则刚，无私博大，这是少私寡欲的另一个体现。若把利益、名声、地位、权势看得高于一切，情势稍有变化，就会感到痛苦。只有解脱名利的羁绊和生死的束缚，心灵世界才能像浩瀚的天空，任鸟儿自由飞翔。

万物的根源是"虚静"状态的，老子主张"静胜躁""静为躁君"，只有"清静"才"为天下正"。面对世事的纷争，能够致虚守静，就可把握根本，就是要"致虚极，守静笃"。当我们的心灵达到了虚无的极致，坚守住清静的境界，就可使"神"回到本原，"神"易动难静，必须淡泊无为，虚静静养。例如，在日常生活中，静坐、闭目养神就是最简单有效恢复精力的方法，非常有益于全身放松，调养气血，增进身心健康。老子还提出"重人贵生，以柔为贵"。"重人贵生"既是中国传统思想文化的重要命题，也是中国传统养生文化的基础和出发点。所以，《道德经》曰："道大、天大、地大、人亦大。域中有四大，而人居其一焉。"道家提倡乐生、重生，鼓励人们去争取天年。老子主张不要听天由命，而要崇尚自然。西汉时的道教典籍《西升经》说："我命在我不在天。"是根据老子的思想对养生学的突破性进展。

老子歌颂水的柔德，指出："天下莫柔弱于水，而攻坚强者莫之能先也。"天下没有比水更柔弱的东西，但是攻坚克强却没有能胜过水的。大海之所以浩瀚无边，是因为它谦卑处下，这就是海纳百川，有容乃大，进而指出"守柔曰强"。养生之道在守柔；要懂得"坚强者死之徒，柔弱者生之徒"的道理。其中有两层含义：一是"专气致柔，柔弱平和"，这里强调的是以柔为贵、弱者变强的原理。中国传统的健身术也是以柔见长，如导引、气功、太极拳、保健功等；二是守柔、不争，以至天下莫能与争，目的就是实现天人和谐。只有守柔、不争，才能实现人与自然的和谐，人与人的和谐。

二、庄子

庄子，本名庄周，字子休，是我国战国时期杰出的哲学家，是道家学派老子哲学思想的继承者和发展者，宋国蒙（今安徽蒙城，又说河南商丘、山东东明）人，是我国先秦（战国）时期伟大的思想家、哲学家和文学家。庄子原系楚国公族，楚庄王后裔，后因乱迁至宋国，是道家学说的主要创始人。他的哲学思想体系被思想学术界尊为"老庄哲学"，然文采更胜老子。他享年84岁，是古代的老寿星。代表作《庄子》被尊崇者演绎出多种版本，名篇有《逍遥游》《齐物论》《养生主》等，是我国古代哲学的重要文献。《养生主》中的"庖丁解牛"尤为后世传诵，在此典故中首次从广义的角度提出养生一词，寓含着养生、育民、治国等多重内容。庄子主张"天人合一"和"清静无为""无为"强调一切顺应自然、达到天人合一境界的重要性。

庄子是一个愤世嫉俗的人，在道德上是一位非常廉洁、正直，有相当棱角和锋芒的人，他主张精神上的逍遥自在，重视内在德行的修养，他的一生都在追求精神的自由，而不是物质的享受，并视精神的自由为生命的核心。他的人生态度可以用八个字概括，即少私、清静、寡欲、乐观。这种超然豁达的人生态度对后世有着深远的影响。

庄子提倡顺应自然的养生之学，他的养生观点是，形神兼养但更重视精神的修养。有了永恒的精神，才会有生命的永恒。其养生思想包括：

（一）导引吐纳，动静结合

庄子不仅崇尚老子"致虚极，守静笃"的虚静之观，而且还崇尚像彭祖那样导引吐纳、动静结合的养生方法。他在《刻意》篇中说："吹嘘呼吸，吐故纳新，熊经鸟伸，为寿而已矣；此导引之士，养形之人，彭祖寿考者之所好也。"彭祖养生术比较丰富，导引吐纳是其中一种。在《庄子》一书中有许多导引吐纳的事例，而且达到了忘身的境界；养生之法，还要注意动与静的结合，庄子的导引吐纳思想法则已为气功界的指导用语，还被作为政治熟语所引用，足见影响之深。

（二）清静无为，乐观豁达

庄子认为"忘我、无欲"，是保持平静心态的基础，也是身心健康的前提。只有做到气定神闲，无欲无求，心境平和、超然自在，才能保持身体健康无疾病。《庄子》的《在宥》篇中"黄帝求道"的故事告诉世人心理修养着重于两个字："静""清"。内心清静，外物就不会干扰。中医学认为，神是人的生命主宰，易动难静，只有静才能养神，而静养的关键是养心。心静则神清，心定则神凝，心神清明，就会使人体气血充盈而身健体康。庄子认为，人生在世要乐观豁达，他曾形象地比喻说，水泽里的野鹤，十步一啄，百步一饮，逍遥自得，情绪乐观，因之得以保生；而笼中的鸟儿，郁郁寡欢，意志消沉，羽毛憔悴，低头不鸣，因之难以全生。

（三）形神共养，众术合修

人的生命是形和神的统一体。庄子曰："形劳而不休则弊，精用而不已则渴。二形全精复，与道合一。"由此，他提出了养生的三部曲：养形以锻炼身体；修性以适应社会；注重养神，与道合一。庄子首先提出了一些养形的方法。道家在理论上强调"生道合一"，在实践上重视众术合修，所以，后世道家功法很多。我国古代的导引术是道家所倡导的性命双修的思路。"性功"，即指精神意识和思想道德的修炼；"命功"，即指对身体保健的修炼。全真道的开创者王重阳在《五篇灵文》中指出："命元性不灵，性无命不立。"将形体的修炼和精神意识合而为一。

（四）修身养性，少私寡欲

修身养性首先要做到少私寡欲。庄子说："平易恬淡则忧患不能人，邪气不能袭，故其德全而神不亏。"他认为"私心"是万恶之源，百病之根。人一旦被"私心"掌握，就会变得贪得无厌，必然会伤身害命。一个人如果能够保持平易恬淡的心态，"无为而治"，心底坦荡，气定神闲，以平常心态对待人生，知足常乐才能益寿延年。庄子在《庄子·天地》里指出人的五种欲望"失性"的后果："一曰五色乱目，使目不明；二曰五声乱耳，使耳不聪；三曰五臭熏鼻，困扰中颡；四曰五味浊口，使口厉爽；五曰趣舍滑心，使性飞扬。此五者皆生之害也。"他认为人的欲望应该顺其自然，满足其要求。同时应把握好尺度，决不能放纵。"人欲不可饱，亦不可纵"，纵欲必招祸染病。少性欲不会损精伤神，节食欲不会劳气伤身，寡得欲不会积虑伤心。一旦放纵就会出现"失性"的行为，所以，《庄子·天道》强调，"夫虚静恬淡寂寞元为者，万物之本也"。只要重视内在德行的修养，生命自然流注出一种自足的精神的力量。

三、孔子

孔子，名丘，字仲尼，籍宋国栗邑（今河南省商丘市夏邑县），生于春秋时期鲁国陬邑（今山东省曲阜市）。是我国历史上伟大的思想家、教育家，儒家学派的创始人。在世时已被誉为"千古圣人""天纵之圣""天之木铎"，是当时社会上最博学者之一，并且被后世尊为"至圣""万世师表"。随着孔子影响力的扩大，孔子祭祀也一度成为和上帝、祖宗、神同等级别的"大祀"。这种殊荣除老子外万古唯有孔子而已。晚年修订六经，即《诗》《书》《礼》《乐》《易》《春秋》。他一生培养出了一大批有学识、有才干的学生，相传他有弟子3000，其中72贤人。孔子去世后，其弟子及其再传弟子把孔子及其弟子的言行语录和思想记录下来，整理编成儒家经典《论语》。他的儒家思想，对中华民族的文化精神影响重大而深远；而孔子的养生之道，同样是我们华夏五千年文明史中的瑰宝，对中华传统养生文化的形成和发展产生了极大的影响。孔子一生奔波劳碌，注意养身，乐而忘忧，讲究饮食起居，不忘健身，故得以颐养天年。在"人生七十古来稀"的古代，享年 73 岁，为后世留下了宝贵的精神财富。

孔子的养生思想体系中最精辟、最具突出特点的是道德养生，他认为养生要从修德开始，修身向善，崇尚道德，改正不足，辨别是非。且曰："见贤思齐焉，见不贤而自省也。"倡导"仁者寿"的养生理念。孔子指出："修身以道，修道以仁。"又说："知者乐水，仁者乐山；知者动，仁者静；知着乐，仁者寿。"强调用"仁"和"忠恕之道"修养道德，克己制欲。孔子曰："克己复礼为仁。"具体方法是"非礼勿视，非礼勿听，非礼勿言，非礼勿动"。从而指出了节制私欲、知足不贪已达"仁"，以达到道德上的高境界。唐代韩愈对孔子所说的"仁"做了高度概括，"博爱之谓仁"。孔子又提倡君子之风，"君子坦荡荡，小人长戚戚"。君子富有爱心，襟怀坦白、淡泊名利，心地光明、走得正、站得直、做得对，心理平衡。这些都是长寿的根本，故而可见"仁者寿"是颠扑不破的真理。

孔子倡导"中庸之道"，力赞中和的原则，已成为儒家养生思想文化的一大显著特征。他主张勤俭节约，其曰："欲而不贪，泰而不骄。"又倡导"和为贵"的人生理念。孔子在《论语》中曰："礼之用，和为贵。""和"的思想是中华民族普遍具有的价值观念和人生追求。"和"就是强调"天人调谐"，其包括和谐、和睦、和平、和善、祥和、中和等含义，蕴涵着和以处众、和衷共济、共生共荣、政通人和、内和外顺等深刻的处世哲学，也是养生健身之道。

孔子在《论语》中率先提出了著名的阶段养生法："君子有三戒，少之时，血气未定，戒之在色；及其壮也，血气方刚，戒之在斗；及其老也，血气既衰，戒之在得。"这就表明孔子已经注意到人生、长、壮、老、已的生命过程的基本规律。从少、壮、老三阶段的不同身心状况出发，提出相应的养生之道，堪称开创阶段养生理论之先河。

孔子的饮食养生不尚奢华，而是"乐其食"。其曰："士志于道，而耻恶衣恶食（布衣粗食）者，未足与议也。"不论饮食丰盛与否，均应随欲而食，随食而甘，虽粗茶淡饭也乐食之，这种乐观的饮食观念对健康非常有益，孔子的"乐食"观，是一种高尚的品德修养，与其"食不厌精，脍不厌细"形成了辩证统一，即提倡在现有条件下尽量合理烹调，增加食欲，促进吸收，有利健康。孔子非常重视饮食卫生，在《论语·乡党》中强调"不多食"，饮食当有节，"中和"为其度。为了饮食健康，又提出"八不食"的膳食禁忌，并提出"食不言，寝不语"。这些饮食卫生要求，对健康都是有益的。

孔子主张娱乐养生。孔子自言他的一生是"志于道，据于德，依于仁，游于艺"。这的确是对他一生的生活的概括总结。孔子博学多才，精通六艺，他对"六艺"（礼、乐、射、御、书、数）等各种活动都非常有兴趣。正是这种广泛的兴趣爱好，陶冶了性情，促进了健康。孔子很重视健身活动，坚持全面健身，持之以恒。射箭、驾车、礼拜、武舞，他都很喜爱。其箭技很高，每次射箭，都有众多观众。在教学中，他把射箭、驾车、奏乐、礼拜、武舞作为学生的必修课。所谓武舞，犹今之武术活动。他还经常跟学生一起郊游、登山，强身健体，增进健康。

四、孟子

孟子，名驹，字子舆。战国时邹国（现山东邹县）人，生于约公元前 372 年，卒于公元前 289 年，享年 84 岁。他是中国古代思想家、教育家，战国时期儒家代表人物，在十五六岁时到达鲁国后出现一种说法是拜入孔子之孙，子思的门下，是孔子之后的儒学大师，他生活在百家争鸣的时代，继承和发展了孔子的思想，提出一套完整的思想体系，对后世产生了极大的影响，被尊奉为"亚圣"，与孔子合称为"孔孟"。《孟子》一书是孟子与他的弟子合著的，是记录孟子及其弟子言行的著作，是儒家经典著作。他在养生方面也有自己独到的见解。他从儒家的道义出发，提出胸中有其浩然之气、寡欲养心的养生理念，具有一种强烈的道德色彩，成为通过陶冶道德情操来养生的鼻祖。

孟子继承和发展了孔子"以德增寿"的思想，提出了两个对后世影响深远的概念：赤子之心和浩然之气。孟子认为"人性本善"的观点，认为人生来是善良的，具有恻隐之心、羞恶之心、恭敬之心、是非之心，于是他提出"大人者，不失其赤子之心也"。认为有高尚品德的人，保持所有"善"的本性，会使精神轻松，身心健康。孟子还颇富创见地提出了"浩然之气"的概念，并说"我善养吾浩然之气"。浩然之气可以理解为天地自然之正气和人心中之正气。对于如何养"浩然之气"，他认为要"配义与道"，即从道义出发，修炼良好的道德品格，正大光明，胸怀坦荡，从而保持一种旺盛的精神状态。此乃重道德、讲仁义的儒家养气法，修炼浩然之气与练气功一样，有益于人体健康，所以每一个人都应"善养浩然之气"，以此来调节自己的欲望和言行，保持良好的心理状态，会使身心感到无比充实。

孟子在继承先师孔子养生思想的同时，沿着"尽心、知性、知天"的思维模式，颇富创见地提出"养心莫善于寡欲"说和"乐天知命"的养生理念。孟子认为"存其心，养其性，所以事天也"。人之欲不可绝，也不可纵。只有"清心寡欲"。何谓养心？古人认为是"恬淡虚无"，即平淡宁静、乐观豁达、凝神自娱的心境。寡欲，就是少欲，有名言叫作"无欲则刚"。现实生活中的人做不到无欲，但可以努力做到寡欲。只要做到寡欲，懂得取舍，就会胸襟开阔，身心康泰。

孟子怀抱"如欲治天下，当今之世，舍我其谁也"之志，虽然不得诸侯重用，但仍用乐观的态度对待生活。他举出三乐：家安康，无祸患疾病；一生不放弃自己的追求，不忘记自己的责任，做事光明正大；虽不能匡扶天下，却得天下英才而教之。这就是所谓"君子三乐，而王天下不与存焉"。清楚地反映了其"穷则独善其身，达则兼济天下"的乐天知命的人生态度。

生命是宝贵的，孟子很重视养生，热爱生命。但在"生"和"义"矛盾面前，他的回答是："生亦我所欲，所欲有甚于生者，故不为苟得也。"做出"舍生取义"的选择。比生命更宝贵的东西，那就是高尚的人格、信仰和道义，他不会以牺牲这些为前提而苟且偷生。这就是孟子"爱生而不苟生"的积极养生观。养生的目的不只是长寿，还包括生命的质量和精神追求。这种积极的养生观体现了孟子养生思想的全面性和深刻性。他告诉人们养生既要拥有强健的体魄，又要具有高尚的人格和品质。表面看来，似乎有点矛盾，其实本质是一致的。为了保证生命的质量"舍生取义"，体现了孟子的"富贵不能淫，贫贱不能移，威武不能屈"的大丈夫的崇高理想。他不愿意看到人为了生存而道德沦丧、苟且偷生。当一个人放弃尊严、人格和道德去苟且偷生时，他生命的价值和意义已经黯然失色了，这就背离了养生的主旨。

后世编辑的《孟府养生经》以修品德、悟做人、调阴阳、和气血、保精神为框架，它从修心、气养、形养、食养、药养、四时调摄等方面入手，对孟子的养生之道做了较为全面的总结，体现了孟子养生的特点：修其身，悟做人之道；养其生，享受快乐人生。

五、王充

王充，字仲任，会稽上虞人（今属浙江），是东汉唯物主义哲学家。王充以道家的自然无为为立论宗旨，以"天"为天道观的最高范畴，以"气"为核心范畴，认为元气、精气、和气等构成了庞大的宇宙生成模式，与天人感应论形成对立之势。其在主张生死自然、力倡薄葬以及反叛神化儒学等方面彰显了道家的特质。他以事实验证言论，弥补了道家空说无着的缺陷。是汉代道家思想的重要传承者与发展者。他提出了先天养生的问题。对于子辈的长寿来说，首先涉及父母的体质、父母的房事生活以及胎教等优生优育的问题，揭示了人体生命健康长寿的深层秘密。王充思想虽属于道家，却与先秦的老庄思想有严格的区别，虽是汉代道家思想的主张者，但却与汉初王朝所标榜的"黄老之学"以及西汉末年民间流行的道教均不同。《论衡》是王充的代表作品，是中国历史上一部不朽的无神论著作，也是我国最早的养生学专著之一。

王充认为，人体生命的强弱寿夭，乃禀气使然。"气"是产生万物的本源。万物皆禀气所生，人当然也不例外。《气寿篇》曰："夫禀气渥（厚也）则其体强，体强则其命长。气薄则其体弱，体弱则命短。""人禀气而生，含气而长"这种决定人体生、长、壮、老、已的"气"，首先是禀受于父母的，因此父母之精气血气，即下一代所禀之气。父母之气强，则子女所禀之气亦强；父母之气弱，子女所禀之气亦弱。所以他得出了这样逻辑性的结论："强弱寿夭，谓禀气渥薄也。"王充指出，子女禀气受命之时，正是其父母"交合施气之时"。可谓精辟卓绝之论。这是科学的遗传学论。他还提出了少生优育之论。依法施气交合、稀生优育、注重胎教，皆先天养生之道，王充可谓抓到生命长寿的根本。王充认识到养生应从胎孕时开始，这种将少生优生与长寿联系起来探讨的思想，大大丰富了养生学的内容。

六、张仲景

张仲景，名机，字仲景，汉族，东汉南阳郡涅阳县（今河南邓州市）人。东汉末年著名医学家，被后人尊称为医圣，南阳五圣之一。张仲景广泛收集医方，写出了传世巨著《伤寒杂病论》。它确立的辨证论治原则，是中医临床的基本原则，是中医的灵魂所在。在方剂学方面，《伤寒杂病论》也做出了巨大贡献，创造了很多剂型，记载了大量有效的方剂。其所确立的六经辨证的治疗原则，受到历代医学家的推崇。这是中国第一部从理论到实践，确立辨证论治法则的医学专著，是中国医学史上影响最大的著作之一，是后世学者研习中医必备的经典著作，广泛受到医学生和临床医师的重视。

张仲景主张健康为本。张仲景从医之目的为："上以疗君亲之疾，下以救贫贱之厄，中以保身长全，以养其生。"他批评当时的一些读书人："孜孜汲汲，唯名利是务。崇饰其末，忽弃其本，华其外而悴其内。"告诫他们："皮之不存，毛将安附焉？"基于这种认识，在日常生活中他自己就有养生保健的良好习惯。起居有常，导引吐纳，按摩腹部，注意口腔保健。五味适中，勤而不懒，乐观旷达，内守正气，外慎邪气等，形成良好素养。

张仲景创立了中医的病因学说。他在《金匮要略》中指出："千般疢难，不越三条，一者，经络受邪入脏腑，为内所因也；二者，四肢九窍，血脉相传，壅塞不通，为外皮肤所中也；三者，房室、金刃、虫兽所伤。以此详之，病由都尽。"而怡神畅志，修德养生，是防病祛病的首务。他任长沙太守时，给人看病不取钱；后来弃官归里，看病收费也很少，有一个嫉妒他的医生得了病，此病只有张仲景能治，那人心有顾虑，不好意思就医，张仲景坦然地治好了他的病，使那人很感动。济世利民，救死扶伤，医者之首务。孔子云"仁者寿"，此亦养生之道也。

张仲景主张顺应时气。《金匮要略》第一篇就指出："夫人禀五常，因风气而生长，风气虽能生万物，亦能害万物，水能浮舟，亦能覆舟。""天时有未至而至，有至而不至，有至而不去，有至而太过"强调机体应当顺应四时之变，体现了中医防治结合、预防为主的原则。中医养生学的理论和方法中，最重要一点就是顺时养生。就是说懂得养生之道的人，顺应时节变化而养生，就会长寿。

《金匮要略》第一篇提出"养慎"思想。养慎的核心就是外避六淫，内养正气。方法是多方面的，如张仲景提倡清心寡欲、节制房事、调节饮食、按摩针灸、气功导引、谨防外邪、本分守法等，以除病邪，并提出预防为主的思想。《金匮要略》云："夫治未病者，见肝之病，知肝传脾，当先实脾。"张仲景的"养慎"思想的本质就是养生定要生活化，养生的效果来自细节。"养慎""不伤"，人体易伤难养，不伤就是养。因此，养生应树立"勿以善小而不为，勿以恶小而为之"之态度，利小也养，弊小也伤。年年月月，积少成多，量变到质变。

张仲景云："凡饮食滋味，以养于生，食之有妨，反能为害。""所食之味，有与病相宜，有与身为害，若得宜则益体，害则成疾，以此致危，例皆难疗。"这说明饮食养生的科学化、合理化，在人们的实际生活中是非常重要的。张仲景提倡科学地配膳，这是特别值得注意和重视的。关于这一点，在《金匮要略》中有大量论述，归纳起来就是"两五、配四加新鲜"。所谓"两五"，是指五谷和五味。即主食为五谷相兼，粗细搭配，副食中菜肴的性味与烹制成的味道要五味适合。所谓"配四"，是指饮食要与四季气候相配合，摄取的食物一定要新鲜，不能腐败。

七、华佗

华佗（约公元145年—公元208年），名旉，字元化，汉末沛国谯县（今安徽亳县）人，东汉末医学家，与董奉、张仲景并称为"建安三神医"。华佗是东汉末年的著名医家，医术高超，内外妇儿全都精通，方药针灸无不谙熟，是全才的医学家，有神医之称，又晓养性之术。少年时曾在外游学，行医足迹遍及河南、安徽、江苏、山东等地，钻研医术而不求仕途。他医术全面，尤其擅长外科，精通手术，并精通内、妇、儿、针灸各科。晚年因遭曹操怀疑，下狱被拷问致死。

他继承了《吕氏春秋》，提出了动则不衰的思想。又继承了《庄子》的"吐故纳新，熊经鸟伸"的法则，从理论上进一步阐释动形养生的道理。在实践中创立了五禽之戏：一曰虎，二曰鹿，三曰熊，四曰猿，五曰鸟。华佗坚持做五禽戏，"年且百岁而尤有壮容"，其弟子吴普仿之，"年九十余，耳目聪明，齿牙完坚"。师徒二人都是养生有道的光辉范例。五禽戏的作用是增强脏腑的功能，具有祛病强身、延年益寿之效。华佗的五禽戏虽没有书面流传下来，但由于代代口传身授，这种健身法仍然广泛流传于民间。而且发展演化为多种流派，形式多样，如鹤翔桩、大雁功、太极拳中的某些术式，都与其有渊源。

八、嵇康

嵇康，字叔夜，谯郡铚县（今安徽省濉溪县临涣镇）人。魏晋时期著名文学家、思想家、音乐家、养生学家。正始末年与阮籍等竹林名士共倡玄学新风，主张"越名教而任自然""审贵贱而通物情"，为"竹林七贤"的精神领袖。嵇康为曹魏宗室的女婿，曾娶曹操曾孙女，官曹魏中散大夫，世称嵇中散。后因得罪钟会，为其诬陷，而被司马昭处死，年仅39岁。嵇康身后留下了许多文学作品。不仅反映出时代思想，并且给后世思想界、文学界带来了许多启发。其次，嵇康人格魅力令他在当时亦属名士，他的事迹与遭遇对于后世的时代风气与价值取向有着巨大影响。在他身上集合了政治人物、文化人物、宗教人物等多重属性，后世学者对他的解读也趋于多元化。其所著《养生论》是中国养生学史上第一篇养生学专论，他从小就受老庄的思想影响，故使他毕生倾心于养生之学。

嵇康是全面的养生家，他主张形神兼养，尤重养神。他提出的养生方法首先是要清虚静泰，少私寡欲，守一抱真，他亦重服食养生。

嵇康明乐理，善操琴，注重音乐养生，其作用可调神养性，陶冶情操，他还重视住宅环境的养生。他指出住宅的位置要"远近适宜"，房舍的布局要"堂廉有制"，环境要"坦然殊观"，以"利人为福"。他自己在宅前种了一棵树，并在宅院四周挖了河，围成乌龟状，显得坦然殊观，清静幽雅。他的环境养生说对后世影响深远。嵇康亦重视劳动养生，勤奋写作锻炼脑力，还爱郊游养生，常与道士孙登游于汲郡山中。他说："游山泽，观鱼鸟，心甚乐之。"有一次他上山采药忘归，山中打柴人见之，观其风姿以为神仙。可见其养生之验。

总之，嵇康是深于理论、重视实践的养生家，但却没有料到了有人会诬陷并杀害他，年仅 39 岁就被处死了，这是一件非常遗憾的事。

九、葛洪

葛洪，字稚川，自号抱朴子，晋丹阳郡句容（今江苏句容县）人。他是三国方士葛玄之侄孙，世称小仙翁。他曾受封为关内侯，后隐居罗浮山炼丹。东晋著名的道教理论家、医药学家和炼丹术家，建立了一个系统养生法。葛洪自幼好学，通晓百家之术，尤好神仙养生之道。兼通医术，著有《肘后备急方》，是晋代唯一流传至今的方书，颇为历代医家重视。又著《抱朴子内篇》论述养生之术。葛洪继承并改造了早期道教的神仙理论，在《抱朴子内篇》中，他不仅全面总结了晋以前的神仙理论，并系统地总结了晋以前的神仙方术，包括守一、行气、导引和房中术等；同时又将神仙方术与儒家的纲常名教相结合，强调"欲求仙者，要当以忠孝、和顺、仁信为本。若德行不修，而但务方术，皆不得长生也"。并把这种纲常名教与道教的戒律融为一体，要求信徒严格遵守。

葛洪精研道教理论，他从预防为主的思想出发，首先提出"养生以不伤为本"，认为养生要尽早着手，而且要养成良好的生活习惯才有利于健康。他谆谆告诫养生者，生活起居要有规律，养生除疾要讲究方法才奏效。他的养生方法概括起来有宝精、行气、服药、辟谷。所谓宝精，即男女房中交合之道要注重节欲保精，在这个问题上既反对"绝阴阳"禁情欲，又反对纵情欲任施泄，主张保持有节制的和谐的性生活，这为后世养生家所重视。所谓行气，即气功导引。在他所著的《抱朴子》中指出："行气可以治百病或可以延年命，其大要者，胎息而已。"首次提出了"胎息"功法，并详述其要领。所谓服药，又名"大药"，即"金丹"。他对炼丹之术也进行了研究，丹砂与金石类都有毒，选择不慎，反致殒命，故不可取。而草木之品，确有延年益寿之功。在《仙药》中论及的植物药，如松柏脂、灵芝、茯苓、地黄、麦冬、巨胜子、黄精、槐实、菊花等，经现代研究分析证实，确有抗衰防老、益寿延年的作用。所谓辟谷，是古人修行养生的一种重要方法。当然，辟谷要和胎息服气同步进行才有养生之效。

十、陶弘景

陶弘景，字通明，齐梁间道士、道教思想家、医学家、炼丹家、文学家，自号华阳居士，丹阳秣陵（今江苏南京）人，卒谥贞白先生。陶弘景是南朝的著名养生家，不仅精于医学，旁通佛、道，长于养生。他自幼好学，四五岁时即学书法，八九岁时读书千卷，六经已烂熟于心。10岁得葛洪《神仙传》，爱不释手，遂有学道修仙之想。不满20岁的陶弘景被宰相推荐为诸王侍读，公元492年，上表辞官，入山修道，自此隐居句曲山，自号"华阳陶隐居"。梁武帝即位，甚器重之，屡召不至，而每有大事则使人咨询，时人称之为"山中宰相"。在整理古籍《神农本草经》的基础上，吸收魏晋间药物学的新成就，撰有《神农本草经集注》七卷，所载药物凡730种，对后世本草学之发展有很大影响。另又著有《真诰》，是道家重要典籍之一。

陶弘景辑录了"上自炎黄以来，下及魏晋之际"的许多养生文献，而著成《养性延命录》一书，为现存最早的一部养生学专著，较全面地辑录了此前历朝名贤的养生论述，涵盖了各种传统的养生之道，概括起来，大致有顺应四时、调神养性、导引按摩、服食养生、行气吐纳等几个方面。《养性延命录》收集了先秦及两汉时期的养生文献，也反映了陶弘景的养生学思想，这本养生专集对于推动养生学发展，有着重要的研究价值。

十一、孙思邈

孙思邈，京兆华原（今陕西耀州区）人，亦道亦医的著名医学家、养生学家。他精通道、佛之学，广集医、道、儒、佛诸家养生之说，结合自己多年丰富的实践经验，有两部影响极大的巨著，即《备急千金要方》和《千金翼方》，书中内容不求玄虚，但求实用，以便后人能够行之有效。还著有养生专论《摄养枕中方》，内容丰富，功法众多，在我国养生学发展史上，具有承前启后的作用。对养生学做出了很大贡献。

孙思邈认为养生大法，德行为本。儒家养生大旨"仁者寿"。孙氏全面继承和发挥了儒家养生重视伦理道德修养的思想，把德行看作是延年益寿的根本法则，这在当今社会仍具有重要的现实意义。孙氏认为善养生者，必须具备高尚的道德情操，"道之所在，其德不孤""得道者多助"，一贯做好事的人，最终必得到人们的支持和爱戴。孙思邈本人正是以德高艺精、"终生为善"，在民间赢得了崇高的信誉，也得到了最大的快乐。

孙思邈提倡调摄情志，心性平和。精神养生在于七情平和，精神内守。凡事不可咨意过用，用得中正，益于养生，用得其过，损性伤神，这是一种儒家中庸之道的养生观。孙思邈曰："善摄生者，常少思、少欲、少念、少事、少语、少愁、少笑、少乐、少怒、少喜、少好、少恶行。"并把"十二少"上升为"养性之都契也"。这种道家清静无为的思想有益于心神保养。其核心是排除外界不良干扰，独立守神，善于调摄不良情绪，保持平和的心态。

孙氏主张荤素搭配、五味调和，提倡饮食清淡，多吃蔬菜，即主张少吃动物性食品，多食植物性食品，反对贪图厚味。凡饮食节俭的地方，人们大多健康长寿；经常恣意饱食而没有节制的地方，人们反而多病。孙氏研究证明，节食有助于延年益寿。《千金要方》中指出："安身之本，必资于食""凡欲治病，先以食疗，既食疗不愈，后乃用药尔。"并进一步指出"不知食宜者，不足以存生"。食疗可避免药物的副作用，减少医源性疾病，强调食疗胜于药疗。《千金要方》中说："是以善摄生者，卧起有四时之早晚，兴居有至和之常制。"就是说，睡眠、休息和劳作都必须安排合理，要做到有规律地生活，养成良好的卫生习惯。孙氏的顺四时变化而依时摄养的方法，对强身延年确有积极意义。孙氏又主张按四季的变化调整睡卧方向。他说："凡人卧，春夏向东，秋冬向西，头勿北卧，及墙北亦勿安床。"现代研究证实，东西卧向时，头脑会有冷静的感觉，有利于睡眠。

孙氏深受道佛气功、导引的影响，十分重视气功、导引按摩等动静结合的修炼方法在养生中的作用。《千金要方·养性》载："言人当朝朝食玉泉，琢齿，使人丁壮有颜色，去三虫而坚齿。玉泉者，口中唾也。朝旦未起，早数漱津令满口乃吞之，琢齿二七遍，如此者乃名炼精。"孙思邈很重视针灸和药饵养生。

孙氏认为房中补益，优生优育，性欲要求是人的生理需要，不可禁锢情欲。故提出房中补益养生法，孙氏总结前人的经验，对房中养生的基本原则、方法、禁忌等，都做了专门阐发，对提高生活质量非常有益，并提出了节制房事和优孕优生的原则和方法。

孙氏养老之原则，强调综合养生，从多方面入手，综合养护，方法切实可行。首先要陶冶性情，保持精神的愉快。在日常生活中，谨避外邪，起居规律，劳逸适度，适当运动、按摩导引等，注意全面调摄。在饮食调养方面，孙氏指出老年人宜清淡多样、温软易消化，切忌生冷油腻肥甘之物。

十二、朱熹

朱熹，字元晦，又字仲晦，号晦庵，晚称晦翁，谥文，世称朱文公。祖籍江南东路徽州府婺源县（今江西省婺源县），出生于南剑州尤溪（今属福建省尤溪县）。朱熹是继孔子之后中国历史上最伟大的思想家、哲学家、教育家、诗人，闽学派的代表人物，儒学思想的代表人物。朱熹认为理是世界的本质，"理在先，气在后"，提出"存天理，灭人欲"。他的"理学文化养生"包含着两层基本含义：一是标志着理学文化本身存在着养生的思想资源；二是标志着理学文化可以转换为养生方法，生发养生功能。

在儒家看来，随着年龄的增长，人心就被唤醒，情欲也随之而起。当此之际，应该以"理"制之。朱熹所谓的"灭人欲、存天理"理念，并不是否定一切欲望的存在，因为人本来就有动物的欲望本能，朱熹的意思只是要求在满足基本欲望后，除掉那些多余的欲望，这种防止纵欲的思想不仅具有社会道德的意义，而且具有个人身心健康的理趣。因为"纵欲"既损耗了精气，也造成了自我心理畸形，那是有损健康的。因此，只有控制过分的情欲，才能伸展正气，培元固本。为此，朱熹强调德、智双修，这实际上也可以从养生的立场来认识，因为"德智双修"包含着人生关怀和安身立命的内涵，在深层次中与身心健康的养生境界相通。

朱熹提出"格物致知"和"即物穷理"的理念。"格物致知"的过程也是文化养生的提升历练。"即物穷理"也蕴涵着向养生思想转换的可能。因为"即物穷理"的过程实际上可以看作是精神专注的过程。这种专注恰好是身心健康的基本条件之一。生命的基本内涵是形神合一，其中包含着专心致志的心性状态。生活体验证明，专心致志，不仅是成就事业所必需的思想状态，而且是身心健康的精神条件之一。思想高度专注，心态平和，平日里人情世事的烦扰一扫而光。自身的情绪得到了很好调整，在客观上这是有益健康的。著名的哲学家有不少人是长寿的，其中的原因固然比较复杂，但他们的思维习惯具有文化养生的意义。

朱熹十分向往"超凡入圣"的理想境界，一生遵循立志明道的人生理念。他说："学者须思所以超凡入圣。""学者大要立志，才学便要做圣人是也。"由此可以看出，所谓立志，其实就是给自己定一个高尚的目标。通过效法圣人的理想人格，不断完善自我人格。立志之后怎么办呢？儒家倡导"笃行"。在朱熹看来，"笃行"就是在"穷理"基础上，把"理"落实到自己的行动中，在这个过程中可以达到修身养性的目的。对于如何"笃行"，朱熹认为应该从现实细小的事情开始做起，从平凡事情做起。这就是说，"行"并不是要好高骛远，而是在日常生活中下功夫。这对于指导人们正确修身养性具有特殊意义。朱熹一生虽然经历坎坷，但在复杂的政治斗争和人生历练中却能活到古稀之年，这与他的理学文化养生的作用是分不开的。

朱熹认为静可使人心气平和，从而达到涵养阳气的目的。另外，主静可使人精神刚健和道心坚固。因此，他十分重视静坐养生法。继朱熹之后，南宋诸多儒家养生家均认为"运气之术，甚近养生之道"，于是采集诸家养生之要，编成《卫生歌》。这表明当时的理学家已经注意对各种养生功法加以兼收并蓄，另一方面也预示着中国养生文化开始向通俗与普及的方向发展，成为一种大众文化。

朱熹认为理为万物之本，孝也就是理的产物。在孝与仁的关系上，仁是人性，孝是行仁之本。认为孝是教人做人的根本。《朱子文钞》有一封家信，信中道："慈母年高，当以心平气和为上。少食勤餐，果蔬时伴。阿胶丹参之物，时以佐之。延庚续寿，儿之祈焉。"信中提到的养生之道主要有 3 个要点：第一是劝告老年人要增进精神的修养，保持良好平和的心态；第二是提倡健康的饮食方式及合理的营养结构；第三是在正常饮食之余，进行必要的补养，而阿胶丹参就是最相宜，也最适合持续服用的日常滋补物。朱熹给自己慈母开出的那张养生清单，劝告于母亲，其实也是他自己的生活实践，寿至 71 岁。这在当时也属于高寿之人。

第二章　中医养生理论依据

第一节　精气学说

精气学说是关于宇宙的生成及发展变化的一种古代哲学思想，也是对中医学影响最大的中国古代哲学之一。精气学说的理论认为，精气乃是宇宙万物的本原，不论有形的物体还是无形的精微物质，都是由精气产生。人类作为宇宙万物之一，自然也是由精气所构成。精气不断地运动变化推动着宇宙万物的生长变化，产生了阴阳五行等更复杂的变化形式。

古代哲学中的精气学说范围广大，包含了自然、社会、人类各个方面。而此学说形成之时，也是中医学理论初步构建的时候。因此，先秦两汉的医家自然地吸收了这种思想来融合到中医学的理论体系当中去，并随着哲学思想的发展，不断影响着中医学理论的发展。但是，中医学主要研究人体的各种生理活动、病理变化以及疾病的防治，与古代哲学在研究对象、研究范围方面都有差异，故中医学所研究的精、气与古代哲学所研究的精、气是有一定区别的。

一、精的概念

从哲学层面讲，精，又称精气，一般泛指气而言，认为其是构成世界万物的原始精微物质，是宇宙万物生成的共同物质基础。精概念的产生，源于"水地说"。古人在观察与适应自然界的过程中，认识到自然界的万物都是从水中或地中产生，并依着水与地的滋养，因而把水、地并列，视之为万物生成的本原。天地之精即自然界的水，因而引出精为万物本原的概念。在中医学的理论体系内，认为精是构成人体和维持人体生命活动最基本的物质，可分为狭义之精和广义之精。狭义之精，主要指生殖之精，储藏于肾。广义之精包括生殖之精、先天之精、水谷精微和津液等。先天之精常先于身体而生，其禀受于母之精，是形成胚胎发育的原始物质，如果没有它就没有生命的产生。《管子·内业》说："精也者，气之精者也。"还说："人之生也，天出其精，地出其形，合此以为人。"

二、气的概念

中国的古代哲学中，气与精的概念是相类似的，认为气是宇宙中不断运动着的极细微物质，构成了世界上的一切事物。气的活动力很强，概念源于"云气说"。古人在日常生活对自然现象的观察中，发现了空中的白云，体验了气的流动，感悟到了气的存在，认识到呼吸之气、人活动时身体散发的"热气"等对人体的生命活动起着至关重要的作用。因此取类比象，概括、提炼出气的一般概念。描述出气的生成、运行、分布和功能等。中医学中气的概念，是指人体内不断运动的，具有极强生命力的无形的物质。《黄帝内经》认为人之所以有生命，就是因为构成人体的"气"具有生命。而生命力的强弱、人的寿夭以及疾病的变化都与气的"生命力"有关。刘完素在《素问病机气宜保命集·原道》中说："人受天地之气，以化生性命也。是以形生之舍也，气者生之元也，神者生之制也。形以气充，气耗形病，神依气立，气纳神存。"说明生命的起始在于气的聚合，终止在于气的离散，一旦气绝，生命便夭亡。气的运动形式多种多样，总称气机，主要有升、降、出、入四种形式。升，即由下向上；降，即由上向下；出，即由内向外；入，即由外向内。升与降、出与入，虽然是相互对立的，但在正常情况下皆保持着相对的协调平衡。

气的运动具有普遍性。《素问·六微旨大论》中就说："是以升降出入，无气不有。"自然界中任何一个事物，都存在着气的升降出入。气机的运动不仅使宇宙充满了生机，促使无数新生事物的孕育与发生，还导致许多旧事物的衰败与消亡，维持着自然界的平衡与稳定，使其生生不息。气的不断运动必然伴随着各种各样的转化过程，这些变化则称之为"气化"。气化运动的本质就是机体内部阴阳消长转化的矛盾运动，其表现十分复杂。可以从无形之气变为有形之物，又可以从有形之物变化为无形之气。例如动物的生、长、壮、老、已，植物的生、长、化、收、藏，自然界的冰化为水、水化为雾霜雨雪等。气的运动与变化相互联系，互为依存，气的运动是产生气化过程的前提和条件，而气化的过程中又是寓有气的各种形式的运动。

在中医学理论中，又将气具体化与明细化，派生出了各种不同的气的概念。如元气、宗气、营气、卫气、脏腑之气、经络之气、筋气、脉气、骨气、上气、中气、谷气、清气、浊气等。气的充沛与否以及其运动是否协调，亦可以解释各种病理现象的产生与变化。如气有不足，就有可能出现以各脏腑机能衰退为主的各种气虚之证。如气机失调，于是就会出现气上、气滞、气消、气陷、气闭、气脱等病理情况。病之所生，不离于气。因此，在中医诊断治疗疾病的过程中，也从不离开气的分析施治。中医针灸、推拿、心理疗法等，都是通过调气来达到治疗疾病的目的。至于调气的方法，《景岳全书》中也有所涉及："夫所谓调者，调其不调之谓也。凡有不正，皆赖调和，如邪气在表，散即调也；邪气在里，行即调也；实邪塞滞，泻即调也；虚赢困惫，补即调也。"

第二节　阴阳学说

阴阳五行学说是中国古代汉族人民创造的朴素的辩证唯物的哲学思想。因此，古代医学家借用阴阳五行学说来解释人体生理、病理的各种现象，并用以指导总结医学知识和临床经验，这就逐渐形成了以阴阳五行学说为基础的祖国医学理论体系。阴阳学说是以自然界运动变化的现象和规律来探讨人体的生理功能和病理的变化，从而说明人体的机能活动、组织结构及其相互关系的学说。这种学说对后来古代哲学有着深远的影响，如天文学、气象学、化学、算学、音乐和医学，都是在阴阳五行学说的协助下发展起来的。阴阳是我国古代哲学的一对范畴，是对自然界相互关联的某些事物和现象对立双方的概括。阴阳学说体现了我国古代朴素的唯物论和自发的辩证法的思想。它认为世界是物质的，自然界的任何事物存在相互对立的两个方面，即阴和阳。这两方面虽然是相互对立的，但又是相互统一的，阴阳的对立统一运动，是自然界一切事物发生、发展、变化和消亡的根本原因。阴阳的理论，是古人通过观察自然界的现象所归纳出来并用来解释自然现象的。其最初含义很朴素，即表示阳光的向背，向日为阳，背日为阴。后来又扩展引申到气候的寒暖，方位的上下、左右、内外，运动状态的躁动和宁静等方面。如天为阳，地为阴；日为阳，月为阴；昼为阳，夜为阴；火为阳，水为阴；男为阳，女为阴等。一般来说，凡是运动的、外在的、上升的、温热的、明亮的、无形的、兴奋的、主动的、机能亢进的、刚性的、方的，山南水北，都属于"阳"；凡是沉静的、内在的、下降的、寒冷的、物质的、抑制的、晦暗的、被动的、机能衰减的、柔性的、圆的，山北水南，都属于"阴"。

一、阴阳的划分原则

任何事物都可以用阴阳的属性来划分，但必须是相互关联的一对事物或现象，或是一个事物或现象中的两个方面，这样的划分才有意义。如果两个事物之间相互没有关联，或不是同一事物或现象中的两个对立方面，就不能使用阴阳来概括其属性。如太阳和牛羊没有相互的关联，不能用阴阳来区分它们的属性。然而，各种事物或现象的阴阳属性也并不是一成不变的。其相比较的对象不同，相对的阴阳属性也可以不同。如中原10月份的气候较之7月份的炎夏，属阴；但较之12月份的严冬，又属阳。阴阳具有无限可分性，阴阳之中可以再分阴阳。如：以天而言，昼为阳，夜为阴；白昼又可再分，上午为阳中之阳，下午为阳中之阴；黑夜亦可再分，前半夜为阴中之阴，后半夜为阴中之阳。

二、阴阳学说的基本内容

阴阳学说的基本内容包括阴阳对立、阴阳互根、阴阳消长和阴阳转化四个方面。阴阳对立：阴阳的相互对立，主要表现在它们之间相互制约、相互斗争的关系。阴阳的对立制约，古人亦称之为阴阳相反，有两方面的意思：第一，是指阴阳的属性是对立的、矛盾的。如：天气轻清为阳，地气重浊为阴；水性寒而润下属阴，火性热而炎上属阳。第二，是指在属性相互对立的基础上，阴阳还存在着相互制约的特性。《素问·阴阳应象大论》云："阴盛则阳病，阳盛则阴病。"说明阴阳的胜负、失调就要导致疾病的发生。对立的阴阳双方相互抑制，时刻表现出阴强则阳弱、阳胜则阴退的动态关系。阴阳互根：阴阳这两方面，既是互相对立的，又是相互依存缺一不可的，任何方面，都不可能脱离开另一方面单独存在。如果没有上也就没有所谓的下，没有冷也就没有热。阳依存于阴，阴依存于阳，每一方都是另一方存在的条件。古人称这种关系为阴阳相成。另外，在阴阳相互依存的基础上，双方在某些领域还可有相互滋生、互相为用的关系。阴阳消长：世界上一切事物都是运动的，运动是事物的绝对属性，而静止是相对的。阴阳也不例外，它们之间的对立制约和互相为用并不是一成不变的，正常状态下是处在一种此消彼长的动态平衡当中。所谓"消"，即减少、消退；所谓"长"，意为增多、增长，因此主要指的是数量的变化。阴阳的消长有两种表现：一为阴消阳长，阳消阴长，表现为你强我弱，我强你弱的关系；二为阴阳皆长，阴阳皆消，表现为你强我也强，你弱我也弱。阴阳的消长一般是在一定的范围内进行的，有着一定的限度，往往不易察觉或变化不明显，事物总体保持一种稳定的状态，即称为阴阳平衡。若阴阳消长超出了一定的限度，就会打破这个平衡，出现异常的现象，在人体来说就有可能发生疾病。阴阳转化：如果说阴阳消长是一个量变的过程，那阴阳转化就是一个质变的过程。阴阳的属性是相对的，在一定条件下可以互相转化，阳可以转为阴，阴也可以转为阳。但是，这样的转化需要一定的条件，亦如量变积累到一定程度才能发生质变，阴阳的消长达到了一定的阈值，就有可能产生改变，即物极必反。

三、阴阳学说在中医学中的应用

阴阳学说的思想可以说是中医学的指导思想，在古代医家长期临床实践的基础上，将阴阳的概念渗透到中医学的每一个方面，对中医学理论体系的建立和发展起到了深远的影响。在中医学领域内，阴阳的观点可以指导认识人类的生命起源、生理现象、病理变化及临床的诊断和疾病防治，阐释人体的组织结构。人体是一个有机的整体，人体内部充满着阴阳的对立统一。从人体的部位来说，上为阳，下为阴；体表为阳，体内为阴；背面为阳，腹面为阴；肢体外侧为阳，肢体内侧为阴。又因为阴阳的相对性，在腹面中，胸在上属阳，腹在下属阴，故可分胸部为阴中之阳，腹部为阴中之阴。从人体的脏腑来说，五脏（肝、心、脾、肺、肾）属阴，其功能以静为主，藏而不泻；六腑（胆、小肠、胃、大肠、膀胱、三焦）属阳，其功能以动为主，泻而不藏。五脏之中又可根据其位置的不同分为阳脏（心、肺）和阴脏（肝、脾、肾），每一个脏腑又可按照其主功能归为阳，主物质归为阴。因此，可称心为阳中之阳，肺为阳中之阴；肝为阴中之阳，肾为阴中之阴，脾为阴中之至阴。此外，经络也可以分为阴经、阳经等。中医学认为，人体正常的生命活动是阴阳两方面协调平衡的结果。人体的生理功能属阳，物质基础属阴，生理功能以物质为基础，又不断地促进新陈代谢生成物质，如果这两方面不相互为用、依存，人的生命就会终止。

整体来说，对人体有推进、温煦、兴奋等作用的物质和功能属阳，其具有保卫体表的能力，如体表皮毛、肌肉、筋骨、气等。对人体有凝聚、滋养、抑制等作用的物质和功能属阴，可以保守人体的精气，如内脏、血、津液等。在病理方面，发病的部位与性质也可以分阴阳。一般来说，亢进的、兴奋的、有热性倾向的属阳证，衰弱的、潜伏的、有寒性倾向的属阴证。如表证属阳，里证属阴；热证属阳，寒证属阴。疾病发生、发展的过程，就是正邪相互抗争、各有胜负的过程，也是由于人体阴阳失去平衡所导致的。阴阳失调其表现形式有很多种，可归纳为阴阳偏胜、阴阳偏衰、阴阳互损、阴阳转化、阴阳格拒、阴阳亡失等方面。

（一）阴阳偏胜

阴阳偏胜，主要指的是"邪气盛则实"的实证病机。邪气有阴阳的属性，侵入人体就会使机体产生阳偏胜或者阴偏胜的改变。由于阴阳消长的关系，阳偏胜就有可能会耗伤阴液，阴偏胜也可能会损伤阳气。即如《素问·阴阳应象大论》中说："阴胜则阳病，阳胜则阴病。阳胜则热，阴胜则寒。"

1. 阳偏胜

阳主动主升，阳偏胜时，多见机体功能活动亢进、代谢反应增强的病理表现。阳偏胜的形成，大多是感受了外在的温热阳邪，或虽感阴寒之邪，但其已入里化热，或七情内伤而五志过极化火，或气滞、血瘀、痰浊、食积等日久郁而化热所致，临床症状多见烦渴、身热、面红、尿赤、便干、脉数、苔黄等。

2. 阴偏胜

阴主静主收，阴偏胜时，多见人体机能代谢低下、产热不足及病理性代谢产物积聚的表现。阴偏胜的形成，大多为外感阴寒之邪，或者过食生冷，阴寒内盛，遏抑了人体的阳气生发所致。素体阳虚，阳不制阴，也可以导致阴寒内盛。前者属实，后者则呈虚实夹杂。

（二）阴阳偏衰

阴阳偏衰，主要指的是"精气夺则虚"的虚证。机体的气血津液等基本物质的不足及其生理功能的减退，脏腑、经络等生理功能的减退和失调都可以导致阴阳的偏衰。《素问·调经论》指出："阳虚则外寒，阴虚则内热。"意为阳虚就不能制约阴寒，出现虚寒的表现；阴虚就无力制约阳，出现虚热表现。这种虚主要指阴或阳低于正常的生理水平。

1. 阳偏衰

阳偏衰，多由先天不足、后天失养、劳倦内伤、久病损伤等原因所致，是一种机体阳气虚损，机能衰退，代谢减慢，热量不足的病理状态。临床上多见的是脾肾阳虚，可有面色苍白、倦卧神疲、畏寒肢冷、小便清长、下利清谷、舌淡、脉迟等表现。

2. 阴偏衰

阴偏衰，多由伤于阳邪，热邪炽盛起伤阴津，或五志过极化火、久病损伤阴液所致，表现为机体的气血津液等阴液亏耗，滋养宁静的作用减退。临床上多见的是肺肝、肾之阴虚，久病可累及他脏，可有五心烦热、骨蒸潮热、消瘦、盗汗、口干口渴、舌红、脉细数等症状。

（三）阴阳互损

阴阳互损主要包括阴损及阳和阳损及阴两方面，是阴液与阳气之间的病理关系，其最终可表现为阴阳俱损、阴阳两虚。

1. 阴损及阳

阴损及阳是指由于阴液亏损，导致阳气化源不足或无所依附而耗散，在阴虚的基础上又导致了阳虚的形成。如原来有咳嗽、咯血、盗汗、烦热、遗精等阴亏的症状，疾病久延，可能会出现喘息、自汗、便溏、形寒肢冷等阳虚的症状。

2. 阳损及阴

阳损及阴是指由于阳气虚损，导致阴无以化生而阴液不足，在阳虚的基础上又导致了阴虚的形成。如本来有腰酸、膝冷、水肿、小便清长等肾阳虚的症状，日久亦可出现烦躁、咽干、耳鸣、舌干瘦、小便短赤等肾阴虚的症状。

（四）阴阳转化

《素问·阴阳应象大论》中云"重寒则热，重热则寒""重阴必阳，重阳必阴"，指出阴阳失调在一定的条件下可表现出相互转化的情况。重阴必阳的意思是，疾病原属阴，但是当阴气亢盛超过一定限度时，就有可能出现向阳转化的改变。相似的，重阳必阴是疾病原属阳，但当阳气亢盛超过一定限度时，可能会出现向阴的方向转化。冬季感受寒邪，病本属风寒感冒，但寒邪内壅化热，可转为热病；夏季中暑，由于热不但伤津亦会耗气，导致正气不足从而出现虚脱的表现。虽然在病理上有很多这样的阴阳转化，但都是在一定条件下才发生的，不能认为有必然的关系。

（五）阴阳格拒

阴阳格拒，主要见于某些原因引起了阴阳中某一方壅盛于内，而将另一方格拒于外，使阴阳不相维系的情况，包括阴盛格阳和阳盛格阴两个方面。阴盛格阳指阴寒盛极于内，逼迫阳气浮越在外的病理状态。虽然其本质是阴寒内盛，但临床常表现面红烦热、欲去衣被、口渴欲饮、狂躁不安等热象。此外，阴盛于下，阳浮于上，亦可见面红如火，称为戴阳。阳盛格阴是指邪热内盛，郁闭阳气致阴格于外的病理状态。多见四肢厥冷、脉沉伏等寒象，常可在热病的极期见到。以上两种阴阳格拒的情况在临床上容易误诊，应谨慎小心，仔细观察，抓住其内在的本质。

（六）阴阳亡失

阴阳亡失是一种生命垂危时的状态。主要包括亡阴和亡阳。邪热炽盛或久羁，煎灼阴液；或慢性消耗性疾病后期，阴液耗竭都可出现汗出不止、汗热而黏、喘渴烦躁，甚则昏迷谵妄、脉数无力、舌光滑无苔等亡阴的表现。外邪过盛，正不胜邪致阳气突然大量耗伤脱失；或素体阳虚，正气不足，又疲劳过度或过用汗法，阳随津泄，阳气外脱等均可导致大汗淋漓、汗稀而凉、肌肤手足逆冷、精神疲惫、神情淡漠，甚则昏迷、脉微欲绝等亡阳之象。由于阴与阳相互依存，故亡阴可迅速导致亡阳，亡阳可迅速导致亡阴，一旦"阴阳离决，精气乃绝"，则生命终结。

四、指导疾病的诊断和治疗

"善诊者，察色按脉，先别阴阳"（《素问·阴阳应象大论》）是中医四诊的基本原则，也体现了阴阳的指导意义。

望诊色泽鲜明者属阳，晦暗者属阴；色黄、赤属阳，青、白、黑属阴。舌质色见红、络，乃血热之象，属阳，色淡或青，为血虚或寒，属阴；舌苔黄、燥属阳，白、湿属阴。闻诊声音洪亮、呼吸有力者属阳；语声低微、呼吸微弱者属阴。切诊得脉象浮、滑、数者属阳，沉、迟、涩者属阴。由于阴阳失调是导致疾病的原因，故任何疾病，无论其病情的复杂与多变与否，都可以用阴阳来诊断，确定证型。一般病位在表属阳，实证属阳，热证属阳；而病位在里属阴，虚证属阴，寒证属阴等。

在确定治疗原则时，如表证用汗法，里证用下法，寒证用温法，热证用凉法，虚证用补法，实证用泻法，都是在阴阳学说的指导下决定的。临床用药方面，阴阳亦可以概括药物的性味，使疾病的阴阳状态可以通过使用相应的具有阴阳属性的药物来进行调和，达到药到病除，阴平阳秘的作用。一般来说，温、热药属阳，寒、凉药属阴；味辛、甘者属阳，酸、苦、咸者属阴；性收敛、沉降者属阴，而善发散、升浮者属阳。故称肉桂、附子、干姜等较为辛热的药为阳药；而黄连、金银花、石膏等较苦寒的药称阴药。此外，砂仁、豆蔻等有芳香健胃作用的药也叫阳药，首乌、地黄等具有滋养肝肾作用的叫作阴药。

第三节　五行学说

五行学说是古代汉族人民朴素的辩证唯物的哲学思想。将木、火、土、金、水五类特性及其生克制化规律运用到中医学而建立的中医基本理论，用以解释人体内脏之间的相互关系、脏腑组织器官的属性、运动变化及人体与外界环境的关系。"五行"与"五脏""五志"之间存在着相互滋生、相互制约的密切关系。当五行不能维持相生相克生理平衡状态时，生克关系即转为乘（乘虚侵袭，克制太过）侮（被克强势，反欺侮主）关系，产生相应的关联性病变。将"五行学说"运用于心身疾病的治疗，通过调理情志、巧妙配伍用药，可促进心身疾病的康复。五行是指木、火、土、金、水五种物质的运动，"行"即解释为运动。古人在长期的生产和生活实践中认识到，木、火、土、金、水是构成自然界最基本的物质，其不断地运动变化产生了万事万物。这五种物质之间又不是孤立静止的，存在着相互滋生和相互制约的复杂关系，以维持世界的稳态。五行学说运用到中医学领域来解释人体内脏之间的关系及属性、人体与自然界环境的关系等，是中医学基础理论的重要组成部分。

一、五行的特性

五行的特性，是在对木、火、土、金、水这五种基本物质的朴素认识的基础上，逐渐形成的抽象概念，是用以分析事物五行属性的基本法则。因此，虽然用木、火、土、金、水来指代五行，实则已经超越了这五种物质本身的概念，有了更广泛的含义。

木曰曲直：曲，屈也；直，伸也。曲直，即能屈能伸之义，实际上是指树木的生长形态，为枝干曲直，向外向上舒展，因而可引申为生长、升发、条达、舒畅的意思，具有此类特性的事物或现象。火曰炎上：炎，热也；上，向上。炎上，即指火具有发热、温暖、上升的特性，因而火可引申为具有温热、升腾、茂盛性质的事物或现象，代表力量的升华，光辉而热的性能。土曰稼穑：稼，春种也，穑，秋收也，故稼穑指农作物的播种和收获，可引申为生化、长养、承载、受纳的作用。因此，称土为万物之母，可载四行，为万物和人类生存的根本。金曰从革：从，顺从、服从；革，革除、改革、变革。从革，是指顺从变革的意思，可引申为能柔能刚、肃杀、潜能、收敛、清洁之意。凡具有这类特性的事物或现象均可归属于"金"。水曰润下：润，湿润；下，向下。水具有滋润、向下、闭藏的特性。因此，可引申为具寒凉、滋润、向下、闭藏性能的事物或现象。

二、五行的归类

五行学说根据五行的特性对自然界的事物进行归纳分类，主要运用以下的方法进行。

类比：是指根据两个或者两类事物在某方面的相同或相似而推出它们在其他方面也可能相同或相似的一种方法。如使用类比的方法将方位配属五行、五脏配属五行等。方位配属五行，因日出于东方，与木的升发相类似，故东方属木；南方炎热，与火性炎上相似，故南方属火；日落于西，与金之肃降的特性相似，故西方属金；北方寒冷，与水的特性类似，故北方属水。

推衍：是指根据已知事物的属性，推衍与其相关事物的属性的方法。其实质与类比相似，但经常推衍的对象之间没有包含的关系。如已知肝属木，又知肝与胆相表里，主筋，开窍于目，故可得胆、筋、目也属木。心属火，心又与小肠相表里，主脉，开窍于舌，故可知小肠、脉、舌属火。其他脏器也可用这种方法类推。五行学说亦认为，具有相同属性的事物往往都存在着彼此的联系。《素问·阴阳应象大论》中说"东方生风，风生木，木生酸，酸生肝，肝生筋"，即说明方位上的东以及自然界的风、木和酸味的物质都与肝相关。

三、五行的关系

五行之间存在着生、克、乘、侮的关系，其相生相克的关系可以解释事物之间的联系，相乘相侮的关系可以解释事物之间的平衡被打破后的互相影响。

（一）相生与相克

相生是指一事物对另一事物具有促进、助长和滋生的作用。在《难经》中将其比喻为"母"与"子"的关系。任何一"行"都有"生我"者和"我生"者两个方面，"生我"者为"母"，"我生"者即为"子"。如木生火，木为火之母，火为木之子。对于木来说，火为"我生"者；对于火来说，木为"生我"者。五行相生的规律是：木生火，火生土，土生金，金生水，水生木。

相克是指一事物对另一事物的生长和功能具有克制、约束的作用。任何一"行"都有"我克"（所胜）者，和"克我"（所不胜）者。所以又可以称相克的关系为"所胜"与"所不胜"的关系。举火为例，火克金，故对于火来说，"我克"者为金，金为我"所胜"；对于金来说，"克我"者为火，火为我"所不胜"。五行相克的规律是：木克土，土克水，水克火，火克金，金克木。

相生相克是密不可分的两个方面，没有生就没有事物的生长和发生，没有克就没有事物的约束与协调。生中有克，克中有生，两者互为因果，相反相成，保持着动态平衡，推动着事物的正常发展变化。如《类经图翼》说："造化之机，不可无生，亦不可无制。无生则发育无由，无制则亢而为害。"

（二）相乘与相侮

如果五行相生相克太过或者不及，都有可能破坏正常的生克关系，从而出现相乘或相侮的情况。相乘：乘，即乘虚侵袭之意。相乘即为五行中的某一行对被克的一行克制太过，超过了正常的制约程度，使事物之间失去了正常的相互协调的关系。五行之间相乘的次序与相克相同，产生相乘关系的原因主要有两个方面。首先，五行中某一行过于亢盛，而原来受其克制的那一行处于正常的水平，从而出现过度相克的现象。如正常情况下，木能克土并维持相对的平衡。若木过于亢进而土仍处于正常水平，则两者之间会失去原有的平衡状态，出现木亢乘土的现象。其次，由于五行中某一行本身不足，而原来克制其的那一行处于正常状态，但对相对于不足的那一行来说，该状态已经过于强盛而不能维持相对的平衡了。如木正常，但土不足，显得木相对亢盛，木乘土之虚而超过正常范围地克土，即称"土虚木乘"。虽然，相克与相乘关系密切，但还是有区别的。前者是正常情况下的制约关系，后者则是异常的相克现象。在人体来说，前者为生理现象，后者则为病理的表现。相侮：侮，即欺侮，有恃强凌弱之意。相侮是指五行中的某一行过于强盛，使原来克制它的一行，不仅不能去制约它，反而被它所克制，即反克，又称反侮。相侮也可有两个方面的表现。以木为例：一方面木本身过于亢盛，原来金克木的状态被打破，金不仅不能对木进行克制，反而被木所制，即为"木反侮金"；另一方面，木处于正常水平，而金相对处于虚弱的状态，不能克制木，木相对的强盛而反侮金，称为"金虚木侮"。

总的来说，相乘和相侮，都是不正常的相克现象，两者休戚相关。发生相乘时，可以同时产生相侮；发生相侮时，也可以同时产生相乘。如木过于亢盛时，会克制"所胜"之土，即木乘土；又可以反侮其原"所不胜"之金，即木侮金。这即是《素问·五运行大论》中所说的"气有余，则制己所胜而侮所不胜，其不及，则己所不胜侮而乘之，己所胜轻而侮之"。

四、五行学说在中医学中的应用

五行学说在中医学中应用也很广泛，可以用其来解释脏腑的生理功能、病理变化，指导疾病的诊断和治疗等方面。

（一）解释脏腑的生理功能及脏腑间的关系

首先，中医学用五行来概括五脏的生理特点。其中，肝性喜条达而恶抑郁，主疏泄，类似木升发的特性，故肝属木；心阳有温煦的作用，火有阳热的特点，故心属火；脾为生化之源、喜润而恶燥，土为万物之根本，故脾属土；肺主肃降，犹金善清肃、收敛，故肺属金；肾主水、主藏精，与水有润下、封藏的特性类似，故肾属水。其次，脏腑组织间生理功能的内在联系也可以通过五行的关系来描述。如肝木藏血以上济心火，心火之热可温脾土，脾土化生水谷精微充养肺金，肺金肃降以助肾水，肾水之精以养肝木。另外，肺金肃降，可抑制肝阳上亢，即金克木；肝木条达，可疏脾土之郁，即木克土；脾司运化，可制肾水泛滥，即土克水；肾水滋润，可防止心火的过亢，即水克火；心火阳热，又可以制约肺金清肃太过，即火克金。

（二）说明脏腑之间的病理关系

由于脏腑分属五行，五行的生克乘侮皆可以解释脏腑之间的相互影响。如脾病传肾，即土乘水；而肾病及脾，即水侮土；脾病可影响到肺，为母病及子；影响到肝，即土侮木；影响到心，即子病及母。他脏亦可如此类推。

（三）指导疾病的诊断和治疗

通过望、闻、问、切四诊方法所获得的有关疾病的信息，均有其五行的归属，可以通过其来诊断疾病。如患者面见赤色，口苦，脉洪，很有可能为心火亢盛之证；患者面色发青，喜食酸味，脉弦，可考虑为肝病。若脾虚患者，却面有青色，脉见弦象，为肝病传脾；肺病之人，面红，脉洪，考虑为心病传肺。又如肝病面色青，当见弦脉，此为色脉相符。如果不见弦脉而反见到浮脉，为克色之脉（金克木），为逆象，主预后不良；见沉脉，为生色之脉（水生木），为顺象，主预后良好。在治疗疾病方面，了解五行的生化关系，有利于及时掌控疾病的传变。如"见肝之病，则知肝当传之于脾，故先实脾"。又可通过"虚则补其母，实则泻其子"的方法确定治疗的原则。此外，在针灸和精神疗法方面，都可以用五行来指导选穴和情志的调节。如思可以胜恐，因为思为脾志，属土；恐为肾志，属水。

第四节　藏象学说

"藏象"二字，首见于《素问·六节藏象论》中"帝曰：藏象何如？""藏"，指藏于人体内的脏腑；"象"，指表现在外的病理、生理现象。藏象即为藏于体内的脏腑器官及其表现在外的生理、病理现象的统称。如《类经》中云："象，形象也。藏居于内，形见于外，故曰藏象。"藏象学说即研究人体各脏腑生理功能和病理变化及其相互之间关系的学说。藏象学说认为，虽然人体各脏腑均藏于体内难以直接观察，但其内在的各种变化都可以通过体表的组织器官反映出来，如舌象、脉象等，是中医学基础理论的核心部分。

一、藏象学说的形成

藏象学说的形成，是一个极为漫长的历史进程，其理论的来源，主要包含以下3个方面：一是长期对人体生理、病理现象的观察和总结。如感冒，常会出现鼻塞、流涕、咳嗽、无汗等症状，从而了解到皮毛、鼻、喉与肺之间有密切的联系，因而总结出了"肺司呼吸""肺主皮毛""肺开窍于鼻""喉为肺之门户"等认识。二是来源于早期的解剖实践。远古先民通过猎杀动物及解剖战后的尸体，即对动物和人体内的器官进行观察。如《灵枢·经水》云："夫八尺之士，皮肉在此，外可度量切循而得之，其死，可解剖而视之。其脏之坚脆，腑之大小，谷之多少，脉之长短，血之清浊皆有大数。"三是反复医疗实践的总结。如食用了动物的肝脏，可使某些眼疾转好，得知肝与目之间存在某种内在关联，提出"肝主目"的概念。又如，一些补肾药的使用可以加速骨折的愈合，又得出"肾主骨"的理论。

二、藏象学说的主要研究对象

藏象学说是以脏腑为基础的，脏腑，是人体内脏的总称。按照脏腑的不同生理功能，可分为五脏、六腑、奇恒之腑 3 大类。五脏指肝、心、脾、肺、肾，五脏共同的生理特点是可以化生和贮藏人体生命活动所必需的各种精微物质，如精、气、血、津、液。六腑是指胆、小肠、胃、大肠、膀胱、三焦，其共同的生理特点则是受盛和传化水谷。脏病常多虚，腑病常多实；脏实可泻其腑，腑虚者可补其脏来治疗。因为一脏一腑，一阴一阳互为表里，由经络互相络属。奇恒之腑，是指脑、髓、骨、脉、胆、女子胞，其共同特点是它们在形态方面与六腑相类似，同为相对密闭的器官组织，但却不与水谷直接接触，似腑非腑；在生理功能方面又具有类似于五脏贮藏精气的作用，似脏非脏。藏象学说中的脏腑并不是单纯的解剖学上的概念，其肝、心、脾、肺、肾等的名称，虽然和现代人体解剖学的脏器名称相同，但包含了更多生理和病理的含义，不可以完全按照现代医学的理念来理解它。这是由于藏象学说的形成，虽然有一定的解剖依据，但主要还是通过古代哲学思想对生理、病理现象进行观察、分析、推理、印证而成的。其在形态结构方面的认识只是粗略的概念，并没有达到现代解剖学精确的定位，更多的是根据生理功能、病理变化而确定，有时甚至难以定位与形容，所以无法分析物质构成等方面的内容。就肝脏而言，中医学中很少有涉及其形态位置的描述，甚至是从肝的功能及其与脾、肾等的关系，来反推肝的位置，因此出现过肝处于中焦还是下焦的争论。又如脾脏，在现代医学是一个免疫器官，但在中医学中其主要功能以消化为主，与胃互为表里，共同完成物质的转运消化吸收，是人体气机的枢纽，与免疫功能看似没有任何关联，而现代医学中的消化器官也与脾没有任何关联。可见，藏象学说中一个脏腑的生理功能，可能包括现代医学上多个脏器的生理功能；而现代医学中的一个脏器的生理功能，可能分散在藏象学说中多个脏腑的生理功能之中。

（一）五脏

1. 肝

肝位于上腹部，横膈之下。其主要的生理功能为主藏血和疏泄。肝在志为怒，开窍于目，在体合筋，其华在爪，与胆相表里。生理特性可概括为：肝为刚脏，体阴而用阳，喜条达而恶抑郁。

（1）主疏泄

肝主疏泄，指肝有疏通、条达、升发、宣散、畅泄等综合的生理功能。肝主疏泄的功能主要表现在调节精神情志，促进消化吸收，以及维持气、血、津液的运行3个方面。

调节精神情志：在中医的理论中，人的精神情志活动除了由心所主宰外，还与肝的疏泄功能密切相关。肝的疏泄功能正常，人体的精神、情志活动就能协调，主要表现为精神愉快、心情舒畅、理智灵敏等。若肝的疏泄功能减退，人体气机将受到阻滞，可出现闷闷不乐、郁郁寡欢、情绪低落、多疑思虑等表现，我们称之为"肝郁"或"肝气郁结"。若肝的疏泄功能太过，则会出现急躁易怒、失眠多梦，甚则不能卧寐等症状，可称为"肝火亢盛"。另外，肝性如木，喜条达舒畅，恶抑郁，忌精神上的刺激。如遇暴怒，或抑郁，情绪低沉，则会影响肝正常的疏泄功能，出现各种病理表现。促进消化吸收：肝的疏泄功能有利于脾胃的正常升降和胆汁的分泌。虽然饮食的消化主要由脾胃主管，但脾胃的升降可受到肝疏泄的影响，从而间接影响消化吸收的进行。若肝的疏泄异常，会导致脾胃气机逆乱，功能紊乱。如脾不升清，在上则发眩晕，在下则发为藏泄；胃不降浊，在上则发为呕逆、嗳气，在中则发为脘腹满闷；在下则发为大便秘结。此外，胆汁的分泌和排泄也受到肝之疏泄的影响，若肝疏泄失职，常可出现黄疸、口苦、呕吐黄水、胁肋胀痛、食少等症状。维持气、血、津液的运行：肝的疏泄功能直接影响着气的升降出入，肝疏泄正常则气机调畅，气血调和，脏腑功能正常。"气行则血行"，故气滞会导致血瘀，津液的输布亦有赖于气的正常运行。肝的疏泄若减弱，可导致胸胁、两乳或少腹胀痛，导致血瘀，出现胸胁刺痛、肿块、月经不调、痛经、闭经等，致痰湿内停，则出现腹胀等。肝的疏泄若太过，气机上逆会有头目胀痛、面红目赤、烦躁易怒等表现。

（2）主藏血

肝藏血是指肝脏具有贮藏血液和调节血量的功能。在一般情况下，人体各脏腑器官的血流量是相对恒定的，但又随着机体状态的不同而产生相应的变化，以确保机体的正常运作。如当人体处在相对安静的状态下时，部分血液回归于肝而藏之，当人体活动量增加时，肝就把血排出运送至全身，以供养各组织器官的功能活动，即王冰所说"肝藏血，心行之，人动则血运于诸经，人静血归于肝脏"。因此，又有"肝为血海"的说法。若肝藏血的功能异常，则血液逆流外溢，会出现呕血、吐血、月经过多等出血性的疾病。另外，肝脏要行使其正常的生理功能，需要血液的滋养，若肝血不足，肝失所养，可能出现眩晕眼花、目干涩、视物不清或夜盲、筋脉拘急、肢体麻木、屈伸不利等症状。又因肝脉与冲脉相连，故肝血不足则冲任受损，女子会出现月经不调、量少色淡，甚则经闭。

（3）开窍于目

《素问·五脏生成论》云"肝受血而能视"，说明目的视觉功能主要依赖于肝血的濡养，同时，肝经上连目系。因而肝的生理功能和病理变化常常可以通过目的功能变化来反映。如肝血不足常见视物模糊、夜盲；肝火上炎，常见目赤肿痛；肝阴亏损，常见两目干涩等。

（4）在体合筋，其华在爪

筋，即筋膜，包括肌腱、韧带等组织结构。肝主筋，为人体运动能力的发源地。肝血充盈，筋膜得养，屈伸功能才能正常，从而运动有力，关节活动灵活自如。若肝血不足，则筋失濡养，可导致肢体麻木、手足震颤、筋脉拘急、牙关紧闭，甚则角弓反张等表现。

爪，包括指甲和趾甲，"爪为筋之余"。肝血濡养筋膜，则爪甲坚韧，光泽红润。若肝血亏虚，则出现爪甲失养、苍白枯槁、软薄凹陷、变形断裂等表现。

2. 心

心位于胸中，横膈之上，有心包络裹覆。其生理功能主要包括主血脉和主神志两方面。心在志为喜，开窍于舌，在体合脉，其华在面，与小肠相表里。生理特性可概括为：心为阳脏，而主阳气，与夏气相互通应。

心包络，简称心包，为包裹在心外围的一层组织，具有保卫心脏的作用，是心之屏障。其一般在邪气伤心时代替心受邪，如外感热病过程中出现高热、神昏、谵语等"热陷心包"的症状。

（1）主神志

心主神志，也称为心藏神。中医学说里的神有广义和狭义之分。人体的整个形象及面色、眼神、言语、反应等生命活动的外在表现，都包含在广义的神的内容中。而狭义的神主要是指人体内在的精神活动、思维意识等。古人有"心藏神、肺藏魄、肝藏魂、脾藏意、肾藏志"的说法，说明人的各种意识思维活动与五脏都有所相关，但其主要还是归属于心。因为"心者，君主之官，神明出焉"（《素问·灵兰秘典论》），心乃藏神之所，是一切神志活动的起源。若心有病变，主神志的功能失常，就会出现精神等方面的异常。如失眠多梦、神志不宁、精神萎靡、喜怒无常、神昏谵语等临床表现。人的精神、意识和思维活动，属于大脑的生理功能，是大脑对外界事物的反映。这在中医文献中早已有明确的论述。但藏象学说则将人的精神、意识和思维活动不仅归属于五脏，而且主要归属于心的生理功能。所以，心主神志的实质是指大脑通过感觉器官，接受、反映客观外界事物，进行意识、思维情志等活动。因为藏象学说中脏腑的概念虽然包含着若干解剖学成分，但从主要方面看，却是一个标示各种功能联系的符号系统，是人体的整体功能模型。中医学将思维活动归之于心，是依据心血充盈与否与精神健旺程度有密切关系而提出来的。

（2）主血脉

心主血脉包括主血和主脉两方面。人体的血都运行于脉中，依赖着心脏的推动作用运送到全身各个脏腑器官。脉，为气血运行的通道，又称"血府"。中医学认为，心之正常运作有赖于心气的推动，心所主之血为心血，在滋养心脏本身，维持心脏的功能活动的同时供给其他脏腑以能量。因而，心主血脉的功能要正常，必须心血充盈、心气旺盛、脉道通利。若心之气血不足，血液循环失去动力，就会产生病变。如心血痹阻，心脉失养，则会出现胸闷、心悸，甚则出现心前区剧烈疼痛等症状。

（3）开窍于舌

舌主司味觉、表达语言的功能。心开窍于舌，又可称舌为心之苗。心的功能正常，反映在舌上。若心生理功能正常，则舌的质地柔软、语言表达清晰，味觉感受灵敏。若心有病变，舌的形态色泽都有可能产生相应的改变。如心火旺盛，则舌尖红赤，甚则舌质糜烂生疮；若心血亏虚，则见舌苔白；若心血瘀阻，则舌质紫暗，有瘀点瘀斑；热入心包，则见舌强语謇或失语等。

（4）在体合脉，其华在面

脉指血脉，包括两方面的生理功能：一为气血运行的通道，即血在脉中运行并受到脉的约束而不至血液妄行形成出血；二为载行水谷精微布散周身，以滋养各个脏腑组织。脉的这两个功能全赖于心气、心血的推动。因此，心气的强弱和心血的盛衰，都可以从脉象上反映出来，从而为切脉提供了理论依据。其华在面，是指心的生理功能正常与否，气血盛衰的情况，都可以反映在人面的色泽变化上。若心之气血旺盛，血脉充盈，则面色红润而有光泽。若心有病变，气血受损，则会出现面色苍白晦暗或青紫或红赤等不良的色泽。

3. 脾

脾位于中焦，在横膈之下。其生理功能主要为主运化、主升清、主统血三方面。脾在志为思，开窍于口，在体合肌肉，其华在唇，与胃相表里。生理特性可概括为：脾为气机升降之枢纽，喜燥而恶湿。

（1）主运化

运，即运输、布散的意思；化，即变化、消化、化生之意。脾主运化就是指脾将饮食水谷消化成人体所需的精微物质并运输、布散至全身。脾的运化功能可分为运化水谷精微和运化水液两个方面。

运化水谷精微，是指对饮食的消化和吸收，并转输其精微物质的过程。中医学认为，人体的消化功能与脾、胃、小肠等脏腑都有关系，是一个协同合作的关系。主要依赖于脾气的转输和散精的功能，才能使全身都受到供养，维持正常的生理功能。若脾失健运，则有可能出现食欲不振、脘腹胀满、大便溏泄，甚至倦怠乏力、气血生化不足的症状。运化水液，是指脾对水液有吸收、转输和布散排泄的作用。首先，摄入人体内的水液，需要经过脾的吸收转运，气化为津液，以通过肺的输布濡养全身。其次，若体内各组织有多余的水液，均要通过脾疏散至相应的脏腑，变成汗液或尿液等排出体外，以保持体内环境的正常稳定，防止痰饮、湿浊等病理因素的形成。

（2）主升清

升，即上升；清，即为水谷精微等人体所需的营养物质。脾主升清，亦有两方面内容。其一，是将精微物质上输心肺，通过心肺的作用以化生气血，营养全身。若脾升清的功能正常，则各脏腑营养物质充足，功能活动强健。若脾的升清失职，在上就会出现头晕、目眩等症状，在下就会发生腹胀、腹泻、遗精、带下等症状。其二，是维持人体内各脏腑的正常位置。人体内的脏腑一般都有其固定的位置，在中医学理论中，认为各个脏腑之所以能处于相对固定的位置，全赖于脾气升清的作用。若脾气下陷，则可发生内脏脱垂的状况，如胃下垂、子宫下垂或脱肛等。

（3）主统血

统，即统摄、控制。脾主统血，是指脾能统摄、控制血液，使其能够正常地运行于脉内而不溢出。如果脾气虚弱，统血功能失常，血液就会不循常道，出现各种出血的病症。此种情况出血时间长，血色淡，多出于身体下部等。

（4）开窍于口，其华在唇

脾开窍于口，是指人的饮食口味及食欲的正常与否等都与脾的生理功能有密切关系。脾气健运，则食欲良好，口味正常。脾失健运，则食欲不良，口味异常，出现口淡、口黏、口甜等。人口唇的颜色与光泽，也能反映脾脏机体的正常与否。若脾气充实，人体气血旺盛，则口唇红润有光泽。若脾虚不运，则唇色淡白或萎黄无华。

（5）在体合肌肉

脾主肌肉的功能，是指脾正常的化生气血，能供给肌肉充足的营养，维持肌肉的正常功能，使其结实饱满，壮实有力。若脾虚运化不良，肢体的肌肉失去濡养，则日渐消瘦，甚至松弛疲软无力。

4. 肺

肺居胸中，在所有的脏腑中，位置最高，故称"华盖"。其主要生理功能有以下几个方面：主气司呼吸，主宣发肃降，主通调水道以及主治节。肺在志为悲，开窍于鼻，在体合皮，其华在毛，与大肠相表里。生理特性可以归纳为：肺为娇脏，不耐寒热，与秋气相互通应。

（1）主气司呼吸

肺主气，意为全身的气均由肺主持管理，包括主呼吸之气与主一身之气两方面。主呼吸之气：肺是人体内外进行气体交换的场所，人体通过肺，不断地从自然界吸入清气，并呼出浊气，从而确保新陈代谢正常有序地进行。肺的功能正常，气道通畅，则呼吸均匀自如。肺有病变，影响到呼吸的正常进行，则可出现咳嗽、气喘等症状。主一身之气：肺有主持、调节全身各个脏腑、经络之气的作用，特别是宗气的生成和布散。脾胃化生的水谷精微与肺吸入的自然界清气结合，积于胸中则成宗气。主气正常，则全身气机的升降出入正常。若肺气虚弱，则可见呼吸微弱，气短不能接续，语音低微及疲倦、乏力、气短、自汗等表现。

（2）主宣发肃降

宣发，即宣布、发散；肃降，即清肃、下降。肺主宣发，是指肺具有向上、向外宣布、发散的生理功能。主要表现在 3 方面，即排出人体的浊气；布散精微物质至全身以濡养各组织；调节腠理开合，荣养肌肤皮毛。肺主肃降，是指肺具有清肃、通气下降的生理功能。主要表现为：吸入自然界的清气，将人体的精微与清气向下输布，清肃气道及肺内的异物。若肺肃降失职，就有可能出现呼吸表浅短促、胸闷、咳喘咯血等症状。

（3）主治节

"肺者，相傅之官，治节出焉。"（《素问·灵兰秘典论》）肺主治节的意思是，有治理、调节的功能，主要体现在：肺主呼吸，协调全身的气机运行，使脏腑功能活动有节制；肺可辅助心行血脉，调节血液的运行；亦可治理和调节津液的输布排泄。

（4）主通调水道

人体内的水液代谢，是由肺、脾、肾，以及小肠、大肠、膀胱等脏腑共同完成的。肺主行水的生理功能，是通过肺气的宣发和肃降来实现的。肺气宣发，一是使水液迅速向上向外输布，布散到全身，外达皮毛，"若雾露之溉"以充养、润泽、护卫各个组织器官。二是使经肺代谢后的水液，即被身体利用后的废水和剩余水分，通过呼吸、皮肤汗孔蒸发而排出体外。肺气肃降，使体内代谢后的水液不断地下行到肾，经肾和膀胱的气化作用，生成尿液而排出体外，保持小便的通利。这就是肺在调节水液代谢中的作用，也就是肺的通调水道的生理功能。如果肺气宣降失常，失去行水的职能，水道不调，则可出现水液输布和排泄障碍，如痰饮、水肿等。

（5）开窍于鼻

鼻为肺之门户，气体出入之通道，有通气和嗅觉的功能。肺与鼻有密切的联系。当肺气调和时，鼻窍即通畅，呼吸即自如，嗅觉亦灵敏。肺气失宣时，鼻的功能也会失常，鼻塞、喷嚏、流涕、不闻香臭或鼻出血等情况随之出现。此外，外邪侵犯人体也多从鼻入，先影响肺的正常生理功能。

（6）在体合皮，其华在毛

皮毛，包括皮肤、汗腺、汗毛等，是人体在外的屏障。肺具有宣发卫气的功能，亦可输津于皮毛，从而起到滋润皮毛，开合腠理的作用。若肺脏有病变，影响到皮毛，即可表现出自汗、无汗、肌肤苍白、皮毛枯槁等症状。

5. 肾

肾位于腰部，脊柱两旁，左右各一。其生理功能可概括为以下几个方面：主藏精而主生长发育及生殖，主水液，主纳气。肾在志为恐，开窍于耳及二阴，在体为骨，其华在发，与膀胱相表里。肾的生理特性为：肾性潜藏，为固摄之本；与冬气通应。

（1）主藏精而主生长发育及生殖

在中医理论中，精是人体内最重要的物质之一，包括"先天之精"和"后天之精"两部分。"先天之精"禀受于父母，是与生俱来的，决定着人体的生长发育，并可通过后天不断充实壮大。其在人一出生便藏于肾，成为肾精的一部分。"后天之精"来源于水谷精微，由脾胃化生，濡养五脏六腑，也贮藏于肾。先天与后天之精相互依靠、补充、促进，从而保证了肾精的充足。当五脏六腑需要时，肾就会把所藏的精气提供出来，完成各种生命活动。人体的整个生长、发育的过程，都与肾中精气的充盈与否有着密切的关系。幼年时，肾精开始充足，生长迅速，生机活泼；儿童时期，肾精更加充足，齿更发长；青壮年时，肾精充盛，产生"天癸"，于是男子生精，女子月经来潮，逐渐有了生殖之力；中年时期，人体的肾精最为充盈，此时身体健壮，筋骨强壮，牙齿坚固，头发黑亮；到了老年时期，肾精开始衰减，人逐渐衰老，丧失生殖的能力，进而发花齿摇，耳聋失聪，弯腰驼背，步履不稳。

（2）主水液

肾主水液，是指肾有主持全身的水液代谢以及维持机体内水液平衡的作用。水液是体内正常液体的总称。人体水液代谢虽然与多个脏腑都相关，但肾在其中起主导的作用，贯穿其始终。其功能的发挥主要是通过肾的气化来实现的，即肾中阳气蒸化水液，使水气化布散。人体的水液代谢首先通过脾胃将其精微部分上输到肺，其他作为废物的水液通过肾阳蒸化作用，浊中之清的部分再次上升于肺，布散周身，而浊中之浊的部分由肾输入膀胱，随尿排出体外。整个过程均赖肾的气化作用才能完成。另外，肾可司膀胱之开阖，使尿液排泄有度，维持体内水液量的相对恒定。若开阖失度，就会出现尿量失常，水肿等病理变化。

（3）主纳气

纳，即收纳、摄纳之意。肾主纳气，是指肾具有摄纳肺吸入之清气并调节呼吸深度的功能。肾主纳气，对人体的呼吸运动具有重要意义。只有肾气充沛，摄纳正常，才能使肺的呼吸均匀，气道通畅。如果肾的纳气功能减退，摄纳无权，吸入之气不能归纳于肾，就会出现呼多吸少、吸气困难、动则喘甚等肾不纳气的病理变化。

（4）开窍于耳及二阴

肾在上开窍于耳，在下则开窍于二阴。耳司听觉，其功能的发挥依赖肾精的充养。如《灵枢·脉度》中说："肾气通于耳，肾和则耳能闻五音矣。"若肾精不足，会影响听力，甚至出现耳鸣耳聋等。老人的耳聋就是肾精生理性减少的缘故。二阴，包括前阴尿道、生殖器及后阴肛门。尿液的贮藏和排泄虽然由膀胱所主，但依赖于肾的气化。生殖系统的功能也受到肾的影响，如肾虚则会出现阳痿遗精、早泄等症。肛门是粪便排泄的器官，虽然由大肠所主，亦受肾的影响，如肾阴不足可致肠燥津枯之便秘，肾阳虚衰致脾失健运之泄泻等。

（5）在体合骨，其华在发

肾藏精，精可生髓，髓藏于骨腔中，养骨促生长，故也称"肾主骨"。肾精充盛，骨髓能得到充分的营养，则质地坚固有力。反之，则骨髓痿软无力，发育不良，易于断。另外，齿为骨之余，肾精不足可见小儿牙齿生长迟缓、成人牙齿松动脱落等情况。肾精气的充盛与否，会通过头发的荣润与枯槁显露出来。因为肾藏精，精可化血以充养头发。精血旺盛则毛发多而润泽，若头发枯萎或早脱早白，多预示肾精不足。

（二）六腑

1. 胆

胆附于肝，是中空的囊性器官，其内贮藏胆汁。胆汁在肝内生成，后流入胆，由胆贮存，有助饮食物消化吸收的作用。胆排泄胆汁受到肝疏泄功能的调节，若肝功能异常，也会导致胆汁生成和排泄的异常，产生口苦、厌食、恶心、呕吐、腹胀、便溏等症状。胆虽然是六腑之首，但本身并无传化物的功能，且贮藏胆汁，因此又属奇恒之腑。

2. 小肠

小肠位居腹中，上接幽门，与胃下口相通；下接阑门，与大肠上口相连。其主要的生理功能为受盛、化物和泌别清浊。受盛即以器盛物之意。化物，即消化、变化、化生之意。小肠受盛化物的功能即是指接受胃中初步消化的食物并进一步将其消化吸收之意。所以，如果小肠功能紊乱，可以导致消化吸收的障碍，表现出腹胀、腹泻、便溏的症状。清，即各种精微物质；浊，即指饮食消化后所剩余的残渣。小肠泌别清浊的功能表现为将精微物质吸收利用，将糟粕传向大肠，将吸收的水液转输膀胱。

3. 胃

胃居膈下，其上口名曰贲门，与食道相连，下口为名曰幽门，与小肠相通。胃的主要生理功能是受纳与腐熟水谷，以通降为和。受纳，即接受和容纳；腐熟，即食物在胃内初步加工消化。饮食入口经食道进入胃，在胃中腐熟后下传于小肠进一步消化吸收。如果在胃这一环节上有所障碍，则有可能出现食欲不振、纳呆、消化不良、胃脘胀痛等症状。胃受纳腐熟的功能与脾运化的功能合称"胃气"。胃气的盛衰有无，直接关系到生命活动的强弱及存亡。饮食经过胃受纳腐熟之后，必须下行进入小肠，因此说，胃以通降为和。胃的通降也是继续受纳的前提。若胃失和降，可影响食欲，出现胃脘胀痛、口臭等症状；若胃气上逆，则会出现恶心、呕吐、呃逆、嗳气等表现。

4. 大肠

大肠居于下腹中，上接小肠，下接肛门。其主要的生理功能是传导糟粕。大肠接受小肠泌别清浊后所剩下的食物残渣，并吸收多余的水分，形成粪便，通过肛门排出体外。此功能一方面依赖大肠本身功能的正常，另一方面又与胃的降浊、肺的肃降、肾的气化有关。若大肠有病变，主要出现大便质、量以及次数的异常改变，如便秘、泄泻等。大肠在脏腑功能活动中，始终不断地承受小肠下移的饮食残渣并形成粪便而排泄糟粕，表现为积聚与输送并存，实而不能满的状态，故以降为顺，以通为用。六腑以通为用，以降为顺，尤以大肠为最。所以通降下行为大肠的重要生理特性。大肠通降失常，以糟粕内结，壅塞不通为多，故有"肠道易实"之说。

5. 膀胱

膀胱位于少腹，处肾下大肠前，上经输尿管与肾相通，下经尿道通向前阴。其主要的生理功能是贮存和排泄尿液。

人体饮入的水液通过诸多脏腑的综合作用，化为津液，濡养全身。其代谢后的产物则下输到膀胱暂时贮存，当积累到一定程度的时候，便在肾的气化、膀胱的开启下，排泄出人体。膀胱若有病变，主要表现出尿频、尿急、尿痛、尿闭、遗尿等症状。

6. 三焦

三焦分上焦、中焦和下焦。其形态各家有不同的说法，但就其生理功能而言，主要为主持诸气、通行元气、运行水液。

三焦主持人体诸气，总司气机和气化，是气升降出入的通道。三焦之所以可以主持诸气，是因为元气是人体最根本的气，而元气源于下焦，借三焦之通道充沛全身。三焦也是水液升降出入的道路，参与了水液的代谢。若三焦产生病变，气机阻塞，气滞水停，可见水肿、腹水等症状。此外，上、中、下三焦各有其生理特点。

上焦如雾，是指上焦有宣发卫气，以雾露蒸腾弥漫的状态敷布周身，有营养肌肤、毛发及各脏腑组织的作用。中焦如枢，是指中焦有腐熟水谷、运化精微、化生气血的作用。中焦又为气机升降的枢纽，中焦的病变常表现为气机升降失常。下焦如渎，是指下焦有像沟渠一样泌别清浊、排泄尿液与粪便的作用。

（三）奇恒之腑

1. 脑

脑居于颅内，上至颅囟，下至风府。脑内汇集脑髓，与脊髓相通。其生理功能主要为主宰生命活动、主精神意识、主感觉运动三方面。李时珍说过"脑为元神之府"。元神藏于脑中，为生命活动的主宰。元神存则有生命，元神衰败则人死。即所谓得神则生，失神则死。人的精神活动，包括思维意识、情志活动。脑具有调节人体意识、思维、情志的功能，其功能正常则意识清楚、思维灵敏、精神饱满、情志正常。人的眼耳鼻舌口皆位于头面，与脑相通。因此，人之视觉、听觉、语言功能等都与脑密切相关。另外，"脑散动觉之气，厥用在筋，第脑距身远，不及引筋以达四肢复得颈节骨髓，连脑为一，因遍及焉"（《黄帝内经》）。机体的运动感觉都与脑髓的充盈有关。

2. 髓

髓位于骨腔中，是一种膏样的物质，有骨髓、脊髓和脑髓之分。其生理功能有养脑、充骨和化血三方面。髓以先天之精为主要的物质基础，其中脑髓充养脑而使脑力充沛，元神旺盛。髓充养人体骨骼使其坚韧刚强。精血可以相互化生，故髓亦可化血。

3. 骨

骨有两方面的作用，即贮藏骨髓和支持形体。骨为髓之府，髓对骨有滋养的作用，骨亦对髓有贮藏的作用。骨有坚硬刚强的性质，是人体的支架，可支持形体保持一定的状态，并对内脏有保护的作用。若骨病，则会有不能久立、行走震颤的表现。

4. 脉

脉，即血脉、脉管。其生理功能可概括为运载水谷精微，为气血运行的通道。水谷精微只有通过血脉才能营运全身，滋养脏腑，维持正常的生理活动。气血体内循环运行不息，是因为血脉对其有一定的约束作用，使之按一定的方向及轨道运行。

5. 女子胞

女子胞，亦称胞宫、子宫，居于小腹内，与阴道相连。其生理功能主要为主持月经和孕育胎儿两方面。

月经，又称月事、月水等，是女性生理特征之一。女子从 14 岁到 49 岁的时期内，约 1 个月有 1 次周期性的排血。子宫的生理功能正常与否直接影响着月经的来潮。女子在发育成熟之后，月经按时来潮，就有了受孕生殖的能力。胎儿在胞宫内吸收营养，生长发育，10 个月后分娩，一个新生命就诞生了。

（四）脏与脏之间的关系

肝与脾：肝依靠脾胃运化水谷精微而提供营养，保持疏泄的正常；脾主运化的功能及脾胃的正常升降又均有赖于肝的疏泄。

肝与肾：精血之间相互滋生、转化的关系。肝藏血，肾藏精，中医称精血同源，肝血需要肾精的滋养，而肾精依赖肝血的化生。

心与肺：气与血相互依存、互相为用的关系。血的运行有赖于气的推动，气的疏散需要血的承载。

心与脾：血的生成和运行方面的关系。脾生血，则心有所主，心血充足，则可滋养脾气。

心与肝：心主血，肝藏血。心有所主则肝有所藏。心主神志，肝主疏泄。两者皆与精神情志密切相关。

心与肾：相互帮助、相互制约的关系。心火降于肾则助肾阳以温肾水，肾水上济于心，资心阴而防心阳过亢。

肺与脾：气的生成和津液的输布代谢方面的关系。人体气的充盛有赖于肺的呼吸功能和脾的运化功能之强健。津液的输布代谢正常依赖于肺宣发肃降、通调水道及脾运化水液、输布津液功能的协调。

肺与肝：肺气肃降，肝气升发，气机升降协调则通畅。若一方不升或不降，就会扰乱气机，产生病变。

肺与肾：肾主水，蒸腾水液使其气化，肺主通调水道，两者配合以维持体内水液代谢的平衡。肾主纳气，肺主呼吸，二者协调则呼吸顺畅。

脾与肾：先后天相互滋养的关系。肾为先天之本，脾为后天之本，脾气的健运需要肾阳的温照，肾精的补充需要脾主运化功能的正常发挥。此外，脾可运化水湿而肾可气化水液，二者在水液代谢方面也协调合作。

（五）脏与腑之间的关系

脏与腑之间的关系，实际上就是脏腑阴阳表里配合的关系。由于脏属阴，腑属阳；脏为里，腑为表，一脏一腑，一表一里，一阴一阳，相互配合，组成心与小肠、肺与大肠、脾与胃、肝与胆、肾与膀胱等脏腑表里关系，体现了阴阳、表里相输相应的关系。体现在以下几个方面：脏腑通过经络相络属，脏腑之间气化相通，在病理变化上常相互影响，可脏病及腑，腑病及脏，脏腑同病。因而在治疗上也相应地有脏病治腑、腑病治脏、脏腑同治等方法。

（六）腑与腑之间的关系

胆、胃、大肠、小肠、膀胱、三焦六腑的生理功能虽然不同，但它们都是化水谷、行津液的器官。饮食物的消化吸收、津液的输布、废物的排泄等一系列过程，就是六腑在既分工又合作的情况下共同完成的。胃、胆、小肠密切协作共同完成饮食物的消化、吸收，并将糟粕传入大肠，经过大肠再吸收，将废物排出体外。膀胱的贮尿排尿，与三焦的气化也是相互联系着的。三焦的功能则包括了它所参与的消化、吸收与排泄等各方面的功能。因此，六腑之间必须相互协调，才能维持其正常的"实而不满"，升降出入的生理状态。由于六腑传化水谷，需要不断地受纳排空，虚实更替，故有"六腑以通为用"的说法。六腑在病理上相互影响，如胃有实热，津液被灼，必致大便燥结，大肠传导不利。而大肠传导失常，肠燥便秘也可引起胃失和降，胃气上逆，出现嗳气、呕恶等症。又如胆火炽盛，常可犯胃，可现呕吐苦水等胃失和降之证；而脾胃湿热，熏蒸于胆，胆汁外溢，则现口苦、黄疸等。对于六腑病变的治疗，中医又有"腑病以通为补""六腑皆以宣通为宜"的说法。因为六腑病变多表现为传化不通，如经过治疗，使六腑通畅了，那么六腑的功能也就恢复常态了，所以说，"腑病以通为补"。这里所谓的"补"，不是用补益药物补脏腑之虚，而是指用通泄药物使六腑以通为顺，这对腑病而言，堪称"补"。但须指出，并非是所有腑病均用通泄药物以通其滞，只有六腑传化水谷功能发生阻滞，表现为实证时，方能"以通为补"。否则，如胃阴不足之虚证，又当用甘寒养阴之品以滋养胃阴，借以恢复其受纳腐熟的生理功能。

第五节　经络学说

经络学说即研究人体经络的生理功能、病理变化及其与脏腑相互关系的学说。它补充了脏象学说的不足，是中药归经的又一理论基础。该学说认为人体除了脏腑外，还有许多经络，其中主要有十二经络及奇经八脉。每一经络又各与内在脏腑相联属，人体通过这些经络把内外各部组织器官联系起来，构成一个整体。体外之邪可以循经络内传脏腑，脏腑病变亦可循经络反映到体表，不同经络的病变可引发不同的症状。当某经络发生病变出现病证时，选用某药能减轻或消除这些病证，即云该药归此经。如足太阳膀胱经主表，为一身之藩篱，风寒邪外客引经后，可引发头项痛、身痛、肢体关节酸楚等症，投用羌活（疏风散寒，除湿止痛）能消除或减轻这些症状，即云羌活归膀胱经。经，原意为纵丝，引申为路径的意思；络，为网络的意思。经络是经脉和络脉的总称，是全身气血运行的通路。经脉存在于机体的内部，贯穿上下，沟通内外。络脉分布于人的体表，较经脉细小，纵横交错于全身。经络系统将人体的各个脏腑器官组织联络成一个有机的整体，协调机体功能活动的相对平衡。经络学说即是人体经络系统生理功能、病理变化和其与脏腑之间的关系的学说，是中医基础理论的重要组成部分。

经络学说的形成，是古人在长期的临床实践中，从针灸、推拿、气功等各方面累积经验，经过总结提升出来的理论知识。其对于辨证、用药以及针灸治疗等都有重要的指导意义。

一、经络的生理功能

中医学将经络的生理功能称为"经气"，主要表现为沟通表里，联系上下；运行气血，濡养全身；抗御外邪，护卫机表；沟通表里，联系上下；人体的五脏六腑、四肢百骸、五官九窍、筋骨皮肉等器官组织，都通过经络相互联系沟通，使各个机能协调平衡，完成正常的生理功能。运行气血，濡养全身；气血是人体生命活动的基础，其通过经络运行全身，濡养四肢百骸，如《灵枢·本脏篇》说："经脉者，所以行血气而营阴阳，濡筋骨，利关节者也。"

抗御外邪，护卫肌表；营行脉中，卫行脉外，营卫之气密布周身。外邪侵袭机体往往先犯皮毛，卫气保卫人体进行抵抗。如果经络之气（正气、卫气）不足或不利，其屏障作用就会减弱，容易遭受外邪而发病。

二、经络系统

经络系统是由经脉和络脉组成的。其中经脉包括十二经脉、奇经八脉，以及附属于十二经脉的十二经别、十二经筋和十二皮部；络脉包括十五络脉、浮络和孙络等。

（一）经脉

1. 十二经脉

即手三阴经、手三阳经、足三阴经、足三阳经，共四组，每组三条，合称十二经脉，亦称十二正经，是气血运行的主要通道。手三阴经包括手太阴肺经、手厥阴心包经、手少阴心经；手三阳经包括手阳明大肠经、手少阳三焦经、手太阳小肠经；足三阴经包括足太阴脾经、足厥阴肝经、足少阴肾经；足三阳经包括足阳明胃经、足少阳胆经、足太阳膀胱经。

十二经脉在体表左右对称地分布于头面、躯干及四肢，纵贯全身。六阴经分布于四肢内侧及胸腹部，六阳经分布于四肢外侧及头面、躯干。十二经脉在躯干部的分布规律：足少阴肾经在胸中线旁开 2 寸，腹中线旁开 0.5 寸处；足太阴脾经行于胸中线旁开 6 寸，腹中线旁开 4 寸处；足厥阴经循行规律性则不强；足阳明胃经分布于胸中线旁开 4 寸，腹中线旁开 2 寸处；足太阳膀胱经循行于背部，分布于背正中线旁开 1.5 寸和 3 寸处；足少阳胆经分布于躯体的侧面。十二经脉的循行走向：手三阴经从胸走手，手三阳经从手走头，足三阳经从头走足，足三阴经从足走腹（胸）。十二经脉的交接规律：阴经与阳经（互为表里）在手足末端相交接，阳经与阳经（同名之经）在头面部相交接，阴经与阴经在胸部相交。十二经脉的流注次序：手太阴肺经→手阳明大肠经→足阳明胃经→足太阴脾经→手少阴心经→手太阳小肠经→足太阳膀胱经→足少阴肾经→手厥阴心包经→手少阳三焦经→足少阳胆经→足厥阴肝经→手太阴肺经。这样由阴入阳，由阳入阴；从里走表，从表走里；自上而下，自下而上，首尾相贯，如环无端，循环不息，构成了十二经脉的循环。十二经脉的表里络属关系：足阳明与足太阴相表里，足太阳与足少阴相表里，足少阳与足厥阴相表里；手阳明与手太阴相表里，手太阳与手少阴相表里，手少阳与手厥阴相表里。互为表里的经脉在生理、病理上都互相影响着。

2. 奇经八脉

包括任脉、督脉、冲脉、带脉、阴跷脉、阳跷脉、阴维脉、阳维脉，合称奇经八脉。奇经八脉有统率、联络和调节全身气血盛衰的作用。奇经八脉与十二经脉不同，它并非经脉气血循环的必经之道路，故称"奇经"。《圣济总录》说："脉有奇常，十二经者常脉也；奇经八脉则不拘于常，故谓之奇经。盖人之气血常行于十二经脉，其诸经满溢则流入奇经焉。"

督脉：督，有总管、统领的意思。督脉能总督一身之阳脉，有调节全身阳经的作用。其起于胞中，下出会阴，沿脊柱上行，上至头面。

任脉：任，有担任、任受的意思。任脉总任一身之阴经，又与妊娠有关，具有调节全身阴经经气的作用。其起于胞中，下出会阴，沿胸腹部正中线上行，上抵额部。十二经脉加上任、督二脉，合称为"十四经脉"，是经脉系统的主干。冲脉：

冲，即要冲、要塞之意。冲脉能总领诸经的气血。其与督、任皆起于胞中，同出会阴，故有"一源三歧"之说，后与足少阴肾经相并上行，终至环绕口唇。

带脉起于胁下，围腰一周，其状有如腰带，能约束联系纵行于躯干部的诸条经脉。

阴维脉、阳维脉：维，即维系之意。阴维脉可维系三阴经，阳维脉可维系三阳经。阴维脉起于小腿内侧，沿下肢内侧上行，至咽喉与任脉交会。阳维脉起于足跗外侧，沿下肢外侧上行，至项后与督脉交会。

阴跷脉、阳跷脉：跷，即跷捷之意。阴跷脉和阳跷脉有交通一身之阴阳与调节肌肉运动、濡养眼目、司眼睑开合的作用。跷脉左右成对，均起于足踝下，行于肢体外侧的称阳跷，行于内侧的称阴跷。

3. 颈项浅部

阳经的经别从本经别出而循行体内，上达头面后，仍回到本经；阴经的经别从本经别出而循行体内，上达头面后，与相为表里的阳经相合。为此，十二经别不仅可以加强十二经脉中相为表里的两经之间的联系，而且因其联系了某些正经未循行到的器官与形体部位，从而补充了正经的不足。

（二）络脉

络脉是经脉的分支，可分为别络、浮络、孙络。

1. 别络

别络有本经别走邻经之意。十二经脉与督脉、任脉各有一支别络，再加上脾之大络，合为"十五别络"，是较大的和主要的络脉。别络的主要功能是加强相为表里的两条经脉之间在体表的联系和渗灌气血。

2. 孙络

是络脉中最细小的分支，分布全身，难以计数。

3. 浮络

是浮行于人体浅表部位的络脉，分布广泛，没有定位，起着沟通经脉、输达肌表的作用。

三、经络学说的应用

经络学说在临床的应用主要有以下几个方面：阐明人体的病理变化、辅助诊断疾病、丰富临床治疗。

阐明人体的病理变化：经络是人体的一个联系内外的通路，当生理功能失常而发病时，疾病就可能循经络由表及里，由脏传腑或进行各种其他的传变。因此，了解经络的循行有利于通过某些容易收集到的明显信息，如肤色、形态、体温等阐明人体的病理变化。

辅助诊断疾病：通过经络的循行部位与脏腑络属关系，在临床上可以根据一些疾病的症状诊断与其有关的病变脏腑组织，从而指导辨证归经。如咳嗽、打喷嚏、胸闷等常与手太阴肺经相关；而胁肋部的疼痛常与足厥阴肝经有关。

丰富临床治疗：在临床治疗上应用经络学说的方面十分广泛，如针灸、按摩、中药处方等。针灸治疗可疏通经气，调节人体的气血平衡。中药亦有相应的归经，相应的药主要治疗相应的经之病变，如柴胡入少阳经，羌活入太阳经等。

第六节　病机学说

病机之名，首见于《素问·至真要大论》的"审查病机，无失气宜"和"谨守病机，各司其属"，在《黄帝内经》中已奠定了病机理论基础。如《素问·至真要大论》的"诸风掉眩，皆属于肝……"。"病机十九条"，是以"五运六气"的"六气"与五脏相应的理论，将临床常见的诸多症状，分别归属于脾、心、肺、肝、肾之疾患，风、寒、热、湿、火之疾患，病变部位是在"上"或"下"等。这里要重点说明的是，《黄帝内经》中所谈论的病机，内容非常广泛，并不仅仅局限于"病机十九条"，它对邪正和阴阳之盛衰、气血和脏腑之虚实以及某些病症（如疼痛、痿、痹、厥、痈疽等）的病机，均有详尽的论述。

历代医家对于病机学说均非常重视。汉代张仲景的《伤寒杂病论》在《素问》及《灵枢》的基础上，结合临床实践阐述了热病的虚实、寒热、表里、阴阳的进退变化；在《黄帝内经》脏腑、经络虚实的基础上，对不少病症的病机进行了阐述。隋代巢元方的《诸病源候论》对1729种病候的病因、病机，及其临床症候做了阐述，成为我国历史上最早的病因病机学专著。金元时期的刘河间在《素问·玄机原病式》中提出"六气皆从火化"和"五志过极，皆为热甚"的观点；李东垣在《内外伤辨惑论》中，论述了"内伤脾胃，百病由生"和"火与元气不两立"的病机；张从正在《儒门事亲》中论述了"邪气"致病的病机；朱丹溪在《格致余论》中阐释了"阳有余而阴不足"和"湿热相火"等病机。

具体内容包括：从整体上探讨疾病的发生、发展、变化和结局的基本规律，如邪正盛衰、阴阳失调、气血失常、津液代谢失常等。从脏腑、经络等某一系统研究疾病的发生、发展、变化和结局的基本规律，如脏腑病机、经络病机等。探讨某一类疾病的发生、发展、变化和结局的基本规律，如六经传变病机、卫气营血传变病机和三焦传变病机等。研究某一种病证的发生、发展、变化和结局的基本规律，如感冒的病机、哮喘的病机、痰饮的病机、疟疾的病机等。研究某一种症状的发生、发展的病机，如疼痛的机制、恶寒发热的机制、失眠的机制等。研究由于气血津液、脏腑等生理功能失调所引起的综合性病机变化，如"内生五邪"。

第三章　中医养生思想

自古以来，我国劳动人民和历代医家在长期的生产、生活及与疾病做斗争的社会实践中，非常重视健康长寿，并不断积累了丰富的养生经验，经过漫长的实践和总结，逐渐形成了一些公认的养生思想，不断地引领中医养生的发展。中医养生思想主要包括天人合一的养生观、阴阳平衡的健康观、身心合一的整体观三方面的内容。

第一节　天人合一的养生观

《老子》谓："道生一，一生二，二生三，三生万物。"认为"道"是宇宙万物的根源，"道"可以解释为一种物质的"精"，即最精细的"气"。《论衡·言毒》说："万物之生，皆禀元气。"指出万物是由精气化生，其生成的机制则是《素问·天元纪大论》所说的："在天为气，在地成形，形气相感而化生万物矣。"人作为天地间生物的一种，其起源也是精气，中医养生据此形成了自己的生命观。人从自然界中分化出来之后，天和人的关系就是中国哲学探讨的重要问题之一。天人合一，即指天道与人道、自然与人是和谐统一的整体。它不仅是中国古代哲学的思维方式，同时也是人生的最高理想境界，是人类在漫长的进化发展过程中，与外界自然环境之间相互影响、相互作用所形成的客观规律，是中医养生对生命现象深入观察、认真总结、反复验证后总结出来的。"天人合一"这一养生思想就是强调养生应顺从人与自然息息相关的客观规律，通过主动对气的调节，维系和协调内外关系，从而达到养生的目的。

一、生命观

（一）生命的起源

关于生命的起源，《素问·天元纪大论》云："在天为风，在地为木；在天为热，在地为火；在天为湿，在地为土；在天为燥，在地为金；在天为寒，在地为水。故在天为气，在地成形，形气相感而化生万物矣。"最初世界上并没有生命，在自然界风、热、湿、燥、寒五气与木、火、土、金、水五行的相互作用下，产生了生命并孕育了人类。因此中医学认为生命是天地之气交合并相互感应的结果。《素问·

保命全角论》曰"天地合气，命之曰人""人以天地之气生，四时之法成""天覆地载，万物悉备，莫贵于人"，因此人也是生物进化的最高层次。

（二）生命具有物质性

中医养生认为：生命之所以存在是因为其物质性，生命由物质化生，生命活动的本质就是物质的运动。形成生命的三大要素是精、气、神，其中生命的物质基础是精，生命的动力是气，生命的主宰是神。精、气、神三者密不可分，协调统一，共同维持"形与神俱"的生命状态。

精，是构成生命存在的最基本物质，是其生长发育及各种功能活动的物质基础，正如《素问·金匮真言论》说："大精者，身之本也。"精根据其来源可以分为先天之精和后天之精。先天之精，与生俱来，禀受于父母，是生命形成的原始物质。后天之精，在人出生后才逐渐产生，来源于饮食物中的精微物质、从外界吸入的清气和脏腑组织代谢所化生的精微物质，是维持生命的基础物质。

气，既是生命的基本物质，又是生命运动的基本动力，是形成生命活动的根本保证。《素问·宝命全形论》指出："人生于地，悬命于天，天地合气，命之曰人，人能应四时者，天地为之父母。"人之生命是由天地间阴阳之气的正常变化而产生的，如果没有天地之气这种正常的变化，人的生命就不会存在。《素问·六节藏象论》说："天食人以五气，地食人以五味。五气入鼻，藏于心肺，上使五色修明，音声能彰；五味入口，藏于肠胃，味有所藏，以养五气，气和而生，津液相成，神乃自生。""天"主要赋予人们呼吸的清气，称为呼吸之气；"地"孕育万物，不仅直接承载、孕育着人的生命，而且孕育着无数可供人食用的动植物，故"地"主要提供给人们水谷精气。可见人的生命要想产生和延续，必须依赖于"天"赋予人的自然之清气和"地"给予人的水谷之精气。

神，是生命的主宰。《素问·五常政大论》说："根于中者，命曰神机，神去则机息；根于外者，命门气立，气止则化绝。"神机，即主宰生命活动的机制，生命活动在内根于神机，在外根于四时气候变化。《素问·八正神明论》说："血气者，人之神，不可不谨养。"《素问·汤液醪醴论》说："帝曰：形弊血尽而功不立者何？岐伯曰：神不使也。"都说明神具有主宰脏腑气血的功能活动的作用。正因为"神"是生命的主宰，所以《内经》一再强调人们必须要"积精全神"，才能达到"精神内守，病安从来"。

（三）生命具有运动性

生命是天地之气运动的产物。《素问·天元纪大论》曰"故在天为气，在地成形，形气相感而化生万物矣""太虚寥廓，肇基化元，万物资始，五运终天，布气真灵，揔统坤元，九星悬朗，七曜周旋，曰阴曰阳，曰柔曰刚，幽显即位，寒暑弛张，生生化化，品物咸章"，指出了自然万物就是在天地的运动过程中产生和消亡的。广阔无边的天地，是事物生化的本原基础，天地之气的运动是生化宇宙万物的根本。人作为世间万物之一，也是由大地之气运动交感所产生的。

生命是运动变化的过程。《素问·六微旨大论》的"不生不化，静之期也"，指出运动变化是永恒的，唯有无限的运动变化，才能生化不息；如果运动变化停止，生化就停止，生命也就随之消亡，因此，生命是一个运动变化着的过程。

气机的升降出入是生命的运动形式。《庄子·知北游》的"人之生，气之聚也，聚则为生，散则为死"，指出生命活动是气的聚、散、离、合运动的结果。

《素问·六微旨大论》说："出入废则神机化灭，升降息则气立孤危。故非出入，则无以生、长、壮、老、已；非升降则无以生、长、化、收、藏。是以升降出入，无器不有。故器者，生化之宇。器散则分之，生化息矣。"因此，人体的各项功能活动无不依赖于气机的升降出入，如肺的宣发与肃降，脾的升清与胃的降浊，心肾的水火相济，都是气机升降出入运动的具体体现。在预防疾病方面，只有保持人体气机升降正常，才能抵抗邪气侵犯，免生疾病。

二、天人合一，顺应自然

由于人类源于大自然的造化，所以人与自然之间存在千丝万缕的联系，故人体的"九窍、五脏、十二节，皆通呼天气"。《素问·阴阳应象大论》曰："天气通于肺，地气通于嗌，风气通于肝，雷气通于心，谷气通于脾，雨气通于肾。六经为川，肠胃为海，九窍为水注之气。以大地为之阴阳，阳之汗，以天地之雨名之；阳之气，以天地之疾风名之。暴气象雷，逆气象阳。"中医养生所谓"天人关系"，实质上指的就是人与自然的关系。早在中国传统养生理论的奠基之作——《黄帝内经》中就明确提到："人与天地相参也，与日月相应也。"所谓"人与天地相参"强调的是人与自然的统一关系，这种统一关系存在于传统养生文化中。老子的"人法地，地法天，天法道，道法自然"道出了人在天地宇宙之间，其生命活动与宇宙自然的密切关系，说明自然中的一切运动变化，都会直接或间接地影响人体的变化。所以人类活动只有顺应自然、遵循自然法则、符合自然规律，才能获得更好的生存与发展。

（一）顺应气候环境

自然气候的运动变化有一定的规律性。如以一年为一个周期，则有春、夏、秋、冬四季；以一天为周期，则有清晨、正午、傍晚、子夜四时。且随着天地阴阳的消长，气候又有风、暑、湿、燥、寒的改变。这种季节、气候的变化规律在《素问·四气调神大论》《素问·生气通天论》等篇章都有详细的论述。人体在自然气候变化的影响下，自身也会随之发生生理、病理上的改变。在生理上，春夏之时，阳气与温热之气候相应而发泄于外；秋冬之时，阳气与寒冷之气候相应而敛藏于内。如《素问·生气通天论》所说："平旦人气生，日中而阳气隆，日西而阳气已虚，气门乃闭。"在病理上常常有一些季节性疾病，如春季多乙型脑炎、流脑、流感；夏季多肠伤寒；秋季多痢疾；冬季是哮喘大发作的季节。

1. 顺应四时

一年四季，自然界有着春温、夏热、秋凉、冬寒的气候变化，生物体受其影响而产生春生、夏长、秋收、冬藏等相应生命变化，人体也不例外。四时变化对人体的影响存在着多元性，因此人体应通过主动的调摄顺应四时变化来养生。《素问·阴阳应象大论》指出"天有四时五行，以生长收藏，以生寒暑燥湿风；人有五脏，化五气，以生喜怒悲忧恐"，说明了气候与情志相感应的关系。由于这种感应关系，《素问·四气调神大论》指出人的情志在一年中应与四季相适应：春三月"使志生"，夏三月"使志无怒"，秋三月"使志安宁……无外其志"，冬三月"使志若伏若匿，若有私意，若已有所得"。从脏腑组织的功能来看，《素问·八正神明论》说："天温日明，则人血淖液而卫气浮，故血易泻，气易行；天寒日阴，则人血凝泣而卫气沉。"《素问·四时刺逆从论》指出："春气在经脉，夏气在孙络，长夏气在肌肉，秋气在皮肤，冬气在骨髓中。"说明经络、骨肉的生理功能也与四时有关。中医将以五脏为中心的五大功能系统分别对应五季："肝应于春""心应于夏""脾应于长夏""肺应于秋""肾应于冬"。养生应根据四时更迭变换、五行生克制化的规律去调养脏腑组织，进行养生。从四时发病的角度来看，《素问·阴阳应象大论》说："天气通于肺，地气通于嗌，风气通于肝，雷气通于心，谷气通于脾，雨气通于肾。"四时季节各有不同特点，春夏秋冬气候有异。故除一般疾病外，还有些季节性多发病，如春季多温病、夏季多暑热、秋季多疟疾、冬季多寒湿咳喘等。正如《素问·金匮真言论》所说："故春善病鼽衄，仲夏善病胸胁，长夏善病洞泄寒中，秋善病风疟，冬善病痹厥。"因此，中医养生提出"春夏养阳，秋冬养阴"的养生思想。春夏时自然之阳气升发，人体此时与之相应，一方面保养体内阳气，一方面避免耗伤阳气的因素。而秋冬则宜养阴，因此时太阴之气收，少阴之气藏，总体上是阴盛于外而虚于内，故养生者宜于此时进枸杞子、麦门冬、六味地黄丸等补品。这样，人就能与自然阴阳消长保持协调一致的关系。

2. 顺应月廓

《素问·八正神明论》说："月始生，则血气始精，卫气始行；月廓满，则血气实，肌肉坚；月廓空，则肌肉减，经络虚，卫气去，形独居。"说明人体生理功能、气血盛衰与月亮盈亏有直接关系。《灵枢·岁露》中指出："故月满则海水西盛，人血气积……当是时，虽遇贼风，其浅不深，至其月郭空，则海水东盛，人气血虚……当是之时，遇贼风则其人深，其患者也卒暴。"说明月球的引力，会对人体的体液发生作用，即生物潮。随着月亮的盈亏，生物潮会对人体产生不同影响。新月时，人体的气血偏弱；而到满月时，人体的气血则偏旺，以头部最为充盛，人容易激动。《素问·八正神明论》指出"月生无泻，月满无补"就是这个道理。此外，妇女的月经周期变化、体温高低、激素分泌、性器官状态、免疫功能和心理状态等都以 1 个月为周期，正如宋代陈自明《妇人良方大全》中所指出的："经血盈亏，应时而下，常以三旬一见，以象月则盈亏也。"据有关资料表明，人类的怀孕期也与月亮有关，正好孕期为九个太阳月，而婴儿的诞生则多在下弦月。另外据调查，婴儿的出生也可受月亮影响：月圆日，出生率最高，新月前后出生率最低。

3. 顺应昼夜

《灵枢·顺气一日分为四时》说："以一日分为四时，初则为春、日中为夏、日入为秋、夜半为冬。"《素问·生气通天论》说："故阳气者，一日而主外，平旦人气生，日中而阳气隆，日西而阳气已虚，气门乃闭。"说明了人体阳气白天多趋向于表，夜晚多趋向于里。由于人体阳气只有昼夜周期变化规律，故对人体病理变化也有相应影响。《灵枢·顺气一日分为四时》指出："夫百病者，多以旦慧、昼安、夕加、夜甚……朝则人气始生，病气衰，故旦慧；日中人气长，长则胜邪，故安；夕则人气始衰，邪气始生，故加；夜半人气入脏，邪气独居于身，故甚也。"虽然昼夜寒温变化的幅度并不如四季变化那样大，但对人体仍有一定影响。因此，应根据昼夜晨昏对人体生理的影响，利用阳气的日节律进行养生，妥善安排工作、学习和休息，发挥人类的智慧和潜能，提高人体适应自然环境的能力。诚如《庄子》说："安时而处顺，哀乐不能入也。"掌握人体昼夜疾病发生、发展的规律，未雨绸缪、善加预防，就可以达到良好的养生效果。

（二）顺应地理环境

由于地域的差异，居住条件的不同，人的生活习惯、风俗传统、人文现象的不同，人们的寿命也有长有短。《素问·五常政大论》曰："东南方，阳也。阳者，其精降于下，故右热而左温。西北方，阴也。阴者，其精奉于上，故左寒而右凉。是以地有高下，气有温凉。高者气寒，下者气热，故适寒凉者胀之，温热者疮，下之则胀已，汗之则疮已，此腠理开闭之常，太少之异耳""阴精所奉其人寿；阳精所降其人夭。"反复说明了地势之高下、气候之寒温，与寿夭关系甚大。《素问·异法方宜论》指出："东方之域，天地之所始生也。鱼盐之地，海滨傍水，其民食鱼而嗜咸……故其民皆黑色疏理。其病皆为痈疡，其治宜砭石。……西方者，金玉之域，沙石之处，天地之所收引也，其民陵居而多风，水土刚强，其民不衣而褐荐，其民华食而脂肥，故邪不能伤其形体，其病生于内，其治宜毒药。……北方者，天地所闭藏之域也，其地高陵居，风寒冰冽，其民乐野处而乳食，脏寒生满病，其治宜灸焫。……南方者，天地所长养，阳之所盛处也，其地下，水土弱，雾露之所聚也，其民嗜酸而食胕，故其民皆致理而赤色，其病挛痹，其治宜微针。……中央者，其地平以湿，天地所以生万物也众，其民食杂而不劳，故其病多痿厥寒热，其治宜导引按跷。"东南方滨海傍水，人们喜食鱼蚌，人的腠理多疏松；西北方地势高、风沙大，气候寒冷干燥，人的腠理多致密。由于长期的环境作用和饮食的偏嗜，造成了各地域的人有不同的体质和特殊的地方病与多发病。正如《吕氏春秋·季春纪》云：“清水者，多秃与瘿人；重水者，多尰与躄人；甘水者，多好与美人；辛水者，多疽与痤人；苦水者，多尪与伛人。”因此人欲得长寿，就必须异法方宜，适应地理，即施以符合自己居处环境的养生方法。

（三）顺应社会环境

《黄帝内经》主张：“上知天文，下知地理，中知人事，可以长久。”这里明确把天文、地理、人事作为一个辩证的统一来看。所谓社会环境，包括社会政治、社会生产力、生产关系、劳动条件、经济条件、卫生条件、生活方式以及文化教育、家庭结交等各种社会关系。社会环境一方面供给人们所需要的物质生活资料，满足人们的生理需要，另一方面又制约着人的心理活动，影响着人体的各项功能。一旦人体的社会稳态失调，就可以导致疾病。社会的各种因素都可以通过情绪的中介和人体功能的失调引起疾病。随着医学模式的改变，社会医学、心理医学都取得了巨大的进步，越来越显示出重视社会因素对人类健康的重要性。当代社会的人口结构正在发生着重大变化，健康的标准有了新的改变，疾病谱也发生了变化。因此，医学和疾病与社会状况有密切关系。就人类寿命而言，历史发展的总趋势是随着科学的发展和社会的进步而增长。可见，健康长寿并非单纯是医学本身的问题，而是需要用社会学的基本理论和研究方法结合医学全面认识疾病、防治疾病，才能从根本上提高人类的健康水平。

三、天人合一，以人为本

“天人合一”的思想主要有两方面，一方面强调适应自然，另一方面则突出人的主观能动作用。古代哲学家最早揭示人的卓越位置的是老子。他在《道德经》中说：“故道大，天大，地大，人亦大。域中有四大，而人居其一焉。”荀子更进一步在《荀子·王制》说：“水火有气而无生，草木有生而无知，禽兽有知而无义，人有生有知亦且有义，故最为天下贵也。”“有义”，具有思想行为活动，这是人类所特有的，所以人“最为天下贵”。《灵枢·玉版》则指出：“人者，天地之镇也。”《素问·宝命全形论》亦说：“天覆地载，万物悉备，莫贵于人。”突出了人的主观能动作用。正是这种思想文化环境为养生实践提供了认识方法和思想基础。例如道教经典《太平经》反复论及重命养身、乐生恶死的主张，指出：“人居天地之间，人人皆壹生，不得重生也。”所以要珍惜生命。“人最善者，莫若常欲乐生”，为此又提出了“自爱自好”的养生学说，“人欲去凶而远害，得长寿者，本当保知自爱自亲，以此自养，乃可无凶害也”。我们应该承认，这都是一种积极的养生观念。它与那种将生死寿夭归结为“天命”的观点比较起来，充满了可贵的奋斗精神，为中医养生的发生、发展提供了良好的基础。

道家很多经典著作中，都提出修身养性、延年益寿为第一要旨的思想。正是在这一思想基础上，《抱朴子内篇·黄白》提出了中国古代养生史上一个响亮的口号——

"我命在我不在天"。强调生命之存亡、年寿之长短，不是决定于天命，而是取决于自身。这一口号包含着一种积极主动的人生态度，在养生史上产生过巨大的影响和深远的意义。后世的养生家在这种充分发挥人的主观能动性的基础上，以主动进取的精神探索和追求人类的健康长寿的奥秘，争取把握自身生命，因此他们多方挖掘、创造了许多养生方法，如食养、外丹、内丹、服气、房中术等。尽管有的时候走入过歧途，但为探索延年益寿积累了丰富的经验。以人为本的生态观念，有一个鲜明的思想特征，即人不仅可以认识自然，更可以利用、改造、保护自然，建立起更加有利于健康长寿的自然环境，造福人类。

第二节   阴阳平衡的健康观

养生以保持健康、延年益寿为目的，因此正确的健康观是从事一切养生活动的基础。《素问·上古天真论》早有论述："上古之人，春秋皆度百岁，而动作不衰；今时之人，年半百而动作皆衰者，时世异耶？人将失之耶？"指出了健康高龄的问题。《素问·生气通天论》指出："生之本，本于阴阳。"阴阳是构成人体生命的基础。阴即"阴精"，是指人体的物质基础；阳即"阳气"，是指人体物质运动及其发挥的生理功能。《易经》曰："太极生阴阳，阴阳相对，并相互转化，且阴中有阳，阳中有阴。"阴阳平衡的健康观指的是采用阴阳平衡的观点，达到防病治病，健康长寿的目的。

一、天年与衰老

（一）天年

古人认为，原始混沌之气具有形和气两个方面。万物生于气而成于形，形散而复在于气。万物终始生灭，循环往复，演化无穷，无不在于形和气的变化。古人用阴和阳来表述形气之间的演化关系，宇宙间万物运动变化的最高规范，便是阴阳两极转化的太极原理，阴阳矛盾运动成为宇宙间物质运动最基本的形式。诚如《素问·阴阳应象大论》所云："阴阳者，天地之道也，万物之纲纪，变化之父母，生杀之本始，神明之府也，治病必求于本。"

古人早就认识到万物（指有生之物）皆有生死"天数"。《庄子·逍遥游》说："小年不及大年"，并提出朝菌以月为期、蟪蛄以年为期，而冥灵、大椿以千年为期，是说物种固有的自然寿命。《内经》接受了这种思想，《素问·六微旨大论》说："化有小大，期有远近。"高世栻注之曰："生化有小大，死期有远近，如朝菌晦朔，蟪蛄春秋，此化之小、期之近者也；其灵大椿，千百岁为春，千百岁为秋，此化之大、期之远者也。"人类作为自然物种之一，也自有其物种寿限。生、长、壮、老、已是人类寿命的自然规律，探讨健康与长寿的奥秘，自古以来就是人类的普遍愿望。所谓寿命，是指从出生经过发育、成长、成熟、老化以至死亡前机体生存的时间，通常以年龄作为衡量寿命长短的尺度。"天年"，是我国古代对人的寿命提出的一个有意义的命题。天年，就是天赋的年寿，即自然寿命。人的生命是有一定限度的。所谓限度，是指自然寿命可以活到的年龄，中医学称之为"天年"，又称正常寿命或真正寿命。《灵枢》有"天年"之篇，在"天年"篇多次提到人的自然寿命是100岁："人之寿百岁而死""百岁乃得终""百岁，五脏皆虚，神气皆去，形骸独居而终矣。"在《素问·上古天真论》里也提到："尽终其天年，度百岁乃去。""上古之人，春秋皆度百岁。"但也有一些文献认为，人的自然寿命为120岁，如老子认为"人之大期，以百二十为度"。《左传》说："上寿百二十年，中寿百岁，下寿八十。"《尚书·洪范》"以百二十为寿"。王冰注《上古天真论》引《尚书·洪范》曰："寿，百二十岁也。"《养身论》亦说："上寿百二十，古今所同。"《礼记》称百岁为"期颐"。《尚书》又提出"一曰寿，百二十岁也"，即活到120岁，才能叫作活到了应该活到的岁数。大哲学家王充的《论衡·气寿篇》提出："百岁之寿，盖人年之正数也。犹物至秋而死，物命之正期也。"据上所述，中医学认为人的寿命应该是100~120岁。但社会的现实告诉我们，绝大多数的人达不到自然寿命，故有"人生七十古来稀"的说法。

作为物种固有其天年，但并不是说人类个体皆可享此寿数，人类个体的预享寿数在出生之时即定，张介宾谓之"天定"，徐大椿谓之"定分"。《灵枢·天年》从男女媾精、胚胎生成、母体养胎、形立神俱而成人的过程，表述了对人类个体生命来源的认识，提出"失神者死，得神者生"的神气盛衰存亡的生命决定论，《灵枢·天年》说："使道隧以长，基墙高以方，通调营卫，三部三里起，骨高肉满，百岁乃得终。"又说："五脏坚固，血脉和调，肌肉解利，皮肤致密，营卫之行，不失其常，呼吸微徐，气以度行，六腑化谷，津液布扬，备如其常，故能长久。"《素问·生气通天论》说："如是则内外调和，邪不能害，耳目聪明，气立如故。"五脏六腑发育良好、机能健全，则气血得以化生，津液润养全身，精神魂魄旺盛；特别是呼吸微徐，则服气安定，神气内守而不外泄，是肺主治节良好之征；荣卫气血运行通利和调，则脏腑肢节得养；腠理致密，则不受外邪侵扰。东汉时期的王充，在养生方面，提出了禀气的渥薄决定寿命长短的观点，在他所著的《论衡》中强调指出："若夫强弱夭寿，以百为数，不至百者，气自不足也。夫奈气渥则其体强，体强则其寿命长；气薄则其体弱，体弱则命短，命短则多病寿短。"王充还认为，生育过多，往往影响下一代健康，他指出："妇人疏字者子活，数乳者死……字乳亟数，气薄不能成也。"人是宇宙万物的主宰，是一切物质文明和精神文明的创造者。人的寿命受到多种因素的影响，通过不断的努力，人们可以探索出长寿的规律，从而遵循其原则，延年益寿。

（二）衰老

衰老又称老化，是生物学中的一种现象。《素问·上古天真论》曰："女子七岁，肾气盛，齿更发长；二七而天癸至，任脉通，太冲脉盛，月事以时下，故有子；三七肾气平均，故真牙生而长极；四七筋骨坚，发长极，身体盛壮；五七阳明脉衰，面始焦，发始堕；六七三阳脉衰于上，面皆焦，发始白；七七任脉虚，太冲脉衰少，天癸竭，地道不通，故形坏而无子也。丈夫八岁，肾气实，发长齿更；二八肾气盛，天癸至，精气溢泻，阴阳和，故能有子；三八肾气平均，筋骨劲强，故真牙生而长极；四八筋骨隆盛，肌肉满壮；五八肾气衰，发堕齿槁；六八阳气衰竭于上，面焦，发鬓斑白；七八肝气衰，筋不能动；八八天癸竭，精少，肾脏衰，形体皆极，则齿发去。"可见，肾气在生长、发育以及意志的过程中起着主导作用。肾气充盛，人就会较长时间地处于生机勃勃的青壮时期；肾气虚衰，人就会早衰、早老，甚至出现年龄未老而身已老的现象。这说明，肾气的强弱在很大程度上决定着人的衰老过程以及寿命的长短：肾气强盛，衰老的过程延后，衰老的速度缓慢，寿命延长；肾气虚弱，衰老的过程提前，衰老的速度加快，寿命缩短。

《灵枢·天年篇》曰："人生十岁，五脏始定，血气已通，其气在下，故好走；二十岁，血气始盛，肌肉方长，故好趋；三十岁，五脏大定，肌肉坚固，血脉盛满，故好步；四十岁，五脏六腑十二经脉，皆大盛以平定，腠理始疏，荣货颓落，发颇斑白，平盛不摇，故好坐；五十岁，肝气始衰，肝叶始薄，胆汁始减，目始不明；六十岁，心气始衰，若忧悲，血气懈惰，故好卧；七十岁，脾气虚，皮肤枯；八十岁，肺气衰，魄离，故言善误；九十岁，肾气焦，四脏经脉空虚；百岁，五脏皆虚，神气皆去，形骸独居而终矣。"说明五脏虚衰也是造成人体衰老的原因之一。

《素问·宝命全形论》里说："人生有形，不离阴阳。"即人体的生命活动，必须以阴阳为依据。《素问·阴阳应象大论》里明确指出，人的衰老同阴阳失调有关，即"能知七损八益，则二者可调；不知用此，则早衰之节也"。可见，阴阳失调能导致衰老，而调节阴阳就有抗衰老的作用。阴阳盛衰变化是自然界万物和人体发生、发展变化及至衰败的基本规律，因而《黄帝内经》称阴阳为"天地之道""生杀之本始"。以阴阳之理探索衰老机制，概括而言，则生长阶段属于阳，盛极必衰，衰老阶段属于阴。有如自然界时序的变迁，春夏温热为阳，热极转寒，则秋冬为阴，即如《素问·阴阳应象大论》所说："阳生阴长，阳杀阴藏。"具体而言，在衰老阶段，以阳气衰竭为主导，无形的脏腑之气衰损，不能气化阴精，反致痰饮、瘀血等秽浊有形之物潴留，是为阳衰阴盛。于是，一方面真元阴精缺乏，皮肤失润而苦皱，肌肉失养而萎缩，骨髓不充而乏力，脑髓空虚而健忘、耳聋；另一方面阴浊之物有余，涕泣涎唾多而不摄，痰浊、瘀血之物积于人体各组织器官。积于目中为目障云翳、积于脉络为麻木疼痛、积于皮下为浮肿痰核、积于内脏为眩晕、胸闷、咳喘、心悸、瘿瘤等。因此历代医家强身健体、延缓衰老的方法多以温阳化浊，养气温脉，滋阴壮阳为原则。

二、四时阴阳，万物之本

世界上的一切事物都在不断地运动变化，新生和消亡随时发生，从未停歇。而事物之所以能够运动发展变化，根源就在于事物本身存在着相互对立统一的阴阳两方。正如《素问·阴阳应象大论》所说："阴阳者，天地之道也，万物之纲纪，变化之父母，生杀之本始，神明之府也。"明确地告诉我们，无论自然界，还是人，都必须以阴阳为根本，简言之：阴阳是生命之源。《素问·四气调神大论》里也说："夫四时阴阳者，万物之根本也。"四时，即春、夏、秋、冬四季。一年四时寒热温凉的变化，是由一年中阴阳消长所形成的，故称"四时阴阳"。而四时阴阳是万物的根本和终始，是人类生命活动的本源。所以，自然界的万事万物也好，人体也好，都必须要顺应自然界阴阳消长的规律。其根本原因，就是自然界的阴阳消长运动影响着人体阴阳之气的盛衰，人体必须适应大自然的消长变化才能维持自身的生命活动。

《素问·宝命全形论》说："人以天地之气生，四时之法成。"《素问·六节脏象论》云："天食人以五气、地食人以五味。"这些都说明人体要靠天地之气提供的物质条件而获得生存，同时还要适应四时阴阳的变化规律，才能发育成长。正如张景岳所说："春应肝而养生，夏应心而养长，长夏应脾而养化，秋应肺而养收，冬应肾而养脏。"说明人体五脏的生理活动，必须适应四时阴阳的变化，才能与外界环境保持协调平衡。

"四时之法成"，是说人类还要适应四时阴阳的变化规律才能发育成长。春、夏、秋、冬，四时自然气候的变化，与人的生命活动也是对立的两方，人体就必须适应四时气候变化来维持生命活动。否则，人体生理节律就会受到干扰、抗病能力和适应能力就会降低，即使不因感受外邪而致病，也会因内脏功能失调而发生疾病。《素问·四气调神大论》明确指出："夫四时阴阳者，万物之终始也。""逆春气则少阳不生，肝气内变；逆夏气则太阳不长，心气内洞；逆秋气则太阴不收，肺气焦满；逆冬气则少阴不藏，肾气独沉。"由于破坏了五脏适应四时阴阳递交的正常规律，不可避免地要导致人体内外环境的平衡失调而发生病变，甚至危及生命。所以中医养生把适应四时阴阳看作是一切生物维持生存的重要条件。所谓"物竞天择，适者生存"，仍是生物界不可逾越的客观规律。人体生命活动既然与自然界运动变化密切相关，那么，探索宇宙运动的客观规律，势必成为一个重要课题。人们只有认识和掌握它的客观规律，才能在这个自然王国里获得自由。即是说，人类只有认识自然，才能更好地适应自然、改造自然，成为自然的主人。

人体的生命活动，又是以体内脏腑阴阳气血为依据的，脏腑阴阳气血平衡，人体才会健康无病，不易衰老，寿命才能得以延长。这就是《素问·生气通天论》中

"阴平阳秘，精神乃治，阴阳离决，精气乃绝"的理论。从中医养生来看，人体本身就是一个阴阳对立的统一体，由于阴阳之气的相互作用，推动了生命的运动和变化，但阴阳二气之中是以阳气为主导的。如《素问·生气通天论》里又说："凡阴阳之要，阳密乃固。"即是说，人体生命以阳气为主导。若阳气充盛，则人体生机盎然，否则了无生机，折寿损年。正如张景岳说："天之大宝，只此一九红日，人之大宝，只此一息真阳。"《素问·生气通天论》里明确指出："阳气者，若天与日，失其所则折寿而不彰。"不难看出，衰老是由于阳气耗损所致，而重视维护阳气，就能推迟衰老。与此同时，《黄帝内经》里又指出阴精与天年的密切关系，如"阴精所奉其人寿""年四十，而阴气自半也，起居衰矣"。从这点来看，衰老又是阴气日减的结果，可见阳气和阴血的不足，两者都是导致衰老的根本原因，但二者又不可截然分开，因为保全阳气有助于化生阴精，聚存阴精亦有益于护养正气。

三、阴阳是生命之源

阴阳，是中国古代哲学的一对范畴。阴阳，是对自然界相互关联的某些事情和现象对立双方的概括，即含有对立统一的概念。中医学认为世界万事万物都有既对立又统一的阴与阳两种属性。例如天为阳，地为阴，昼为阳，夜为阴，男为阳，女为阴，气为阳，味为阴等。阴和阳是同时存在的。如果有阴无阳或有阳无阴，势必造成"孤阴不生，孤阳不长"，则一切都归于静止寂灭的状态。正常情况下，阴阳之间相互制约，相互对立，互为依存，互相消长，互相转化。当阴阳双方动态协调平衡，则万物有序，生生化化，在人体则表现为阴平阳秘，身体健康；反之，当阴阳失衡，则表现为逆乱和灾害，在人体则表现为疾病。一旦阴阳失衡无法逆转，则"阴阳离决，精神乃诀"，出现死亡。

中医养生从阴阳对立统一、相互依存的观点出发，认为人体内的五脏六腑、经络、气血津液等都有自己的阴阳属性，必须保持阴阳相对稳定相互协调，才能维持"阴平阳秘"的正常生理状态，从而保证"精神乃治"的机体状态。阴阳学说是传统养生学的理论基石，在《黄帝内经》和《易经》中有集中系统的阐述，并贯彻于养生学的始终。《内经》参照和汲取《周易》阴阳学说，探讨人体的生理活动和病理变化，认为人体是由许多阴阳对立的双方构成的一个复杂系统。人体阴阳之间，必须保持相对的动态平衡。并把调理阴阳，保持人体内部各器官之间的平衡，作为养生的总原则。如《素问·上古天真论》云："自古有真人焉，提挈天地，把握阴阳，呼吸精气，独立守神，肌肉若一，故能寿蔽天地。"以及"和于阴阳，调于四时去世离俗，积精全神"。

四、阴平阳秘，精神乃治

阴阳的关系，并不是静止不变的，而是相互制约，相互消长，不断出现此消彼长、此长彼消的运动变化过程，只有如此，生物才有生长化收藏和生长壮老已的变化。正常情况下，由于阴阳之间相互制约，因此双方都不会偏盛偏衰。阳得阴济，就不致过分偏亢；阴得阳和，也不致过分衰沉，所以阴阳虽有消长变化，却又不会越出一定长度，总是维持在相对平衡的状态中。比如，春温、夏热、秋凉、冬寒的四时递变，就是阴阳消长的一种形式。人体处于正常生理状态下，阴阳两个对立方，也不是平平静静各不相关地处于一个统一体内，而是处在相互制约，相互消长的动态之中，所谓"阴平阳秘"。《素问·生气通天论》也是说，阴阳在对立制约和消长中所取得的动态平衡，如果这种动态平衡遭到破坏，即是疾病的形式。《素问·阴阳应象大论》所说："阴胜则阳病，阳胜则阴病。"就说明了阴阳的制约，消长失调，就要导致疾病的发生。正因为一切疾病发生的根本原因是由于阴阳失调，所以，"治病必求于本"。《素问·生气通天论》指出："生之本，本于阴阳。"因此，在养生方面，要做到防病强身、益寿延年，就必须做到保阳气、益阴精、协调阴阳，使机体处于阴平阳秘的状态，同时，还应注意和自然环境的阴阳协调。

（一）以平为期

从发病学角度看，疾病的发生、发展，均因各种致病因素的影响，导致机体的阴阳消长失去相对的平衡，从而形成阴阳偏胜、偏衰，或阴不制阳、阳不制阴等阴阳失调的病理状态。阴阳失调是脏腑、经络、气血、营卫等相互关系失调，以及表里出入、上下升降等气机失常病理的高度概括，是疾病发生、发展的内在依据。凡病皆可以阴阳失调概括之。也正因为如此，任何疾病，尽管它的临床表现错综复杂，千变万化，但都可以用阴或阳加以概括说明，且以阴阳作为辨证的总纲。人的各脏腑、组织之间，以及人与外界环境之间，若能维持相对的动态平衡，人体就能健康、长寿；反之，人体就会发生疾病。所以，从整体而言，所谓治病，就是纠偏求衡，协调人的内在环境，及其与外界环境之间的关系，以求得新的平衡。故《黄帝内经》明确说："谨察阴阳所在而调之，以平为期。"协调阴阳是概括之词。除了调整阴阳的偏盛、偏衰，恢复阴阳的相对平衡，达到"阴平阳秘"的效果外，也包括协调表里、脏腑、气血的关系，以及气机升降出入运动等方面的内容。养生是维持平衡，治病则是恢复平衡。

（二）协调阴阳

保养阳气和补益阴精是中医养生的重要内容之一，万物之生由于阳，万物之死亦由于阳。人之生长壮老，皆由阳气为之主；精血津液之生成，皆由阳气为之化。所以"阳强则寿，阳衰则夭"，养生必须养阳。《素问·生气通天论》指出："阳气者，若天与日，失其所则折寿而不彰，故天运当以日光明，是故阳因而上卫外者也。阳气者，精则养神，柔则养筋。"由此可见，人体阳气好比天空中太阳的作用，人体阳气失常，则非病即之，故云其生命不彰著于人世。人体阳气向上向外起着卫外的作用，基于人体，精则养神，柔则养筋，故保养人体的阴气，是协调阴阳，保证人体健康，抗御病邪侵袭的关键。但善养生者，又必须保其阴精，因为阴精是生命的基础，精盈则气盛，气盛则神全，神全则身健。《灵枢·经脉》云"人始生，先成精"，说明人体的生命，起始于先天之精，是由父母之精所媾成。《素问·金匮真言论》又指出："夫精者，身之本也，故藏于精者，春不病温。"精是生命的基础，是人身之根本，是维持人的生命活动和机体正常代谢必不可少的物质。精足则生命力强，并且能适应外在环境的变化和抵御致病因子而不易受病，张景岳指出："人身之精真阴也，为元气之本，耗精则阴虚。"故保其阴精也是协调阴阳，防病祛邪的关键。

（三）保持肾中阴阳的动态平衡

肾为五脏阴阳之根本，肾中精气，是机体生命活动之本，对机体各方面的生理活动均起着极其重要的作用，包括肾阴和肾阳，二者之间相互制约，相互依存，相互为用，为机体各脏阴阳的根本，维护着各脏阴阳的相对平衡。因此，要使机体处于阴平阳秘的状态关键是保持肾中阴阳的动态平衡。如张景岳将早衰归之为肾阳虚，认为"肾阳衰为亡身之渐"。在其《类经附翼·大宝论》中指出："人之大宝，只此一息真阳""得阳则生，失阳则死，阳衰者，即亡阳之渐也。"朱丹溪则将早衰责之于"肾阴亏"，认为人之一生"阳常有余，阴常不足""男子六十四岁而精绝，女子四十九岁而经断，夫以阴气之成只供给得三十年视听言动，已先亏矣"。阴亡则衰老渐至，由于肾阴、肾阳是各脏阴阳之本，故肾的阴阳失调，会导致其他各脏的阴阳失调，由于肾阴和肾阳均是以肾中精气为物质基础的，肾的阴虚或阳虚，实质上均是肾中精气不足的表现形式，故使机体阴阳处于动态平衡的关键在于保持肾中阴阳的动态平衡，而肾阴、肾阳的平衡又有赖于肾中精气的充盈。

（四）顺应自然界的阴阳变化

自然界的阴阳消长运动，影响着人体阴阳之气的盛衰，人不仅要使机体自身处于阴平阳秘的状态，还必须适应大自然的阴阳消长变化，这样才能维持正常的生命活动。如果不能适应自然界的这种变化，就会引起疾病的发生，甚至危及生命。正如《素问·四气调神大论》所说："阴阳四时者，万物之终始也，死生之本也，逆之则灾害生，从之则苛疾不起。"因此必须顺应自然界阴阳消长的规律，做到"春夏养阳，秋冬养阴"。昼夜晨昏的变化，也是自然界阴阳变化的重要方面，《素问·生气通天论》云："故阳气者，一日而主外，平旦人气生，日中而阳气隆，日西而阳气已虚，气门乃闭。是故暮而收拒，无扰筋骨，无见雾露。反此三时，形乃困薄。"故人的生理活动当顺应天的阴阳变化，否则即产生病态。

第三节　身心合一的整体观

中医学认为，人体是由脏、腑、经、络、皮、肉、筋、脉、骨，以及精、气、神等组成的一个有机整体。中医养生则进一步强调人体各部分组织结构的完整和功能上的高度统一，是机体达到最佳生命状态的必要条件，这就是人体身心合一的整体观。

一、人身整体观

人体本身是一个统一整体，经络系统将人体的五脏六腑、四肢百骸等的里外、上下通过气血津液联结成为息息相关的有机整体。脏与脏，腑与腑，脏与腑，脏腑与经络之间均有密切的联系，所以身体某一局部的病变可能会影响或牵动全身。如"虚则补其母"的理论，在具体应用上，肾虚则要补肺，按五行学说，肾属水，为肺金所生，即肾水之母，母强子才不会虚弱，依此类推之。而经络系统内属五脏——肝、心、脾、肺、肾，六腑——胆、胃、大肠、小肠、膀胱、三焦，奇恒之腑——脑、髓、女子胞，外络身体各部分，是运行气血的通道，也起统一联络的作用。针灸上一些原络配穴法、阴阳配穴法等都有很好的疗效。因为人体本身的整体观，所以有治病不可"头痛医头，足痛医足"的理论，因此，在中医养生方面也要注重整体思想，不可偏离。

二、五脏整体观

五脏是人体生命活动的中心，所以《素问·六节藏象论》指出人体生命活动以五脏为"本"。五脏之所以非常重要，是因为它分别贮藏和主宰人体赖以维持生命活动的精、神、气、血、水谷精微等重要物质和精神活动。五脏系统与外环境保持整体统一，系统内部各脏腑组织形体器官按五行规律相互联系，构成一个整体而维持生命活动的正常进行。中医养生的实施，必须遵循这一规律。例如：每一脏均对应一种情志，情态过激则会损害相应脏器，久之必然会加速人的衰老，甚至引起疾病，可以根据五行规律用相胜的情志纠正过度的情志刺激。五脏受后天水谷精微的滋养，每一脏各有与其性味相应的食物，为使五脏功能协调正常，中医养生强调膳食宜五味调和，不可偏嗜。

三、形气神整体观

形是指人的形体，气是组成和维持人体生命活动的最基本物质，神有广义与狭义之分。广义的神是指一切人体生命活动的外在表现，狭义的神是指人的精神意识思维活动，这里着重指狭义之神。二者相辅相成，密不可分。神、气依赖于形体存在，形体功能的正常活动以神、气的充足互济为前提，三者必须整体统一。

气是维持生命活动的物质基础，人体的各项功能都由气的运动变化得以体现。人的生长、发育、盛壮、衰老及死亡都均与气化运动密切相关。张景岳在《类经·摄生类》中有"人之有生，全赖此气"之说。气对人体的生理功能主要有五个方面的作用，即推动、温煦、防御、固摄、气化作用，这5个功能协调配合，相互为用，共同维持着正常的人体生命活动。但是，气也不能独立于人体之外而单独存在，气的生成及其功能作用，均离不开具体的脏腑器官。人体之气，是禀受于父母的先天精气、饮食物中的水谷精气和从自然界吸入的清气，通过肺、脾、肾等脏器的综合作用将此三者结合而形成的。

形神之间的关系，恰如魏晋时著名养生家嵇康所言："形恃神以立，神须形以存。"形体与精神之间存在着一种相互制约、互为依存的密切关系。一方面，形的存灭决定了神的存灭，神随形生，神依附于形，神的生机旺盛只能建立在形体健康的基础之上，人的精神意识思维活动只能在人体内发生，不能脱离形体而独立存在。用《黄帝内经》的话来说，就叫作"形体不服，精神不散"；另一方面，神的健康与否，也直接影响形体的盛衰存亡，否则"精神内伤，身必败亡"。陈无择在《三因极——病证方论·三因篇》中就指出："七情，人之常性，动之则先自脏腑郁发，外形于肢体。"所以，人体欲得健康长寿，必须保持精神与形体的整体统一，避免不良的精神刺激对人体产生影响，达到"形与神俱"境界。

四、经络整体观

经络是人体各组成部分之间的结构联络网，它分为经脉和络脉两大类。经脉纵贯上下，是主干；络脉联统交错，网络全身，是分支。因此，经脉仿佛大地之江河，络脉好似原野之小溪。十二经脉分别络属相应的脏腑，构成脏腑表里相合关系，使脏之气行于腑，腑之精归于脏。每条经脉各源出于一个脏器，由里往外，通上达下，手三阴经由胸走手，手三阳经由手走头，足三阳经由头走足，足三阴经由足走腹，这样把脏腑和体表各组织紧密地连接起来。奇经八脉也从正面与侧面、纵向与横向，将十二经脉维系在一起。通过经络的起、止、上、下、循、行、出、入、挟、贯、属、络、交、连、支、布、散，把人体的五脏六腑、四肢百骸、五官九窍，皮肉筋脉等组织器官有机地结合，形成一个统一的整体。

经络是人体各组成部分之间的气血运行通路。人体气血循环不休，周流不息，以营养全身各组织器官。由于经络能将营养物质输送到全身各处，从而保证了全身各组织器官的功能活动。经络不仅有运行气血营养全身的功能，还有传导信息的作用，所以经络也是人体各组成部分之间的信息传递网。经络凭借四通八达的信息传递网，可以把整体的信息传递到每一个局部去，从而使每一个局部成为整体的缩影。例如，体内各脏器的生理病理变化的信息皆可通过相应的经络传送到舌，相反地通过对舌质的形状、质地、色泽等的观察，又可以判断内脏的生理病理变化。此外，人体的其他部位，如面、耳、鼻、手、足，都可以反映整体，所以用面针、耳针、手针、足针能够治疗某些全身性的疾病，其道理也就在于此。

总之，经络"内属于脏腑，外络于肢节"，既能运行气血，又能传递信息，是人体生命活动不可缺少的一个重要组成部分。

第四章　中医养生的基本原则

从古至今，中医在树立科学、正确的养生理念基础上，不断积累养生实践经验，继承和发扬各学派之精华，去除糟粕，逐步完善养生理论，总结凝练出了贯穿养生始终的基本养生原则。遵循这些基本原则进行中医养生，可以达到防病保健、延年益寿的目的。

第一节　正气存内，邪不可干

"正气存内，邪不可干"一语出自《素问遗篇·刺法论》，中医学把人体一切正常机能活动和抗病康复能力称为"正气"，凡一切致病因素足以造成发病条件的均称为"邪气"。中医养生十分重视人体的正气，认为身体的强弱及机体是否早衰，主要取决于自身正气是否充盈，如果正气充沛，脏腑功能协调，机体则能按照正常规律运行，身体就健康强壮，精力充沛，长葆青春活力，可得长寿；反之，正气不足，则身体虚羸，精神不振，未老先衰，寿短夭折。从病机学角度讲，疾病过程可以理解为正气和邪气矛盾双方相互斗争的过程。从病因发病学角度来看，人由强转弱、由年轻到年老、由健康到亚健康甚至疾病，无不是由人身正气之内因和致病邪气之外因而引起的。在内因正气和外因邪气之间，内因正气居于首位，外因邪气次之。在一般情况下，人体正气旺盛，邪气就不易侵犯，机体就不会发病，即使患病，症状也比较轻，而且也容易治疗和恢复。如果人体正气相对虚弱，抗病能力低下，邪气便可乘虚而入，侵犯人体而发生疾病，即《素问·评热病论》所言"邪之所凑，其气必虚"。因此人体正气充足，外界因素不能侵犯机体，则能保持健康而不生病，从而长寿。《灵枢·百病始生》曰"风雨寒热，不得虚，邪不能独伤人，此必因虚邪之风，与其身形，两虚相得，乃客其形"，即正气充足，邪不能侵犯人体，邪气盛，正气虚则邪乘虚而入脏腑、经络、气血，而损害机体致其发病。

一、正气为本

《黄帝内经》十分重视人体正气在抗邪防病中的主导作用，指出"夫精者，生之本也，故藏于精者，春不病温"，把预防孕育于养生之中。如《素问·四气调神大论》曰："夫四时阴阳者，万物之根本也……万物之终始也，死生之本也。"及

"逆其根，则伐其本，坏真矣""是故谨和五味，骨正筋柔，气血以流，腠理以密，如是则骨气以精，谨道如法，长有天命"等。正气为本是指以正气为中心，发挥人自身的主观能动性，通过主动对神的调摄，保养正气，增强生命活力，提高适应自然界变化的能力，从而达到强身健体、防病抗老、美容延寿等养生目的。

（一）正气是生命之根

人体疾病的发生和早衰的根本原因，就在于机体正气的虚衰。正气旺盛，是人体阴阳协调、气血充盈、脏腑经络功能正常、卫外固密的象征，是机体健壮的根本所在。因此，历代医家和养生家都非常重视护养人体正气。宋代陈直在《寿亲养老新书》中对保养人体正气做了高度概括："一者，少语言，养气血；二者，戒色欲，养精气，三者，薄滋味，养血气；四者，咽津液，养脏气；五者，莫嗔怒，养肝气；六者，美饮食，养胃气；七者，少思虑，养心气。"人体诸气得养，脏腑功能协调，使机体按一定规律生生化化，则正气旺盛，人之精力充沛，健康长寿；正气虚弱，则精神不振，多病早衰。一旦人体生理活动的动力源泉断绝，生命运动也就停止了。因此，保养正气乃是延年益寿之根本大法。

人体正气又是抵御外邪、防病健身和促进机体康复的最根本的要素，疾病的过程就是"正气"和"邪气"相互作用的结果。正气不足是机体功能失调产生疾病的根本原因。《灵枢·百病始生篇》指出："风雨寒热，不得虚邪，不能独伤人。猝然逢疾风暴雨而不病者，盖无虚，故邪不能独伤人。此必虚邪之风，与其身形，两虚相得乃客其形。"这些论述从正反两个方面阐明了中医学的正虚发病观。就是说，正气充沛，虽有外邪侵犯，正气抵抗邪气，使机体免于生病，即使患病，患病后亦能较快地康复。由此可知，中医养生所指的"正气"，实际上是维护人体健康的脏腑生理功能的动力和抵抗病邪的抗病能力，它包括了人体卫外功能、免疫功能、调节功能以及各种代偿功能等。正气充盛，可保持体内阴阳平衡，更好地适应外在变化，故保养正气是养生的根本任务。

（二）保养正气重在脾肾

保养正气，就是保养精、气、神。从人体生理功能特点来看，保养精、气、神的根本，在于护养脾肾。《医宗必读·脾为后天之本论》说："故善为医者，必责其本，而本有先天后天之辨。先天之本在肾，肾应北方之水，水为天一之源。后天之本在脾，脾应中宫之土，土为万物之母。"在生理上，脾肾二脏关系极为密切，先天生后天，后天充先天。脾气健运，必借肾阳之温煦；肾精充盈，有赖脾所化生的水谷精微的补养。要想维护人体生理功能的协调统一，保养脾肾至关重要。

1. 调理脾胃，益气扶正

脾为后天之本、气血生化之源，胃为"水谷之海"，人出生后依靠脾胃化生的水谷精微来充养人体的精气，为人体生命活动提供物质基础。因此中医养生应从调理脾胃入手来益气扶正，从而达到健康长寿的目的。现代研究证明，脾胃功能与消化系统、免疫系统、血液循环系统、神经系统、泌尿生殖系统等都有密切关系。调理脾胃，能有效地提高机体免疫功能，并能对整个机体状态加以调整，防衰抗老。从治疗学上来看，调理脾胃的应用范围十分广泛，除了能调治消化系统的疾病外，对呼吸系统、血液循环系统、神经系统、泌尿生殖系统、妇科、五官科等方面的多种疾病，都能收到良好的效果。由此可知，脾胃是生命之基、健康之本，历代医家和养生家都十分重视脾胃的护养。调养脾胃的具体方法非常丰富，包括饮食调养、药物调养、精神调摄、针灸按摩、气功锻炼、起居劳逸调养等。

2. 护肾保精，扶正固本

精是生命的根本，而肾主藏精，精气的盛衰直接影响人体机能的高低，与衰老的速度有关，故有"人之有肾，如树之有根"之说。因此，中医养生应根据肾为先天之本，所以扶正当先从肾入手，将护肾保精、扶正固本作为养生的基本原则。无论从预防、诊断、治疗、康复以及平时的保养上都要注意护肾保精，以达到健康延年之目的。现代医学研究认为，肾与下丘脑、垂体、肾上腺皮质、甲状腺、性腺，以及自主神经系统、免疫系统等都有密切关系。肾虚会导致这些方面的功能紊乱，出现病理变化和早衰的现象。这说明重视"肾"的保养，对于防病、延寿、抗衰老是有积极意义的。护肾保精的方法，要从节欲保精、运动保健、导引补肾、按摩益肾、食疗补肾、药物调养等多方向入手。肾为一身阴阳之根本，通过调补肾精、肾气，以协调其他脏腑的阴阳平衡，因肾的精气充沛，有利于元气运行，增强身体的适应调节能力，更好地适应自然。

另外，补益精气是补肾强身的关键，增强运化是健脾养身的关键，二者相互促进、互为补充，即所谓"先天养后天""后天补先天"。在所有的养生康复活动中，必须同时高度重视脾肾功能的维护和促进。

3. 虚邪贼风，避之有时

养生学认为中医养生一方面在强调内在正气的主导作用，同时也注重对邪气入侵的预防。《素问·金医真言论》言："八风发邪，以为经风，触五脏，邪气发病。"《素问·移精变气论》曰："失四时之从，逆寒暑之宜，贼风数至，虚邪朝夕，内至五脏骨髓，外伤中窍肌肤。"以及《素问·玉机真脏论》说："邪气胜者，精气衰也。"邪气侵犯人体，必然引动正气奋起抗邪，从而会扰乱脏腑组织功能、耗损人体精气。因此《素问·上古天真论》在论述养生原则时提到了"虚邪贼风，避之有时"的观点。邪气是疾病损正伤身的触发因素，强调避邪安正，通过避免六淫入侵、七情内伤、饮食劳伤、金刀外伤、虫兽灾害等，使正气安和、不受损耗，从而达到养生延年的目的。对于一般轻微之邪，正气强盛可以抵抗邪气，可以达到防止疾病发生的目的，但若为严重的四时不正之气，甚至疫气，就要懂得避邪的意义，掌握避邪的时机。退而言之，无论何种邪气入侵，都会或多或少引动正气抗邪，从而扰乱脏腑气血的正常功能，不同程度地耗散人的精气。避邪的目的还是为了保护正气。所以《素问·六元正纪大论》说："避虚邪以安其正。"唯有正气得存，寿命才可长保。

二、扶正祛邪

正气乃病体康复的根本，任何医疗措施，都要通过人的正气才能发挥其作用。所以，只有扶助正气，才能调动自身的抗病能力，恢复和改善脏腑的功能，从而达到恢复健康的目的。徐大椿在《医学源流论》中曾说："故诊病决死生者，不视病之轻重，而视元气之存亡。"其本意虽是判断疾病诊断的预后，但其中心思想是宣视人身的正气，指出元气的多少，是疾病预后吉凶的决定因素。

若从邪正关系的角度来看，疾病的发生、发展与转归是正与邪矛盾双方互相斗争的过程。邪正消长，决定了疾病的进与退，邪胜正则病进，正胜邪则病退。所以，从这个意义上说，治疗疾病，实质上是运用各种方法扶助正气，祛除邪气，不断地改变邪正双方力量的对比，使之向有利于疾病痊愈方向转化。《黄帝内经》说："邪气盛则实，精气夺则虚""实则泻之，虚则补之。"补虚与泻实是扶正与祛邪法则的基本内容。

扶正是指扶助正气，增强体质，提高机体抗邪和自然修复能力的治疗法则。适用于以正气虚为主要矛盾，而邪气并不盛的虚性病证。临床所用的各种补法是扶正法则的具体体现。祛邪是指扶除病邪，消除致病因素及其作用，使邪去而正安，适用于以邪实为主要矛盾，而正气未衰的实性病证。临床所用的各种泻法是祛邪法则的具体体现。邪气侵犯机体时，如正气不虚，必奋起抗邪。正邪交争之际，应掌握时机，一般而言，疾病初期以及病变过程中邪气暂退之时，都是祛邪良机。当然，在某些特殊情况下，如病邪来势凶猛，若不及时速去其邪，正气将愈加受损，甚至要危及生命时，不可犹豫等待，当急去其邪，以维护正气，顾全生命。另外在临床上，单纯的虚证、实证固然存在，但是存在由虚生实、由实至虚、虚实夹杂的复杂情况。对此，当仔细分析，区别对待。综上所述，扶正与祛邪，虽然各有其具体的含义与内容，但两者往往相互为用，相辅相成。扶正可以祛邪，邪去可以安正。尽可能做到扶正不留邪，祛邪不伤正，最终达到治愈疾病的目的。张景岳说："补亦治病，泻亦治病，但当知其要也。"总之，扶正与祛邪，是解决存在于疾病过程中的邪正这一对矛盾具体方法，两者之间既对立又统一。

第二节　消未起之患，治未病之急

孙思邈将疾病分为"未病""欲病""已病"3个层次，"上医医未病之病，中医医欲病之病，下医医已病之病。"他反复告诫人们"消未起之患，治未病之疾，医之于无事之前"。在其著作《备急千金要方》和《千金翼方》两书中，他还明确论证了"治未病"与养生的直接关系，"善养性者，治未病之病"，他论治未病主要从养生防病和欲病早治着眼，并创造了一整套养生延年的方法。他认为人能否延年益寿与养生有着密切的关系，"养生有五难，名利不去为一难；喜怒不除为二难；声色不去为三难；滋味不绝为四难，神虑精散为五难"。明末清初医家喻嘉言深谙张仲景治未病思想的深义，他的著作《医门法律》就是以未病先防、已病早治的精神贯穿始终。如中风门中的人参补气汤便是御外入之风的绸缪之计；又如血痹虚劳篇中对于男子平人谆谆告诫，是望其有病早治，不要等虚劳病成，强调于虚劳将成未成之时，调荣卫，节嗜欲，积贮渐富，使虚劳难成。

一、"治未病"的内涵

"治未病"一词，出自《黄帝内经》，是中医学重要的防治思想。其内涵多被解释为"无病先防，已病早治，既病防变"三部分。《灵枢》对"治未病"的含义做了高度概括："……上工，刺其未生者也，其次，刺其未盛者也。其次，刺其已衰者也……故曰上工治未病，不治已病，此之谓也。"并做了形象的比喻："夫病已成而后药之，乱已成而后治之，譬犹渴而穿井，斗而铸锥，不亦晚乎!"《千金要方》对此进行了合理的阐发："上工医未病之病，中工医欲病之病，下工医已病之病。"所以"未病"的本意所指为一种特殊的状态，即"病前状态"——既非健康，也非疾病，而是从健康至疾病之间必然存在的一种中间状态。"未病"指"病前状态"，有两种情况：第一种情况是病象未充分显露的隐潜阶段，在外象上无明显征象可察。第二种情况是已病情况下，与已病部位相关的脏器已处在"病前状态"。所以对于医生来说，最高的境界就是："与其救疗于有疾之后，不若摄养于无疾之先，盖疾成而后药者，徒劳而已。是故已病而不治，所以为医家之法，未病而先治，所以明摄生之理。夫如是则思患而预防之者，何患之有哉?"这就是圣人不治已病治未病之意。

二、"治未病"的内容

治未病，作为一种预防、治疗疾病的指导思想，被历代医家所重视。人体时刻处于不断动态变化着的环境条件下，始终处于各种致病因素的威胁之下，稍有疏忽，病邪即可乘虚而入导致机体失衡。长期维持健康态，使机体不受病理信息的侵袭与损伤，即可达延年益寿而尽终天年。"治未病"这种未雨绸缪、防患于未然的预防思想在后世一直有深远的影响。医家上工者都是强调"治未病"。治未病既有预防为主的精神，又包含及早治疗的思想。从历代医家对中医"治未病"理论的具体应用情况来看，其内涵和具体应用主要包括未病先防、既病防变和病后康复3个方面。

（一）未病先防（治其未生）

未病先防是预防为主最突出的体现，对于延年益寿有事半功倍的效果。《丹溪心法》谓："已病而不治，所以为医家之法；未病而先治，所以明摄生之理。"意味着未病先防是属于养生防病的范畴。

治未病，首先应包括在疾病发生之前，就积极采取措施，防止疾病的发生。即《素问·四气调神大论》所谓："圣人不治已病治未病，不治已乱治未乱，此之谓也。夫病已成而后药之，乱已成而后治之，譬犹渴而穿井，斗而铸锥，不亦晚乎!"《灵枢·逆顺》亦云："上工刺其未生者也……故曰：上工治未病，不治已病。"这些关于未病先防，进行积极预防的思想，要求健康人在平时就应注意保养身体，防止疾病的发生。如《素问·四气调神大论》曰"春发陈、夏蕃秀、秋容平、冬闭藏""春夏养阳，秋冬养阴"等亦强调了应未病先防重养生。被誉为"药王"的孙思邈谆谆告诫说："常需安不忘危，预防诸病。"清代名医陈根儒深有体会地说："防其已然，防之未必朗止，不如防其未然，使不能传之。"现代的民间谚语也说得十分形象："洪水未到先垒坝，疾病未来先预防。"

（二）既病防变（治其已成）

未病先防固然是最为理想的措施，但人类生活在自然界，总难免患病。所以，既病之后应保持积极态度，作早期诊断，予以早期治疗，截断疾病的传变，以安未受邪之地。

1. 防微杜渐，救其萌芽（治其未成）

《内经》明确指出"上工救其萌芽，下工救其已成"。高明的医生在疾病初期就凭借微细的变化，予以及早地诊断、治疗，从而防止疾病的发生；反之，若病已成，就医诊断治疗，将会给疾病的康复带来很多困难。《黄帝内经》有云："故邪风之至，疾如风雨，故善治者治皮毛，其次治肌肤，其次治筋脉，其次治六腑，其次治五脏，治五脏者，半死半生矣。"这里治皮毛，即强调早期治疗，疾病尚处于萌芽阶段时，病邪较轻、病位较浅、邪类较单纯、正气尚足、修复能力较强、病邪易于速去。此时是治疗的最佳时机，应积极地采取各种措施，促使疾病早期治愈，从而防止病情的进一步发展。正如孙思邈在《千金要方》中提到："凡人有不少苦似不如平常，即须早道，若隐忍不治，希望自差，须臾之间，以成痼疾。"《金匮要略·脏腑经络先后病脉证第一》云："适中经络，未流传脏腑，即医治之。四肢才觉重滞，即导引、吐纳、针灸、膏摩，勿令九窍闭塞。"《医学源流论》云："病之始生浅，则易治；久而深入，则难治。"疾病在早期，若被治愈，那就不会发展、恶化了。若等到病邪盛、病情深重时才治疗，就比较困难了。正如《医学源流论》所云："邪气深入，则邪气与正气相乱，欲攻邪则碍正，欲扶正则助邪，即使邪渐去，而正气已不支矣。"

一般而言，外感热病的传变，多为由表入里，由浅入深。因此，在表证期就应该抓住时机，及早治疗。《伤寒论》中论及"太阳病"者竟占全书的1/3；并反复强调："病在表当先解表"，使外邪从皮毛而出，以示早期治疗的作用和意义。有些疾病在发作之前，会有一些预兆出现。若能捕捉这些预兆，及早治疗，可以收到事半功倍的效果。如临床上常见的中风病，在其猝然晕倒、半身不遂、口眼㖞斜、昏迷不省人事等典型症状出现之前，常有眩晕、手指麻木等症状。若能抓住这些征兆，及早防治，可使患者免受疾病的痛苦。总之，无论是内伤杂病，还是外感热病，都要力求做到早期诊断，早期治疗。

2. 伏而未发，防其发作（治其未发）

中医学认为治疗疾病如同战争用兵一样要把握好时机。战争用兵要权衡敌我双方的力量，并结合天时地利把握发兵的最佳时机。中医治未病理论强调，治疗疾病也要掌握正邪双方的力量关系，抓住最佳治疗时机进行适时调治。对于发作性疾病以及一些慢性疾病的治疗，要及时发现其潜藏在体内伏而未发的病理因素。如《灵枢·逆顺》曰："其次，刺其未盛者也。其次，刺其已衰者也。"另有《素问·刺疟》治疗疟疾，曰："凡治疟，先发如食顷，乃可以治，过之，则失时也。"《素问·刺热》更十分明确指出："肝热病者，左颊先赤；心热病者，颜先赤；脾热病者，鼻先赤；肺热病者，右颊先赤；肾热病者，颐先赤。病虽未发，见赤色者刺之，名曰治未病。"如《灵枢·贼风》指出："此亦有故邪留而未发，因而志有所恶，及有所慕，血气内乱，两气相搏。其所从来者微，视之不见，听而不闻，故似鬼神。"

3. 先安未受邪之地（治其未传）

清代名医叶天士在《温热论》中指出："务在先安未受邪之地。"温病属热证，热偏盛而易出汗，极易伤津耗液，故保津护阴属未雨绸缪、防微杜渐之举，对于温病是控制其发展的积极措施。后来吴鞠通在《温病条辨》中提出保津液和防伤阴，其实与叶氏"务在先安未受邪之地"之意吻合，体现了治未病的思想。医生应充分了解疾病的传变规律，做到治在病先。《难经·七十七难》云："所谓治未病者，见肝之病，则知肝当传之与脾，故先实其脾气，无令得受肝之邪，故曰治未病焉。中工治已病者，见肝之病，不晓相传，但一心治肝，故曰治已病也。"治疗肝病时，及时采用健脾和胃的方法，先充实脾胃之气，即所谓"先安未受邪之地"，则"无令得受肝之邪"。在诊治疾病时，仅对已发生病变的部位进行治疗是不够的，还必须掌握疾病发展传变的规律，准确预测病邪传变趋势，对可能被影响的部位，采取预防措施，以阻止疾病传至该处，终止其发展、传变。例如脏腑病变，迁延日久，每能及肾，故在治疗时，应当考虑这一传变规律，采取相应的方法，截断这种传变。《伤寒论》载："若欲作再经者，针足阳明，使经不传则愈。"针刺足阳明旨在使该经的气血得以流通，而令病邪不再传经也。《黄帝内经》所谓"见微得过，用之不殆"之意。其目的在于防止疾病的传变与加重，缩短疾病的疗程，以减少患者的痛苦。

（三）瘥后防复

瘥后防复是指对疾病刚痊愈，正处于恢复期，但正气尚未复原，因调养不当，易使旧病复发或滋生它病者；或者是对疾病的症状虽已消失，但因治疗不彻底，病根未除，潜伏于体内，受某种因素诱发，致使旧病复发者，应采取适当的防治措施。《素问·热论》说："诸遗者，热甚而强食之，故有所遗也。若此者，皆病已衰而热有所藏，因其谷气相薄，两热相合，故有所遗也""病热少愈，食肉则复，多食则遗，此其禁也。"热病虽减，但还有余热蕴藏在内，此时勉强多进饮食则助长了热邪。对遗热和食复等后遗症的处理，原文从禁忌方面，指出应少食与清淡，体现了《黄帝内经》十分重视预后防复。上述两种情况，在医疗实践中并非少见。对此，中医学也十分重视。比如《伤寒论》于六经病篇之后，设有"辨阴阳易瘥后劳复病脉证并治"，指出伤寒新愈，若起居作劳或饮食不节，就会发生劳复、食复之变，从而说明人疾病初愈，应慎起居、节饮食、勿作劳，做好疾病后期的善后治疗与调理，方能巩固疗效，防止疾病复发。所以，病后调摄，以防疾病复作，亦不失为治未病内容的延伸。再如叶天士治疗温病，若见"清凉到十分之六七，往往热减身寒者，不可就云虚寒而投补剂，恐炉烟虽息，灰中有火也"，亦属瘥后防复之理。

一般来说，大病以后，脾胃之气未复，正气尚虚者，除慎防过劳以外，要以补虚调理为主。若由余邪未尽而复发者，应以祛邪为主；或根据正气之强弱，两者兼顾之。总之，瘥后防复也是"治未病"原则中不可忽视的环节。

第三节　中医养生，因人制宜（体质方面）

世界上没有相同的树叶，也没有完全相同的人。这两句话形象地说明了每个人的体质千差万别。因此，在中医养生中，不同体质的人应采取不同的方法，各有其原则。

一、体质含义

关于体质，在中医学史上有过几种不同的用词，如明代医家张景岳以"气质"而论；清代医家徐大椿则"气体""体质"合用；叶天士、华岫云始称"体质"。所以，体质一词在古代医家曾有过混称现象，但其所指内容大体一致。中医体质学认为，体质现象是人类生命活动的一种重要表现形式，是人体生命过程中，先天禀赋和后天生长发育基础上所表现出来的形态结构、生理功能、心理状态以及代谢方面综合的、相对稳定的固有特质，是人类在生长、发育过程中所形成的与自然、社会环境相适应的人体个性特征。不同体质在生理状态下可表现为机体对各种外界刺激反应的差异性；在发病过程中表现为对某些致病因素的易感性和所产生病变类型的倾向性。体质现象是人类生命现象的一种重要表现形式，它具有个体差异性、群类趋同性（群类性）、相对稳定性和动态可变性等特点。

二、体质禀于先天，养于后天

在先天禀赋与体质关系上，《黄帝内经》中有重要的论述。《灵枢·寿夭刚柔》认为："人之生也，有刚有柔，有弱有强，有短有长，有阴有阳。"《灵枢·天年》曰："人之寿夭各不同。"《灵枢·论痛》曰："筋骨之强弱，肌肉之坚脆，皮肤之厚薄，腠理之疏密，各不同质。"

在体质形成与后天因素的关系上，首先是地理环境与气象因素对形成不同体质的影响。《素问·异法方宜论》曰："人以天地之气生，四时之法成。""地有高下，气有温凉，高者气寒，下者气热。"从而造成了五方不同地域人群的体质特征。《素问·五常政大论》认为"阴精所奉其人寿，阳精所降其人夭"。其次是年龄因素与体质变化规律。《灵枢·卫气失常》曰："人之肥瘦、大小、寒温，有老壮少小。"《灵枢·营卫生会》曰："老壮不同气……壮者之气血盛，其肌肉滑，气道通……老者之气血衰，其肌肉枯，气道涩。"《灵枢·逆顺肥瘦》曰："婴儿者，其肉脆血少气弱。"再次是饮食因素，不仅有五方地域饮食结构对体质的影响，还有饮食偏嗜因素对体质形成的影响。《素问·奇病论》曰："数食甘美而多肥也。"《素问·生气通天论》曰："味过于酸，肝气以津，脾气乃绝，味过于咸，大骨气劳，短肌，心气抑。"另外，社会环境与心理因素也是影响体质形成的一个重要方面，如《素问·疏五过论》曰："尝贵后贱，虽不中邪，病从内生。""暴乐暴苦，始乐后苦，皆伤精气，精气竭绝，形体毁沮。"所以说在人体体质的形成过程中，后天因素非常重要，比如地理气候、生存环境、生活饮食结构、性别与年龄、社会环境与心理因素等，正是由于这些因素的不同，从而表现出人类体质的种种差异特征和差异类型。

三、体质与疾病

在体质与发病关系上，体质的强弱偏颇、阴阳虚实偏属等是导致发病与否的重要因素。首先体质差异导致易患疾病的不同。如《灵枢·论勇》曰："有人于此，并行并立，其年之长少等也，衣之厚薄均也，卒然遇疾风暴雨，或病或不病，或皆病，或皆不病。"《灵枢·五变》曰："人之有常病也，亦因其骨节皮肤腠理之不坚固者，邪之所舍也，故常为病也。"同时个体体质的特殊性，往往可导致对某些疾病的易感性以及病变发展的趋向性。《灵枢·五变》认为："肉不坚，腠理疏，则善病风……；五脏皆柔弱者，善病消瘅；……小骨弱肉者，善病寒热……；粗理而肉不坚者，善病痹……；皮肤薄而不泽，肉不坚而淖泽。如此则肠胃恶，恶则邪气留止，积聚乃伤。"以树木质性的不同来比喻说明体质的差异与疾病易感性之间的关系。在体质差异与病变的传变关系中，《素问·风论》认为："风之伤人也，或为寒热，或为热中，或为寒中，或为疠风，或为偏枯，或为风也，其病各异……风气与阳明入胃，循脉而上至目内眦，其人肥则风气不得外泄，则为热中而目黄；人瘦则外泄而寒，则为寒中而泣出。"另外《伤寒论》认为体质的差异决定了疾病转变的趋向和性质。如"伤寒三日，三阳为尽，三阴当受邪，其人反能食而不呕，此为三阴不受邪也。"（270 条）；"伤寒六七日，无大热，其人躁烦者，此为阳去入阴故也。"（269 条）；同为阳性体质，若卫阳素盛者，感邪后可沿太阳病发展，而平素燥热内盛者，则邪易入里化热，出现阳明病证；若平素气机不利之人，外邪内侵，患病最易发于少阳。

四、体质与诊疗

在体质与诊治关系上，《素问·经脉别论》曰："诊病之道，观人之勇怯皮肤，能知其性，以为诊法也"即强调了诊病须明确体质。《素问·疏五过论》说："问年少长，勇怯之理，审于分部，知病本始。"故《灵枢·阴阳二十五人》云："其肥而泽者，血气有余，肥而不泽者，气有余，血不足，瘦而无泽者，气血俱不足，审察其形气有余不足而调之，可以知逆顺矣。"而《素问·徵四失论》说："不适贫富贵贱之居，肉之薄厚，形之寒温，不适饮食之宜，不别人之勇怯……此治之三失也。"所以，在治疗上《素问·三部九候论》强调："必先度其形之肥瘦，以调其气之虚实。"《灵枢·大惑论》也强调："盛者泻之，虚则补之，必先明知形志苦乐。"《灵枢·通天》说："此所以调阴阳，别五态之人者也。"此皆强调了必须辨体质而施治的重要性。《黄帝内经》认为个体体质的差异对相同的治疗方法和用药剂量具有不同的反应性和耐受性，从而指出了应根据体质的不同分别采取不同的治疗方法和用药剂量、辨体质施治的原则。如《灵枢·论痛》云："胃厚、色黑、大骨及肥骨者，皆胜毒；故其瘦而薄胃者，皆不胜毒也。"《素问·五常政大论》云："能胜毒者以厚药，不胜毒者以薄药。"在具体治法上，不仅药物如此，在针刺治疗上，也须因体质而有别，即《灵枢·终始》云："凡刺之法，必察形气。"《灵枢·通天》云："善用针艾者，视人五态乃治之。"《灵枢·根结》曰："刺布衣者，深而留之；刺大人者微以徐之。"《灵枢·论痛》云："人之骨强筋弱肉缓皮肤厚者耐痛。"《灵枢·行针》云："心肺之脏气有余，阳气滑盛而扬，故神动而气先行。"《素问·奇病论》云："身羸瘦，无用针石也。"

五、体质养生

《黄帝内经》中关于养生问题已有丰富而深刻的论述，并已经形成了一套理论与相应的措施。如《素问·上古天真论》说："余闻上古之人，春秋皆度百岁，而动作不衰；今时之人，年半百而动作皆衰者，时世异耶？人将失之耶？岐伯对曰：

上古之人，其知道者，法于阴阳，和于术数，食饮有节，起居有常，不妄作劳，故能形与神俱，而尽终其天年，度百岁乃去。今时之人不然也，以酒为浆，以妄为常，醉以入房，以欲竭其精，以耗散其真，不知持满，不时御神，务快其心，逆于生乐，起居无节，故半百而衰也。"接着又说："夫上古圣人之教下也，皆谓之虚邪贼风，避之有时，恬淡虚无，真气从之，精神内守，病安从来。是以志闲而少欲，心安而不惧，形劳而不倦。气从以顺，各从其欲，皆得所愿。故美其食，任其服，乐其俗，高下不相慕，其民故曰朴。是以嗜欲不能劳其目，淫邪不能惑其心，愚智贤不肖不惧于物，故合于道。所以能年皆度百岁，而动作不衰者，以其德全不危也。"可以认为，这是《黄帝内经》养生学说之总纲，后世诸医家均在此基础上进行发挥。

其实养生就是保养一生的体质，是以后天养先天，以改善后天生活环境去增补禀赋之不足，使弱者变强而强者更强。因此，养生不是人到中年以后才应该注意的事，而是从亲代婚配开始，经怀孕、胎教，到出生优育，而青春期、更年期直到老年期，整个人生都存在着养生的问题。因此要养生必须从体质入手。

（一）保持正常质

《素问·阴阳应象大论》说："阴阳者，天地之道也，万物之纲纪，变化之父母，生杀之本始，神明之府也。治病必求其本。"这是中医理论的根本立足点。中医养生也应该遵循此原则。因此，养生的根本目的就在于维护阴阳平衡，守之则健，失此即病。从体质养生学而论，"阴平阳秘"就是正常质。一旦阴阳失衡，即出现病理体质，不论这种失衡是先天禀赋的问题，还是后天调养的问题。所以，养生长寿之关键实在于始终保持正常质，随时防止形成病理体质。如果禀赋正常，应注意养生，不使产生偏差而导致病理体质；如果原来已形成病理体质，则应通过养生使其尽量接近正常质，只有这样，每个人才能尽量保持健康而尽享天年。

（二）增强体质

中医学认为，人体保持健康的一个重要因素是增强体质。而体质的形成关系到先天和后天两个方面。先天的因素完全取决于父母，如《灵枢·天年》说："人之始生……以母为基，以父为循。"《灵枢·寿天刚柔》说："人之始生也，有刚有柔、有弱有强、有长有短、有阴有阳。"除了在先天遗传的基础上形成的体质以外，母亲在妊娠期间的调护是否得当，也将影响胎儿出生后的体质。因为优孕是优生的前提，中医也谓之"养胎"，其具体方法大体包括适寒温、节饮食、慎起居、忌房事、心情愉悦、动作舒缓等。《诸病源候论》《千金要方》等书还提出了逐月养胎的方法。后天因素主要包括饮食营养、生活起居及劳动锻炼等。这些来自后天生活环境的影响，在遗传的基础上进一步促进了体质的形成，或者促使某种体质的稳定和巩固，或者促使体质发生转变。虽然体质的形成是相对稳定的，但并非一成不变，可以通过中医养生调摄的方法来进行改善。尤其是先天禀赋薄弱的人，若后天摄养有度，可使体质由弱变强，弥补先天之不足，尽其天年而得长寿。如《景岳全书》说："人之自生至老，凡先天之有不足者，但得后天培养之力，则补天之功，亦可居其强半。"总之，健康与体质密切相关，体质的强盛又在于养生，只有注意养生、善于养生的人，才能有一个健康强壮的体魄。

（三）预防疾病

疾病对人体健康的危害是极大的，它可以削弱人体的机能，耗散人体的精气，甚至缩短人体的寿命。人在一定的自然和社会环境中生存，不可避免地要受到各种致病因素即邪气的侵袭，因此如何抵御邪气，有效地防止疾病的发生，是中医养生思想的意义所在。预防疾病体现在我们日常生活当中的方方面面，如饮食有节、起居适宜、睡眠得当、劳逸结合及保持心神舒畅等。

人的一生要经历生、长、壮、老、已等不同的生命过程，衰老是生命活动不可抗拒的自然规律，但衰老之迟早、寿命之长短，并非人人相同，究其原因，多与养生有关。元代医学家李鹏飞曾在《三元参赞延寿书卷三·饮食》中指出："我命在我不在天，全在人之调适。卿等亦当加意，毋自轻摄养也。"认为长寿与否，盖非天命而全在乎人力也。能否活到百岁，终其天年，关键是在掌握养生之道，调摄得当。《养性延命录·教戒篇》也说："养之得理，常寿之一百二十岁。"

另外预防疾病当因体质制宜，如阳虚者易感寒邪，平时调摄应注意远寒避寒，以保暖为要。阴虚者易感热邪，应避免燥热的环境和食品。气虚之体，平时不宜过劳，可适当服用一些补气之品，如黄芪、人参等。阴血不足之人，可适当服用一些阿胶、当归等补血之品。总的说来，可从情志、起居、饮食、运动和药物诸方面进行调摄。体质虽与先天禀赋密切相关，但若后天调摄得当，可有效克服或减弱体质偏颇所带来的不利影响。预防疾病结合体质，应受到充分重视。

第四节　整体观念，审因施养

我国劳动人民通过长期的生活和医疗实践，认识到人体在自己的运动中，一方面机体内部的各个脏器、组织之间进行着协调统一的整体活动，一方面又不断地受自然变化的影响，并主动地改造和适应自然变化，以保障机体内部的正常活动，从而形成了中医学的整体观念。这种整体观念，对中医养生的发展起着重要作用。

人处于天地之间，必然受到诸多因素的影响，人有共性也有个体差异，如环境差异、遗传差异、年龄差异、性别差异、体质差异、心理差异、学识差异、职业差异、修养气质差异等。因此，中医养生学按照整体观念的思想，将审因施养作为养生的基本原则之一，要求养生要有针对性，应根据实际情况，具体问题，具体分析，找出适合个体的延年益寿方法。

一、因证制宜

人的疾病是很复杂的，同一种疾病在不同的人体，产生的症状有可能不同，即使症状相同，由于患者的体质、年龄等差异，所使用的养生方法也不能千篇一律，就要体现出"同病异养""异病同养"的辩证思想，在这一点上，因证制宜的中医养生往往与之相辅相成。

因证制宜就是根据患者不同的症候进行调养，从而延年益寿。因证制宜是中医学辨证论治的特点，在中医养生中占有重要地位。辨证与养生之间关系非常密切，辨证是决定养生的前提和依据，养生则是辨证的结果，辨证与养生是中医养生过程中不可分割的两个方面。辨证是从整体观念出发，是对病变本质的揭示，同一疾病由于患者体质的差别，致病因素、季节、地区的不同，以及疾病的不同阶段等因素，可产生不同的病机变化，从而出现不同的证候。临床就要辨别不同的证候，进而确定适当的养生原则，选择有效的养生方法，配合临床治疗，使患者早日康复。例如，同为偏瘫，有的表现为肝肾亏虚证，伴有腰酸腿软、耳鸣眩晕、舌红苔少、脉弦细等症状；有的则表现为脾虚痰湿证，伴有形体肥胖、胸闷腹胀、食欲不振、倦怠乏力、大便稀薄、舌淡、苔白腻、脉弦滑等症状。显然在临床治疗时，前者应以补养肝肾、疏通经络为原则；后者以健脾化痰、疏通经络为原则。在养生时，也应体现两者不同的原则。前者，在养生时，应注意体现补肝肾，通经络的原则；后者，在养生时要注意体现健脾胃、化痰湿、通经络的养生原则。同样，在针灸、推拿、气功、药物等其他养生方法中，也应根据不同的证，体现不同的养生原则。又有异病同证者，病虽不同，而病机变化则相同，又如头痛和便秘是两种不同的疾病，但都可以出现血虚证，如面色苍白无华、唇色淡白、不耐劳作、易失眠舌质淡、脉细无力，二者均可以养血为基本相生原则，采用基本相同的养生方法。在起居养生方面，要谨防"久视伤血"，劳心过度；在饮食调养方面，可常食桑葚、荔枝、松子、黑木耳、菠菜、胡萝卜、猪肉、羊肉、牛肝、羊肝、甲鱼、海参等有补血、养血作用的食物。血虚的人时常精神不振、失眠、健忘、注意力不集中，故在精神调养方面应注意振奋精神。总之，应把养血、补血的原则贯彻在养生的全部过程。

因证制宜的养生原则的意义在于，可以根据症候的不同制定出适宜的养生方法，更好地指导患者进行养生，而不是着眼于病的异同，以促使患者早日康复。相同的症候往往有相同的病机，则可采用基本相同的养生原则和方法，不同的症候有不同的病机，就必须选用不同的养生原则和方法。若只知什么病用什么养生方法，而不讲究辨证，则往往难收到预期的养生效果，这就是因病制宜的重要意义，也是中医养生学的特色所在。

二、因势利导

因势利导是指顺着事物发展的趋势而加以引导和推动。中医学在治病过程中，尤其在祛邪时，就充分体现了这一思想。主旨在于根据病邪所在的部位，因其势而就近引导，将其排出体外，使正气不受或少受损伤，以最方便的途径，最小的代价，获得最佳的治疗效果。如《黄帝内经》有"其高者，因而越之；其下者，引而竭之""其在皮者汗而发之"等论述。意谓根据病邪在上、在下、在表、在里的不同情况，从而选用涌吐、攻下、解表等法治之。《金匮要略》则有更为具体的阐述。如对水气病的治疗，提出"腰以下肿，当利小便；腰以上肿，当发汗乃愈"的主张；对于呕吐的治疗，指出"患者欲吐者，不可下之。"

因势利导的养生原则的意义在于，可以根据疾病的发展趋势加以引导，更好地指导患者进行养生，以促使患者早日康复。这也是中医养生学的特色所在。

三、因时制宜

生命，是以一定的时间结构为基础，向一定方向进行的完整过程，人体的一切生理和心理活动都与外界阴阳消长转化息息相关。因此，因时制宜是养生的重要法则。诚如《黄帝内经》所说："阴阳四时，万物之始终，死生之本也，逆之则灾害生，从之则苛疾不起。故阴阳四时者，万物之终始也，死生之本也。逆之则灾害生，从之则苛疾不起，是谓得道。""智者之养生也，必顺四时而适寒暑，和喜怒而安居处，节阴阳而调刚柔，如是则僻邪不至，长生久视。"因时制宜就是根据不同的时间，调控自身精神活动、起居作息、饮食五味、运动锻炼、服药时机等，利用最适合的时间和方法来锻炼身体，增强抗病能力、延缓衰老进程；适时地避免疾病的发生，保持生命健康。具体包括顺时调养和审时避邪两方面。

(一) 顺时调养

中医的"时藏阴阳"理论，从功能上把人体归纳为以五脏为主体的五大功能调控系统，并以之与自然界的阴阳消长运动统一起来，揭示出人体五脏系统的功能活动随阴阳消长变化的周期节律。不同的时间，机体机能状态不同，抗病能力也有显著的差异。养生应根据人体生命活动中的年节律、时节律、月节律，日节律等，采用具体措施顺应节律，使生命活动保持最佳状态。其中的内容十分丰富，例如：一年四季中，遵循自然界春生、夏长、长夏化、秋收、冬藏的气候特点。春天要顺应自然界阳气的升发，"养生"重点养肝；夏天自然界万物繁茂，更要保护人体的阳气，"养长"重点养好心；长夏自然环境温度高、湿度大，"养化"重点养好脾；秋天是收获季节，要保护阴气，"养收"重点养好肺；冬天万物潜藏，要保护阴精，"养藏"重点养好肾。其他如"春夏养阳，秋冬养阴""白天养阳，夜晚养阴""天温无凝，月生无泻，月满无补，月廓空无治"等，其具体运用可参见本书各种养生方法相关章节。

（二）审时避邪

人体适应气候变化以保持正常生理活动的能力，是有一定限度的。尤其在天气剧变、出现反常气候之时，更容易感邪发病。因此，人们在因时调养正气的同时，必须注意对外邪的审识避忌。只有这样，两者相辅相成，才会收到良好的养生成效。例如《素问·八正神明论》说："四时者，所以分春秋冬夏之气所在，以时调之也，八正之虚邪而避之勿犯也。"所谓"八正"，指二十四节气中的立春、立夏、立秋、立冬、春分、秋分、夏至、冬至 8 个节气，是季节气候变化的转折点。节气前后，气候变化对人的新陈代谢具有一定影响。体弱多病的人往往在季节交替之时感到不适，或者发病，甚至死亡，因此要注意季节交替时的气候变化，慎避虚邪。

四、因地制宜

地理环境对人类健康和疾病的影响与作用是永恒的。俗话说："一方水土养一方人。"地域不同，自然地理条件和社会发展程度不同，人生活的环境、条件和习惯不相同，人体所形成的基本体质与性格也不相同，因此，中医养生强调因地制宜。

《吕氏春秋·季春纪》曾有记载："轻水者，多秃与瘿人；重水者，多肿与躄人；甘水者，多好与美人；辛水者，多疽与痤人；苦水者，多尪与伛人。"说明不同的地理环境，易患疾病率不同。我国是一个多民族聚集的国家，56 个民族居住在不同的地区，形成了不同的生活习俗，中医养生若能结合各民族的生活习俗，扬长避短，将极大地提高防病效率。战国名医扁鹊，可谓是把医学与民俗联系起来的第一人。据《史记·扁鹊仓公列传》记载："扁鹊名闻天下。过邯郸，闻贵妇人，即为带下医；过洛阳，闻周人爱老人，即为耳目痹医；来入咸阳，闻秦人爱小儿，即为小儿医，随俗为变。"这大概也是世界医学史上医学结合民俗的最早例子。大多数人是安居一地的，局部生活环境直接影响其身心的健康。因此养生要注意优化生活环境。处于一个好的环境中，人们保持心情愉悦，疾病就会少发生或不发生，从而身体保持健康的状态。

五、因人制宜

人类本身存在着较大的个体差异，这种差异不仅表现在不同的种族之间，而且存在于个体之间。人在不同的年龄段，气血阴阳盛衰各不同，对病邪的耐受能力也有所差异，加之先天禀赋有强弱，后天生活环境有区别，特别是社会及时代的变迁，使个体与个体之间，不论在身体素质方面，还是心理素质方面，都存在着明显的差异。不同的个体可有不同的心理和生理，对疾病的易感性也不同。因此，中医养生提出因人制宜，指出养生除了遵循养生的普遍规律外，更需要的是根据个人的具体情况（性别、体质、年龄、职业、生活习惯等），有针对性地选择相应的中医养生方法。这一原则在落实时要注意以下几方面：

（一）性别差异

人的性别有两种，其精神因素也存在较大差异。男性属阳，以气为主，女性属阴，以血为先。男性多刚悍，对外界刺激不易引起强烈变化或表现为狂喜、大怒的亢奋形式，因气郁致病者相对少些。女性多柔弱，一般比男性更易情志伤身，因气郁致病者相对多。因此，精神调摄各有侧重。男女性别不同，体质、生理、心理状态不同，所患疾病也有所不同。前人有"女人宜调其血以耗其气，男子宜调其气以养其血"之说，表明男女两性的防病侧重点有所不同。

因为男和女性生理上的固有差异，所以存着不同的养生内容。《千金要方》中说："女子嗜欲多于丈夫，感病倍于男子，加以慈恋爱憎，嫉妒忧恚……所以为病根深，疗之难瘥。故养生之家，特须教子女学习此三卷妇人方，令其通晓。"妇女的健康不仅关系到自身寿命，还关系到子孙后代体质和智力的发展。女性有经、带、胎、产的特殊生理，重视经、带、胎、产四期的调摄对预防妇科疾病十分重要。《金匮要略·妇人杂病脉证并治》提出"因虚，积冷，结气"是导致妇人杂病的三大主要因素。妇人平时应注意保持情志舒畅，寒暖适宜，饮食得当，以确保经行正常。经行期间胞门开而胞脉空虚，此时应注意防寒保暖，远冷食冷饮。若此时调摄不当，感受风寒，饮凉涉水，寒邪内侵胞宫，常可发为"热入血室"；或寒凝气滞，寒与血结，导致痛经、月经过少，甚者闭经、宫寒不孕等。经期妇女还应注意防止突然或过度的情志刺激，以免气血逆乱，引起倒经妄行；或崩中漏下不止。经期还应注意卫生用具的清洁消毒，以预防各种月经病及妇科病的发生。

（二）体质差异

体质一般是指个体在先天禀赋和后天生长发育基础上所表现出来的结构、功能和代谢上相对稳定的特性。不同体质在生理状态下可表现为机体对各种外界刺激反应的差异性，在发病过程中表现为对某些致病因素的易感性和所产生病变类型的倾向性。《内经》将人的体质分为五种类型："太阴之人，少阴之人，太阳之人，少阳之人，阴阳和平之人。"并指出："凡五人者，其态不同，其气血筋骨各不同。"体质不仅包括了人的生理特性，也包括了人的心理特性。

防病当因体质制宜，如阴虚者易感热邪，应避免燥热的环境和食品。阳虚者易感寒邪，平时调摄应注意远寒避寒，以保暖为要。气虚之体，平时不宜过劳，可适当服用一些补气之品，如黄芪、人参等。阴血不足之人，可适当服用一些阿胶、当归等补血之品。总的说来，可从情志、起居、饮食、运动和药物诸方面进行调摄。体质虽与先天禀赋密切相关，但若后天调摄得当，可有效克服或减弱体质偏颇所带来的不利影响。防病结合体质，应予充分重视。

（三）年龄差异

养生贯穿于人生命形成至生命终结的全过程。生命历程可划分为胚胎、婴儿、儿童、少年、青年、壮年、老年等不同的时期，各个时期人体的精神、生理、心理都有不同特点，其养生内容也有所不同。生、长、壮、老、已的生命规律决定了人在不同的年龄段，气血盛衰，阴阳平衡处在一个不同的动态变化中。李时珍曾说："凡人少长老，其气血有盛壮衰三等……其治法亦当分三等。"无论躯体疾病的预防，还是心理疾病的预防，都应结合各年龄段的生理特点，采取针对性较强的防范措施。

小儿属稚阴稚阳之体，生机旺盛、气血未盛、形气未充、脏腑娇嫩是其生理特点，犹如幼苗嫩枝，不堪摧残，应细心呵护，防病为先。若饥饱不匀，寒热不当，极易患病，且易寒易热，易虚易实。《素问病机气宜保命集》指出：少儿"和气如春，日渐滋长。"《小儿药证直诀》谓小儿："五脏六腑，成而未全……全而未壮。"小儿在生理上，既有生机蓬勃、蒸蒸日上的一面，又有脏腑娇嫩、形气未充的一面。其抗病力低下，易于发病，病情发展迅速。对于养育小儿，既要爱护周到，也不能宠爱过度。民间有"常带三分饥与寒"的经验，值得借鉴。另外，从小注重小儿心理素质的磨炼塑造与培养优化，对成年后的心理应变能力具有重要的影响。躯体疾病的防范须从小做起，精神心理疾病的避免，也应从娃娃抓起。

中青年人精力充沛，生机旺盛，脏腑功能处于巅峰状态。但由于工作繁忙，心身反处于一种相对疲劳紧张状态，因此更不可忽视对疾病的预防。《景岳全书·中兴论》强调："故人于中年左右，当大为修理一番，则再振根基，尚余强半。"说明中年的养生保健至关重要——如果调理得当，尚可以保持旺盛的精力而防止早衰、预防老年病、延年益寿。《退庵随笔》说："人待老而后保生，是犹贫而后蓄积，虽勤亦无补矣。"中青年防病的关键不在于多服补品，而在于培养一种健康的生活方式，注意保持平和的心态、科学的饮食习惯和劳逸适度。故《永乐大典》谓："善服药者，不如善保养。"

人体于60岁以后进入老年期，其生理过程已进入老化和功能衰退期。《灵枢·天年》早有"六十岁，心气始衰，苦忧悲，血气懈惰，故好卧；七十岁，脾气虚，皮肤枯；八十岁，肺气衰，魄离，故言善误。"的说法。其生理特点表现为脏腑气血精神等生理功能的自然衰退，机体调控阴阳协调的稳定性降低。再加社会角色、社会地位的改变，退休和体弱多病势必限制老人的社会活动。狭小的生活圈子、孤陋寡闻带来心理上的变化。常产生孤独寂寞、忧郁多疑、烦躁易怒等心理状态，其适应环境及自我调控能力低下，若遇不良环境和刺激因素，易于诱发多种疾病，较难恢复。生活起居应有规律，早睡早起，避寒保暖；饮食调养以易消化食物为主，每餐以七分饱为度；精神调养以清净为要，避免任何形式的情志过激。平时适当进行一些食物调补，冬季结合体质做一些适当的药物纠治，并量力而行地参加一些文娱体育活动，活动筋骨，调畅气血，愉悦心身，保健防病，提高晚年生活质量。

（四）职业

职业对人的生理活动和病理变化都会产生影响。中医学认为劳心者多思，思多者气易结，血易耗。脑力劳动者一般体质较弱，抗病能力较差而易得病。平时当多注意活动形体，舒筋展骨，增强体质。劳力者多动，动多则耗气。体力劳动者一般形体较壮实，平时应注意劳逸结合，自身保护。

随着社会时代的变迁，人类的职业生涯也在不断变革。科技的进步，生产力水平的提高，使越来越多的人步入脑力劳动者的行列，人们进行体力劳动的机会越来越少。在享受现代科技带来的优越舒适的工作、生活环境的同时，人们也不可避免地承受着由此带来的一些负面影响。各种新兴职业及由此引发的职业病对健康的影响越来越引起人们的关注。如长期从事室内伏案工作或久坐电脑屏幕前的人，易患颈椎病，其循环、消化系统也会有不同程度的损害，应适时做些适当的体育运动，如抬头、转头、扩胸、伸腰、踢腿等，并注意工作的姿势、视力的保护以及精神上的张弛有度。其他如炊事员、理发师、交通警察等久站工作者，应多活动下肢，以防下肢静脉曲张。矿工应防硅肺或尘肺，汽车司机要防胃病、低血糖，农民应防农药中毒等。三百六十行，行行情况不同，结合职业特点采取相应的劳动保护措施是行业防病的重点。

（五）境遇

境遇主要是指一个人的社会生活经历。它与个人的生长环境、家庭氛围、工作条件以及所处的社会文化环境等都密切相关，也与个人的心理素质的形成及人格完善健全过程密切相关。概而言之，境遇对个体的影响包括生理躯体和精神心理两个方面。人生活在一定的社会环境里，其中方方面面的因素和变化无时无刻不在影响着人们的思想和行为，同样，社会环境与健康和疾病也存在着密切的联系。

古代医家认为：贫穷人家，饥寒交迫，多营养不良、脾虚气弱之证；养尊处优，好逸恶劳之人，多身体柔脆，肌肉软弱，易患血痹等病。张子和曾总结治病的经验，强调要考虑其家庭环境："贫家之子不得纵其欲，虽不如意而不敢怒，怒少则肝病少；富家之子得纵其欲，稍不如意则怒，怒多则肝病多矣。"防病不能忽视生活条件。

众所周知，和平年代的疾病谱与战乱年代的疾病谱明显不同，如金元时期，汴京被围，生活动荡不安，人们因饥饿、劳役常常患有身体疾病；社会稳定的年代则情况不同。人们生活安定，物质生活丰富，对精神情志有很高的要求，较少患有身体疾病。无论在动荡年代，还是在和平年代，每个人都有各自的境遇。从养生防病的角度讲，可将此看作人生的一种无形的财富。对不同的境遇，适应或利用得好，可锻炼体魄，磨炼意志，健全人格，保持健康。

第五节 节欲保精，养先天

一、生命和肾

在《素问·上古天真论》中，男子以八岁为一阶段，女子以七岁为一阶，分别论述了人的生长壮老已的整个生命过程。可以看出，人的生长、发育、衰老与肾气的关系极为密切，这主要是因为肾藏精，为先天之本，肾又为一身阳气之根，它是全身各脏器的调节中心。正如张景岳所说："命门之火，谓之元气，命门之水，谓之元精。五液充则形体赖而强壮，五气活则营卫赖以和调，此命门之水火，即十二脏之化源。故心赖之，则君主以明；肺赖之，则治节以行；脾胃赖之，济仓廪之富；肝胆赖之，资谋虑之本；膀胱赖之，则三焦气化；大小肠赖之，则传导自分，此虽云肾藏之技巧，而实皆真阴之用。"据此，张景岳认为五脏为人身之本，肾为五脏之本，命门为肾之本，阴精为命门之本。并强调指出："天之大宝，只此一丸红日；人之大宝，只此一息真阳""凡阳气不充，则生意不广……几万物之生由乎阳，万物之死亦由乎阳。"赵献可更强调命门的作用，把命门位于心君之上，称为性命之门，而为人身之真主。认为人之所以有生，生命之所以能持续，实源于火，火为阳之体，造化以阳为生之根，故人身亦以火为生之门。这里即揭示了命门所以称为性命之本，即因其中有火的存在，这火即为全身生活机能之所系。火强则生机可由之而壮，火衰则生机可由之而弱，火灭则生机由之而死。赵氏所谓的命门之火，实质上就是肾阳，即元阳，景岳所谓命门水就是肾阴，即元阴。而肾阴、肾阳的作用，就是肾的功能体现，故肾是生命的中枢调节的中心。

二、精气是生命的核心

中医学认为，精气不仅是人体生命的核心，而且是宇宙间万事万物的本源，即世界是由"精"产生的。具体地说，精，即藏于肾中之精，既指主生育的生殖之精，又泛指维系生命活动的有形的精微之物，包括脏腑之精。中医理论认为，精是生命的基础。人之生，从精始。由精而逐步演进成身形五脏、皮肉筋骨脉等。人出生后，仍赖肾精的充养，以维持正常的生命活动。如《管子·内业篇》说："凡物之精，化则为生。下生五谷，上为列星；流于天地之间，谓之鬼神；藏于胸中，谓之圣人，是故名气。"即是说，精气是一切物质现象和精神现象的本源。在《庄子·知北游》中，更明确指出气之聚散与物之生灭的关系，文中说："人之生，气之聚也，聚则为生，散则为死……故曰通天下一气耳。"

精与生俱来禀受于先天，为生命的起源物质。故《黄帝内经》中说："故生之来谓之精。两神相传，合而成形，常先生身是谓精。"从而说明万物化生，必从精始。男女之精相合便构成人之身形。所以后人将此与生俱来之精，称为"先天之精"。此精是生命的基础，人的生成必从精始，由精而后生成身形五脏，皮肉筋骨脉等。不仅如此，人出生之后，犹赖阴精的充养，从而维持人体正常的生命活动。正如《灵枢·本脏篇》说："人之血气精神者，所以奉生而周于性命者也。"可见，精气为维持人体生命机能所必需的。若阴精充盈，则生命活动旺盛，身健少病；若阴精衰虚，则生命活动减退，早衰多病。

三、肾为先天之本

"肾"是中医学脏腑学说中的一个极其重要的部分，肾居下焦，左右各一。足少阴肾经属肾，络膀胱。故肾与膀胱气化相通，经脉相互络属，故互为表里。肾和膀胱关系密切。肾藏先后天的精气，即元阴元阳，是人体生长、发育和生殖的来源，为脏腑功能和生命活动的根本。肾在体合骨，其华在发，在志为恐，在液为唾，开窍于耳及前后二阴。其中肾主骨、生髓、有充脑荣发，开通耳窍，坚固骨齿的作用。肾司开阖而主水，司前后二阴而主二便的排泄，调布体液和阴阳的平衡。此外，在《黄帝内经》中以肾主水液为依据，认为肾与膀胱、三焦皆为表里。如肾的阴阳属性，《黄帝内经》有多种提法。《素问·水热穴论》称其为"阴中之阴"。《素问·六节藏象论》称为"阴中之少阴"。《素问·金匮真言论》以为"阴中之阳"。一般而言，肾在五脏之中，主藏精气而不泻，与六腑相较，其性属阴。肾在五行中属水，通于冬气。因此，肾是一个功能极其广泛的重要脏器，为先天之本。

四、保精护肾

肾之精气主宰人体生命活动的全部过程。《图书编·肾脏说》中说"人之有肾，如树木有根"，明确指出肾精对健康长寿的重要性。扶正固本，多从肾入手，为此，古人反复强调肾之精气的盛衰直接关系到人体衰老的速度。所以，历代养生家都把保精护肾作为抗衰老的基本原则。

《黄帝内经》将"不妄作劳"，以保养其精，作为尽享天年的重要养生原则之一。而把"醉以入房，以欲竭其精"等"不知持满"的行为，作为"半百而衰"的一个根本原因。《黄帝内经》还指出："年至四十，阴气已半衰；又男子六十四岁而精绝，女子四十九岁而经断。"

保精在于保养肾精，即狭义的"精"。男女生殖之精，是人体先天生命之源泉，不宜过分泄漏，如果纵情泄欲，会使精液枯竭，真气耗散而致未老先衰。《千金要方·养性》曰："精竭则身惫。故欲不节则精耗，精耗则气衰，气衰则病至，病至则身危。"告诫人们宜保养肾精，这是关系到机体健康和生命安危的大事。精不可耗伤，养精方可强身益寿。《素问·阴阳应象大论》有"能知七损八益则二者（阴阳）可调"之论。"七损八益"被认为是房中术，并列为养生方法之一。

精在生命活动中起着十分重要的作用，所以要想使身体健康，保持旺盛的生命力，养精是很重要的内容。《类经》指出："善养生者，必葆其精，精盈则气盛，气盛则神全，神全则身健。身健则病少，神气坚强，老而益壮，皆本乎精也。"元朝王硅在《泰定养生主论》中曾建议："三十者八日一泄，四十者十六日一泄""五十者精力将衰，大法当二十日一次施泄，六十者当闭固勿泄也。如不能持者，一月一次施泄，过此皆非常情也，不足为法。"60岁以后一部分人即会出现性机能衰退之自然现象，更不能强力而为。具体频率不能一概而论，因为个体差异较大。总当量力而行，这便是原则。

男耗精，女耗血。过早地开始性生活，对女子来说就会伤血，对男子来说就会伤精，这样将来对身体的伤害是很大的。因为人的精气是有定量的，在长年累月折腾之下必然大量损耗，也许在三年五载内难以感觉到身体有什么大的变化，而一旦发病，想要恢复就很困难了。因此中医养生家一直强调人一定要有理性，能控制自己的身体，同时也要控制住自己的性欲，否则的话，就会因为欲念而耗散精气，丧失掉真阳元气。

女性跟男性比较，阳气较弱，尤其妇女50岁左右进入绝经期。由于肾精不足，阴阳失调，气血失和，可出现月经延期，周期先后不定，经量或多或少，最后绝经。部分妇女可出现更年期综合征，如情绪不稳、失眠、烦躁、易怒、抑郁、焦虑、潮热汗出、腰酸腿软等，对此应有正确的认识，消除恐惧心理，保持心理健康，注意劳逸结合及饮食调养，必要时可辅以中药调理。

保持人体的阴精阴血，使人体的精血充盈，从而达到肾阴肾阳的平衡，使肾脏坚固，达到延年益寿的目的。

第六节　固护脾胃，养后天

一、生命与脾胃

脾胃是人体最重要的器官之一，因为它为仓廪之官，水谷之海，后天之本，是气血生化之源，人体生长发育、维持生命的一切物质，都要靠脾胃供给。若脾胃虚衰，功能异常，人体的生长发育、生命活动就将受到影响。所以，《素问·上古天真论》在论述女子发育过程中指出："五七，阳明脉衰，面始焦，发始堕。"这就说明，人的衰老是先从阳明经脉开始的，其原因是足阳明胃经为多气多血之经，人的衰老首先表现在气血供应的不足。

古语有道"民以食为天"，可见，吃是生命活动的表现，吃是健康长寿的保证。

"安谷则昌，绝谷则危"，只有足食，才能乐业。"安民之本，必资于食"，有了健康的体魄，才能谈得事业上的成就和贡献。因此，饮食对于人体来说十分重要。它是供给机体营养物质的源泉，是维持人体正常生命活动，保证生命生存下去的必不可少的条件。正如《灵枢·五味》所说："故谷不入半日则气衰，一日则气少矣。"《素问·平人气象论》亦云："人以水谷为本，故人绝谷则死。"此外，在《灵枢·平人绝谷篇》里还具体指出了不能进食的死亡时间，即"平人不食饮七日而死"。这就说明了，人若少进饮食或不进钦食就会造成精气衰竭，势必影响机体健康，甚至造成生命活动的终止。而人少进或不进饮食的关键，又在于是否有胃气。故古代医学家特别强调"胃气"的重要性，正如《中脏经》曰："胃者，人之根本。胃气壮，五脏六腑皆壮也……胃气绝，五日死。"《素问·平人气象论》也指出："平人之常气禀于胃。胃者，平人之常气也。人无胃气曰逆，逆者死。"可见，胃气的虚实，关系到人体之强弱，甚至是生命的存亡。所以《医宗必读》说："有胃气则生，无胃气则死。"

二、五行土居中，脾胃为后天之本

脾胃居中属土，是脏腑的中心，与其他脏腑关系很密切，脾胃有病很容易影响其他脏腑，而且根据五行关系，很容易出现相生相克的疾病传变现象。正如《慎斋遗书》所说："脾胃一伤，四脏皆无生气。"例如，脾生血，心主血，脾气足则生化气血功能旺盛，心血充盈；脾气虚则化源不足，心血亏虚。脾胃为后天之本，肾为先天之本，先天与后天相互滋生相互促进，肾阳可以温煦脾气，以发挥其运化功能；脾胃所运化的水谷精微，又可资助肾的藏精。在一年四季中，如果脾胃的功能旺盛，人体则不容易受到病邪的侵袭，强调了调理脾胃在疾病治疗和养生方面的重要性。正所谓"四季脾旺不受邪""得胃气者生，失胃气者亡"，认识到脾胃的重要性，能做到"不治已病治未病"，这样"尽终其天年，度百岁乃去"就离我们不远了。

中医认为，胃气是人们后天生命存续的根本。远在未出生之前，先天之肾就为胎儿生长发育供应营养物质；出生后，所有的生命活动都有赖于脾胃后天摄入的营养物质所供给。先天不足的，可以通过后天调养补足，从而可以延年益寿，但就算是先天非常好，如果不重视后天脾胃的调养，也会多病减寿。所以说脾胃为后天之本，是当之无愧的生命之源。脾胃主运化，脾胃的运化水谷精微功能旺盛，则机体的消化吸收功能才能健全，才能为化生精、气、血、津液提供足够原料，才能使脏腑、经络、四肢百骸以及筋肉皮毛等组织得到充分的营养，进行正常的生理活动。反之，若脾胃的运化水谷精微的功能减退，则机体的消化吸收机能亦因此而失常，故说脾胃为气血生化之源。

脾胃是气血生化之源，人们的生命健康皆与它有着密不可分的联系。元气虚弱是内伤疾病的主要元凶。若是脾胃气虚，元气不足，阳气就不能达到固护体表的效果，所以人们容易感受外邪风寒。这就充分表明不论外感内伤，皆以脾胃元气的充盛与否有关。"脾胃乃伤，百病由生"即是由此而来。

近年来，随着生活水平的不断提高，人们所面临的社会环境也发生了很大的变化，诸如食物过于精细、工作压力大、烟酒过度、环境恶化等问题陆续出现，而这些问题恰恰是导致各种疾病逐年上升的罪魁祸首。虽然从表面上看，它们之间并没有什么直接的联系，但若从本质上来看，它们都是不注意保护脾胃的结果。

三、调养脾胃

脾胃为"后天之本""气血生化之源"，故脾胃强弱是决定人之寿夭的重要因素之一。正如《景岳全书》说："土气为万物之源，胃气为养生之主。胃强则强，胃弱则弱，有胃则生，无胃则死，是以养生家必当以脾胃为先。"《图书编·脏气脏德》说："养脾者，养气也；养气者，养生之要也。"可见，脾胃健旺是人体健康长寿的基础。

脾胃为水谷之海，益气化生营血。人体机能活动的物质基础，营卫、气血、津液、精髓等，都是化生于脾胃，脾胃健旺，化源充足，脏腑功能强盛。脾胃是气机升降运动的枢纽，脾胃协调能够促进和调节机体新陈代谢，保证生命活动的协调平衡。人身元气是健康之本，脾胃则是元气之本。《脾胃论》说："真气又名元气，乃先身生之精气，非胃气不能滋。"元气不充，则正气衰弱。"内伤脾胃，百病丛生。"正说明脾胃虚衰正是生百病的主要原因，故调理脾胃、扶正益气也是中医养生的重要法则。现代医学实验证明，调理脾胃，能有效地提高机体免疫功能，可调整机体的机能状态，防衰抗老。从治疗学上来看，调理脾胃可防治消化系统的疾病外，对血液循环系统、神经系统、泌尿生殖系统、妇科、五官科等方面的多种疾患，都有良好的治疗效果。由此可知，脾胃是生命之本，健康之本。历代医家和养生家都重视脾胃的护养。调养脾胃的方法很多，如饮食调节、药物调养、精神调摄、针灸按摩、气功调养、起居劳逸调摄等，都可达到健运脾胃，调养后天，延年益寿的目的。

调理肾元，在于培补精气，协调阴阳；顾护脾胃，在于增强运化，弥补元气，二者相互促进，相得益彰。这是全身形、防早衰的重要途径。诚如《本草衍义总论》所言："夫善养生者，养内；不善养生者，养外。养外者实外，以充快悦泽、贪欲恣情为务，殊不知外实则内虚也。善养内者实内，使脏腑安和，三焦各守其位，饮食常适其宜。"这里"养内"，即突出强调精血之养，重在脾肾，此为培补正气的大旨所在。

四、饮食调理，以资气血

"民以食为天"，一个生命的维持离不开营养的供应，正如《素问·六节藏象论》所言："天食人以五气，地食人以五味……五味入口，藏于肠胃，味有所藏，以养五气，气和而生，津液相成，神乃自生。"《千金翼方》则谓："安身之本，必须于食""人不可一日无食""谷不入半日则气衰。"无须赘言饮食营养对生命活动、身心健康的维持的重要性。

饮食是人体营养的主要来源，是人体生命活动的必要条件。饮食与人体的养生，保健和长寿密切相关，得谷则昌，绝谷则亡。水不入则荣散，谷不消则卫亡，荣散卫亡，神失所依，故亡。古人认为食即用来养阴气，饮即用来养阳气，而气血皆由此而化生。《管子》曰："饮食节、寒暑适，则身利而寿命益；饮食不节，寒暑不适，则形累而寿命损。"故善养生者，必做到饮食有节。

因此饮食调理，以资气血是中医养生的上策。人体的营养物质都来源于饮食五味，而饮食不节又易损伤脏腑，正如《黄帝内经》所说："阴之所生，本在五味；阴之五宫，伤在五味。"元代御医忽思慧在《饮膳正要》中也告诫人们："若食爽口而忘避忌，则疾病潜生。"所以，一方面饮食以适量为宜，不可饥饱不均；另一方面也要合理地调节饮食品种，使人体能获取所需的各种营养成分，不可饮食偏嗜。因为五味与五脏各有其一定的亲和性，各有其气味所偏，长期的饮食偏嗜，就会导致体内阴阳失调或营养成分的失衡，因此容易发生疾病。即使因身体需要而多食某些饮食，也要适可而止，不可过量或过久地偏食，否则会影响健康。食物可以致病，也可以治病。食物、药物均有四性五味，如偏阳虚体质的人可以多吃苦味辛味的食品以助阳气的升发，偏阴虚体质的人则可以多吃酸甘之品以养阴。药食同源，一般食养为先。

第七节　运动养形，清静养神

一、形与神俱，尽终天年

形与神是既对立又统一的哲学概念，广义的形泛指一切客观存在的有形之物，是指整个机体的外在表现，是物质基础。广义的神指宇宙万物运动变化的表现及其内在规律，是精神意识、思维以及生命活动的外在表现，是功能作用。形体健壮，必然精神饱满，生理功能正常；精神旺盛，又能促进形体健康。为了保持思想活动的健康和防止内在情志刺激因素的产生，必须培养乐观的精神、开阔的胸怀、恬静的情绪。

中医学将这对哲学概念引入，用其对生命体进行高度概括。形在人体即肌肉、血脉、筋骨、脉络、脏腑等组织器官，和充盈其间的精、气、神、液等生命物质，它是人体生命活动的物质外壳；神在人体即情志、意识、思维等心理活动现象，它是人体生命活动的内在主宰，以及生命活动的全部外在表现。形体健壮，必然精神饱满，生理功能正常；精神旺盛，又能促进形体健康。形神于生命的重要性正如《素问·上古天真论》所言："形与神俱，而尽终其天年。"和"形体不敝，精神不散。"形与神的关系，是形态与功能、精神与物质、本质与现象的关系，是相互依存、相互影响、密不可分、协调统一的整体。恰如魏晋时著名养生家嵇康在《养生论》所言："形恃神以立，神须形以存。"

人类的生命过程是形神统一的过程。形体与精神相互依存、相互作用。又处于相对平衡运动之中，精神由形体产生，并依附于形体而存在；反之，精神可以驾驭形体，从而对形体的健康产生重要影响。因此，形体与精神统一，是生命存在及正常发挥功能的主要保证。这就是中医学的形神和一。庄子将人的生命视为"形"和"神"的统一体。《达生》说："形全精复，与天为一……形精不亏，是谓能移。"《刻意》曰："形劳而不休则弊，精用而不已则竭。"意思是说，形体健全，精力充沛，便和自然合而为一了。形体精神不亏损，就能随着自然的变化而变化。形体劳累而不休息就要疲惫，精力使用而不停歇就要枯竭。所以要形神兼养。

二、形神共养，动以养形

动以养形，静以养神，动与静都要适宜，不能过度，或有所偏废。《黄帝内经》也说："五劳所伤，久视伤血，久坐伤肉，久立伤骨，久行伤筋，久卧伤气。"提倡"形劳而不倦"，说明了劳逸结合的重要性，同时也强调了运动保持人体健康的重要性。明末清初的思想家颜元更明确地提出"一身动则一身强"，运动可以"畅其积郁，舒其筋骨，和其血脉，化其乖暴，缓气急躁"。他认为"滩睦书斋，人无一不脆弱"。

我们在自然中常常看到"流水不腐，户枢不蠹"的自然现象，从而得出"生命在于运动"的真理。古语有"动则生，静则死"的理论。我们祖先通过长期的实践得出这样一条结论：运动可以保养形体、治疗疾病，从而达到延年益寿的目的。《素问·汤液醪醴篇》有"微动四极（四肢）"以治疗水肿的办法。华佗创"五禽戏"强身健体。《诸病源候论》中颇多"养生导引法"，教人以运动来养生与治病。《外台秘要》说："劳动关节令常通畅，寻常有力，每食后行五百步，疲倦便止。"《十叟长寿歌》中亦有"饭后百步走""安步当久""服劳自动手"及"太极日月走"的劝导及开展体育锻炼的长寿经验。因此，人们进行积极主动的运动是强身之本。

三、形神共养，养神为先

中医学的神既指人的精神意识思维活动而言，又概括了复杂的生命形象，是一切生命活动的主宰者。神依附于形体而存在，随形体发育从无到有，从弱到强，形神合一即谓之人。神是生命活动的外在表现，又主宰着一切生命活动，唯有神在，才能有人的一切生命活动现象。神对形体的作用，主要体现在两个方面，一是神能协调脏腑、气血、阴阳的变化，维持人体内环境的平衡；二是神能调节脏腑等组织使之主动适应自然界的变化，缓冲由外部因素引起的情志刺激，从而维持人体与外环境的平衡。

中医养生认为，形乃神之宅，神乃形之主，无神则形不可活，无形则神无以附，二者相辅相成，不可分离。正是从形神之间相互制约、相互影响的辩证关系出发，古人提出了形神共养的养生原则。人之所以生病，是因为病邪侵入人体，破坏了人体阴阳的协调平衡，导致形神失和。养形和养神是密不可分、相辅相成、相得益彰的。但在形神关系中，"神"起着主导作用，脏腑的功能活动、气血津液的运行和疏布，必须受神的主宰，即所谓"神能御共形"。因此，中医养生主张形神共养，养神为先，"得神者昌，失神者亡"，要以"养神"为第一要义，在养神的前提下，养好形。具体的养生方法和措施，要按四时不同，顺时调养，辨证调养，在日常生活中，要特别注意饮食、起居和运动锻炼，协调一致，如此才能形神合一。

四、清静养神

神是生命的主宰，神能御气，只有在神的正确指挥和协调下，人体的正气才能保持和顺调达，《素问·移指变气论》高度概括其重要性为："得神则昌，失神则亡。"故历代养生家都十分重视养神，有"太上养神，其次养形"之说。因此，养生学认为只有清静，精神方可得以养藏，强调清静养神而调和正气。要以清静为本，祛除杂念，用神而不躁动，达到精神内守的状态；少思少虑，用神而不耗神，保持神机灵敏，如此则真气从之，精气充足，邪气不能侵犯，病无所生，则生机蓬勃。

李东垣在《省言箴》中说："积气以成精，积精以全神。"只有精充、气足、神全，才能健康长寿。《素问·病机气宜保命集》中指出："神太用则劳，其藏在心，静以养之。"所谓"静以养之"，主要是指静神不思、养而不用，即便用神，也要防止用神太过。《素问·痹论》说："静则神藏，躁则消之。"静则自虑不思，神不过用，身心的清静有助于神气的潜藏内守。反之，神气的过用，躁动往往容易耗伤，会使身体健康受到影响。

《素问·上古天真论》中说："精神内守，病安从来。"强调清静养神的养生保健意义。清静养神是以养神为目的，以清静为大法，因为只有清静，神气方可内守。张介宾说："虽神由精气而生，然所以统驭精气而为运用之主者，则又在吾心之神。"一般来说，神易动难静。人生活在社会中，精神思维活动常易扰动而难安静。如《养生肤语》说："今人作文神去，作事神去，好色神去，凡动静运用纷纭，神无不去。"所以，无论采取积极的人生态度，还是面临纷杂忧患的生活境遇，神气常会"动而外驰，不易安定"。如《老老恒言·燕居》说"静时固戒动，动而不妄动，亦静也"，又指出脑力"用时戒杂，杂则分，分则劳，唯专则虽用不劳，志定神凝故也"。精神愉悦，贯注专一，则虽用神而反能产生良好的调节精、气、形的效果。如气功中的静功锻炼，以及音乐书画等艺术活动等。所以，精神情志的安静愉悦不是消极的静止不动和逃避尘世，而是对机体具有积极的休养调节作用。

中篇　中医养生方法

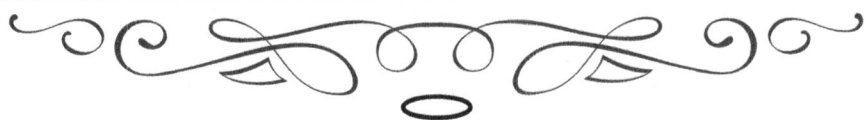

第五章 顺四时——四时阴阳，从之则顺，逆之则亡

第一节 春季养生

一、春季精神调摄

春回大地，万物复苏，阳气升发，东风吹拂，冰雪消融，百草萌生，呈现出一片生机勃勃的景象。此时人体阳气也顺应自然向上向外升发。各种生理功能日趋旺盛，新陈代谢也开始变得活跃起来。然而春季多风，昼夜温差大，所以春季养生一定要适应春季的自然规律。

春天阳光明媚，风和日丽，精神调摄应做到心胸开阔，情绪乐观，所以假日里踏青问柳，游山戏水，陶冶情操，会使机体气血通畅，精神旺盛。春季自然界万物复苏，生机勃勃，人体的精神、情绪也要适应这一特点，以利于人体内的阳气发散和心情舒畅。因此，适当的早起，外出行走散步，是适应时令特点的有效养生方法。在春天里，应早睡早起，舒展形体，在庭院中信步慢行，可使人精神焕发。经过一夜的睡眠，机体的功能活动多处于抑制状态。春天的早晨，天地间的阳气升发，人体内的阳气在子时初发，在丑寅卯时内正盛，因而在黎明时起床进行轻柔舒缓的散步锻炼，吸天地之清气，宣泄体内的郁气与积热，吐故纳新，能令人精神振奋、心情舒畅。

在漫长寒冷的冬天，人们大多在室内活动，接触大自然的机会比较少，人际交往也相对减少，因此，人们往往都有一种郁闷不畅的感觉。心情抑郁就会导致肝气郁滞，肝失疏泄，也会使神经内分泌系统功能紊乱，免疫力下降，容易引发精神病、肝病、心脑血管病等疾病。春季阳气初起，是肝阳亢盛之时，情绪有时容易急躁，所以，从春天开始。在调摄精神养生方面，要力戒烦躁、愤怒、忧郁等消极的心态，要做到心情舒畅、乐观向上，保持欢快的心境。从中医角度来讲，春季属于五行"金木水火土"中的木，而人体五脏与五行对应的是"心肝脾肺肾"中的肝。肝属木，木的特性是升发，肝脏也具有这样的特性。因此从情绪上讲，振奋精神去迎接生机勃勃的春天是有利于养护肝脏的。

春季风和日丽，春光明媚，空气新鲜，万象更新，人们宜多到户外活动，到秀美的郊外旅游，心情舒畅，心胸开朗，有利于身体健康。加强体育锻炼对身体极有好处。春天阳气升发，空气新鲜，尤其是树林里、江河畔、湖水边的空气里，富含一种被医学家称为"长寿素"的负氧离子，有镇静、镇痛、止咳、催眠、降压、消除疲劳、调节神经等功效。常到户外活动可以尽情地呼吸新鲜空气，荡涤体内的浊气，增强心肺功能，可以舒适地沐浴和煦阳光，杀死皮肤上的细菌，病毒，增强机体的免疫力。人们应走出家门，到户外散步、打拳、做操、垂钓等，以改善代谢、循环、呼吸、睡眠状态，达到舒展筋骨、畅通气血、医疗保健、强身壮体的目的。

二、春季起居

春季气候变化多端。因时制宜地进行养生，可有效地减少春季传染性疾病的发生。

（一）春天要注意保暖

早春宜保暖，衣服宜渐减，谨防天气突变受寒。若感受风寒，寒则伤肺，易发生上呼吸道感染，诱发伤风、流感、急性气管炎、肺炎等疾病，春天风寒入骨易引起关节炎、手脚关节酸痛。唐代医学家孙思邈说："春天不可藏衣，令人伤寒、霍乱，食不用，头痛。"所以，大家必须要随着天气变化增减衣物，注意防风御寒，养阳敛阴。民间谚语说："春天天气孩儿脸，一天能够变三变。"意思是说，春天气候多变，冷暖无常。有时早晨旭日东升，春风送爽，中午或许阳光暴晒，气温骤升，但傍晚可能寒流突至，冷气逼人而易受风寒。根据初春天气乍寒乍暖一日三变的特点，冬衣不可早脱。因为过早脱去冬衣，极易受寒伤肺，引发呼吸系统疾病。所以注意保暖，以防寒气的侵袭。根据"春捂秋冻"的原则，一定要随气温的变化增减衣服，以适应春季气候多变的规律。春季的气温变化趋向回暖，室内温度的回暖速度不及室外。所以，在春季虽然在室外很热，但进入室内后，就比较凉快了。秋季则正好相反，是一个降温的季节，室外温度虽然下降了，但是室内温度还比较暖和。如果春季遇热就脱棉衣，有可能不完全适应早、晚与室内外的温度。因此春天宜多"捂"些时候，过早地脱棉衣，对身体健康不利。但是"春捂"是要有一定限度的，当南方地区步入3月，或北方地区进入4月，天气就明显有些热了，这时如果还穿着棉衣，就会超过身体的耐热限度，体温调节中枢就会适应不了，同样对健康不利。尤其长江流域空气湿度较大，如果"捂"过了头，还容易诱发中暑。

（二）春季要预防"春困"

春天风和日丽，但许多人却感到困倦、疲乏、头昏、嗜睡，这种现象就是大家常说的"春困"。春天犯困不是需要更多的睡眠，而是体内循环季节性差异造成的。春天气候转暖，皮肤血管舒张，循环系统功能增强，皮肤末梢血液供应增多，汗液分泌增加，各器官负荷加重，供应大脑的血液就相对减少，大脑的氧气就会感到不足，因而会感到困倦乏力。那么怎样减轻与预防春困呢？一要保证睡眠，早睡早起，克服消极懒惰情绪；二要积极参加锻炼和户外活动，改善血液循环；三要适当增加营养；有关研究证明，缺乏 B 族维生素与饮食过量是引发春困的重要原因，因此宜多吃含 B 族维生素丰富的食品，吃饭不宜太饱；四要保持室内空气流通，少吸烟，如天气不太冷，可以适当增减衣服，或用冷水洗脸，都会使困意尽快消除。

注意起居有时。春天宜早睡早起，到室外多活动，舒展身体，使一天精力更加充沛。俗话说："立春雨水到，早起晚睡觉。"这句话概括了立春的养生内容和特点。人体气血亦如自然界一样，得舒展畅通。这就要求人们夜卧早起，注意室外活动，克服倦懒思眠状态，使自己的精神情绪与大自然相适应，力求身心和谐，精力充沛。尤其是对于老年人来说，睡得太久，容易加速脑血栓的形成。春光明媚、风和日丽之际是运动养生的好时节。人们应"早睡早起，广步于庭"，在保证 6~8 小时睡眠的情况下应多到室外活动，晒晒太阳，呼吸新鲜空气。根据体质状况和天气情况，还可结伴春游，不但能增添生活乐趣，增强身体素质，而且能提高大脑神经的调节功能和对气候变化的适应能力并抵抗和减弱"春困"等不适。忌睡眠过多。春天人易犯困，有些人有睡懒觉的习惯。中医认为"久卧伤气"，因为久卧床易造成新陈代谢下降，营养障碍，气血运行不畅，经脉僵硬不舒，身体亏损虚弱。因此，人们在春季应早睡早起，每天睡足 8 小时就够了。

在睡眠方位上，头部应朝向东方，睡前用热水洗脚，并用双手按摩足底尤其是涌泉穴，能使全身暖和、舒适，有利于提高睡眠质量。早晨醒来时，要先使意识清醒后，再微睁双眼，凝视屋顶、窗外，然后闭双目，将双手搓烫，置于双眼上，手心拱起防止压迫眼球，顺着眉毛生长的方向，做旋转按摩，至血气充盈之时，迅速打开双目，这样能有效地祛除眼中的风火。

三、春季饮食

（一）春季饮食宜清淡

中医学提出，春天养生"当需食补"。春季阳气上升，气候转暖，新陈代谢开始旺盛，然而又风多物燥，常会出现皮肤、口舌干燥，嘴唇干裂等现象。故应多吃新鲜蔬菜、多汁水果以补充人体水分，可多食大枣、山药、莲子、韭菜、菠菜等。中医讲"春日宜减酸增甘，以养脾气"，又有"春宜凉，夏宜寒，秋宜温，冬宜热，此时之宜，不可不顺"。所以，春天要多吃些偏凉的食物，宜食清淡、甘、温之品，避免油炸和肥甘厚腻的食品，以免助阳外泄，否则肝木升发太过则克伤脾土。春天新陈代谢旺盛，饮食应以健脾扶阳为原则，宜清淡可口，忌过于酸涩，忌油腻生冷，尤其不宜多进辛辣食品，如辣椒、烈酒等，以免助热生火。春天应少吃酸味，多吃甜味，以养脾脏之气，宜多吃含蛋白质、矿物质、维生素丰富的食品，如瘦肉、豆制品、蛋类、胡萝卜、菜花、大白菜、柿子椒、芹菜、菠菜、韭菜等，此外，还应注意不可贪吃冷饮，以免伤胃损阳。早春时节，气温仍较低，人体要以一定能量来维持基础体温，营养构成应以高热量为主。除谷类制品外，应选用黄豆、芝麻、核桃等食物增强体质，可以适量喝茶和姜汤抗寒，多吃些芹菜、大蒜、洋葱、蘑菇和黑木耳等，这些食物中的膳食纤维有利于降低血液黏稠度，防止春困，增强机体对抗"倒春寒"的能力，对预防心脏病发作和中风大有益处。此外，还应遵循以下饮食原则：饮食有节，忌暴饮暴食，不偏食，多食五谷杂粮；饮食不可过冷过热；怒后勿进食；食后不要做剧烈运动。

春季的饮食调理至关重要，宜甘甜少酸。食不可过饱，酒不可过量。年糕米团不宜多食。春日进补以补肝为主。当归猪肝汤、枸杞猪肝汤、韭黄炒羊肝等，均可根据个人喜好选用。对于年老体弱以及患有疾病的人要合理调节饮食。例如老年人的饮食应讲求饭菜温热、容易消化、品种多样、营养丰富的原则。多吃鸡、鱼、肉、蛋、豆制品以及新鲜蔬菜、野菜、水果、干果等高蛋白、高维生素、高微量元素和易消化吸收的食物，以增强体质，提高抗病能力。脾胃虚弱的老年人应常吃姜，以驱寒养胃；哮喘病患者应常吃些生姜、蜂蜜，以润燥、止咳、平喘，慢性支气管炎患者还应禁食辛辣、高盐食物和戒烟戒酒。在春天老年人宜多吃些富有营养而又容易消化的清淡食物，不吃或少吃生冷食品，以免刺激胃肠引起疾病。胃寒者早晚喝点姜糖水，有御寒暖胃和防止感冒的双重作用。

（二）春日喝粥养脾胃

孙思邈在《千金月令》中提到："正月宜食粥。"这是因为粥是易消化的食物，配合一些药物而成的药粥，对身体很有滋补作用，并且春季雨水时节肝旺而脾胃虚弱，宜采用食粥的方法对脾胃进行滋补。明代李时珍所著的《本草纲目》中记载粥方达52种之多，清代医学家王士雄更明确指出"患者，产妇，粥养最宜"，并将粥称为"世间第一补物"。脾为后天之本，脾胃气旺，则各脏自强；胃气一败，则百药难治。人的各种生理机能随着年龄的增大逐渐衰老，消化功能当然也会随之衰退，所以饮食以少而精和清淡熟软为佳。粥以米为主，以水为辅，具有补脾润胃、清除浊气等功效。药粥具有汤剂、流质、半流质的特点，不仅香甜可口，便于吸收，而且可养胃气、助肝阳、治疗慢性病。它与丸散膏丹比较起来，可长期服用，无副作用，又可根据需要加减药物。

四、春季运动

"一年之计在于春"，春天是锻炼身体的最佳季节。春天空气清新，这种环境有利于吐故纳新，保养脏腑。春天多锻炼，会增强免疫力，减少一年之中流感等各种疾病的发生率，又可以令人思维敏捷，不易疲劳。春季可根据自身状况选择相应的户外锻炼项目，一般以简单易行又富有趣味的活动为好，如气功、拳操、长跑、散步，以及放风筝、骑车郊游等。通过这类活动，让机体在春光中最大限度地汲取大自然的活力。

（一）春季宜清晨散步

《黄帝内经》说："春三月，此谓发陈，天地俱生，万物以荣；夜卧早起，广步于庭……此春气之发，养生之道也。"也就是说，冬去春来，阳气升发，万物复苏，清晨早起，散步行走，这是适应时令特点的有效养生之方法。散步不拘形式，不拘地点，但要想收到明显的效果，须做到持之以恒。《黄帝内经》所说的"春三月……广步于庭"，是要求春天坚持不懈地进行锻炼，只有坚持时间长了，才能使身心都得到锻炼，收到良好的养生效果。散步时还可配合探双手、浴眼、浴鼻、浴面、揉颈项、抓头皮、揉膺抱腹、捶打腰背、拍打全身等动作，更有助于通滞宣畅，气血和通，春阳升发。

（二）春天适宜放风筝

在阳春三月，最适合做的时令运动莫过于放风筝。每当在初春的时候，广场上空都会飘着各式各样的风筝，挂在天上仿佛一幅美丽的风景画。放风筝对人的健康非常有益，春季放风筝是集休闲、娱乐和锻炼为一体的养生方式。踏青出游，一线在手，看风筝乘风高升，随风而飞，实在是一件快事。宋代李石《续博物志》中说："春放鸢，引线而上，令小儿张口而视，可以泄内热。"清富察敦崇《燕京岁时记》中说："儿童放之空中，最能清目。"

除行之有效的散步、放风筝外，还可练太极拳、慢跑、春游踏青等。春意融融，空气清新，万物复苏，生机勃勃。这种环境十分有利于人体吐故纳新、采纳真气，以化精血、养脏腑。实践证明，春季进行锻炼，能提高机体对气候变化的适应能力，使人体各组织器官适应春天的特性。

五、婴幼儿的春季养生

民谚有"春天猴儿面，阴晴随时变"。在这乍暖还寒、风凉气燥、变化无常的春季里，天气直接影响呼吸道黏膜的防御功能。俗话说："百草回芽，百病发作。"春季也是流行性脑膜炎、流行性感冒、水痘、白喉、麻疹、猩红热多种小儿疾病的流行季节。因此，春季婴幼儿防病保健很重要。

合理的营养对婴幼儿的生长发育，增强免疫力至关重要。应大力提倡母乳喂养，尤其是初乳的摄取更应宣传普及。因母乳可使婴儿获取到全部所需的营养，遂使机体免疫能力增强，它还含有大量的分泌型免疫球蛋白，可以防御胃肠道感染，能杀死破伤风杆菌、百日咳杆菌，能抵抗麻疹病毒、骨髓灰质炎病毒等病毒，对心血管也能起到保护作用。随着婴幼儿月龄的增长要适时适量地添加辅食以利于生长发育的需要，食物应多样化，以免养成偏食的习惯，影响发育，导致营养不良。

春季气候干燥多风，应保持婴幼儿口腔、鼻腔的湿润清洁，预防上呼吸道感染。在每次喂奶的间隔时间应喂些温开水，以达到清洁口腔，补充水分的作用，鼻腔有分泌物时，应即时用棉签蘸点苏打水清洗干净。

卧室内要保持空气新鲜、流通、整洁干净，在天气晴朗时，应抱孩子到户外活动，使大腿、臀部、面部适量地接触阳光的照射，使皮肤脱氢胆固醇经紫外线的照射转化为维生素D，促进钙的吸收，维持血中钙、磷的平衡，减少佝偻病的发生。

随着婴幼儿的生长发育，6个月以后从母体内获得免疫力的功能逐渐减弱和消失，和外界环境接触逐渐增多，春季又是一些传染病的多发季节，就容易被致病微生物感染。此时，为了提高小儿体内的自动免疫能力，预防发生某些传染病侵袭，就要适时地带领孩子到防疫部门接种疫苗。

婴幼儿的皮肤与成人不同，生理功能也有差别，皮肤和呼吸代谢作用比较强，体内的水分及热量蒸发或散失比成人快，易出汗，保温差，皮肤角质层薄，娇嫩，自我保护能力差，所以春季要注意保暖，避免硬肿症的发生。

六、春季常见病预防

（一）春季防病要防风

中医学认为，风、寒、暑、湿、燥、火本是自然界六种正常的气候变化，但在一定的条件下，气候变化过于急骤，加之人的体质虚弱，风、寒、暑、湿、燥、火侵袭人体导致疾病的发生，即成为六种淫邪。而在六淫中，风居于首位，其性善行而数变。风为春季的主气，故风邪引起的疾病以春季为多。风邪具有轻扬、升散、向上、向外的特性，故风邪致病常侵袭人体的上部、肌表、腹背等属阳的部位。如风邪上扰头面，可见头项强痛、口眼㖞斜等症。肺为华盖，外合皮毛，风邪外袭，常伤于肺，使肺气不宣，而见鼻塞流涕、咽痒咳嗽等症状。风邪客于肌表，可见恶风、发热等表证。风邪袭于阳经及背部，则见项背疼痛等症。因此，对于春季常见疾病的预防，首要的是防风。这就需要我们注意防风保暖，以预防春季风邪侵袭引起疾病的发生。

（二）春季预防传染病

春天温暖多风，最适于细菌、病毒等微生物繁殖传播，易发生流感、流脑、猩红热、腮腺炎以及病毒性心肌炎等传染性疾病，尤其是呼吸道传染病。因此在疾病流行期间，年老体弱者不要频繁出入商场、影剧院等人多的公共场所。每天吃几瓣生大蒜或在室内熏蒸食醋，均有预防呼吸道传染病的良效；要预防传染病，就一定要讲卫生，勤洗晒衣被，除虫害，开窗通风，提高防御能力，传染病流行时少去公共场所，避免传染。另外，初春时节，要对房间进行除尘通风。居室的窗户关闭了一冬，会在室内角落、夹缝里积累若干微尘，如果在立春时除尘通风，可以减少和抑制病菌病毒的繁殖，达到预防疾病的效果。

（三）春季应预防肝病

春天是肝的主季，肝气最旺，但也是这个季节最容易发生肝病。所以，在这个季节我们应该注意调养和护理肝脏。要避免过度劳倦，保持心情愉快，适当的休息能增加肝血流量，激活肝脏细胞使之活跃。俗语道："大怒伤肝。"平时不宜发怒，亦不可过分忧郁或沮丧。其次，要多吃香菇、海藻、菠菜、花菜、四季豆、黑白木耳、马铃薯等含有丰富维生素及矿物质的蔬菜，并且适量食用具有优质蛋白质的鱼类肉类，避免肝脏的负担增加，戒食辛辣、油炸及酒等刺激性食物。此外，由于各种病毒及细菌的感染均会对肝系统造成损伤，所以，我们还应注意减少感染性疾病的发生。

（四）过渡季防旧病复发

春天又是气候交替的过渡季节，人们不重视保健，或过量饮食辛热助火之品，一些旧病宿疾极易复发，如偏头痛、慢性咽炎、过敏性哮喘、高血压、心肌梗死、精神病等。

第二节　夏季养生

一、夏日精神调摄

人的精神活动与心的功能密切相关。《素问·阴阳应象大论》里指出"南方生热，热生火"，而火热主夏，内应于心。心主血，藏神，为君主之官。夏宜养心，而养心最好的方法就是静养心神，即所谓的清心寡欲，闭目抑耳，正确对待生活与工作中的利害得失，不贪得，不患失。避免过于兴奋的娱乐活动，调息静心，尽量避免不良情绪反应对人体的刺激。喜为心志，愉悦的精神情志能缓和紧张和抑郁的情绪，使心情舒畅，气血流畅，脏腑和调。俗话说："笑一笑，十年少。"笑是健康长寿的良药。笑不仅能驱散愁闷烦恼，还可以增强心、肺、肝等脏器的功能，能畅通呼吸使吸氧量增加，加强血液循环，促进新陈代谢，增强身体的抗病能力。在夏日来临之际，应顺应夏志在外的特点，及时地调整工作计划和生活节奏。

《素问·四气调神大论》中说："使志无怒，使华英成秀，使气得泄，若所爱在外，此夏气之应，养长之道也。"就是说，夏季要神清气和，快乐欢畅，心胸宽阔，精神饱满。虽然生活压力很大，但是对外界事物要充满热情，培养乐观外向的性格，以利于气机的调畅。如果懈怠厌倦或恼怒忧郁，则有碍气机通畅，对身体不利。嵇康在《养生论》中说："更宜调息静心，常如冰雪在心，炎热亦于吾心少减，不可以热为热，更生热矣。"即心静自然凉，意念中想象心中有冰雪，便不会感到天气极其炎热了，必能安然度过炎夏。

二、夏日起居

（一）居室布置

夏天到来之前对居室的布置也须引起重视。要对居室进行一下全面打扫，要调整好影响室内通风的家具，以保持室内有足够的自然风，在室内应采取必要的遮阳措施。设法减少或避免一些强烈的阳光，窗子应挂上浅色窗帘，这样可以更加凉爽。

炎炎夏日，许多人喜欢在树下乘凉。但要注意不要长时间坐在露天放置的木质椅子上。俗话说："冬不坐石，夏不坐木。"此节气中，气温高、湿度大。木头，尤其是久置露天里的木料，如椅凳等，露打雨淋，含水分较多，表面看上去是干的，可是经太阳一晒，温度升高，便会向外散发潮气，如果在上面坐久了，使人容易患上消化不良、皮肤病、痔疮、风湿和关节炎等疾病。所以在此节气中要注意不能长时间坐在露天放置的木料上。

（二）午睡舒缓身心

俗话说："每天睡得好，八十不见老。"这是因为睡觉时，神经系统、循环系统、内分泌系统、肌肉各种神经反射活动较白天觉醒时均有明显舒缓放松。由于夏季日长夜短，气温又高，晚间睡眠不足，加上经过一个上午的工作或学习，脑细胞也处于疲劳状态，常有昏昏欲睡感。因此我们需要通过午睡来进行调节，以补偿夜间睡眠不足，使人的大脑和身体各个系统都得到放松和休息，有利于下午、晚上的工作或学习，也是预防中暑的最佳方法。

午睡对保持身体健康、减少某些疾病的发生起着关键的作用。午睡可以使机体新陈代谢减慢，体温下降，呼吸平稳，脉搏减速，心肌耗氧量减少，心肌消耗和动脉压力减小，还可使与心脏有关的激素分泌更趋于平衡，使心脏得到很好的休息，降低心肌梗死等心脏病的发病率。

午睡是促进健康的一种良好手段，但睡的时间不要过长，一般来说，睡1个小时左右比较合适，最长不要超过1.5小时，不宜趴在桌面上睡，这样会使眼球受压，眼压增大，易诱发眼疾；为保证午睡质量，应注意卧室通风、凉爽、空气新鲜，午餐时不宜饮酒、喝咖啡、浓茶，以免兴奋而难以入睡，并且不宜餐后倒头便睡，应活动10分钟后再睡。

（三）主动饮水

夏天天气热，出汗多，人体每日除从食物中摄取水分外，还要饮用一部分水，使身体保持水液代谢平衡，而主动饮水是夏季科学饮水的重要环节。水是生命的摇篮，是人类生活和生产必不可少的基本物质。人体营养物质的消化吸收、代谢废物的排泄、血液循环、体温调节，以及人体各种内环境的生理、生化反应，都需要水的参与才能完成。补水关键是定时主动饮水，即口不渴时也要进行"必需的"喝水。生理学家测试发现，人的血液黏稠度在夏天最高，尤其以老年人为甚，因为老年人体内水分含量少，呈相对缺水状态，加上夏季出汗较多，使其缺水更加严重。定时饮水可以有效预防血黏度的增高，所以夏季主动饮水特别重要。

三、夏季饮食

夏季气候炎热，人的消化功能相对较弱。因此，不宜食肥甘厚味，要多食杂粮以健脾和胃，不可过食热性食物，以免助热；冷食瓜果当适可而止，不可过食，以免损伤脾胃；肥甘厚味之品宜少勿多，应特别重视合理调配饮食，因为在炎热多雨的环境中，为了保持机体的健康，保持体温的恒定，机体各内脏器官的功能会发生许多相应的变化，以增加热量的散发。其中最明显的变化就是炎热引起的大量出汗。营养物质会直接从汗液中流失，从而导致各系统的代谢增强，所需能量增加，营养物质消耗增多。再者，夏季人们消化功能低下，营养物质的吸收受到限制，故饮食调养就显得尤为重要。此时饮食宜少食寒冷，常食温暖、清淡，多选苦辛之品。因此夏季饮食要有讲究，应顺应其季节气候特点。

（一）夏日宜选清淡素食

夏季人体阳气升发，而阴气内伏。因此，人的消化功能较弱，选择食物当以清淡爽口为好。夏日天气炎热而潮湿，脾胃消化功能减弱，尤其宜选清淡、易消化的食物，中医学认为淡味食品有利水渗湿的作用，夏季湿气重，再加上饮水多，易致水湿困脾，所以淡渗利水的食物宜多食。如可多食些薏苡仁、绿豆、藕、西瓜、南瓜、苦瓜之类的食物。这些清淡的素食多能消暑解渴，同时还可健脾祛湿，有利于夏季食物的消化吸收。夏季心火亢盛，脾胃虚弱，消化功能低下，尤其应少食肥甘油腻之品，否则会使心火更旺，脾湿更重。因此，夏季饮食清淡一些更有利于身体健康。

（二）夏季进补的关键在于选准补品

中医认为，鸭肉味甘、咸，性微寒，具有滋阴养颜、清肺补血、利水消肿的功效。从中医"热者寒之"的治病原则看，特别适合体内有热、上火的人食用，如低烧、虚弱、大便干燥和水肿等，而这类疾病多见于夏季。

鸭肉与海带同食，能软化血管、降低血压，可防治动脉硬化、高血压、心脏病；鸭肉和竹笋同食，可治痔疮出血；鸭与火腿、海参共食，能补五脏之阴，鸭肉同糯米煮粥，有养胃、补血、生津之功，对病后体虚大有裨益。可见夏季应多吃些鸭肉类食品。

（三）夏季消暑"神器"

1. "夏季瓜果之王"——西瓜

西瓜为夏令的主要瓜果，其形、色、味俱美，果汁多而营养丰富，每当盛夏时节，西瓜便成为人们消暑解渴的最佳食品。天热心烦食欲不振，或身体肥胖的"苦夏"人，食西瓜既可开胃助消化，增进食欲，促进代谢，又能补充营养，滋润身体。西瓜含水量在水果中是首屈一指的，所以特别适合夏季补充人体水分。食西瓜不同于喝水或饮料，它对人体不仅仅是水分的补充，西瓜汁中还含有多种重要的有益健康和美容的化学成分，它含多种具有皮肤生理活性的氨基酸、糖类、维生素、矿物质等营养物质。西瓜的这些成分，易被皮肤吸收，对面部皮肤的滋润、营养、防晒、增白效果极佳。西瓜虽是夏令佳品，但它性寒凉，注意不要食得过多，否则会使脾胃受寒，损伤脾肾之阳，发生腹痛、腹泻等。

2. 夏季首选饮料——绿豆汤

由于夏季气温比较高，人体出汗多，为保持机体平衡，需补充一定的水分。人们除用开水外，也常饮些饮料来清暑消渴，清心醒脑，生津除烦。而绿豆汤清凉爽口，是夏日消暑止渴的首选饮料。

绿豆的营养价值很高，含有丰富的淀粉、蛋白质、脂肪、糖类、钙、磷、铁、胡萝卜素、维生素 B_2、磷脂等，尤其是赖氨酸的含量高于其他农作物。每当伏天到来，绿豆粥就成了最受欢迎的清凉饮料之一。绿豆粥不仅广泛流传于民间，而且中医古书上也有颇多记载。明代《普济方》说："消渴饮水，绿豆煮汁，并作粥食。"李时珍在《本草纲目》中称："绿豆粥解热毒，止烦渴。"此外，《养老奉亲书》《必效方》等均有所记载。

绿豆不仅作为食物，我国古代医学家也早已将它当作一种良好的清热解毒的中药。绿豆味甘性寒，入肝与心经，有清热解毒、消暑止渴、利水消肿、滋润皮肤等功效。中医临床常用于治疗暑热烦渴、热毒疮疡、丹毒、小便不利，以及各种中毒的解救。所以绿豆不仅是"济世之食谷"，更是"治病之良药"。

（四）注意饮食卫生

夏季气温比较高，人体新陈代谢加速，中午出汗较多，人体需要不断地补充水分。频繁、大量水分的补充无疑要冲淡胃液，而胃酸浓度亦相应降低。胃酸不仅起着重要的消化作用，更是人体抵御外界病原微生物的一道重要防线，胃酸浓度的降低必然导致对病原微生物杀灭作用的减弱，此时一旦有大量细菌或病毒通过饮食进入体内，极易导致机体消化系统的感染性腹泻，其中包括痢疾、肠炎等。夏季由于高温、潮湿，病原微生物都在迅速地进行增殖。同时，由于夏季多雨，这些病原微生物也极易附着于各种瓜果、蔬菜之中。如果此时不注意饮食卫生，极易患病。所以夏季注意饮食卫生，防止病从口入，是预防各种夏季肠道传染病的关键之处。

四、夏季运动

夏季是一个健身的好季节，在夏季运动时，最好选择在清晨或傍晚天气较凉快时进行，场地宜选择在公园庭院、河湖水边等空气新鲜的地方。根据"春夏养阳"的原则，不宜做过分剧烈的活动，运动的项目以散步、慢跑、太极拳、广播操为好。若运动过于激烈，会导致大汗淋漓，不但伤阴气，也耗损阳气，应当以刚出汗为度。在运动过程中，如果出汗过多，切不可大量饮用凉开水，更不能立即用冷水冲头、淋浴，否则会引起寒湿痹证、黄汗等多种疾病。可适当饮用绿豆盐水汤或淡盐开水。

夏季日长夜短，天亮得比较早，很多有晨练习惯的人都是天一亮就出门锻炼。实际上，早晨太阳出来之前，空气中的二氧化碳浓度较高，难以呼吸到新鲜空气。此外，经过一夜的睡眠，人体在早晨的血液黏稠度比较大，流动不畅，再加上天热，身体内的水分蒸发较多，过早进行晨练，容易导致心血管疾病。所以，习惯晨练的人早上锻炼的时间最好固定，夏季可以起得比冬天稍微早一点，但不能太早，以免影响正常睡眠时间。

夏季解暑好运动——游泳。炎热的夏天，蝉鸣蛙噪，酷热难忍，能畅游在清澈凉爽的碧波中无疑是最快活的事情了。夏天游泳，不但能消暑解暑，还是锻炼身体，减肥美体的有效运动。坚持游泳，可以增强机体对外界的反应能力，提高耐寒及抗病能力，使人体肌肉富有弹性，体型健美，既增强体质，又能祛暑降温，有益于调节情绪，消除疲劳。故游泳是夏季人们最喜爱且极为有益的一种运动方式，也是一项全身性健身运动。经常在江河、湖泊、大海以及游泳池参加游泳锻炼，利用水的刺激，对身心健康起到良好的作用。游泳是夏季最好的运动，游泳时水的浮力使全身关节不受身体重力的影响，处于完全放松的状态。因此对肩关节、膝关节大有益处。此外，游泳还被誉为"血管体操"，它可以加快血液循环，防止心血管病的发生。但游泳时需注意：首先要选择一个水质较好的游泳场所。为了安全起见，最好到海滨浴场或游泳池，不要选择野外。其次，游泳前应充分活动肢体，以免发生抽筋的情况。再次要注意游泳卫生，患有肝炎、皮肤病、眼病的人不宜进入公共场所游泳，以防污染水质。另外，不宜在空腹或饱食后立刻游泳，那样容易引起消化不良或低血糖昏迷。妇女在月经期、怀孕期等不宜游泳。游泳时应戴防水泳镜，若游泳后感到眼部不适，可点用消炎滴眼液进行预防，注意勿用手揉或用不清洁毛巾擦眼。

五、夏日易感病预防

（一）夏季气温骤升综合征

随着夏季气温骤然升高，许多人常常有心情烦躁、注意力不集中和记忆力减退等症状。这些都是夏季气温骤升综合征的典型临床表现。气温骤然变化就是一种对人体的恶性刺激。临床生理表现为面红气促、食欲减退、入睡困难、心率加快等症状，同时心理表现为心情烦躁、易于激动、注意力不集中、记忆力减退等症状。

要解决夏季气温骤升综合征问题，其实并不难。正确的方法是随着气温的骤然升高，减缓外界环境对人体的刺激，增强自控能力，保持平和心态。在生理方面，要尽量压缩外出活动时间和减少剧烈活动量，适当调节好休息时间；在做户外活动时，要注意戴好凉帽或遮阳伞，防止烈日对头部的直接照射；要注意多饮水，补充身体水分，使身体保持足够的水分；采取积极的措施，做好环境防暑降温工作。在心理上，要增强自我控制能力，对因烦躁引起的易怒，要学会心理暗示，调节好气温骤然升高对心理带来的影响。

（二）感冒

大家别以为感冒一般都会在天气冷的时候出现，其实夏天也会得感冒。这是因为，夏季天气炎热，为了散发体内的热量，人体的表皮血管和汗腺孔扩张，出汗很多，入睡后易使身体受凉而发生感冒。暑天感冒俗称"热伤风"，有些患者还会出现呕吐或腹泻等。

因此，在夏季大家也要注意身体的保暖，特别是在入睡时，不可大意。特别对于老年人来说，这个节气还不宜贪凉而露天睡觉，更不要在大汗后而裸体吹风，以防感冒，从而引发其他疾病。预防暑热天感冒，主要是锻炼身体，增强机体的抗病能力，使身体能够适应暑天的多变性。

（三）痱毒

痱子常见于儿童，好发于头、面、颈等部位，病变处呈红、肿、热、痛及流水征象，该症发生多由婴幼儿皮肤不洁、营养不良、抗病力差和蚊虫叮咬抓破感染所致。痱毒若治疗不及时，就会转变为肾炎，严重的还会引起败血症而危及生命，因此应引起高度重视。

防治痱毒，首先要做好消暑降温工作，勤洗澡、勤换衣、勤剪指甲。对已形成痱毒者，要及时应用抗菌药，病变处用含量为75%的医用酒精消毒。

（四）冬病夏治

夏天进补、冬病夏治是夏季养生的一项重要原则。三伏天是一年中最炎热之阶段，也是人体调补和治疗宿疾的最佳时刻之一。冬季易发的慢性疾病，利用夏季病情平稳时期进行调补，对治愈或减轻慢性病的复发有较好的作用。

各类关节疼痛及肢体麻木的病症，往往天气寒冷时发作，天热时消失。因此，在夏季不要洗冷水浴或游泳，禁止睡地板，不要夜间在室外露宿，最好不穿短衣裤与裙子，以免风寒湿气伏积于经络之中。

慢性腹泻及虚寒性胃病，如肠炎、结肠炎、肠功能紊乱等症，往往夏季病情稳定，深秋后发作，故夏季除注意上述禁忌外，还须忌过度食用各类瓜果及冷饮冷食，免伤脾胃之阳气。

慢性支气管炎、哮喘患者一般有冬发夏止的现象。这类患者除注意并做到以上禁忌事项外，还要少食甚至不食冷饮。

（五）夏天要防"空调病"

在炎炎夏日，空调走进家庭，给人们带来了舒适的生活和工作环境，提高了人们的生活质量。许多人几乎每天都会以空调为伴，享受空调所带来的舒适感。但是，就在人们享受这份惬意的同时，许多人却莫名其妙地感到头痛、疲倦、皮肤干燥、咽喉痛、手足麻木、胃肠不适等，女性还会出现月经失调。上述这些人就是患了现代化给人们带来的"空调病"。

"空调病"发生的主要原因是室外的气温很高，人们衣着单薄，皮肤外周血管舒张，人们回到凉快的室内时，由于温差大，身体突然处在低温环境中，皮肤外周血管收缩，分布在全身的汗腺减少分泌，以减少热量的散发来保持体温。同时，冷的感觉也促使交感神经兴奋，导致分布在腹腔脏器的血管收缩，胃肠蠕动减弱，因而就出现了肢体麻木、皮肤干燥、胃肠不适等一系列症状。此外，空调房间大多是封闭的，空气不流通。时间一长，氧气含量降低，二氧化碳浓度又大大增高，导致室内空气变得十分污浊。另外，空调器内部是个阴暗潮湿的环境，正适合多种细菌、病毒的生存繁殖，使人们通过呼吸传播而感染。因此，人们在空调环境下待时间过长很容易出现畏冷不适、疲乏无力、食欲不振、头昏、头痛、记忆力减退、四肢肌肉酸痛等症状，甚则诱发感冒、咽喉炎、肺炎、胃肠炎等疾病。如果空调的温度调得太低，会令人难以适应，导致头痛、伤风等。同时空调也具有抽湿功能，因此空气中的湿度也是较低的，在干燥环境下很容易使鼻腔黏膜干燥，形成支气管及扁桃体发炎，对患有哮喘的患者来说后果更为严重。

所以夏季的空调房室温度应控制在 26～28℃，最低温度不低于 20℃，室内外温差不宜超过 8℃；久待空调房间，应定时通风换气，让新鲜的室外空气进入室内，这样的做法不会增加室内的温度，反而是一个预防空调病的好方法；长期生活与工作在空调房间的人，一般约 2 小时即应走出室外，适当活动四肢和躯体，以加速血液循环，年老体弱者、高血压患者，最好不要久留空调房。

（六）"冰箱病"

夏季需要预防"冰箱病"。盛夏，冰箱门频繁地开启，使冰箱里的温度骤变，为细菌大量繁殖创造了适宜的环境。很多家庭使用冰箱很少进行过认真的清洗、消毒，更为细菌的繁殖创造了条件。吃了这种被细菌污染，而又未煮熟的食物，就会染上"冰箱肠炎"，出现恶心、腹痛、腹泻、发热等症状。

要预防"冰箱肠炎"，一是定期对冰箱进行清洗、消毒，最好对冰箱放置食品的柜架附件等进行认真地擦洗，以确保冰箱内环境清洁，避免异味产生。也可以在排气口和电冰箱下方的蒸发器内放置大蒜，用来杀菌消毒。二是生熟分仓分放，并用塑料袋加以封装，防止互相感染。三是存放时间不宜过长，存放的熟食一定要加热煮沸再吃，存放的瓜果要洗涤干净后再吃。

此外，从冰箱里取冷冻的肉、鱼等荤食时，最好是用多少拿多少，避免解冻后用不完又放回冰箱继续冷冻，这种反复解冻的荤食易产生致癌物质，严重影响人体健康，患有胃炎、心脏病的人宜少吃或不吃长时间在冰箱中存放过的食物。

第三节　秋季养生

一、秋天精神调摄

立秋时节，天气虽仍很热，但湿度已没有夏天的大，因而秋季的气候特点之一是干燥。按中医理论，立秋后肺功能开始处于旺盛时期，情绪波动大就容易伤肺，肺气虚则机体对不良刺激的耐受性下降，所以秋季养生，调摄精神，保持健康平和的心态是非常重要的。秋天阳消阴长，阳气日衰，气候日渐转凉。俗话说："一场秋雨一场寒。"人与天地相适应，日照减少，气温渐降以及"秋风扫落叶"的凄凉景色使人的新陈代谢和生理功能受到抑制，从而易导致情绪低落、注意力不集中的悲秋情怀。所以人们常说"多事之秋"。四季的变化，会使人的情绪发生节律性的波动，令某些心理性疾病发作或加重。万物凋零、红衰翠减、木枯叶落的秋季容易使人悲哀、忧虑、烦躁和伤感。根据医学调查资料显示，深秋至冬季是一年中死亡和发生自杀及诱发精神疾病最多的季节。悲秋情怀对人体身心不利，是一种疾病，患者以女性和老年人居多。

（一）要保持心态平和

在秋天里，人们一定要保持精神上的安宁，只有这样才能减缓肃杀之气对人体的影响；还要注意不断地收敛神气，以适应秋季容平的特征，不使神志外驰，以保肺之清肃之气，在精神上养收。

因此立秋后，我们在进行自我调养时切不可违背自然规律，要做到内心宁静，神志安宁，保持心情舒畅，切忌感情起伏波动太大，即使遇到动气的事，也应主动予以消解。同时还应收敛神气，以适应秋天容平之气。当你焦躁不安时，你可以试着用自己的手抚摩在心口上，深深地呼吸，对自己的心说上一声"平和，宁静"，这样你就能加强自我控制的力量，做到安之若素、沉默从容。

（二）保持乐观情绪

乐观的态度可以维持人体于一个最佳的状态。医学研究证明，消除抑郁，最好的方法就是笑口常开。官为心之志，而心之声为笑，笑是喜形于外的表现。适当的笑可升发肺气，使肺吸入足量的"清气"，呼出废气，加快血液循环，达到心肺气血调和之目的；可让肺气布散全身，使面部、胸部及四肢肌群得到充分放松，同时让肝气平和，从而消除抑郁，保持情绪稳定。

（三）色彩能带动人们的情绪

根据五行理论，"木火土金水"对应"青赤黄白黑"再对应"肝心脾肺肾"。五行中秋天对应白色，代表清爽、明亮。而且心理学研究表明，色彩的美感能提供给人精神、心理方面的享受。明亮、鲜艳的颜色可以令人精神振奋。比如人们见到暖色，如红、橙、红紫等色后，马上联想到太阳、火焰等物象，产生温暖、热烈的感觉。而过分灰暗的颜色，则容易使人产生乏味、单调、厌烦、疲劳的感觉。因此，当秋后出现精神疲软现象时，可以通过穿着亮度高或色彩鲜艳的衣服。给人眼以强烈刺激，达到强烈对比、生机勃勃的视觉效果。从而振奋自己的精神，同时也给别人带来一份生气，给这个萧瑟的季节增添一抹亮色。

二、秋天起居

（一）入秋莫贪凉

立秋之后，金风送爽。临睡之前，有些人喜欢开窗而卧，在凉爽的气温里进入梦乡。然而，初秋时节正是寒暖交替、冷热交锋之际，冷空气开始活动。前半夜暑热去凉爽来，很是宜人；后半夜寒湿下注，室内暑湿上蒸，二者相交在一起，寒湿之邪便常常同时侵袭人体。

因此说，一年之中的换季阶段，对人体健康干扰甚大。秋季天气凉爽. 人体毛孔张开不再排汗. 湿气内困，人们为了贪图凉快，晚上开着门窗睡觉或久居阴凉潮湿之处，都是感受寒湿的原因。常见症状有全身酸痛、麻木，四肢无力，周身关节酸痛等。所以，入秋天气转凉时切莫贪凉。入睡之时，一定要关窗闭户，以防止寒湿之邪入侵。

（二）"秋冻"有必要

我国自古以来就流传着"春捂秋冻，不生杂病"的养生谚语。"秋冻"意思是说，虽然到了秋凉时节，不要马上把自己裹得严严实实，做到有意识地让肌体"冻一冻"，可以避免因多穿衣而导致的体热出汗、阴津伤耗、阳气外泄，顺应"秋收"的养生秘要。

如果天刚有凉意，就穿棉戴帽，不仅可能"捂"出火来，还会削弱自身的抵抗力和耐寒力，使身体变得弱不禁风，成了温室里的花朵。而晚一点增衣，适当地冻一冻，锻炼锻炼，以增强自己的御寒能力。等天气真正转冷时再适当地增加衣服，这样就会既感到暖和，又不容易患感冒等一系列疾病。

当然，"秋冻"也不能简简单单地理解为"遇冷不穿衣"。当天气骤然变冷时，适当地增衣是必要的，只是所谓"适当增衣"且指让自己略感凉而不感寒为宜，而不是裹得严严实实。"秋冻"也要有个"度"，既要坚持"秋冻"，又要确保不因受寒而伤身，当添衣时不添衣，而导致着凉生病，就违背"秋冻"的原意了。秋季养生要注意"天时地利人和"，当天气变化比较平缓时或是气候较暖和的中午. 少穿一点衣服是可以的。一旦有强冷空气活动，造成气温急剧下降时或者早晚气温非常低时，就不要一味地追求"秋冻"，应该及时、适当地增衣保暖。

此外"秋冻"还应因人而异，有一些不适宜秋冻的疾病患者，如心脑血管病患者、骨关节病患者、支气管炎患者等就更应当及时添衣了。寒冷、潮湿可引起人体多部位血管收缩、局部血流减慢，从而使骨关节病症加重。有风湿性关节炎、类风湿性关节炎、骨性关节炎等骨关节病的患者应从立秋开始就注意保暖，避免受寒。人体受寒冷刺激后，常会导致交感神经兴奋，全身毛细血管收缩，血液循环外周阻力加大，血压升高，血管负荷加重，再加上由于秋季干燥，人体血液黏稠，血流减慢，所以易引起脑出血或使脑血栓形成。因此心脑血管疾病患者更不宜受冻。支气管炎患者特别忌冷、忌风，寒冷空气会对他们的气道产生不良刺激，从而诱发气管、支气管的痉挛，使得疾病复发或加重。因此这类患者也不宜秋冻。

（三）秋高气爽防"秋乏"

进入秋高气爽的好季节，本应是人体感觉"最舒服"的时节，可是出人意料的是，在这个时候人们反而常常会感到疲惫乏力。这是因为，在炎炎夏日中，人体消耗了过多能量，到了秋季，人体进入一个生理休整阶段，肌体会产生一种懒洋洋的疲劳感，再加上秋燥，耗气伤阴。气虚会导致四肢乏力，精神疲惫，而且处暑时，虽然早晚凉，但中午气温仍然很高，暑湿较重，中医称暑湿困脾，人体容易感到困乏，这就和春季气候变化会发生"春困"一样。秋天，肌体产生的这种莫名的疲惫感就是"秋乏"。

产生"秋乏"，不要惊慌，这是人体随自然气候变化所表现出的正常反应，是人体内取得阴阳平衡的一种生理现象。不过，虽说秋乏是一种生理现象，对人的健康没有危害，但无疑会影响工作，特别是对一些特殊行业，可能会成为很大的隐患。例如，对于驾驶员来说，秋乏是酿成交通事故的一大原因。所以，防秋乏是很有必要的。秋高气爽，空气中含氧量高，进行适当的体育锻炼，增强身体适应气候变化的能力，并改变精神状态。此外，调理饮食，增加维生素的摄入量，也能有效排除人体疲劳时所积存的代谢产物，克服秋乏。

（四）秋季宜早睡早起

睡眠，是养生非常重要的一项内容。任何生物都离不开睡眠，如果没有正常的睡眠，生物就不能很好地维持正常的生命活动。初秋正是处在由热转寒的交替时期，自然界的阳气由疏泄趋向收敛，人体内阴阳之气也随之转换，此时只有保持充足的睡眠才可以避免秋天寒凉之气对人体的侵害。

秋风清肃，万物收藏，自然界的阳气由疏泄转向收敛、闭藏。初秋时节保持充足的睡眠不仅能恢复体力，保证健康，还能提高身体免疫力，可以说是顺应了气候和人体的双重需求，一方面是由于气候变得凉爽正适合睡眠，另一方面也正好弥补了之前因天气炎热而导致的睡眠不足，满足了人体需求。而且睡眠充足了，大脑才能得到很好的休息。才能保证白天精神奕奕、精力充沛。

调养从清晨开始。秋季气候干燥，但清晨却是天高气爽，空气清新，是一日当中最为舒适的时候。早睡早起是好习惯，利于收敛神气，使人体不受秋燥的损害，保持充沛的活力。俗话说："早睡早起，精神百倍。"秋季早睡，完全符合"养收之道"的养生原则。而秋季适当早起，可减少或缩短小血栓形成的机会，这对于预防脑血栓发病有一定意义。对于上班族来说，晚上 10 点前入睡，做到早睡早起，就能让人在早晨精神饱满，提前进入储备状态，防止一上班就犯困。所以应该合理安排睡眠，做到"早卧早起，与鸡俱兴"。早卧，以顺应阳气之收敛、阴气之收藏，以养"收"气，早起，以顺应阳气的舒长，使肺气得以舒展，且防收敛之太过。

三、秋季饮食

秋季是一年四季中万物成熟的时节，人体的生理也随着季节的转换而改变，秋季的饮食要适应秋季养生之需。

（一）补充津液

秋季燥气当先，易伤津液。应多喝开水、淡茶、果汁饮料、豆浆、牛奶、粥等，多食新鲜蔬菜和水果以养阴润燥，弥补损失的阴津。多食水分较多的甘润食物，可以直接补充人体的水分，以防气候干燥对人所产生的直接的伤害。秋季饮食宜贯彻"少辛多酸"的原则。辛味归肺，肺属金，通于秋季，肺气盛于秋，少食辛味的食物，可有效防止肺气太盛。酸味归肝，肝属木。中医认为，金克木，辛味能胜酸，即多食辛味食物可使肺气亢盛，容易损伤肝的功能。所以，秋季要减辛以平肺气，增酸以助肝气，以防肺气太过克制肝木，使肝气郁结。具体而言，秋季应食用一些滋阴润燥的含酸较多的食物以增加肝脏的功能，比如橙子、葡萄、柚子、菠萝、莲子、百合等，也可食沙参、麦门冬、杏仁、胖大海等益气滋阴、润肺化痰的药物。另一方面要少吃葱、姜、蒜、韭菜等辛味之品。

（二）不宜大补，宜平补

饮食除以酸为主外，还需注意的是，夏季过后，暑气消退，到了秋季，由于气候宜人，食物丰富，人们往往胃口转好，进食过多。摄入热量过剩，全转化成脂肪堆积起来，使人发胖，俗话叫"贴秋膘"，这样不好，特别是对素体肥胖的人来讲，容易诱发高血糖、高血脂等疾病。因而在秋季饮食中，贪食的人们千万要记得管住自己的嘴巴，要注意适量，而不能放纵食欲，大吃大喝。秋天每餐进食宜简不宜繁，这是由于人体阳气衰弱，胃气亦弱，每餐食用品种繁多的食物，不易消化，容易导致胃病。

经过炎热的夏天，身体耗损大，而进食较少，当秋天天气转凉，调补一下身体颇有必要。而秋天是寒暑交替的季节，由于气候干燥，冷暖多变，人体一时难以适应，极易发生疾病或引起旧病复发。因此在气候多变的秋季，饮食调养就非常重要。仅秋季饮食调养也有讲究，有些人一到秋季，气温逐渐下降，不管机体什么情况，把许多补药、补品，如人参、鹿茸、鸡肉、羊肉等集中食用，称之为"大补"的方法是很不科学的，不但对健康无益，反而浪费财力和物力，甚至还会损伤身体。一般来讲，秋季饮食调养应注意下列问题：首先，秋季要保持饮食清淡、合理营养。不食或少食辛辣烧烤之类的食品。这些食品容易加重秋燥对人们身体的危害。适量增加优质蛋白质的摄入，如蛋、肉、鱼、乳制品及豆制品等，不食用油腻的食物。其次，多食富含维生素的食物，如新鲜蔬菜和水果。维生素作为辅酶能协助肝脏把人体疲劳时积存的代谢产物尽快排除掉。蔬菜和水果为碱性食物，其代谢产物能中和肌体疲劳时产生的酸性物质，使人消除疲劳。但是，水果除少数（如龙眼、葡萄、荔枝等）外，其性味均偏于寒凉，食用应该适量，不可任意纵腹，以免伤害脾胃之气。在秋季为保护颐养胃气，宜多食温食，少食寒凉之物。还可多食一些清热润肺的滋补性食物，如大枣、莲子、蜜糖、银耳等。

俗话说："一夏无病三分虚。"在经历酷暑及"秋老虎"的肆虐后，人体往往会比较虚乏。根据中医"春夏养阳，秋冬养阴"的原则，这时已进入秋季进补的好时节。但是人们需要注意的是，进补应以平补为主，即选用寒温之性不明显的平性滋补品来进补。中医的治疗原则是虚者补之，除阳虚体质者外，不要过多食用温热的食物或药物，如狗肉、人参、鹿茸等。因为由于秋季阴阳虽相对平衡，但燥是秋季的主气，进食过多温热的补品就可能使肺被燥气所伤。同时，进补并不是多多益善，认为"多吃补品，有病治病，无病强身"的想法是错误的。因为任何补品一旦服用过量都会有害，影响人体内的营养平衡。

在不同的时节，人体对补品的需求是不一样的。因此，秋季进补时切忌滥补，一定要根据具体情况具体分析，以免适得其反。

四、秋季运动

入秋以后，随着几场秋雨，气温逐渐下降，在经历了炎夏的酷暑后，人们倍感秋季的凉爽和舒适。宜人的秋季，也是锻炼身体的黄金季节。在繁花似锦、空气清新的秋日里，人们可选择适合自己的锻炼方式，如老年人可散步、慢跑、练五禽戏、打太极拳、做健身操、八段锦等；中青年人可跑步、打球、爬山、游泳等，这样可以锻炼身体，对健康长寿十分有益。

（一）郊游亲近大自然

秋高气爽、景色宜人的金秋时节正是旅游的好季节。在秋高气爽的天气里，不论是徒步登山还是驾车郊游，都可以享受大自然的美景，放松身心、调养精神，同时秋游还是一种锻炼身体的好方法。中医学讲究"天人合一"。秋游就是人与大自然完美结合的一种方式。金秋时节，无论漫步于山林小径，还是沉浸在清泉湖边，都是让人受益匪浅。尽情呼吸山林的清新空气，尽情享受如画的美景，可使大脑得到充分的休息，消除紧张工作带来的疲劳和压力，从而提高机体的免疫能力，以悠然的心境，畅游于大自然中，可以让人达到忘我的境界，使人心态坦然，心情开朗。秋天将自己置身于秋日的阳光下，与大自然融为一体。既有雅趣，又可健身，且尽情地饱览名山秀水，观赏大自然的绚丽景色，无疑是一种缓解秋愁的好办法。此外，秋游时，投身在清新的大自然中，能使人吸收空气中更多的负氧离子，这对人的神经系统具有良好的营养和调节安抚作用。因此，金秋时节应多出去走走，有助于身心健康和延年益寿。

（二）秋季慢跑好处多

在众多运动项目中，慢跑对于秋季养生好处多多。研究表明，进行轻松的慢跑运动，能增强呼吸功能，可使肺活量增加，提高人体通气和换气能力；能改善脑的血液供应和脑细胞的氧供应，减轻脑动脉硬化，使大脑能正常地工作；能有效地刺激代谢，延缓机体老化的速度；可以增加能量消耗，减少由于不运动引起的肌肉萎缩及肥胖，持之以恒的慢跑还可增加心脏收缩时的血液输出量、降低安静时心率、降低血压，增加血液中高密度脂蛋白胆固醇含量，提升身体的作业能力；适度的慢跑还可缓解心理负担，保持良好的身心状态。慢跑时的步伐要轻快，双臂自然摆动。慢跑的时间以每天跑 20~30 分钟为宜。万事贵在恒，慢跑作为一项理想的秋季运动，也必须长期坚持才能达到理想的效果。

五、秋季常见病预防

（一）秋季感冒要当心

立秋是由夏入秋的过渡节气，气候多变，早晚温差较大。初秋天气乍寒还暖，忽热忽凉，机体调节机能很难适应这种变化，是伤风感冒的多发时节。

预防秋季感冒，首先起居方面要有所注意。立秋后，白昼仍然很热，一到夜晚，秋风袭来，就会凉风习习，这个时候的风不可大意，有人称其为"贼风"。凉风吹在熟睡者的头面部，次日会发生偏头痛，甚至发生口眼㖞斜流涎；如没盖好被子，凉风吹在腹部，会引发腹泻；夜间的凉风还会使肌肉处于紧张性收缩状态，让人不能充分休息，导致翌日全身酸痛，困乏无力。

所以立秋时节不能贪凉，既要遵循"耐寒锻炼从初秋开始"的规律，也要注意随天气变化及时增减衣服。夜晚入睡时，一定要盖上被单、毛巾被之类的被褥以抵御夜晚凉风侵袭。另外，在感冒流行季节，一定要注意居室的卫生，平时要多开窗透气，保持室内空气清新。在感冒流行时可用陈醋熏蒸居室，也有助于感冒的预防。

（二）"秋老虎"不得不防

古谚说："立秋之日凉风至。"在人们心中，立秋与天凉是联系起来的。但是实际上，立秋前后，由于盛夏余热未散，秋阳肆虐，气温仍然很高，中国民间有这样的说法：冷不过三九，热不过三伏。我国很多地区在立秋前后正好处在三伏天，故立秋后短期回热的天气有"秋老虎"之称。

人们常说"秋老虎，毒如虎"，"秋老虎"属温燥，损害人体的津液，引发皮肤干燥、嘴唇干裂、舌红少津、毛发干枯、小便赤黄、大便干结、口鼻咽干、胸痛干咳少痰、痰中带血丝，甚至发烧至高热等。更为严重的是，很多老年患者因为"秋老虎"气候造成心脑血管疾病。因此秋老虎不得不防。

为了预防"秋老虎"伤人，应该注意：立秋后要继续防暑降温，清热解暑类食品不要一下子全部撤除。要多饮水。需要保持居住环境的湿度，简单的办法就是往地上洒点水，用拖把擦地等，或者用空气加湿器使空气湿润，皮肤的感受、呼吸都会较为舒适。要少晒太阳，尽量在阴凉处作业。另外要注意劳逸结合，保持充足的睡眠。

（三）秋季要防蚊虫叮咬

秋季天气转凉，却又不失温热潮湿，这样的气候是蚊虫活动的"旺季"，同时也是传染病的高发季节。由蚊虫叮咬引起的传染病主要有流行性乙型脑炎和疟疾。疟疾，老百姓又叫作"冷热病""打摆子"，民间有歌谣："八月谷子黄，摆子要上床，十有九人病，无人送药汤。"这充分反映了疟疾病对人们的身体健康造成的危害。此外，蚊虫还能传播丝虫病等传染病，危害人体健康。

要预防蚊媒性传染病，一定要保护好皮肤，严防蚊虫叮咬。宿舍要挂好门帘、窗纱，在傍晚时开始穿长袖衣裤，晚上睡觉时放下蚊帐，裸露部分涂敷驱蚊剂，睡觉时应注意避免身体紧贴蚊帐。同时还应重视消灭蚊虫工作。因此，要注意净化周围环境，搞好室内卫生，及时清除垃圾，同时夜间在室内要充分利用灭蚊器灭蚊。

第四节 冬季养生

一、冬季精神调摄

在一年四季中，冬季的精神情志养生对下一年的全年都起着奠基和开启的作用，也好像是下一年健康的"开关"。冬季情绪调适得好，可迎来开春时节的精神激昂、情绪饱满，从而带来全面的健康。

冬季养生，要着眼于一个"藏"字。人们在冬季要保持精神安静自如，要想办法控制自己的精神活动，最好能做到含而不露，隐私秘而不宣，又如得到渴望之珍品那样满足。也就是说，在冬季，人们要把神藏于内，不要暴露于外。

要使"神藏于内"，首先要加强道德修养，少私寡欲。这就要我们学会遗忘。遗忘使人豁达，遗忘使人心静，遗忘使人长寿。首先，遗忘忧愁。一个人沉浸在忧愁之中不能自拔，时间过长就会损害人的身心健康。现代医学认为忧虑是抑郁症的主要根源，总是多愁善感，就会导致多种疾病缠身，甚至让病魔夺去生命。忘掉忧愁，则能让人心平气和，延年益寿。因此，遇到不开心的事情，应想开一些，尽快从忧愁中解脱出来。其次，遗忘愤怒。七情伤人，尤以愤怒为甚。人一旦急躁发怒，就会气血堵塞，血压升高，心跳加快，从而引发各种心血管疾病。因此，一旦遇到引起自己发怒的事时，应及时转移自己的注意力，或从另一个角度想想事情的好处。最后，遗忘名利。名利是很多人一生都在追逐的，但是追名逐利，往往使人身心疲惫，苦不堪言。名利生不带来，死不带去，再高的荣誉随着岁月的消逝，都将成历史。因此，不必为了终将失去的东西而伤心伤神。忘掉名利，知足常乐，就能健康长寿。

冬季精神调养除了要做到"神藏"，还要防止季节性情感失调症。所谓季节性情感失调症，是指一些人在冬季发生情绪抑郁、懒散嗜睡、昏昏沉沉等现象，并且年复一年地出现，这种情况多见于老年女性。严寒的冬天，常会使人触景生情而郁郁寡欢，使人身心处于低落状态，这对健康不利，应适当调养，以使精神振奋起来。预防的方法一是多晒太阳以延长光照时间，这是调养情绪的天然疗法。现代科学研究发现，阳光有利于调节人的情绪，能使人精神振作，神经反应加速。人若长期生活在阴、雾、雨、雪等阳光暗淡的环境里，容易患精神抑郁症。因此冬季昼短夜长，日照时间少，人们更应有规律地去接受太阳的照耀，以调节精神。另一方面不能因严冬之时，枯木衰草、万物凋零而导致抑郁不欢。人之情绪稳定，开朗乐观，就能保持心神宁静、血脉和畅，方能养生。

二、冬日起居

（一）保持室内空气湿润

冬天，人们最关心的就是家里的温度够不够，而往往忽略了室内的湿度状况。冬季北方气候干燥，加之暖气供暖，室内环境中的湿度往往较低。但是，在寒冷的冬季，待在温度太高的房间里并不舒服。在干燥的环境中，人的呼吸系统抵抗力降低，流感病毒也容易随着空气中的灰尘扩散，引发咽炎、气管炎、肺炎、支气管哮喘等病症。人体的免疫力也会下降，使人皮肤干裂，过敏性皮炎、皮肤瘙痒等过敏性疾病容易发生。因此，冬季保持居室内的湿度是保证身体健康的关键。使用取暖器的家庭应注意用空气加湿器保持居室的湿度，可经常在地面洒水，及经常用湿拖把拖地。另外，也可以在取暖器的周围放盆水，以增加湿度。

（二）要防室内环境污染

冬天室外寒冷，人们往往会长时间待在温暖的室内取暖。为了防止冷空气的侵袭，窗户长时间关闭，空气得不到很好的流通，就会发生室内环境污染。人们在这样的环境中可能会发生头痛、头晕、呼吸系统疾病等。要想解决冬季室内空气污染的问题，减少和杜绝室内环境污染的危害，要注意以下几个方面：

1. 注意合理通风

要预防冬季室内环境污染，最好的办法是尽可能改善通风条件，加强室内通风，降低室内空气的污染程度。每天最好开窗换气不少于 2 次，每次不少于 15 分钟。用煤炉取暖和使用燃气热水器的家庭更要注意安装通风装置。

2. 利用空气净化设备消除室内污染

目前市场上有各种空气净化器、空气加湿器等产品，但是由于产品的使用方法和性能不同，一定要在专家的指导下合理地选择和使用。有条件的家庭可以安装空气换风机，提高室内空气质量。

3. 多做室外活动

天气晴朗无风时，人们可以去室外锻炼身体，呼吸新鲜的空气，沐浴冬日温暖的阳光，使身体和心灵得到净化。

（三）冬季泡脚好处多

医学典籍记载："人之有脚，犹似树之有根，树枯根先竭，人老脚先衰。"因而早在几千年前，人们就很重视对双足的锻炼和保养，并运用泡脚的方式来防病治病。民间有一种说法，叫"春天洗脚，升阳固脱，夏天洗脚，湿邪乃除，秋天洗脚，肺腑润育；冬天烫脚，丹田暖和"。冬季睡觉前，先用温水清洗双脚，不仅能祛污垢、御寒保暖，还对强身健体、防病治病具有良好的功效。俗话说"寒从足起，冷从腿来"。人的腿足一冷，全身皆冷。一旦足部着了凉，人的抵抗力就会明显削弱，很容易引起感冒、腹痛、腰腿痛、妇女痛经和泄泻等症，甚至全身健康均可能受到影响。因此，在严冬时一定要注意脚部保暖，养成泡脚的好习惯会使局部血液循环得到改善，可减少下肢酸痛的发生，缓和或消除一日来的劳累。老年人常用热水洗脚，不仅能防治消化不良、便秘、脱发白发、耳鸣耳聋、眼花、牙齿松动等。最重要的是能防治手脚麻木、腰酸腿软、行动无力、手脚心冷等一系列衰老之症。老年人运动锻炼后，用温水洗脚能消除疲劳、改善睡眠、增进食欲。

俗话说"千里之行，始于足下"。这是一句很富有哲理的话，从健康的角度来说，也是很有道理的。人的活动离不开双脚，脚的功能主要是行走和支撑人体的重量。中医认为，人体五脏六腑在脚上都有相应的投影。脚部是足三阴经的起始点，又是足三阳经的终止点，膝关节以下就有 60 多个穴位。如果双脚患病，不仅给日常生活劳动带来不便，也会严重地影响身体健康。因此，注意脚的保健，对保证人的正常生活和身体健康具有重要的意义。

三、冬季饮食

（一）增加产热食物的摄入

由于冬季气候寒冷，机体每天为适应外界寒冷环境，消耗能量相应增多，因而要增加产热营养素的摄入量。要补充必要的蛋氨酸。蛋氨酸可通过转移作用提供一系列适应耐寒所必需的甲基。寒冷的气候使人体尿液中肌醛的排出量增多，脂肪代谢加快，而合成肌酸及脂酸、磷脂在线粒体内氧化释放出热量都需要甲基，因此，在冬季应多摄取含蛋氨酸较多的食物，如芝麻、葵花籽、乳制品、酵母、叶类蔬菜等，多吃富含维生素的食物。由于寒冷气候使人体氧化产热加强，机体维生素代谢也发生明显变化。适量补充矿物质。人怕冷与机体摄入矿物质的量也有一定关系。如钙在人体内含量的多少可直接影响人体的心肌、血管及肌肉的伸缩性和兴奋性，补充钙可提高机体的御寒能力。含钙丰富的食物有牛奶、豆制品、海带等。食盐对人体御寒也很重要。它可使人体产热功能增强，因而在冬季调味以咸味辛热为主，但也不能过咸，每日摄盐量最多不超过 6 克。吃饭时不妨多做些热菜汤，这样既可增进食欲，又能满足每天所需的盐分，还可以暖胃驱寒。冬季气候寒冷，人体对能量与营养的要求较高，而且人体的消化吸收功能较强，能把滋补品中的有效成分储存在体内，为来年开春乃至全年的健康打下基础。

在天寒地冻的冬令时节，人们都喜欢围炉吃火锅，尤其是喜欢吃辣的，尽管吃得满脸通红、大汗淋漓，但是仍旧不愿释口。然而，冬季气候较干燥，火锅调料又偏于温热，从中医的角度讲，燥热能损耗人之气血，灼伤人之津液，吃火锅对身体并不是很好。再加上食物不洁或者贪图一时之兴而暴饮暴食等原因，不少人在吃完火锅之后出现腹泻、呕吐、便秘等症状，有时甚至还引起心脑血管疾病和"中毒"。所以，冬天吃火锅一定要格外小心，不要因为吃火锅而吃出病来。

（二）冬日多食黑色食品

食品颜色多种多样，颜色与食品中的营养成分有密切关系，黑色食品主要指黑米、黑豆、黑芝麻、黑枣、黑木耳、海带、紫菜、乌鸡、甲鱼等。营养学家指出，食品的天然颜色愈深，其营养含量愈为丰富。黑米、黑芝麻中的营养能降低胆固醇，维护血液循环；黑木耳中含有丰富的铁质，可改善贫血和怕冷症状，降低血黏度，预防脑血栓和心肌梗死；海带、紫菜含有丰富的褐藻胶、碘、钙等成分，有助于软化血管，促进甲状腺素的合成与分泌，提高机体抗寒能力。

所有黑色食品，都具有补肝益肾，促进新陈代谢，抗御寒冷的作用。老年人阳气不足，冬季畏冷者，应多吃黑色食品。

（三）冬季进补

冬季是人体进补的最佳时节。"冬令进补，开春打虎""三九补一冬，来年无病痛"，这两句谚语已在民间流传了几千年。冬季万物潜藏，人体的阴精、阳气也趋于潜藏，此时进补，易于吸收并藏于体内，从而使人体体质得到增强，起到扶正固本的作用。冬气又内应于肾，主藏精，宜固本于内，以备春夏生命活动之需。因此，古今医家与养生学家都把冬季视为进补的大好时节。

冬季进补的目的主要是为了补其不足，即身体中缺少什么就补充什么。气虚者可选用健脾益气的食物，如糙米、黄米、大枣、扁豆、栗子、胡萝卜、山药等，偏于阳虚的，可选用羊肉、牛肉、鸡肉、狗肉、海虾、海参、胡桃肉、黑枣等；偏于阴虚的，可选用甲鱼、鸭肉、兔肉、鹅肉、燕窝、木耳、莲藕、百合等。

由于冬季气候寒冷，冬季食补应以温补为主，常食用的温热性的食物有狗肉、牛肉、羊肉、鸡肉、虾仁、黄豆、蚕豆、刀豆、白菜、胡萝卜、葱、蒜、辣椒、韭菜、芥菜、香菜、胡椒、糯米、红糖、核桃仁、龙眼肉、大枣、松子仁等。

但冬季的饮食养生在讲究高营养的同时，也应注意科学调配，否则补之不当，也会带来不良后果，甚或酿成大害。

（四）要"杂食"不要单纯求补

立冬以后气温开始明显下降，人们身体的代谢率降低，皮肤血管收缩，散热较少，身体的抵抗力也会随之下降。为了御风防寒，人们有偏嗜高蛋白、高脂和高糖的食物，不吃或少吃粗粮、蔬菜、瓜果的倾向。而且，随着人们日常生活水平的不断提高，有些人就以为只有吃鸡鸭鱼肉、山珍海味，或者只吃精白米面才能摄取足够的营养。其实这是一个思想的误区，饱食精、荤，结构单一的饮食习惯，不但会使人因发胖诱发动脉硬化、高血压、冠心病等，还会使人容易患缺铁性贫血、维生素缺乏症、便秘、口角炎、牙龈出血等症。

我国古代医著很早就提出了杂食的思想。所谓"杂食"，就是粗粮、细粮混杂吃，荤菜、素菜搭配吃。只有食物多样化，精通搭配，荤素兼吃的"杂食"才是延年益寿的真正良方。

四、冬季运动

冬季气温较低，寒风吹袭之时，人体会相应地发生某些变化。例如：肺活量相对减小，消化功能相对减退，血液流动量相对减少，微循环相对减弱等。若要改善这些季节性的变化，最为有效的方法是进行适当的体育运动。

实践证明，冬季到户外参加体育活动，身体受到寒冷的刺激，肌肉、血管不停地收缩，能够促使心跳加快，呼吸加深，体内新陈代谢加强，身体产生的热量增加，人的抗寒能力就会增强。此外，冬季锻炼可以提高人体免疫功能和对疾病的抵抗力，有助于预防感冒、气管炎、贫血和肺炎等疾病。另外，在室外锻炼，还可以接受阳光照射，呼吸到新鲜空气。此外，冬季外出锻炼还可以磨炼人的意志。人的意志是平时磨炼出来的，而冬季运动正是磨炼意志的大好机会。冬季运动往往要顶风雪，冒严寒，尤其是清冷的早上，离开温暖的被窝和房间，冲入寒风冷雾之中，这对于意志薄弱的人来说，是需要增强意志和拿出点勇气来的。如果能够下定决心，坚持锻炼，并持之以恒，就会形成不畏严寒和勇于挑战的坚强意志，提高进取精神。尽管冬季锻炼对身体有很多好处，但必须持有科学的态度和方法，才能取得预期的效果。

（一）冬季运动注意要点

1. 运动量要适宜

每个人的体质强弱不同，健康水平不一，又有男女老幼之别，因而，从事何种体育锻炼最好，应该根据个人的实际情况决定。运动量的大小和运动时间的长短要因人而异，循序渐进，量力而行。

2. 注意保暖，预防感冒

在锻炼前不要一下子把衣服脱得太多，而要等活动得身体发热后再逐步脱衣服，以免着凉。在锻炼之后，要及时穿好脱下的衣裤，不可在人汗后脱衣太多，以免受凉感冒。

3. 准备活动做得要充分

冬天气候寒冷，人们为了抵御寒冷，减少散热，反射性地出现血管收缩，肌肉的易滞性增加，弹性伸展性降低，关节的活动幅度减少，若锻炼前准备活动做得不够充分，一旦进行剧烈运动，就会造成肌肉、肌腱、韧带等软组织创伤。因此冬季锻炼不宜仓促上阵，在剧烈运动之前，要先做一些准备活动，待身体各个部位都能适应以后，再投入正式锻炼，以防运动中扭伤。运动后再进行自我调整，有助于消除疲劳。

4. 运动方式要合理

冬季运动时宜选择缓慢柔和，肌肉协调放松，全身都得到活动的项目，如慢跑、气功、散步、太极拳等。冠心病患者不宜早晨锻炼，当心寒气犯心。冠心病患者严冬锻炼，宜在上午或下午进行散步和跑步。

5. 天冷跑步要注意呼吸

冬天跑步时，应尽量用鼻呼吸。如果鼻呼吸不足，可用混合呼吸。这时应半开口腔，舌头上提，冷空气经牙缝吸入，再经舌头阻挡变得温暖起来，就不会严重刺激呼吸道，引起咳嗽。

6. 恶劣天气应回避

遭到大风、下雪、寒流、大雾等天气时，要适时调整锻炼的项目和时间。

（二）冬季运动

1. 跑步

跑步作为强身健体的方式已风靡当今世界，成为获得智慧、健美、永葆青春的法宝，也是现代生活中防治疾病的一种重要手段，为越来越多的人所选择。跑步是一项全身性的运动，它借助两腿的交替前进，双臂的前后摆动来促进两个大脑半球由兴奋到抑制的相互转变，消除疲劳，补充精力，提高心肺功能，促进新陈代谢，从而起到祛病健身，延年益寿的作用。跑步的速度、方式、距离等可以根据自己体质的强弱和以往运动量的大小而定，选择适合于自己的最佳运动量。跑步简单易行，不需要特殊准备，随时随地都能进行，甚至可以原地跑不需要场地。步伐轻快、肌肉放松、思想集中、情绪欢快，从而对改善慢性患者的生理和心理状态起到良好的作用。

运动医学专家认为，跑步对人体有以下好处：

（1）加强和改善心脏的泵血功能。跑步对心脏是最好的锻炼，可提高心肌的兴奋性，使心肌收缩强而有力，心跳变慢，心排血量明显增加，并可扩张冠状动脉和促进冠状动脉的侧支循环，增加血流，改善心肌营养，对于防治冠心病有较好的作用。

（2）改善大脑皮质功能、调节皮质和内脏的联系，改善各系统器官的协调性，调节血管舒张收缩功能，使血管扩张，弹性增加，使健康的老年人血压保持正常，高血压患者的血压可逐渐下降。

（3）跑步时吸入的氧气量比静坐时多 8 倍，肺活量增加，可有效地防止肺组织弹性的衰退，改善和提高肺功能。

（4）跑步可以降低体重，改善脂质代谢，降低胆固醇，并能促进已经沉积在动脉壁上的胆固醇逐渐消退，故可预防动脉硬化，对防治高脂血症和肥胖症大有好处。

（5）可刺激机体免疫系统，使免疫系统中的天然杀伤细胞、T 淋巴细胞、巨噬细胞活性明显增强，从而起到抵抗病毒、细菌感染的作用。

（6）可使人心情愉悦、精神振奋、情绪高涨，消除不良的心理，缓解心理上的压力，增添生活情趣。可延缓随年龄增长而带来的生理机能衰退，对防止机体早衰有益。

2. 冬泳

（1）冬泳的优点

冬泳的好处多多，冬泳不仅可以磨炼人的意志，陶冶人的情操，而且还是一种很好的健身运动项目。

①冬泳可以提高抗寒能力和增加人体免疫力。

经常进行冬泳的人耐寒力特别强，气候急剧变化也不容易伤风感冒。由于冬泳时人体受到强冷刺激后提高了大脑皮质的兴奋性，水的快速散热，使人体热量消耗大，必须产生大量热量来抵抗冷水刺激，增加了神经对体温的调节能力，产热过程促进了体内的新陈代谢，使得体温调节功能得以改善。

②冬泳有利于改善循环系统的机能，对心血管疾病的预防有极大帮助。

据资料表明，参加冬泳锻炼的人的内脏功能和循环系统要比不参加冬泳的人好。因为冬泳能提高心脏的泵血功能，增加血管的弹性、韧性，有助于防治动脉硬化及心脏病。故有人称冷水浴为"血管体操"。

③冬泳能增强神经系统的功能。

人受到冷水刺激后，全身的血液循环和新陈代谢大大加强，更多的氧气被传到大脑细胞中，有利于消除大脑疲劳，同时可提高感觉器官的兴奋性，使人精力充沛、头脑灵活、思维敏捷、记忆力良好。

④冬泳可以提高呼吸系统功能和预防呼吸系统疾病的产生。

冬泳时，人体温度比水的温度高得多，因而形成了较大的温差，加上水的压力作用，使人体胸腹部受压，造成呼吸困难，但人又不得不进行呼吸，这样就得使呼吸在这种困难的环境下活动，久而久之呼吸就得到了有效的锻炼，从而提高了肺的通气功能，可以预防呼吸系统疾病的发生。

⑤冬泳还能改善消化器官的功能。

由于呼吸加快，加快腹脏血液循环，加强胃肠蠕动，使消化、吸收功能增强，不易患消化系统疾病。

⑥冬泳可以锻炼人的意志，提高神经内分泌系统的调节能力和人体免疫力。

⑦冬泳对皮肤、关节、肌肉等组织也有良好的锻炼作用。

冷水刺激后，皮肤血管强力收缩，血液循环旺盛，营养充分，所以坚持冬泳的人，皮肤红润有光泽，富有弹性，身体健康，也不容易患冻疮、关节炎等病。

（2）冬泳的注意问题

冬泳虽然有益于人体，但是也是一项在冷水刺激下的运动，稍不注意，就会有发生事故的危险。因此人们对冬泳必须谨慎，必须注意下列问题：

①冬泳要有计划，掌握冬泳特性以适应温度变化。

冰冻三尺，非一日之寒。冬泳必须从夏天开始，在夏泳的基础上逐步过渡，使身体对冷刺激有个适应过程。最好平时能养成用冷水洗脸、洗脚、擦身的习惯，促进身体各部位的血液循环，特别是提高鼻腔黏膜对寒冷刺激的抵抗力，防止冬泳时感冒。

②冬泳下水前、上岸后的准备工作要充分。

下水前做些身体发热的准备活动，将全身各大小关节、肌肉、韧带充分活动开再入水，尤其中老年人要注意千万不要猛跳入水中，更不要潜泳，以防被冰扎伤，碰破皮肤和发生其他意外。上岸后要及时擦干身体，穿够衣服保暖，然后继续跑步或饮些热牛奶和其他食物补充热量，恢复体力。还要注意入水前和出水后，不应喝酒。

③准确地掌握好游泳时间。

饭后、睡前不宜进行冬泳。若身体不舒服或妇女月经期间要停止冬泳，以确保身体健康。

④注意观察冬泳场地卫生。

冬泳最好选择自己熟悉的场所，不确定的场所会受到环境影响，如在江河湖泊处或大池塘等，要特别注意泥沙里是否有玻璃片、木桩、石块等危险物。要邀群结伴，防止意外事故的发生。

可以说，全身各个组织、脏器的功能，都可以在冬泳中得到锻炼和改善。不过冬泳时也需讲究科学的方法。冬泳的目的是健身和娱乐，而不是挑战极限。因此冬泳一定要循序渐进，因人而异，量力而行。冬泳者要根据自己的身体状况和感受，严格拿捏最佳效果的量和度，千万不可攀比，更不要逞能和蛮干。

五、冬季常见病预防

冬季气温过低，或气温骤然下降，人体不能适应这种变化，就会感受寒邪，发生冻伤、感冒、骨折、手足破裂、关节炎等疾病，而支气管炎、肺炎、脑卒中、冠心病、急性心肌梗死、胃溃疡、结肠炎、慢性肾炎等也多因受凉发作或加重，这就应该引起重视，及时做好养生预防保护工作。

（一）老寒腿

严冬寒潮一到，气温骤降，"老寒腿"也最易发作。这是因为人上了年纪腿部各种组织发生退变老化和膝关节骨性关节炎的发生。"老寒腿"的预防，应于秋末冬初寒潮还未来临之前开始，一直到第二年春初。其行之有效的养生措施有保暖、运动、饮食等。

1. 保暖

耐寒能力差的老人，应特别注意腿脚部保暖，要避免久坐，尤其是习惯于夜间读书的老年人，更要经常站立活动、跺脚等。必要时也可戴上护膝，以促进局部的血液循环。

2. 运动

加强下肢运动显得格外重要。下肢锻炼方法很多，如打太极拳、登山、散步、旅游等。

3. 饮食

寒冬时节多吃高热量的食物，如羊肉、鸡肉、猪肝、猪肚等。可以起到御寒的作用。药酒御寒也值得提倡，在酒中适当浸泡一些枸杞、人参之类的中药，效果更理想。此外，人们在寒冷季节适量多吃些含碘量高的海带及各种海产品，有利于甲状腺素的合成，增加人体的产热功能，加速人体的新陈代谢，起到御寒防冻的作用。

4. 脚浴

即用热水洗脚。临睡前用热水泡脚10~15分钟，可起到御寒的作用。

（二）痛经

每年进入冬季，痛经的患者就会增多，其中未婚女性居多。

月经是子宫内膜周期性脱落的结果。当人体受到寒冷刺激时，子宫内膜血管会和全身其他部位的血管一样发生强烈收缩，从而影响子宫内膜的脱落及经血的流出。在正常情况下，脱落的子宫内膜呈碎片状，并随血液从阴道排出体外，受到寒冷刺激后，子宫内膜会大片状、块状排出。不少未婚女性宫颈口都比较小，大块的子宫内膜不易排出，子宫必然加强收缩。从而出现阵发性剧烈腹痛。

中医学认为"痛则不通，不通则痛"，由于经血受阻，月经量减少、经期延长，甚至发生闭经、痛经。而寒冷是闭经、痛经的"催化剂"。

因此，进入寒冷季节，经期养生显得更为重要。首先，衣着不能太单薄，尤其在月经期，更要注意保暖，以有利于改善全身及子宫的血液循环。其次，要加强体格锻炼，增强体质，增强人体对寒冷的适应能力。每天坚持用热水洗脚，防止"寒从脚起"。在饮食上适当多食一些温热食物，如牛肉、羊肉等，少食寒性食物，忌食冷饮。痛经现象严重者，可在医生的指导下服用一些活血止痛的药物。

第六章　节饮食——谨防膏粱之变

第一节　饮食养生的原则

俗话说："民以食为天。"可见饮食在人们生活中的重要性。食物能为人们供给维持日常生命活动所需的能量，增强人们的体质和精气神，提高人们对疾病的抵抗力。毋庸置疑，饮食养生是养生的重中之重，只有吃得科学，吃得合理，才能吃出健康。

一、食疗以调补脾肾为重

中医养生首重脾、肾二脏。这是因为它们在生命活动的过程中所起的作用特别重要。肾为先天之本，气血生化之源。先天之本受之父母。脾胃为后天之本，运化通过饮食所获得的水谷精微，以强身健体。调补脾胃的方法，在食疗中的应用十分广泛。除了能治疗消化系统疾病外，还可用于循环系统、呼吸系统、泌尿系统、血液系统、神经系统等。气虚、血虚、气血两虚者都可以通过调补脾胃法得到良好的效果。而调补肾脏的食疗方药，除用于单纯的肾虚外，对神经系统、内分泌系统、呼吸系统、生殖泌尿系统等的病症也有良好的效果。这是因为肾之阴阳能滋养和温煦其他脏腑阴阳的缘故。食疗中应用补肾法可以起到全面的整体的康复作用。从而有利于慢性疾病和中老年疾病的康复。

二、饮食要有节制、有定时

饮食的量应有一定的节制，应根据个人的饮食实际情况，做到适量饮食。不过饥也不过饱。饥饱无度都会影响身体健康。过分饥饿则机体营养来源不足，无法保证营养的供应。饮食过量，则不能及时地消化吸收。脾胃如果承受过量消化吸收的工作，功能就会受到损伤。两者的结局一样，都是难以吸收人体生命所必需的足够营养。饮食过量营养过剩，是当今社会的主要倾向，严重影响人们的健康。因此，人们要注意在日常的饮食中，不要过饥过饱、暴饮暴食。

饮食除了要适量还应定时而有规律。有规律的饮食，可保证消化吸收功能有规则地进行，脾胃可以协调配合有张有弛。若无定时而随意进食，零食不离口，就会使肠胃始终得不到相应的休息，打乱胃肠的活动规律，使消化功能失调。长期如此，则食欲会逐渐减退，而有损于健康。中华民族的饮食习惯是一日三餐，食有定时。这与食物在胃肠停留和传递的时间比较吻合，符合养生的要求。只有定时进餐才能使胃肠维持提供更好的功能活动，使胃肠之气上下通畅，有利于对营养物质的正常摄取和输布。一日三餐还要遵循"早饭要好，午饭要饱，晚饭要少"的原则。所以早餐宜进食高质量的食物，便于消化，为机体吸收。一日之中，午餐既要补充上午的消耗又要应付下午的活动，故午餐宜食饱。饱是指要保证一定的饮食量，而不是吃得过饱。过饱胃肠负担太重影响身体的正常活动和健康。晚间时刻，人要进入睡眠，活动较少，故宜少食，若食多反而会成为致病之因。

三、要根据体质来选择合适的食物

食物的性质一般均较药物平和，经常有选择地食用，可起到防病治病，延年益寿的作用。古代医学家、养生学家，把食品分成温、热、寒、凉四类，人的体质不同，对食物的适应程度也有所不同。热证者吃了温热的食物，或寒证者多吃了属寒性的食物，都会加速病情的发展。所以人们应随时注意根据自己身体状况、天气时令的变化，选择最适宜自己的食品。选择食物的原则是："热者寒之，寒者热之，虚则补之，实则泻之。"

首先要了解哪些食品属于温热性，哪些食品属于寒凉性，大致上可以这样分：

温、热性食品具有暖胃益气、生热助阳、祛寒通络的作用，适合阳虚畏寒者食用，阴虚热盛者当少食或忌食。常用食物有：洋葱、姜、香菜、辣椒、胡椒、花椒、桂皮、茴香、葡萄、樱桃、石榴、黑枣、咖啡、可可、鸡肉、鹅肉、牛肉、羊肉，狗肉、牛奶、海参、黄鳝、鲫鱼、鲢鱼、大葱、大蒜、韭菜、芥菜、胡萝卜、龙眼、荔枝、桃子、大枣、乌梅、橘子等。

寒、凉性食品具有解毒降热、清热泻火、滋阴润燥、清心除烦等作用，适合阴虚热盛者食用，阳虚怕冷者应少食或忌食。常用食物有：绿豆、豆腐、豆浆、鸭肉、鸡蛋、海参、海藻、螃蟹、白菜、芹菜、生菜、茼蒿、莴笋、土豆、茭白、冬瓜、丝瓜、黄瓜、甲鱼、柿子、柚子、香蕉、莲藕、黄花菜、豆芽、银耳、草菇、菠菜，苦瓜、茄子、梨子、广柑、西瓜等。

在温热与寒凉食品之间的食品，称为平性食品。平性食物性能平和，适应性强，补肾健脾和胃，无论阴虚、阳虚、无论健康人还是寒热患者都可食用。常用食物有：大米、糯米、玉米、小麦、小米、黄豆、赤豆、豌豆、扁豆、花生、芝麻、杨梅、椰子、山楂、银杏、无花果、豆油、菜油、花生油、酱油、猪肉、兔肉、莲子、苹果、枇杷等。

在我国的传统医学宝库中，对温热寒凉及平性食品的食用讲究，已有悠久的历史，历代的中医师们为患者诊病后，常常根据患者的病情嘱咐要怎样"忌口"，中医师们还指出：凡虚寒病证者，忌寒凉性生冷食品入体。如若与之背道而驰，病会加重。有的甚至会达到无可救药的地步。

不仅患病者要注意食品的温热寒凉四性对病情的影响，不同体质的人也应以食物的偏性选择食物，安排好食谱来调节人体内部的平衡，才能增进人体健康体质。阳虚体质的人应多吃温性食品，不宜吃寒性食品；阴虚体质的人，应多吃寒性食物不宜吃温性食物。如此进行调节，可保饮食平安。只有平性食品，无须进行调节，任何体质的人都可食用。但是患者仍要注意食物所含成分对病情的影响，亦不可造次。

第二节　膳食中所需的营养成分

人体营养成分需求具有多样性。在人体生命活动中，需要各种各样的营养物质提供营养和能量。概括为碳水化合物、蛋白质、脂肪、维生素、矿物质和水六大类，而每一类都有很多品种。自然界提供给人们的食品种类繁多，有有机的，有无机的。有机食物包括动物、植物，其他生物如食用菌类等。无机的主要为矿物质，而每一类食物都有成千上万的品种。所以人们的膳食以杂为宜。

一、碳水化合物

人体每日必需摄入一定量的碳水化合物，青春期所需要的热量较成人多，而热量的主要来源是碳水化合物，即谷类食物，所以，人要保证足够的饭量。

二、蛋白质

蛋白质是人生长发育的基础。人体的蛋白质主要由食物供给，牛奶、瘦肉、大豆、玉米等食物均含有丰富的蛋白质，多种食物混合使用，可以使各类蛋白质互相补充，营养得到合理利用。

三、脂肪

脂肪的合理摄入量是每人每天 25 克。油脂摄入量过多，会导致肥胖、心血管疾病、高血压，甚至导致某些癌症的发病率升高。

四、维生素

维生素在生长发育中是必不可少的。它不仅可以预防某些疾病，还可以提高机体的免疫力。人体所需要的维生素大部分来自蔬菜和水果。

五、矿物质

矿物质是人体生理活动中必不可少的。钙磷参与骨骼和神经细胞的生成。奶类、豆制品含有丰富的钙、铁，是组成血红蛋白的必要成分。如果膳食当中缺铁就会造成缺铁性贫血。油菜、韭菜中含有丰富的铁。矿物质中，有一些人体需求量很少，又不可或缺的叫微量元素。微量元素虽然在体内含量极少，但在人的生长发育中起着极为重要的作用，特别是锌。我国规定每日膳食锌的摄入量为 15 毫克。含锌丰富的食物有动物肝脏、海产品等。

六、水

每日摄入 2500 毫升水才能满足人体日常代谢的需要。水的摄入量不足会影响机体代谢及身体有害物质和废物的排出。如果运动量大，出汗过多，还要增加饮水量。这里的水，不仅仅是喝进去的水量，还包括吃进去的食物中所含的水量。

七、食物纤维

每人每天至少摄入 200 克水果和 300 克蔬菜。水果和蔬菜可预防营养缺乏病、保持心脑血管的健康、控制体重、降低癌症的发病率、预防 2 型糖尿病、防治便秘等。

人体每日营养的摄入量要求我们饮食一定要多样性。就是通过杂食得到养生。人们每天摄入的食物品种越多越好，越杂越有益于人体需求，所以我们要提倡每天摄入 15~20 种食物，力争达到膳食营养的平衡。

第三节　性味归经学说

酸、苦、甘、辛、咸被称为五味。饮食中的五味是指食物进入口中感觉到的味感。五味调和是通过五味的配合，使人体的功能趋于平衡，达到人体健康、延年益寿的目的。五味对五脏有其特定的亲和性，故五味调和能对五脏起到补益的作用。《灵枢》说："酸入肝，辛入肺，苦入心，甘入脾，咸入肾，淡入目。"又说"肝病禁辛，心病禁咸，脾病禁酸，肾病禁甘，肺病禁苦"。五味调配得当，是身体健康的保障，五味使用不当，亦是损害健康之源。只有按照饮食烹调卫生的要求，正确调和五味，正确使用五味，才能使身体相得益彰，长寿百年。《本草备要》指出："凡酸者能涩、能收，苦者能泄、能燥、能坚，甘者能补、能缓，辛者能散、能横行，咸者能下、能软坚，淡者能利窍、能泄渗，此五味之用也。"饮食五味与五脏之间有宜有忌，五味调和，脏腑得益，人体健康；五味偏嗜，或不遵宜忌，将导致五脏失和，是疾病之源。

一、咸味

五味之首，咸入肾，主骨，入膀胱。一般咸味食物可软坚散结，滋润潜降，消肿止痛。没有咸味，是做不出可口美味的菜肴的。食盐的主要作用是调节细胞和血液之间的渗透压及水盐代谢。盐分太少，体内的渗透压和水盐代谢都会失去平衡，同时体内微量元素也会缺乏。但是，食盐过多，又是加重和损害身体重要器官的因素。过多的食盐在体内，能加重肾脏和心脏的负担，是导致肾脏病、心脏病、高血压的重要因素。

二、辛味

辛入肺，走气，入大肠经。一般辛味食物都有祛风散寒、发散表邪、舒畅气机、舒筋活血、行气止痛、增进食欲等功效。辣味也是我们日常饮食中不可或缺的味道。各种辣味食品，均能刺激胃肠功能的发挥，增加消化液的分泌，并能促进血液循环和新陈代谢。所以，应根据自己的喜好，适量地进食辣味，有益于身体健康。但是，无论哪种辣味，均不得过量。尤其是患有痔疮、胃溃疡、大便秘结和皮肤病的人，应忌食辣味食品，尤其是辣椒。

三、酸味

酸入肝，走筋，入胆经。一般酸味食物有收敛、固涩、增食欲、健脾开胃之功效。也是日常摄入体内最多的一种味道。酸味中的醋酸，是烹调中最常用的调味品。适当地吃些酸食，可促进食欲，并有健脾开胃的作用。适量的酸食可增强肝脏功能和提高钙、磷的吸收，酸味亦有较好的杀菌作用，凉拌菜中加进适量的醋，能预防生拌菜引起的腹泻。但是，食用酸食也要适量。如果一味不怕酸而多吃，对人体正常消化功能的发挥是不利的。

四、甘味

甘入脾，走肉，入胃经。一般甘味食物有滋补养身、缓和痉挛、调和性味的功效。甜味是老幼皆欢的一种滋味。除许多食物本身带有甜味之外，甜味主要来源于糖，另一个来源就是蜜，蜜是古今共仰的美味，而且是人类养生食品之一。但是，食糖过多，对健康是很不利的。

五、苦味

苦入心，走血，入小肠经。一般苦味有燥湿、醒脑、清热、解毒、泻实、利尿等功效。苦味不可多食，多食则脾虚，会导致大便溏泻、恶心、呕吐等。有骨病者也不宜多食苦味，多食苦味会使牙齿色黑、疏松，皮肤不润泽，毛发易脱落。

自古以来，人类的饮食必须是五味调和俱进，才能在养生上相得益彰。

第四节　五色食物入五脏

中医五行学说认为，五色对应五脏。青入肝，赤入心，黄入脾，白入肺，黑入肾。食物颜色也是与人体五脏相对应的。现代营养学研究表明，天然食物的功效和营养价值是与颜色密切相关的。各种食品都具有天然色彩，各有所长，在日常生活中各色食物应搭配使用，并不断变换花样。不仅给人视觉美的享受，还能做到营养均衡，保证身体健康。

一、绿色食物

绿色食物中最有代表性的就是绿色蔬菜和绿豆了。绿色蔬菜含有丰富的维生素 C，有助于增强身体的免疫力，尤其是绿豆，是中医养生中的经典药膳，可有清热解毒消暑的作用。养生学认为，青色属春，与人体的肝胆相关。经常食绿色食品，对春季养护肝脏有很好的效果。在春天应当多吃青菜。青豆、菠菜、青笋等青色食品与季节相应。

二、红色食物

包括红辣椒、胡萝卜、大枣、番茄、红薯、山楂、苹果、草莓等。红色食品通常是保护人体健康的好助手，俗话说："每天一个苹果，疾病远离我。"红色食品，对身体虚弱、易感冒、易受病毒侵袭的人有益。除此之外，红色食品，在视觉上也能给人以刺激，让人精神振奋，胃口大开。所以红色食物也是抑郁症患者的优选。养生学认为，红色属夏天，与人体的心相关联。红色食物入心经，对心脏系统具有保健作用，对小肠疾病有治疗和辅助治疗作用。

三、黄色食物

主要有玉米、黄豆、柑橘、香蕉、韭黄、杧果等。黄色食物富含维生素 A、维生素 D 还有丰富的胡萝卜素。维生素 A 能保护胃肠黏膜，防止胃溃疡、胃炎等疾病的发生。维生素 D 可促进钙磷两种矿物元素的吸收，壮骨强筋，对于青少年近视、儿童佝偻病、中老年骨质疏松症等常见病也有一定预防效果。黄色食物还能增加幽默感，培养开朗心情，强化消化系统与肝脏功能，清除血液中的毒素，使皮肤变得细滑幼嫩。中医养生认为，黄色属长夏季节，与人体的脾胃相关。脾胃为后天之本，气血生化之源。黄色食物有健脾和胃的功效，应作为提供人体营养的主要食品之一。

四、白色食物

包括各种面食、白米、甜瓜、梨、银耳、冬瓜、竹笋、花菜、豆腐、牛奶、奶酪等。常食白色食物对调节与安定情绪有一定的作用。对于高血压、心脏病患者也有好处。豆腐、牛奶、奶酪等白色食品是钙质丰富的食物，经常吃一些白色食物能让骨骼更健康。各种蛋类及牛奶制品都富含蛋白质。白米是富含碳水化合物的食品代表，更是身体不可或缺的能量之源。养生学认为，白色属秋天，与人体的肺脏密切相关。白色的食品有养肺润肺的功能。秋天应适当多吃白梨、白桃、白杏仁、白果、百合等白色食物，清肺养肺，润喉利咽。而实际上白色食物在粮食中占的比重很大。不仅补肺脏，且补五脏六腑，是所有食物中应用最广的种类。

五、黑色食物

常用的有黑米、黑麦、黑豆、乌鸡、黑芝麻、黑木耳、黑枣等。近年来餐桌上掀起了黑色食品热，这是因为黑色食品有三大优势：来自天然，所含有害成分极少，营养成分齐全，质优量多。可明显减少冠心病、中风、动脉粥样硬化等严重疾病的发生概率。

中医养生认为，肾之色为黑，属冬天。黑色的食品有补肾抗衰老的作用。冬天应适当多吃黑色食品。黑色食物入肾，滋阴壮阳，营养丰富，能防衰补肾，防病治病，乌发美容。黑色食物可刺激内分泌系统，调节人体生理功能，促进唾液分泌，促进胃肠消化，增强造血功能。对延缓衰老也有一定的功效。

五色饮食主要强调对各种食物的颜色进行科学搭配，以利于膳食营养的基本要求。人们日常生活中应尽量对各种颜色的食物进行混合搭配食用，以达到最大程度的营养互补，贯彻杂食营养的原则。

第五节　常见病的饮食原则与宜忌

一、感冒

感冒是风邪侵犯肺卫而致，属表证。临床上根据症状和特点的不同，大致上可以分为风热感冒（身热较甚、微恶风、汗泄不畅、头晕胀痛、咳嗽、痰黄稠、咽喉红肿疼痛、鼻塞、流黄浊涕、口渴欲饮、舌苔薄黄、舌边尖红、脉浮数）和风寒感冒（发热轻或无发热、恶寒重、无汗、鼻塞、打喷嚏、流清涕、咽痒、咳嗽、咳痰稀薄色白、头痛、肢节酸痛、口不渴或喜热饮，舌苔薄白，脉浮或紧）两个类型。

【饮食原则】

①因是表证，所以饮食宜清淡，忌油腻难消化的食物，避免外邪滞留。即使是虚证感冒（平素体虚者，包括气虚、阳虚、阴虚等），此时也不宜用滋补食品或补益类中药，待表证解除后再补也不迟。

②因为发热，除要多饮水（水以温热为宜，不主张喝冷饮）之外，食物也以稀粥、面汤等半流质食物为宜，这可以减轻胃肠道的负担而有利于肠道的消化吸收。

③因有不同临床类型，食物的食性选择应注意：风热感冒宜选用清淡凉润之品；风寒感冒应选温热而避免寒凉属性的食品。

④因是表证宜发散，辛味食品性温，可助驱邪外出，故在风寒型感冒时可以适当选用，以助发散风寒、驱邪外出。但酸味食品主收敛，对发散祛邪不利，故应忌用。

【饮食宜忌】

谷物、豆类食品一般都可选用，糯米腻滞黏滑不易消化，故不宜食用。绿豆、赤豆性偏寒凉，有清热解毒的作用，对于热盛不退者可以煮汤饮服，绿豆芽也适合做菜食用。黑豆芽性寒，可解表清热，用于风热感冒；豆豉性温，可以发表散寒，用于风寒感冒。

蔬菜一般都可酌情选用，按感冒类型分，生姜、葱白、香菜等性温，有发散风寒的作用，常用于风寒型感冒患者；油菜、苋菜、蕹菜性偏寒凉，宜用于风热型感冒患者。风寒感冒者可饮用：生姜红糖茶（生姜 9 克、红糖 50 克，先将生姜捣烂，再加红糖，用开水冲泡，调匀后温服，服后盖被发汗）；香菜和葱白各 15 克，用水煎服，每日 1 次；大枣 5 枚、生姜 6 克、葱白 2 根，用水煎后趁热顿服，尤其适用于受风寒或者遭雨淋后。风热感冒者可饮用：桑菊薄荷茶（桑叶 5 克、菊花 10 克、薄荷 10 克，用开水浸泡 10 分钟后即可饮用）；银花 30 克、菊花 10 克，加水煮沸 3 分钟后去渣取汁，再调入适量蜂蜜喝下；大白菜根 3 个、大葱根 7 个、芦根 15 克，加水煎服。

水果类一般均可适量选用，风热感冒可选用西瓜、甘蔗、梨、柠檬、苹果、山楂、桃、香蕉、菠萝等，榨汁饮用为宜；风寒感冒以少量为宜，可以将水果切成小块后，做成水果羹热服。

荤腥类食品以不用为宜，尤其是鱼、肉类食物油腻黏滞，难以消化，蛋、乳食品可以适量吃一些，以补充一定的蛋白质和维生素等营养素，有利于疾病的恢复。烟、酒不宜，可多饮绿茶。

二、咳嗽

咳嗽是一年四季都可能发生的常见病，以冬春季节为多见，多继发于感冒之后，常因气候变化而发作，常见于上呼吸道感染、急慢性支气管炎、肺炎、肺结核等疾病。一般咳嗽属外感咳嗽，分肺热咳嗽和肺气虚寒咳嗽两大类：肺热咳嗽气息粗促，或喉中有痰声，痰多、质黏厚或稠黄，咯吐不爽，或有热腥味，或吐血痰，胸胁胀满，咳时引痛，面赤身热，口干欲饮，舌苔薄黄腻，舌质红；肺气虚寒的咳嗽常常反复不已，清晨较重，痰白清稀，面色苍白，自汗畏寒，少气懒言，食欲不振，舌淡嫩，边有齿痕。中医认为：咳嗽有时不仅是肺的疾病，还常与其他脏腑有关，称之为内伤咳嗽。内伤咳嗽均有不同的特点：因脾虚而痰湿内停的咳嗽，其咳声重浊，痰多、痰黏腻或稠厚，色白或带灰色，每于早晨或食后则咳甚痰多，进甘甜油腻食物后加重，胸闷，脘痞，呕吐、恶心，食少，乏力，大便时溏，舌苔白腻；因肝火灼肺而致的咳嗽，咳时面赤，咽干，常感痰滞咽喉，咯之难出，量少质黏，或痰如絮条，胸胁胀痛，咳时引痛，口干苦，症状可随情绪波动增减，舌苔薄黄少津；因肺阴亏耗而致的咳嗽为干咳，咳声短促，痰少黏白，或痰中夹血，或声音逐渐嘶哑，口干咽燥，或午后潮热颧红，手足心热，夜寐盗汗，起病缓慢，日渐消瘦，神疲，舌质红，少苔或无苔。

【饮食原则】

①咳嗽时应忌辛辣或过咸食物。这类食物都会刺激气管黏膜而导致咳嗽加重，干咳者尤其应注意避免进食这类食物。

②外感咳嗽的病位在肺在表，应以宣肺散邪为主。即使是虚人外感也切忌使用补益类食物，要待表邪散后再适当进补。

③内伤咳嗽中因脾虚痰湿内停所致者，应忌肥厚油腻食物，因其可助湿生痰，即使需要补益脾胃，也应选择清淡食品，不宜食油炸制品。

④肝火灼肺所致咳嗽的原则是清肺平肝、顺气降火，因此要选用性凉、顺气、理气的食物。

⑤肺脏喜润而恶燥，肺阴亏耗所致咳嗽为干咳或痰血，更应注意选用润肺、滋阴的食物。

【饮食宜忌】

各种谷物、豆类均可作为主食选用，脾虚痰湿内停所致的咳嗽患者适合薏苡仁、赤豆、白扁豆等，有健脾化湿功效；肺阴亏耗所致咳嗽的患者大多也有肾阴不足之根，可选用有补肾效用的黑豆、小米、小麦为主食。对于慢性咳嗽患者，用豆腐与红糖共同炖服有很好的效果。

多吃蔬菜水果，生姜可化寒痰，紫菜、竹笋、丝瓜、冬瓜化热痰；萝卜化痰则寒热均宜。芹菜、荠菜、黄花菜均有清肝热作用，更适合于肝火灼肺的咳嗽患者。梨、苹果、柑橘、枇杷、杏子、柿子、荸荠等水果有清热润肺的作用，可以生食，也可与冰糖、中药贝母一起炖服。但要根据咳嗽证型来选水果，如外感咳嗽的肺热咳嗽要忌用食性偏温的龙眼、樱桃、桃子、核桃等；而肺气虚寒咳嗽要忌食味酸或食性偏凉的柿子、梨、香蕉、李子、石榴、乌梅、花红等。

因脾、肾虚衰而致的内伤咳嗽患者，可以选用一些有补益脾肾作用的干果煮食，如花生、芝麻、栗子、芡实、核桃、松子、百合、大枣、橄榄等，但不宜炒用。

咳嗽较剧而久，痰湿又不盛者，肺气失于宣发，可以选食石榴、涩柿、银杏等，可起到止咳的效果，效到即止，不宜久用。

外感咳嗽患者的饮食一般以清淡为主，不宜多食鱼类荤腥。内伤咳嗽患者则要根据具体情况加以选择，鲤鱼有健脾利湿效用，适用于脾虚痰湿内停所致咳嗽的患者煮汤食用；一般水产品富含动物蛋白，有补益作用而又不过滋腻，都可以选用；虾肉有补肾壮阳的作用，适用于肾阳虚寒的咳嗽患者；海蜇有养肺清热的效用，适合于肺热咳嗽和干咳患者；燕窝配以银耳炖服有益肺养阴作用，对肺肾俱虚的久咳患者比较适用。

畜、禽肉类一般可以选用，不宜多用过于滋腻的肥肉。畜、禽内脏对于脾虚痰湿、肝火上亢的咳嗽患者也不太相宜。

蛋、奶、蜂蜜一般均可选用，但对于脾虚痰湿内停所致的咳嗽患者则不宜多食过于甜腻的食品。

三、高血压

随着生活水平的提高，高血压成为当代人群中的常见病。调查研究表明，高血压的发病往往与高热量、高脂、高盐、低钙、低镁、低钾等不良饮食习惯有关。因此，高血压患者在坚持正规药物治疗的同时，不能忽略饮食的合理调配。

【饮食原则】

①节制饮食。饮食应定时定量，不能暴饮暴食，在保证一定热量的前提下，合理调配荤、素食的比例，摄取各种必要的维生素和营养成分。尽量多选用一些热量低、纤维素含量高的食品。

②忌油腻。过多的油腻食物，使血液中胆固醇、甘油三酯增加，会加快动脉硬化而不利于原发性高血压的控制。高血压患者膳食中的脂肪应以植物油为主，植物油如豆油、花生油含亚麻酸、亚油酸等成分，可以使肝内胆固醇转化为胆汁，促使胆固醇排泄。

③低盐。研究表明，食盐的摄入量与高血压的发病率高低有一定的相关性，食盐摄入量越大，诱发高血压的概率也越大。因此，高血压患者日常应保证低盐饮食。

④宜多食一些高钙、高镁、高钾的食物。适量的钾、钙、镁有助于血压的降低。奶制品中含钙较多；核桃、松子、杏仁、黄豆中含镁较多；豆类、燕麦、西红柿、香蕉中含钾较多。

⑤适当多进食一些新鲜蔬菜、瓜果，特别是富含维生素、微量元素、纤维素的食物。如芹菜、胡萝卜、西瓜等，既可通畅胃肠道，又可使血管内的血流畅通，对高血压的治疗有很大的帮助。

⑥戒烟。烟中尼古丁能刺激心脏，使心跳加快，血压升高；尼古丁还可促使钙盐、胆固醇等物质沉积在血管壁而形成动脉硬化，所以吸烟对高血压患者极其有害。

⑦少量喝低度酒、忌白酒。冬季饮用少量啤酒、葡萄酒或黄酒，可以扩张血管、通血活脉，同时还有增进食欲、消除疲劳的作用。少量饮酒还可阻止低密度脂蛋白、胆固醇在血管的沉着，对人体有益。但过量或长期饮酒，特别是饮用酒精含量高的烈性酒，对人体有害，应禁止。

⑧饮茶益多害少。茶叶中含有的少量茶碱、黄嘌呤有利尿作用，对高血压有益；茶叶中所含的维生素C、烟酸等，对防止动脉硬化有益。但茶也不宜过浓，其所含的茶碱、咖啡因会引起兴奋、心悸、不安、失眠，红茶中所含咖啡因要多于绿茶，所以高血压患者宜饮淡的绿茶。此外，因茶叶中所含的鞣酸会和药物结合发生沉淀而使药物失效，所以服降血压药物时忌用茶水送服。

⑨原发性高血压患者的发病原因不一样，其临床表现也不一致，按中医辨证分析，大致可以分为肝火上炎、阴虚阳亢、气阴两虚、阴阳两虚、痰浊内蕴等类型，其饮食宜忌也应按型而异。

【饮食宜忌】

主食中玉米、燕麦、荞麦、大豆、大麦、小米、红薯等比较符合高钙、高镁、高钾的要求，宜多选用。麸皮内含较多的镁、钾、钙，所以面粉应多用标准粉，多吃全麦面包。主食制作不宜采用油煎、炸等方法，因为经高温煎炸后，食品中含油脂量增多，维生素B_1全部损失，维生素B_2和烟酸各损失一半。

蔬菜中芹菜、荠菜、马兰、油菜、菠菜、苋菜、小白菜、洋白菜、韭菜、洋葱、胡萝卜、大蒜、西红柿、茄子、茭白、萝卜、空心菜、芦笋、黄瓜、豌豆苗、花菜、卷心菜、土豆、芫荽、莴苣、裙带菜、香菇、木耳、金针菇、草菇、紫菜、海带等含有较多的钙、镁、钾元素，适宜多食。辣椒及葱、姜少用。

水果中的西瓜、甜瓜、香蕉、葡萄、苹果、梨、山楂、橘子、荸荠、柿子、菠萝、梅子等水果，花生、大枣、杏仁、瓜子、芝麻等干果食品都含有较丰富的钙、镁、钾，适宜高血压患者食用。

如按低脂、高蛋白的要求，猪肉的精肉部分、鸭肉、兔肉及各种鱼类都可选用。淡菜、海参、海蜇因是低脂、高蛋白，故也可经常食用。虾皮因含有较多的钙、镁、钾，可适当选用。海蜇含有丰富的碘，通过扩张血管、减慢心率而起到降压效果，对防止动脉硬化也有好处。狗肉、鸡肉性温，尤其是狗肉易助热动火，不宜食用。猪肥肉、动物内脏，尤其是脑、肝，羊肉，蟹黄，蛤蜊及牛、羊骨髓等因含有较多脂肪、胆固醇和热量，不宜选食。

鸡蛋、鸭蛋等蛋类食品，每日进食不宜超过两个，鸭蛋（尤其是蛋黄）含胆固醇量极高，心血管病患者不宜用，如果纯用蛋白部分，则不受限。牛奶制品，宜用低脂或脱脂鲜奶，酸奶也可饮用。蜂蜜可适量食用。有人制作醋蛋来帮助降压，因蛋壳中的钙在醋酸中溶解后与氨基酸结合成胶质钙，很容易在肠道中被人体吸收，钙可以协助血压的降低，所以有利于降压。因此服用醋泡蛋可以见效。

烈酒、香烟要禁用，咖啡也属禁用之列，多喝淡绿茶，少用红茶。

与盐分或刺激性调料有关的腌泡菜、熏制的腊肉、黄泥螺、咸蟹等食品也要不吃或尽量少吃。胡椒粉可引起血压升高，不宜使用，而五香粉、咖喱粉等调味料一般不会升高血压，在低盐饮食的制备中，可以用适量来调节口味、增进食欲，对高血压（除中医辨证为肝火上炎、阳亢证型外）患者无害。

不同证型原发性高血压患者的饮食宜忌应与各证型的治疗原则相一致。肝火上炎型的治则是清热降火、平肝潜阳，应该尽量少食温、热食性的食物，多取凉性或平性食物。阴虚阳亢型的治则是滋阴平肝，可多用平性或凉性的食物。气阴两虚型的治则是益气养阴潜阳，食物应忌温热食性的品种，宜多选用平性或凉性有补益作用的食物。阴阳两虚型的治则是养阴潜阳，选用的食物与气阴两虚型相似。痰浊内蕴型的治则是清热化痰、健脾化湿，少用滋腻厚味的食品，多选有利尿、清热、化痰的食物，有利于血压的控制。

四、高脂血症

高脂血症表现为血液中胆固醇、甘油三酯或低密度脂蛋白胆固醇中有一项或一项以上高于正常值，或高密度脂蛋白胆固醇低于正常值。血脂增高与遗传、体质等有关，但饮食摄取不当也是一个极其重要的原因。因此，从饮食着手，进行合理的选择和调配，对于血脂过高的防治是十分重要的。但也不能控制过分，血脂过低会使人烦躁易怒，使血压升高而易发生脑出血。

【饮食原则】

①限制食物的总热量、控制体重。

②避免进食过饱或过饥，膳食宜平衡，坚持适量的运动锻炼。

③限制脂肪的摄入，烹调宜用植物油。

④多选含有优质蛋白食物，如牛乳、鸡蛋白等；也适宜多吃含植物蛋白的食品，如大豆制品、花生等。

⑤多选含有丰富维生素、微量元素的食物，但对于铁的补充问题，除非体内缺铁，一般不宜补铁，因为血清铁蛋白浓度高的人患心脏病的危险要比血清铁蛋白浓度正常者高2倍。

⑥多选富含膳食纤维的食物。

⑦尽量减少甜食和咖啡。应忌食蔗糖和果糖，尽量少吃甜点。

⑧戒烟、酒。

⑨适当饮茶。

【饮食宜忌】

燕麦、荞麦有明显降低血清胆固醇的作用，小米也有一定作用。大麦煮汤，汤内含大量可溶性纤维质，能降低血清胆固醇。黄豆、绿豆、刀豆都有降低胆固醇的作用。魔芋也有降低胆固醇的作用，但魔芋块茎须经石灰水漂煮后方可食用，否则有毒。

蔬菜类的芹菜、菜花、黄瓜、紫茄子、洋葱、大蒜、姜及菌类中的香菇、平菇、口蘑等都有降低胆固醇的作用。大蒜和洋葱可使血清胆固醇减少、净化血管。多食萝卜、芦笋、竹笋、黑木耳、豆芽对降低血脂也有利。海藻类的海带、紫菜等也有较好的降低胆固醇的作用。南瓜含有大量果胶，能延缓人体对脂质的吸收，降低胆固醇。多吃黄豆制成的豆腐、豆浆、豆芽或直接吃煮黄豆，会有明显的降低胆固醇的作用。

水果中的猕猴桃、梨、橘子、山楂、脆枣、苹果都有降低胆固醇作用。芝麻含有大量不饱和脂肪酸和维生素E，有利于降低血脂。经常吃米醋泡花生，有降血脂作用。

富含优质蛋白，含脂肪、胆固醇又少的动物性食物有兔肉、鸽肉、野鸡肉、鲫鱼、鲤鱼、黑鱼、青鱼、黄鳝、泥鳅、蛤蜊、田螺、甲鱼、海参等。其次是精猪肉、牛肉。忌食动物骨髓、动物内脏（尤其是脑、肝、肾）、肥肉。忌食蛋黄、虾子及鱼子。鸡蛋白、牛乳为优质蛋白，可适当选用。乌龙茶、绿茶均有明显降低胆固醇的作用。

五、单纯性肥胖

如今随着人们生活水平的日益提高，人们的饮食越来越丰富，单纯性肥胖的发生也逐渐增多。它的发生和防治与饮食密切相关，除了要注意饮食宜忌外，适量的运动也是十分重要的。而药物治疗只能作为一种辅助手段，手术治疗更不宜大力提倡。

【饮食原则】

①要控制总的热量摄入。饮食中蛋白质、脂肪、糖类的比例是5：3：2，品种要合理安排，适当多吃蔬菜与水果。

②蛋白质宜用豆制品，少吃肉、鱼、蛋类；糖类每日100~200克。脂肪宜选用含不饱和脂肪酸的植物油，忌用动物脂肪。多进食蔬菜、海藻类食物，其热量低，且富含维生素和矿物质。

③一日三餐外不再增加点心，晚餐要少吃，不能吃夜宵。

④严格限制零食，特别是甜品。

⑤要低盐饮食，以减少体内的水、钠潴留。

⑥饮食中多选用含植物粗纤维的品种，如全麦面包、海藻、蔬菜、水果等，可

以减少糖的吸收和降脂、通便等。

⑦严格禁酒，因酒能刺激食欲。

⑧从中医辨证分型来看，大致可分为痰湿型和气虚型。痰湿型表现为多痰、胸脘痞闷、肢体沉重、倦怠乏力，应多吃祛湿化痰类的食物，忌进食油腻黏糯的食品。气虚型表现为少气懒言、面浮虚肿、神疲嗜睡、食欲缺乏、畏冷怕风，或有腹胀便溏等，宜食益气健脾的食物，忌用耗气壅滞的食物。

【饮食宜忌】

蔬菜宜选用冬瓜、韭菜、绿豆芽、大白菜、萝卜、黄瓜、蘑菇、土豆，其他还可以选用竹笋、丝瓜、莴苣、苦瓜、青芦笋、花菜、番茄、青菜、菜瓜、黄豆芽、芹菜、赤小豆、南瓜、海带、金针菜、黑木耳等。

水果可以适量吃一些，饭前吃水果，吃后有饱的感觉，可以减少进食量。山楂也对减肥有利。忌食葡萄、龙眼肉。含脂肪量多的肉食不宜多吃，兔肉是高蛋白、高铁、高钙、低脂肪、低胆固醇的肉食。野鸡肉也是高蛋白、低脂肪的肉食，可以经常选用。除肥肉、骨髓以外，鸡肉、动物内脏也不能吃。脂肪含量不多的鱼类可以吃一些。

各种蛋类，尤其是蛋黄忌食。少用白糖。蜂蜜可以适量吃一些，其虽然甜，但不会使人发胖，可以减少体内脂肪积聚，又能保护肝脏。低脂牛奶可以饮用。禁饮各种酒类，不喝含糖的高甜度饮料。多饮茶水、饮料。尽量少用或不用各种调味料，以免刺激食欲而加重肥胖。

六、糖尿病

糖尿病是由于胰岛素绝对或相对不足所导致的一种代谢障碍性疾病，控制饮食是该病防治的基础内容，一般轻型糖尿病患者单用饮食控制方法即可使病情得到缓解，甚至不需用药。

【饮食原则】

①饮食中总热量要控制。总热量既要满足生理需要，又要减轻糖代谢对于胰岛素需求的负担。

②饮食中成分的合理搭配。不能认为只要控制好主食就可以了，副食中所含蛋白质、脂肪的比例如果不合适，也会造成血糖不稳定。如果是高脂血症者，应减少糖类的摄入量。

③禁食含糖过高的甜食、高脂肪、高胆固醇（蛋黄、动物内脏、鱼子等）的食物，少吃油炸食物，因为高温可破坏不饱和脂肪酸。

④干果一般不宜食用。如果病情较轻、控制较好者，可以酌情吃一些含糖10%以下的水果和干果，再观察食后血糖值，必要时可减少一些主食。

⑤食谱中加入一些粗纤维，如果胶、麦麸等，每日15～20克。摄入粗纤维一段

时间后，糖尿病患者的空腹和餐后血糖、尿糖、血脂浓度均会有所下降。长期服用对轻型患者可控制病情。

⑥按中医理论分析，糖尿病患者中烦渴多饮、口干舌燥者为肺热津燥，宜吃清热润肺、生津止渴的食物；多食、消瘦、便秘、自汗、舌苔黄燥者为胃火炽热，宜吃清胃降火、养阴保津的食品；多尿少津、面色灰暗、腰酸乏力、舌质红绛而干者为肾阴不足、虚火内灼，宜吃清热滋阴、补肾固摄之品。

【饮食宜忌】

谷物、豆类富含糖类，是主食的主要内容。糖尿病患者应适当控制。品种以粗粮（谷类、高粱、大麦、荞麦、玉米、花生等）为宜，适当加进一些小麦粉、豆类和山药。禁用含淀粉量大的豌豆粉、蚕豆粉、绿豆粉、葛粉、藕粉，少吃精米白面。忌糖分较多的番薯和甘薯。

蔬菜类适宜选用菠菜、油菜、卷心菜、芥菜、芹菜、空心菜、白菜、花菜、生菜、韭菜、茄子、西红柿、茭白、竹笋、豌豆苗、洋葱、豇豆、莴苣、青椒、丝瓜、苦瓜、黄瓜、冬瓜、萝卜、藕、百合、豆芽、草菇、香菇、猴头菇、腐竹、银耳、红薯叶等。

水果一般不宜进食。病情稳定者可以少量进食一些含糖10%的水果，但少量吃一些水果后，应该将其他食物量减少一些。尚未熟透的新鲜草莓及山楂、樱桃、乌梅，糖尿病患者可以吃一些，但也应适量。干果中，核桃、杏仁、松子、南瓜子也可适量吃一些。

肉类中鳝鱼、甲鱼、鲤鱼、鲫鱼、扇贝、田螺、泥鳅、鳊鱼、海参、兔肉、猪肉、羊肉、野鸡肉、乳鸽等也应优先选用。

蛋类选用时，应注意包含蛋黄在内，每日限制1枚，去蛋黄仅用蛋白则不限。鲜牛奶及脱脂奶粉可以饮用。烹调用油宜选用含不饱和脂肪酸较多的茶油、橄榄油、玉米油、芝麻油、菜籽油、葵花籽油、花生油、豆油或调和油，最好是鱼油。蜂王浆不同于蜂蜜，含有多种人体必需氨基酸、核酸及蛋白活性物质，有激发胰岛β细胞的功能，可提高胰岛素活性，因而对糖尿病患者有利。禁止摄入食用糖类，不吃蜜饯、水果罐头、果酱。

饮料方面可选用槐花茶、桑叶茶、红茶、绿茶、少量葡萄酒。禁饮含糖类饮料，包括各种汽水。

因糖尿病多有肺热、胃热及阴虚内象，故忌用花椒、胡椒、肉桂、茴香、芥末、丁香等温热、燥性的调味料。

糖尿病患者禁烟忌酒，应鼓励体育活动，但1型糖尿病患者不宜做中度以上的体育锻炼，2型糖尿病患者在进行中度体育锻炼以前，应避免发生低血糖。

七、低血糖症

低血糖症可能与自主神经失调、胰岛素相对过多（或拮抗物质不足）、血糖来源不足等有关，从中医的角度来看，低血糖是虚的表现，气血两虚是其病理变化的基础。

【饮食原则】

①要以预防为主。平时进餐要定时、定量，应避免吃得太少。很多低血糖的人胃口不好，食欲不振，每天吃同样的饮食，难免会影响食欲而减少进食量，这时就要注意经常变换主、副食，更换花样，以便能多吃一些。在旅行途中，生活规律被打乱，劳累再加饮食不调，更易引起低血糖，这时应喝些糖水或吃几粒巧克力。此外，饮酒者还要控制饮酒量，长期饮酒和大量饮酒都会引起低血糖。

②可以多吃一些含糖类丰富的食物，如粳米、小米、小麦粉、红薯、豆类和各种蔬菜水果。

③只要不是高脂血症患者，各种动物性的肉、禽、蛋类食品都可以食用。

④避免吃红辣椒等伤害胰腺的食物，少吃或不吃油炸食物。

⑤严格控制饮酒量，尤其不适合饮用白酒。

⑥少用花椒、胡椒、茴香、丁香等辛辣调料。

【饮食宜忌】

若是以气虚为主的低血糖患者，表现有中气不足、清阳不升征象，可经常服食人参粥。将 2 克人参粉和 100 克粳米一起加水煮粥，再加入冰糖熬制即可。

如是消化吸收功能不良的脾胃虚弱患者，气血生化受限常会发生低血糖现象。可以常用桂圆大枣粥，取桂圆 15 克、大枣 10 枚，与 100 克粳米加冰糖同煮成粥后食用。

如是胃纳欠佳、消化不良，并有脐周冷痛、慢性腹泻等表现的脾肾阳虚患者，可服食羊肉粥。取新鲜羊肉 100 克切丝，与 100 克粳米一起煮粥，加葱、姜及少量食盐调味。

如是气血两虚患者可吃参归烧猪心。用党参 50 克、当归 10 克，猪心切丝，一起用文火煮至熟烂，加葱、姜、食盐、味精等调味。

八、甲状腺功能亢进症

甲状腺功能亢进症（简称甲亢）是甲状腺激素分泌过多引起的一种以代谢高、氧化过程加速等为特征的内分泌疾病。从中医临床分析，以阴虚火旺、气虚、心肝火旺、痰结等类型较为多见。

【饮食原则】

①富含碘元素的食物不宜多吃。甲亢的发生除与遗传因素、精神创伤等有关外，还与饮食中碘的摄入过多有关，碘可以增加甲状腺激素的合成。

②要补充适量的钾和钙。甲亢的发生与体内钾和钙的不足也有一定的关系。

③要配以高蛋白、高热量、高维生素、高纤维素的膳食。甲亢患者对蛋白质的

分解代谢加强，出现氮负平衡，体内基础代谢率高，所以要给予此类饮食。

④避免进食煎、炸、烤的食物，以免助热升阳、助湿生痰。

⑤应该根据临床的不同类型，给予有平肝、清肝、化痰、滋阴降火等辅助作用的食物。

【饮食宜忌】

主食可以选择米、面、豆薯类的各品种。蔬菜应选择食性平、凉或寒的品种，如萝卜、黄瓜、丝瓜、苦瓜、冬瓜、南瓜、西红柿、青菜、芹菜、白菜、莼菜、茄子、绿豆芽、卷心菜、油菜、苦菜、洋葱、芦笋、竹笋、空心菜、苋菜、藕、黑木耳、香菇、百合。忌用温热食性的大蒜、生姜、韭菜、芥菜、香菜等。

水果也是以食性平、凉、寒为主，可用西瓜、梨、苹果、香蕉、无花果、橄榄、山楂、石榴、乌梅、橘子、荸荠等。花生有抑制甲状腺激素合成的作用，所以甲亢患者可常吃花生类制品。忌用大枣、荔枝、龙眼等。

肉类食物中，可选用精猪肉、牛肉、鹅肉、兔肉、鸭肉、甲鱼、鳝鱼、鲫鱼、鲤鱼、黑鱼、青鱼、鲢鱼、鳊鱼、银鱼、鲍鱼、泥鳅、乌贼、鲟鱼、鲈鱼、田螺、扇贝等，病情较重者可以多吃排骨，以补充钙质。忌用食性温热油腻的羊肉、狗肉、猪头肉、肥猪肉、公鸡，也要忌吃黄鱼、带鱼、海虾、海参等"发"物。

饮料宜用决明子茶、芦根茶、胖大海茶、荷叶茶。严格忌烟、酒，以免伤阴生热，对病情不利。调味品中忌用花椒、胡椒、茴香、丁香等辛辣之品。

九、甲状腺功能减退症

甲状腺功能减退症（简称甲减）是由甲状腺激素分泌或生理效应不足所引起的一种以代谢降低为特征的疾病，在发病原因中可能存在缺碘的因素。发病到一定阶段，常会合并血脂和胆固醇升高，因此，甲减患者在治疗过程中也要十分注意饮食宜忌。

【饮食原则】

①饮食要多选择含碘丰富的食物。

②甲减患者如合并血脂、胆固醇升高或有便秘的出现，应多食润肠通便类食物。

③从其临床表现来看，多以脾肾阳虚为主，故饮食应以具有滋补脾肾和温阳作用的品种为宜，要忌食用性寒、凉的食物。

【饮食宜忌】

主食以谷类、麦类为主，高粱、豆类、薯类可适当食用。

蔬菜应多选用韭菜、山药、芹菜、白菜、菠菜、油菜、洋葱、芦笋、香菇、大蒜等温性或具有开胃通便、降低血脂作用的品种。忌用西红柿、青苦瓜、马齿苋、空心菜、木耳、生藕、竹笋等。不吃凉拌菜。

水果方面，橙子、香蕉、桃等具有开胃通便、降低血脂作用的品种可多选用，忌用西瓜、甜瓜、无花果、荸荠、柿子等。

肉类食物中，宜选用动物肾脏、羊肉、狗肉、鱼肉等温阳补肾类品种，含碘多的紫菜、发菜、海参、海蜇、干贝等也要多用。忌用鸭血、蟹类、牡蛎、鲤鱼、蛤蜊、田螺、螺蛳等。蛋类方面，不吃鸭蛋。

饮料方面，不宜冰镇的汽水、果汁、啤酒等，不喝金银花、芦根、白茅根等饮料。不吃冰激凌。

十、肝硬化

肝硬化由多种原因造成，而以慢性肝炎发展而来的更为多见。发现肝硬化后，合理的饮食可能使已被破坏的肝细胞得到修复和重生，并可起到预防并发症和辅助治疗的作用。

【饮食原则】

①保证足够的糖分。肝硬化患者每天应从食物中获取一定量的糖类。以合成并储存足够的肝糖原，防止毒素对肝脏的损害。每人所需补充糖分的量不尽相同，以不影响食欲、不使体重超重、不妨碍其他营养吸收为度。

②足够的蛋白质和热量。摄入热量要充足，以免蛋白质消耗过多。蛋白质的供给对身体十分重要，尤其是肝硬化甚至有腹水的患者更要注意。但肝功能明显减退或有肝性脑病前兆的患者要限制蛋白质的摄入。

③充足的维生素和微量元素是很有必要的。各种维生素参与肝脏的代谢活动，除 B 族维生素、维生素 C 外，脂溶性的维生素 A、维生素 D、维生素 E、维生素 K 对肝脏也有很好的保护作用。

④限制水、钠的摄入，特别是钠盐。大量腹水而无尿患者应选择无盐饮食，除主、副食及水果以外不再饮水，待腹水减少、尿量增多后可吃低盐饮食，可适量饮水。不吃含有铅或防腐剂的罐头食品；少用或不用味精，味精也是一种钠盐，还可破坏味蕾而使食欲减退。

⑤限制脂肪的摄入。每天从饮食中摄入的脂肪以 40～45 克为宜，而且应以植物脂肪为主，以免多余脂肪在肝内沉积而加快脂肪肝的发生。

⑥食物要细软、易消化，忌油炸、刺激性的食品，以免造成已经扩张的食管静脉破裂出血。

⑦特别是有腹水的患者，要补充一些能利尿、助凝血的食物。

⑧严格禁止烟、酒或含酒精成分的饮料。

【饮食宜忌】

谷物类的粳米、面粉可以作为主食，豆薯类易引致胃肠道胀气应少用。

蔬菜类虽然含维生素，但由于体积大、热量低，故不宜多吃，否则会减少其他食物的摄入。蔬菜应选择不含粗纤维及易引起胃肠道胀气的品种，如番茄、卷心菜、蘑菇等，黄瓜对肝脏有保护作用，冬瓜有利水作用，可以多用。忌用芹菜、韭菜、竹笋、洋葱、蚕豆、土豆等，豆腐可以适量选用。温热食性的辣椒、蒜、葱、姜、香菜等忌食。

新鲜水果是维生素和糖分补充的主要来源，尤其是梨、葡萄、李子可以比较多地选用，大枣与冰糖、花生一起煎汤喝（不吃花生），对肝硬化转氨酶升高者的治疗有效，但忌用荔枝、龙眼等食性温热的水果。花生、核桃等硬果类，质硬且又易引起胀气，故不宜选用。

肉类食物方面，应结合造成肝硬化的原发疾病考虑，但原则上可以多选用瘦肉、动物内脏、各种含脂肪少的鱼虾和禽类。鲤鱼、鲫鱼、黑鱼、泥鳅等有利水、健脾作用。鹅肉是"发物"，且含脂肪较多，还能助湿生热、壅遏气机，使病情加重；虾子含胆固醇量多，且能动风助火，应忌食。鸡蛋含胆固醇较多，应忌用，牛奶、酸奶、豆浆及果汁等饮料均可选用，茶和咖啡也可少量饮用，但不宜过浓。含有酒精成分的饮料绝对禁止。香燥辛辣的调味料应忌用，包括胡椒、花椒、茴香、桂皮、丁香、芥末等。

十一、胆囊炎

胆囊炎的主要发病原因是胆固醇代谢失常和细菌感染。若饮食不当，如长期食用高脂食物，不仅会诱发胆囊炎，更易诱发胆石症。除了必要的药物或手术治疗外，饮食控制对于胆囊炎及胆石症患者来说是十分重要的。

【饮食原则】

①要彻底改变爱吃甜食、冷饮、不吃早餐、饮食结构不合理、饮食不卫生等不良的饮食习惯。不吃易引起胃肠道胀气及有刺激味的食物。

②急性胆囊炎发作期，应以高糖类、低脂肪的流质饮食为主，如粥、藕粉、豆浆、芝麻糊等。

③胆囊炎的慢性期患者应少量多餐，可以刺激胆汁的分泌。饮食应以低脂肪、低胆固醇为主，多食蛋白质、维生素及钙、磷、铁等矿物质含量高的食物。忌食辛辣及有刺激性的食物或调料。粗纤维食物会促进肠蠕动，从而使胆囊炎患者的疼痛加重，故不宜多吃纤维多的蔬菜与水果。

④从中医角度考虑，凡有疏肝利胆、清热化湿、理气通便作用的食物均对病情的康复有好处。

【饮食宜忌】

主食可以粳米、小麦、玉米、燕麦、高粱米、青稞、豆类为主。不吃易胀气的大豆、红薯等，不吃用油煎炸的油条、煎饼等。

蔬菜方面，萝卜、水芹菜、荠菜、茭白、小白菜、菠菜、卷心菜、花菜、冬瓜、西红柿、玉米须等对疾病的控制或恢复有利，忌食韭菜、大蒜、蒜苗、土豆、旱芹菜、川辣椒、竹笋等。

水果宜选用西瓜、李子、杏子、杨梅、草莓、山楂、乌梅等品种，忌食苹果、柿子。

肉类食物中宜选用鸡、鸭、鱼、牛、羊、猪肉等，蚌肉、螺蛳、甲鱼也可选用。忌食肥肉、猪脑、猪肝、猪油、猪心、牛肝、羊肝、鸡内脏、煎炸的猪牛排、炸鸡、蟹、鲫鱼、鱿鱼、蚬肉、蚶肉、虾皮等。蛋类不宜吃咸鸭蛋、鹌鹑蛋，尤其是要少吃或不吃蛋黄。脱脂牛奶、酸奶可以吃。含糖多的甜食不宜多吃。烹调用的油应少一些，宜选用花生油、玉米油、豆油等。忌烟、酒。

慢性胆囊炎患者可饮用较大量的果汁露、山楂水来稀释胆汁，也可以多喝菊花茶、茉莉花茶、玫瑰花茶、决明子茶等，不喝咖啡和浓茶。忌用辛辣有刺激性的调料，如胡椒、咖喱粉、酸醋等。

十二、贫血

贫血在中医学属"虚证"范畴。贫血是一种症状，引起贫血的原因很多，不外乎耗伤过多和生化不足两类。中医认为，血的化生与脾肾功能有关，贫血日久脏腑失养而发生亏虚，有可能发生出血、感染等情况。

【饮食原则】

①不论何种原因引起的贫血，从食物中增补血液生化之源是非常必要的。

②贫血患者的脾胃受纳功能一般有限，因此，选择食物必须以少而精为原则，并用适当的调味和烹调方法来增进食欲和畅通肠胃，以保证营养的充分消化和吸收。

③与血液有一定关系的动物肝脏、骨髓、血（如猪血、鸡血、鸭血）等可以经常选用。

④有补血、养血作用的食品，如大枣、桂圆可以常用；红糖也有益于补血，要多用。

【饮食宜忌】

谷物、豆薯类一般都可选用。因为患者脾胃功能受限，所以烹调以煮粥或软食为宜。

蔬菜可以适量进食，但其所含纤维素较多，而蛋白及其他营养成分比荤腥食物要少，因此要以荤为主，以素为辅。以素食为主的饮食对贫血的恢复是不利的。适量的水果是必要的，应吃不同种类的水果，以保证各种营养素得到补充。

畜、禽、鱼肉类应该成为菜肴的主要组成部分，为保证能充分的消化吸收，肥腻腥膻部分应该去除，烹调可用炖、熬、煮等方法制成容易被消化吸收的美味佳肴。

蛋、乳类含有丰富的营养成分，应该尽量多食。烟、酒应受限制，浓茶会影响铁的吸收，即使喝淡茶也不要在饭后饮用。咖啡对贫血患者也不宜。

十三、湿疹

湿疹往往与过敏体质有关，可见皮肤潮红，出现丘疹、水疱或脓疱，可有渗出倾向，糜烂、结痂、鳞屑、苔藓样变，瘙痒剧烈。从中医角度分析，按急性、亚急性、慢性的不同表现，常与湿热、脾虚、血虚风燥有关。

【饮食原则】

①不论何种类型的湿疹，皆由湿热引起，所以应选择食性偏凉而具有利湿功能的食品。

②饮食以清淡为主，油腻肥甘食物会助湿生热，加重病情，应尽量避免。

③各类辛辣刺激的食物及鱼腥海味等发物常常会导致病情加重或复发，应少用或不用。平时应注意观察患者易对何种食物过敏，如果能确认某种食物会促使发病或加重病情，就要尽量避免患者接触。

④如果患者同时存在脾虚、血虚，应多选择健脾、养血之品。

【饮食宜忌】

谷物、豆薯类一般都可以选用，薏苡仁清热利水，绿豆、赤小豆清热解毒，更为适宜。

蔬菜除辣椒、生姜、韭菜、葱、蒜等温热且有刺激作用的种类，以及竹笋、莴苣、蘑菇、雪里蕻、芥菜、茄子不宜选用外，其他均可采用。苋菜清热利水，黄瓜、冬瓜、茭白清热利湿，丝瓜、藕凉血解毒，可多食用。

水果类清热利湿的品种很多，西瓜是十分理想的选择，梨、苹果、枇杷、橘子、橙子、柿子、草莓等都可选用，但要少吃或不吃荔枝、桂圆、菠萝等。

除海味鱼腥及某些易发生过敏的食品应忌食。比较适宜的肉类有泥鳅、鲫鱼、甲鱼、蛙肉、蛇肉、黄鳝、鲢鱼、鸭肉、鸽肉和瘦猪肉。当然，肉类中的肥腻部分应尽量剔除，以免助湿生热。黄牛肉、羊肉、狗肉性温，亦不宜多食。蛋、乳类只要不发生过敏，均可选用。

烟、酒助湿生热，应忌，尽量不饮咖啡、浓茶。调味品使用也应有所注意，因为湿疹患者的饮食以清淡为宜，所以调味品应尽量少用，尤其是花椒、胡椒、芥末、茴香、桂皮等都以不用为好。烹调中尽量少用料酒、酒糟、酒酿等辅料。

婴幼儿湿疹俗称"奶癣"，人工喂养的幼儿长期以牛乳为主食，血液中的不饱和脂肪酸含量降低，更易诱发湿疹，因此，哺乳期妇女在保证营养的同时，应常食用含有不饱和脂肪酸的植物油烹调的食物，饮食应以清淡为主，并忌用辛辣肥甘和"发物"等。幼儿吃的牛乳应煮沸，使牛乳中的清蛋白变性，以减少致敏作用。吃鸡蛋最好将蛋黄外的一层薄膜去掉，因为其含有易引起过敏的卵类黏蛋白。

十四、荨麻疹

俗称"风疹块"，通常因肠胃素有湿热，复感风邪，风湿相凑，郁于皮肤而成，常由进食鱼腥、虾、蟹等发物或药物诱发。

【饮食原则】

①如因进食某种食物或药物诱发，以后则应尽量避免再食同类食品或药品。

②荨麻疹如遇寒而发，则属风寒；遇热而发，则属风热。选用食物应按"热者寒之，寒者热之"的原则加以选择。

③如由肠内寄生虫引起，先用具有驱虫效果的食物进行驱虫，也可直接用药物驱虫。

④如兼有气血不足等情况，应加益气养血之品或中药治疗，以减少复发的可能。

⑤饮食的温度不宜过凉或过热，尤其是平时怕冷者，不宜吃凉拌菜或喝凉饮料。

【饮食宜忌】

荨麻疹属风寒者宜用粳米、高粱、黄豆、扁豆等主食。属风热者宜选大麦、小麦、薏苡仁、绿豆等。消化功能不好、舌苔黄腻、腹部胀气或大便不畅者，应少用糯米、黄豆、薯类等；荞麦、大麦、芋头等有下气宽肠作用而较为相宜。

属风寒者可以多选用食性偏温热或平性的生姜、南瓜、葱、蒜、辣椒、香菜等。属风热者可选食性。属寒凉或平性的黄瓜、苦瓜、冬瓜、芹菜、木耳、丝瓜、黄花菜等。

水果与蔬菜的原则一样，属风寒的宜选桃子、栗子、核桃，属内热的可选梨、苹果、葡萄、山楂、猕猴桃、柿子等。急性发作期，如果对诱发物尚不能肯定时，应尽量素食，以防病情加重。

慢性患者，尤其是有气血不足情况的，应可进食一些补益气血的食物，其中以瘦肉、蛇肉、黄鳝、甲鱼等最为适宜。但应注意：目前市场上有喂食雌激素催长的黄鳝、甲鱼，吃后会使病情出现反复。

会引起过敏而出现荨麻疹的食品有很多，有一部分人对蛋类、鲜牛奶、酸牛奶、奶酪过敏，所以必须弄明白荨麻疹的发生是否与此类蛋乳品有关。如属无关，则可少量选用。

十五、痔疮

痔疮之发病往往是在气血虚损的基础上，由于饮食不节、长期便秘、泄泻、久坐、久立、负重远行等造成脉络阻滞、瘀血湿热、浊气下注于肛门所致。饮食一定要注意，否则将会使病情迁延或加重。

【饮食原则】

①痔疮发生或迁延不愈，一般与饮食不节，过食辛辣、肥腻、生冷食物或饮酒过量有关，患者应改变这种不良的饮食习惯，忌食肥甘厚味及各种甜食，应多吃含纤维素多的蔬菜和水果，以增加肠蠕动，对习惯性便秘者更佳。

②忌暴饮暴食，应养成每日少量多餐和定时大便的习惯，使痔静脉的血液回流得到改善。

③忌酒，饮酒可助长湿热之气，并使痔静脉充血、扩张迂曲，痔核肿胀难消。

④忌食发物和一切辛辣和有刺激性的食物，如野鸡肉、花椒、胡椒、辣椒、芥末等。

⑤因痔疮多因湿热下注或气虚血热所致，故宜食具有清热利湿、凉血消肿、润肠通便作用的食物，因为这类食物大多是食性寒凉的食物。当然，久病气虚明显的患者也可吃一些健脾补气的食物，但在症状明显时不宜食用。

【饮食宜忌】

用作主食的谷物、豆薯类方面，一般都可选用。含可溶性纤维素多的是谷物糠麸，对于痔疮的恢复有好处，可以多吃一些麸皮面包、麸皮饼干等。

蔬菜一般都含有较多的纤维素及维生素 A、维生素 C，大豆、玉米、白菜、菠菜、芹菜等中含较多的维生素 E，食性寒凉的生萝卜、莲藕、黄瓜、冬瓜、丝瓜、绿豆芽、百合、苋菜等蔬菜也可选用。韭菜虽为发物，但所含粗纤维较多，不易被胃肠道吸收，所以能增加大便体积，促进肠蠕动，防止大便秘结，对痔疮便秘者有益。忌吃芥菜、莼菜。

水果含维生素和纤维素较多，尤其是苹果、柑橘、山楂等；香蕉、梨子、柿子、阳桃等食性寒凉，比较适合。无花果、核桃、芝麻、花生、南瓜子等对痔疮的恢复有利，也宜食用。畜、禽、鱼肉，海鲜类中，蛤蜊、螺蛳、蚌肉等食性寒凉，应多选用；燕窝、黄鳝对痔疮恢复也有益处；泥鳅有暖中益气、解毒收痔的作用，对于久痔体虚、气虚脱肛者有益。用泥鳅与米粉一起煮羹食用，可治痔疮脱垂。蛋黄、奶油含维生素 E 较多，且有润肠作用，可适当选用。

饮料方面，建议多用槐花茶、胖大海茶、蜂蜜水、荸荠汁、豆浆等。忌酒及浓茶。忌用辛辣、温燥的调料，如胡椒、花椒、芥末等。当粪便带血时，可以多食一些木耳、黄花菜、茄子、香菜、大枣、蜂蜜等，对便血有缓解作用。

十六、痛经

一般痛经都是指原发性痛经（即功能性痛经，而非生殖器官的器质性病变）。它的发生常与身体素质较差、内分泌失调及精神因素有一定的关系。根据痛经的临床表现不同，大致上可以分为 4 个类型：寒湿凝滞型：经前、经期小腹冷痛，得热则舒，经量少、色黑有块，形寒肢冷，大便不实，舌苔白腻；气滞血瘀型：经前或经期小腹胀痛，经量少而不畅、色紫黯且有淤血块或腐肉样片块，块下则痛减，乳胁部胀痛，舌质紫黯或舌边有瘀斑；气血两虚型：经期或经净后，小腹隐隐作痛，得按痛减，经量少，色淡质稀，面色无华，神疲乏力，或见舌质较淡；肝肾亏虚型：经尽后腰酸，小腹隐痛，经量少、色淡，头晕、耳鸣，舌质较红。

【饮食原则】

①痛经患者的饮食应注意摄入充足的蛋白质、脂肪、糖类、水、纤维素、无机盐和微量元素等营养成分；维生素方面特别要重视与生殖功能有关的维生素 E、B 族维生素、维生素 C 以及维生素 D 的作用。

②痛经患者的饮食选择还应根据临床表现的寒热虚实特点不同而决定，寒证应多吃温经散寒的食物，如荔枝、胡萝卜、韭菜、姜、羊肉、狗肉、雀肉、红糖、小茴香、花椒、胡椒等；热证应多吃平性食物，行经期忌吃生冷饮食；气滞血瘀患者应多吃活血通气的食物，如芹菜、荠菜、菠菜、香葱、香菜、白萝卜、白菜、油菜、西红柿、卷心菜、茭白、洋葱、丝瓜、香蕉、苹果、橘子等；虚证患者可根据气血肝肾不同而服食一些补气补血、补益肝肾的食品，如乌鸡肉、鸡肉、精猪肉、羊肉、猪肝、猪血、蛋、奶、鱼类及核桃仁、桂圆、大枣、枸杞子、山药、荔枝等。有一部分痛经患者属于湿热蕴结类型，存在生殖器官的炎症，应特别要忌食辛辣或有刺激性的食物，如辣椒、胡椒、大蒜、葱、韭菜等，也不要吸烟或喝烈性酒，以免加重盆腔充血及炎症发展，使痛经更甚。

③痛经患者可适当地饮用一些低度酒类，如葡萄酒、米酒等，可起到散瘀行气、温阳通脉的作用。

④除热症患者，在行经期内，一律忌食寒凉性的食物，如黄瓜、冬瓜、西瓜、竹笋、发菜、木耳、海藻、藕、荸荠、猕猴桃、无花果、阳桃、柿子、柚子、草菇、鸭肉、马肉、蟹、蛤蜊、田螺、螺蛳、蚌肉、蚬肉、牡蛎肉等。所有痛经患者在行经期内都应忌食辛辣和有刺激性的食物。

⑤痛经患者要忌食酸性食物，因为一般酸性食物性寒，具有固涩收敛作用，易促使血管收缩、血液滞流而不利于经血下行。

【饮食宜忌】

主食宜选用粳米、小米、小麦粉、玉米、薏苡仁、黄豆、黑豆、豌豆、扁豆等，常与红豆、山药、莲子、桂圆、藕粉、鸡蛋等搭配做成各种汤羹或点心食用。

蔬菜的食用得按病症的寒热虚实的特点进行选择，寒性痛经多用韭菜、姜等；热性痛经多用平性的品种，如青菜、胡萝卜、土豆、芋头、平菇、黑木耳、银耳等；虚性痛经用补法，可按气血肝肾之虚的不同，分别选取山药、菠菜、苋菜、藕、桑葚、豇豆等菜；气滞血瘀患者应多选活血通气的品种，如芹菜、芥菜、香葱、香菜、空心菜、白萝卜、白菜、苋菜等。一般在行经期内要忌食辣椒、大蒜、葱、洋葱、韭菜等蔬菜。

畜、禽、鱼肉、海鲜类，也要按痛经的寒热虚实的不同加以选择，寒性痛经多选羊肉、狗肉、雀肉等。热性痛经则相反，应选用平性的猪肉、青鱼、鲈鱼、鲤鱼等；虚证痛经可服食一些补气、补血、养肝、益肾的食品，如乌骨鸡肉、鸡肉、羊肉、猪肝、猪血、牛肝、羊肝、蛋、奶、鱼类等。在行经期内一般都忌食鸭肉、马肉、蟹、蛤蜊、田螺、螺蛳、蚌肉、蚬肉、牡蛎肉等凉性肉食。行经期内同样也应忌食辛辣或用刺激性调料烹调的鱼、肉、禽类菜肴。

行经期忌烟及烈性酒。经期内，尤其是湿热蕴结型痛经患者不用胡椒、花椒、芥末等气味辛香走窜的刺激性调料。

十七、哺乳期乳汁缺乏

产后缺乳原因有很多，可能与营养不良、精神紧张、毛制品的绒毛堵塞乳孔等多种因素有一定关系。从中医的角度分析，缺乳是由于产妇气血虚弱、化源不足，或气机不畅、气血失和、经脉滞涩。临床上大致可以分为气血虚弱和肝郁气滞两个类型。气血虚弱型：产后乳汁清稀、量少，甚者全无，乳房柔软、无胀感，面色不华，纳少神疲，舌淡，脉细弱；肝郁气滞型：产后乳汁甚少或全无，乳胁胀痛，郁郁寡欢，或有微热、食欲缺乏。在治疗方面应该尽量消除病因，并针对临床特点进行相应的饮食安排。

【饮食原则】

①对于气血虚弱的产妇应以补虚为原则，要鼓励其适当地增进饮食，多选有益气、补血、养血等作用的食物。

②对于肝郁气滞、情志不畅的产妇，需要劝说、宽慰，使其精神安定、心情开朗，多选具有理气、活血、化滞、生乳、通乳功能的食物，膳食宜清淡。

③尽量食用高热量、高蛋白，含维生素、铁、钙丰富的食品。

④忌吃干食以及有刺激性的食品。

⑤忌用有回乳作用的食品。

【饮食宜忌】

具有催乳及能使乳汁增多的食物有粳米、小米等制作的粥类，小麦粉制作的流质面食，芝麻、赤小豆、绿豆、茭白、木瓜、冬瓜、丝瓜、山药、莲子、鲜藕、金针菜、鲜蘑、莴苣、猕猴桃、苹果、椰子、无花果、橘皮、南瓜子、花生米、银耳、猪蹄、猪肝、鲤鱼、鲫鱼、虾、黄鱼、猪肠、牛奶、红糖、绿茶、鲜小茴香等。效果最为显的是莴苣、金针菜、南瓜子、猪蹄等。

一般民间习惯在分娩后就给产妇喝老母鸡汤补养身体。但现代研究表明：产后不能马上就喝老母鸡汤。因为产妇分娩后，血液中的雌激素、孕激素水平较低，而催乳素开始发挥作用，促进乳汁分泌。母鸡的卵巢及蛋泡外膜含有一定的雌激素，喝了老母鸡汤以后，其所含的雌激素可能会影响产妇血液中的激素水平，雌激素水平上升会抑制催乳素的泌乳作用，导致乳汁减少。老母鸡汤中所含雌激素虽然很少，但对于刚开始的泌乳有可能会产生一些影响，为稳妥起见，一般还是在产后半个月之后再喝老母鸡汤进补，以保证产妇的乳汁充足为主要目标。

气血虚弱的产妇应多选择有益气、补血、养血作用的食物，可以多吃些像猪肝粥、猪蹄花生汤、鲫鱼汤之类的膳食。

肝气瘀滞可致乳少，对于肝气瘀滞、情志不畅的产妇，膳食宜清淡，多选具有理气活血化滞、生乳通乳功能的食物，可以吃莴笋汤、菌菇炖瘦猪肉一类的菜肴。

忌食具有回乳作用的食品，如麦芽、花椒、马蹄、鸡内金等。常用的一些中成药中，如含柴胡、神曲、山栀等，也不要服用。

十八、更年期综合征

女性更年期综合征是由于卵巢功能衰退乃至消失，造成体内雌激素的水平下降而引起内分泌、心血管、免疫等系统，以及机体代谢、骨骼生长等多方面受到明显影响而出现症状繁多的一种综合征。有阵发性潮热、情绪不稳、心悸、眩晕等，钙、磷代谢紊乱，易造成的骨质疏松，容易骨折，糖、脂肪代谢紊乱而造成血糖、血脂增高，肥胖，容易发生糖尿病、动脉粥样硬化等疾病，更是对健康的极大威胁，其饮食应注意。

【饮食原则】

①应选择低盐饮食，每日摄入的食盐量不应超过 8 克。

②饮食以低脂、低胆固醇、少糖为宜。应不吃或少吃肥肉、动物内脏，少吃零食，尤其是甜食。

③多选择优质蛋白质的饮食。鸡蛋白、牛奶、鱼类、瘦肉等可以多用，豆制品也可以适当选用。

④多选用高钙、高铁的食品，如奶类、豆类、海产品、高蛋白的食品及小麦制品等一般都含较多的钙和铁。

⑤各种维生素的摄入要均衡，特别要多吃富含 B 族维生素的食物，如小米、玉米、豆类、蘑菇，动物的肝肾、瘦肉，牛奶，大枣及绿叶蔬菜。

⑥中医认为更年期综合征有肾阴、肾阳的亏损，饮食中不能有耗伤肾阴的辛辣食品，否则阴虚内热的症状会加重，如烦躁、潮热、失眠等。

【饮食宜忌】

谷物、豆薯类可选小米、小麦粉、麦片、玉米、红薯、糯米、粳米、薏苡仁、黄豆，特别是小麦有养心安神作用。

蔬菜类可选扁豆、芸豆、花菜、苦瓜、韭菜、苋菜、菠菜、芹菜、卷心菜、空心菜、油菜、生菜、芥菜、青椒、蘑菇、香菇、黑木耳等。忌食辣椒、大蒜、生姜、大葱等辛辣品种。

果品类方面可以多选用苹果、菠萝、葡萄、草莓、柚子、梨、猕猴桃、大枣、鲜枣、山楂、柿子、核桃等。

动物性食物可选用动物肝脏、牛肉、兔肉、鸡肉、蛙肉、麻雀肉、羊肉、羊肾、狗肉、猪肾、猪心、猪瘦肉、鸽肉、鸽蛋、甲鱼、乌龟、黄鳝、河虾、河蟹、田螺、银鱼、黄鱼、海虾、海参、虾皮等。

身体过于肥胖或胆固醇增高者忌食动物内脏，如肝、肾、脑及鱼子等。蛋、乳、糖、油类可以多选鸽蛋、牛乳、蜂蜜；忌食动物脂肪、蛋黄、奶油、核桃仁、椰子仁及橄榄油。除要禁烟忌酒外，不喝咖啡、可可饮料，不吃巧克力，不喝浓茶。不用芥末、胡椒、咖喱粉等辛辣有刺激的调料。

十九、小儿厌食

小儿厌食即是中医所说的"疳积""奶痨"，可能与喂食不当或与肠道寄生虫等有关，而培养良好的饮食习惯、选用适当的食物常是治疗小儿厌食的重要方法之一。

【饮食原则】

①如果是肠道寄生虫引起的，应选用有驱虫作用的食物，如香榧子、南瓜子、槟榔等。

②要培养儿童建立良好的饮食习惯。要定时进食、不挑食、不偏食、不贪食、不吃零食，进食时要专心，并且要充分咀嚼食物，以利消化和吸收。

③在断奶以前就要经常让小儿吃一些流质或半流质饮食，以使他们对奶以外的五谷类饮食感兴趣。此外，还要设法经常变换花样品种，以免引起小儿对单调的饮食产生厌恶。

④厌食小儿的脾胃功能失调，而致气血受损，所以应吃一些补脾益气、健胃消食的食品。

⑤厌食小儿的饮食应以温热的流质或半流质的饭菜汤羹为主，这样对增进食欲有利，也比较容易消化。

【饮食宜忌】

谷物、豆薯类宜选谷芽、麦芽、荞麦、粳米、糯米煮粥食用。蔬菜宜多选萝卜、油菜、白菜、芹菜、马兰、山药等。

果品类宜选用梨、苹果、槟榔、山楂、香榧子、南瓜子、莲子粉等。

肉类宜用蛙肉、猪肚、鹌鹑肉、鳗鲡、鸡肝等。

要忌食不易消化的食物，如糯米饭、芝麻、黄豆、蚕豆、炒花生、大枣、桂圆、板栗、榛子、松子、柿子、柿饼、肥肉及一切生冷食物。厌食小儿应少吃味精，味精虽然可以提高食物的鲜度、增进食欲，但其主要的成分谷氨酸钠与小儿血液中的锌发生特异性结合而生成谷氨酸锌，后者随尿排出体外而造成小儿缺锌。缺锌可使小儿舌头上的味蕾功能减退而使味觉缺损，从而造成更严重的厌食。

以下为比较有利于小儿厌食治疗的食谱：

消食饼：用鸡内金焙干研粉，与小麦粉，加适量芝麻、白糖后做成饼状，烘干后食用；山药米粥：用粳米或黄小米与山药一起煮粥；大枣米粥：先将大枣煮熟，去皮及核，与粳米适量一起煮粥；白萝卜粥：先将白萝卜加水煎汁，取萝卜汁与粳米一起煮粥，加适量红糖调服。

二十、血小板减少性紫癜

血小板一旦减少，就容易发生出血。从中医的角度进行分析，这是血热毒蕴之故，但其根本原因是体虚，有阴虚胃热或气虚、脾虚等不同。热是标、虚是本，一般先治标、后治本，饮食安排也应该遵循此原则。

【饮食原则】

①急性期或出血明显时，饮食应选择有凉血、止血作用的品种为主。病情稳定时，可以多选用以补脾益气、养肝补血作用为主的食物。

②平时饮食应以清淡的平性食物为主。

③应忌食性温热的食物，尤其是在急性期时。

④寒性或凉性食物也要慎用，在急性期内忌用。不能吃冷饮。

⑤忌辛辣油腻的食物，也要忌食烧烤、煎、炸等硬性油腻的食物。

⑥戒烟酒。

⑦应忌腥臊的海产品及发物。

【饮食宜忌】

宜选食性平和的清淡食物，主食方面宜选粳米、玉米、小麦、荞麦、小米、薯类及豆类。

蔬菜方面有油菜、白菜、卷心菜、胡萝卜、萝卜缨、豇豆、土豆、山药、芋头、猴头菇、香菇、百合、黑木耳等。芹菜有清热凉血作用，茄子、空心菜有止血作用，马兰有很好的辅助治疗作用。

水果及果品方面有李子、葡萄、菠萝、乌梅、橄榄、大枣、花生等。新鲜水果中的香蕉、苹果、草莓、柑橘食性偏凉，可适当选用，但不宜多吃，以免伤及脾胃。一般患者都有贫血，可多食用补血生血之品。

肉、蛋、鱼类方面可以选用猪肉、牛肉、鸡肉、鸡蛋、鲫鱼、鲤鱼、黄鱼、青鱼、银鱼、带鱼等。

病程较长的患者可以选用有健脾益气、养肝补血作用的食物，如以乌鸡、童子鸡、大枣、桂圆、花生、栗子、核桃、枸杞子、淮山药、豆腐、面筋、白茅根等为原料，做成菜、汤、羹、粥等形式的食品。也可以吃一些动物血、食用菌类、乳酪、新鲜水果和蔬菜来提高免疫力，对缓解病情有利。

应忌食热性食物或调料,如辣椒、胡椒、香菜、葱、姜、大蒜等;在发病急性期,还要忌食温性食物,如羊肉、狗肉、鹿肉、桃子、荔枝、桂圆、橘子、莲子、核桃、花生、木瓜、石榴、栗子、乌梅、杨梅、鳝鱼、鲢鱼、草鱼、河虾、公鸡肉等。

在急性期内特别要忌食寒凉的食物,如香蕉、柿子、柚子、甘蔗、苦瓜、甜瓜、发菜、荸荠、竹笋、藕、菜瓜、海藻、草菇、金银花、芦根、鸭蛋、鸭血、蟹、蛤蜊、田螺、蚬肉、蚌肉等。

第七章　养精神——情志不调百病生

精神养生又称情志养生，就是在"天人相应"整体观念的指导下，通过怡养心神、调摄情志、调剂生活等方法，保护和增强人的心理健康，达到形神高度统一，提高健康水平。所谓"健康"，不仅仅是指身体上没有疾病的状态，而且还要有良好的精神状态和社会适应能力。由精神因素引起的身心疾患已是当代社会中人类普遍存在的多发病和流行病。长期以来，人们对精神心理卫生的重视不够。因此，要想从根本上提高人口素质，必须重视精神心理卫生的研究和运用。

第一节　精神与健康

人的精神与健康密不可分，精神状态包括情绪、情感、性格、认知等，可以影响到人们的身心健康和抵抗疾病的能力，调摄或运用不当，非但有害健康，还会无形中促使某些疾病较早发生或日趋严重。而情志因素与健康息息相关，它是人在接触和认识客观事物时，精神心理活动的综合反映。世界精神卫生日由世界精神病学协会于1992年发起，2015年世界精神卫生日的主题是"尊严与精神卫生"，而中国的主题是"心理健康，社会和谐"。

一、情志变化的保健

七情六欲，人皆有之，在一般情况下，属于正常的精神生理现象。因为感情的表露乃人之常情，是本能的表现，而且各种情志活动都为抒发自己感情起着协调作用。因为愤怒、悲伤、忧思、焦虑、恐惧等不良情绪压抑在心中而不能充分疏泄，便对健康有害，甚至会引起疾病。若能恰当而有目的地、合理地使用感情，则有益于健康。但是，如果情志波动过于持久，过于剧烈，超越了常度，则将引起机体多种功能紊乱而导致疾病。此时，七情便成了致病因子。因此情志对人体的损益效果，不单取决于情志本身，而同时取决于人们对感情的态度和使用感情的方式。

精神心理保健是人体健康的一个重要环节，现代医学研究发现，一切对人体不利因素的影响中，最能使人短命夭亡的就是不良的情绪。人的精神状态正常，机体适应环境的能力以及抵抗疾病的能力就会增强，从而起到防病作用，患病之后，精神状态良好可加速康复，还可以利用心理活动规律治病。总之，精神、心理保健不仅直接涉及健康、寿命，还影响到人们的生活。因此，在人的一生中重视精神养生是非常重要的。

二、影响情志变化的因素

人的情志变化是由内外刺激引起的，即外源性因素、内源性因素。社会因素、环境因素、病理因素，都是导致情志变动的内外因素。

（一）社会因素

社会因素可以影响人的心理，而人的心理变化又能影响健康。人们的社会地位和生活条件的变迁，可引起情志变化而生病。男女之间的婚恋纠葛、家庭生活不协调，或家庭成员的生离死别等精神创伤，均可引起强烈的情志变化。正如《素问·疏五过论》说："切脉问名，当合男女，离绝菀结，忧恐喜怒，五脏空虚，血气离守。"《类经·论治类》注："离者失其亲爱，绝者断其所怀，菀谓思虑抑郁，结谓深情难解……"此外，社会动乱、流亡生活、饥饿灾荒等，都会造成人们精神的异常变化。社会因素十分复杂，其对人精神上的影响也是非常复杂的。

社会因素一般包括物理环境和文化环境两个方面。前者指地区、温度、气象等自然条件变化和环境污染，后者指家庭、文化教育、风俗习惯、道德标准、工业化程度、人际关系、政治经济和生活水平等社会生活背景。对于不同的个体，"社会"的概念不同，内容性质也不同。母亲温暖的怀抱是相对于婴儿的社会，欢乐的家庭是幼儿理想的社会，成年后的社会则涉及家庭、学校、单位各领域。

人类不仅需要空气、阳光和适宜的温度，而且有意识，具有社会性，要创造社会财富，适应各种人际关系。人与社会，如同人与自然一样，也是通过物质、能量和信息3种形式进行交流的。任何形式交流都有量和质的程度与方式问题，量的不足和过度，方式的不适合都会造成人与社会、人与自然发生主、客观的不适应，都会导致情志失调而产生种种的心身疾病。

1. 社会动乱

我国东汉末年，战争连绵不断，导致了伤寒等外感热病大肆流行，张仲景为此而写出了《伤寒论》，创中医学辨证论治先河。苏联卫国战争期间，列宁格勒长期被围困，居民中出现了大批"围城高血压病"。第二次世界大战期间，由于德、意法西斯和纳粹党的反动统治，犹太人和许多欧洲民众受到残酷的迫害，许多人出现了恐惧、淡漠、抑郁等异常的反应状态，甚至有些受害者从集中营释放出来后，还出现隐居、独处与社会隔离或淡漠寡欲等人格异常的倾向，或者出现抑郁情绪或罪恶感。有研究表明，社会动乱时，面临流亡生活、饥饿状态、营养缺乏、精神紧张、死亡等因素的威胁，能引起人群广泛的心理异常，表现为焦虑、恐惧、失眠和工作能力下降等，甚至导致心身疾病的产生。

2. 社会制度

新中国成立前我国人口平均寿命只有 35 岁，而第二次全国人口普查时，已延长到 68 岁，比新中国成立前几乎翻了一番，这与新中国成立后，随着新中国的建立，科学、文化水平的不断提高，卫生措施迅速发展，生活条件改善，以及广大劳动人民翻身做了主人，心情舒畅是有绝对关系的。而在新中国成立前，在半封建半殖民地的旧中国，到处是贫穷、愚昧，广大人民群众精神抑郁、营养不良，天花、疟疾、结核病、血吸虫病等传染性疾病无法控制，致使人们心身健康受到严重影响。今天在西方社会广为流行的艾滋病，其产生根源也是"性自由""性解放"、嫖娼卖淫等不良社会制度所酿成的社会传染病，这一切说明社会制度的优劣能直接或间接地对人体健康产生影响。

3. 文化意识

受"万般皆下品，唯有读书高"传统观念影响，孩子从小就感受到这种压力，在"望子成龙""望女成凤"的愿望中，精神紧张和恐惧，以致出现"考生竞技综合征""考前尿频"等表现。更有高考落榜，便认为脚下无路，而自杀了结者，再如由于追求身材的苗条，追赶时髦，许多人盲目地节食，最后发展到厌食、拒食，造成身心功能严重紊乱，身体健康严重损害。当代著名的美国流行歌曲女歌手卡伦，即因此而香消玉殒。另外吸烟、吸毒、酗酒、多食等不良生活方式在西方青少年中流行，也与其文化意识有关。

4. 都市生活

都市生活的拥挤、交通繁忙和车祸频发、噪声、紧张复杂的人际关系等不良的社会刺激因素，反复作用于人体，引起应激性情绪反应和交感神经-肾上腺素系统功能亢进，可导致情志失调，影响健康。例如有人调查发现，住在公寓套间内的家庭成员，其疾病发生率比非公寓大楼住宅区的家庭成员高 50%，其中尤以女性的神经官能症更为显著，而且居室楼层越高，情绪紧张和焦虑亦越多。住在公寓楼中，家庭与家庭之间彼此缺少交流，主妇们感到孤单寂寞，导致了情绪障碍的发生。

5. 职业因素

脑力劳动者、司机、银行职员、行政领导等人群的高血压和冠心病的发病率很高，这是因为他们经常处于情绪紧张的应激状态。从事高负荷的脑力劳动者，如果缺乏体育锻炼，其致病的概率更高。

6. 家庭结构变化

配偶的死亡、离婚、父母患病、子女的婚嫁、膝下无子女等家庭结构因素，都能使人情志失调。据文献统计，亡妻的男性冠心病发病率比对照组高出 40% 以上。家庭成员中有人患了慢性病、残疾或失业等，则会给其他人增加负担和压力，使其在精神上增加发生危机的可能性；单亲家长（即孩子只有母亲或父亲 1 个家长），忍受着经济和精神方面的双重压力。子女成年后，即离开家庭独立生活，很少考虑到照顾父母、赡养父母。进入老年，尤其在老伴死亡，更偏于孤苦伶仃老无所养的困境，这已成为现代经济社会的严重问题之一。

当然，社会因素是客观存在的，是否致病，一方面取决于刺激的固有属性、强度、频度和时限；另一方面取决于个人对生活事件的体验和态度，其中人生观、生活态度、政治信仰、思想意识、文化教育程度、道德修养、社会地位、经济状况、家庭、工作、人际关系及社会结构等因素均有重大影响。

（二）环境因素

在自然环境中，有些非特异性刺激因素作用于人体，就可使情绪发生相应变化，引起情绪变化的机制在于它们影响了人体的生理功能活动，通过"心神"的主导作用而反馈在精神方面。例如，四时更迭、月廓圆缺、声音、气味、颜色、食物等，都可影响情绪的变化。异常气候的剧烈变化更易对人的情绪产生明显影响。月相与人体生理密切相关，人的情绪也随月相的盈亏，而有相应变化。安静、幽雅、协调的生活环境，令人喜悦的气味，优美动听的乐曲，可使人清爽舒畅、精神振奋、提高工作效率。在喧嚣吵闹、杂乱无章、气味腥臭的环境中，人会感到心情不舒畅，压抑、沉闷或厌倦、烦躁，工作和学习的效率会明显下降。不仅如此，不同的色彩会使人产生不同的感觉，从而直接影响人的精神状态。由于环境和人类是一个不可分割的有机整体。因此，环境因素是影响人情绪变化的重要方面。

（三）病理因素

机体脏腑气血病变，也会引起情志的异常变化。《素问·调经论》指出："血有余则怒，不足则恐。"《灵枢·本神》说："肝气虚则恐，实则怒……心气虚则悲，实则笑不止。"《素问·宣明五气论》指出："精气并于心则喜，并于肺则悲，并于肝则忧，并于脾则畏，并于肾则恐，是谓五并，虚而相并者也。"这是五脏精气乘一脏之虚而相并后引起的情志变化。凡此种种，都说明内脏病变可导致情志的改变，五脏虚实不同，亦可引起不同的情志变化。

（四）心理因素

心理因素是一个大的概念。广义来说，一切影响生物体的精神活动的心理过程均视为心理因素。如果从病因学来说，心理因素可能指心理矛盾、心理冲突，是指个人的愿望、要求等受到阻抑而引起的精神紧张。个体心理素质、个体心理特征、气质、性格、能力和人格类型，对突发事件的顺应能力，对冲突和挫折的处理方式，而对复杂的社会文化环境所持的态度和体验，以及处在紧张状态、压力环境中的自我调节能力等心理因素，都能引起情志失调。

人皆有七情六欲，人体生命的开始，意味着需要的产生。随着人体的发育，以及与社会接触面的扩大，需要也随之增加和提高。诸如对美好生活的向往、对事业和前途的奋发追求、对爱情的憧憬、政治思想的奋斗、美学的欣赏、友谊的交流、艺术文化的喜好等。然而人的种种需要，都是受社会经济条件和社会制度、时代制约的，社会生产力和生活水平在很大程度上制约着需要的满足。所谓"时势造英雄"，直接的含义是一切英雄人物的产生，固然离不开他自身的努力，但也与当时的社会背景有直接关系。人们能够乘飞机上天，在古人看来只是一个梦想，而如今可以很轻松实现。所以人生在世，满意的事不少，但不满意的事也一定很多。如果人们不能正确地对待这些不能满足的欲望时，便构成挫折，这种挫折超过个体忍耐能力时，便可能引起应激反应，导致情志失调，或思或虑或忧或怒等，以致产生各种心身疾患。

性格是人的重要个性特征之一，就是人对现实和对自己的态度特征。性格与气质不同，气质带有遗传性、天赋性，而性格可以后天塑造。例如在处理个人、社会、集体的关系时，有些人表现为爱集体、富有同情心、诚实、正直、公而忘私、见义勇为等，而有些人则表现为不关心集体、对人冷酷无情、自私虚伪、狡诈、唯利是图等；在对待劳动、工作的态度上，有些人表现为勤劳、认真细致、富于创造精神等。而有些人则表现为懒惰、敷衍了事、墨守成规等；在对待自己的态度上，有些人表现为谦逊、自信、自豪、开朗大方以及自我批判精神强，而有些人则表现为自负、自满、自我批判精神差，或者表现为缺乏信心、自卑、狭隘羞怯等，这些均是不同性格的表现。后一种人由于受不良性格的影响，造成同事、邻里之间关系不和谐、夫妻性格不合而酿成离婚悲剧等也屡见不鲜，还可以导致工作受挫、人际关系紧张、易患疾病等。据心血管疾病研究表明，A 型性格者患冠心病、高血压的比例远远高出 B 型性格者。平时惯于自我克制、情绪压抑、心理处于矛盾状态、悲观失望者容易患癌症。相反，一个性格开朗、朝气蓬勃、积极向上的人无疑会给学习或者工作和生活、健康创造良好条件，受人欢迎与尊敬，情志舒畅，也就不容易患病。

人对疾病的反应也是一种心理因素的表现。如有人对 128 名住院的内科患者的心理因素、行为特征和心身关系进行了调查，将心理因素分为疾病、社会和医院环境 3 方面，结果发现在心理因素分析中，有关疾病方面的心理因素占 42.1%，其他分别为 18.3% 和 39.6%。由于患了疾病，往往会产生恐惧、疑虑、焦虑、害怕打针或手术、担心疗效不佳、担心前途和结果等一系列疾病心理反应，出现烦躁不安、前途悲观、濒死临危等情志失调反应，容易发脾气，或拒绝服药治疗等，均可加重原有疾患或诱发新的疾病。

七情失调可以致病，而且在病程中，以七情为主要表现的心理因素与躯体因素交互作用，形成恶性循环，会给疾病的治疗带来困难。因此，注意精神的调摄，树立正确的人生观与世界观，知足常乐，并且设法找出自己的性格缺陷，及身体疾病状况，以"有的放矢"，重点调摄。

三、情志对健康的影响

在正常情况下，七情活动对机体生理功能起着协调作用，但若七情太过，超过人体自身调节的范围，使脏腑气血功能紊乱，而导致疾病。七情内伤，各有所主，情志对健康的影响也有一定的规律。

（一）情志刺激的性质与程度差异

七情之中，有六情属恶性刺激，唯有喜属于良性刺激。喜为心志，笑为心声，笑是喜形于外的体现。经常保持喜悦、乐观的情绪，对健康是有好处的。故《儒门事亲》说："喜者少病，百脉舒和故也。"愤怒致病较重。《东医宝鉴·内景篇》说："七情伤人，惟怒为甚，盖怒则肝木克脾土，脾伤则四脏俱伤矣。"怒多伤肝，肝失疏泄，气机升降逆乱，进而导致其他脏腑功能失调，故表现证情较重。惊恐致病较为难治。惊恐多自外来，在思想无准备的情况下，突然大惊卒恐，如视怪物、闻奇声、遇险境等，使人惊骇不已。多伤心肾，其治颇为棘手。

情志致病还与其刺激的程度强弱有关。根据情志刺激的程度，可分为暴发性刺激和渐进性刺激两大类。暴发性刺激，多指突如其来的情志刺激，如意料之外的巨大打击、重大收获、巨大的事变或灾难、难以忍受的伤痛等，这些突发性的、强烈的刺激，使人气血逆乱，导致暴病、急病的发生。《淮南子·精神训》说："人大怒破阴，大喜坠阳，大忧内崩，大怖生狂。"因暴发性刺激致病，多发病急、病情重、甚或夭亡。七情之中，喜、怒、惊、恐以刺激量过大、过猛为致病条件。临床所见因情志剧变导致的心阳暴脱而猝死，肝阳化风而卒中，以及暴聋、暴盲、发狂等情况，大多与喜怒惊恐有关。渐进性刺激，多是指某些问题在很长一段时间内未获得解决或实现，而在这一段时间内保持着持续性的异常精神状态。如精神紧张、思虑忧愁、悲伤不已等，这类精神刺激伤人精气，引起气机失调，致人疾病。《素问·汤液醪醴论》说："嗜欲无穷，而忧患不止，精气驰坏，荣泣卫除，故神去之而病不愈也。"忧、思、悲的情志刺激以刺激时间长为致病条件，持续不良的心境，积久而成疾。因此，要根据不同情志的致病特点，自觉地采取相应的方法进行调节。

（二）情志变化的个体差异

人的体质有强弱之异，性格有刚柔之别，年龄有长幼之殊，性别有男女之分。因此，对同样的情志刺激，则会有不同的情绪反应。

1. 体质差异

体质强弱不同，对情志刺激的耐受力也有一定的差异。如《医宗必读》说："外有危险，触之而惊，心胆强者不能为害，心胆怯者触而易惊。"《灵枢·通天》认为人们的体质有阴阳之气禀赋不同，对情志刺激反应也不同，"太阴之人，多阴无阳"，精神易抑郁；"少阴之人，多阴少阳"，心胸狭窄，多忧愁悲伤，郁郁不欢，"太阳之人，多阳无阴"，感情易暴发；"少阳之人，多阳而少阴"，爱慕虚荣，自尊心强。《灵枢·行针》指出："多阳者多喜，多阴者多怒。"说明不同体质特点的人对情志刺激产生的好发性有别。

2. 性格差异

性格是人们个性心理特征的重要方面。一般而言，性格开朗乐观之人，心胸宽广，遇事心气平静而自安，故不易为病；性格抑郁之人，心胸狭隘，感情脆弱，情绪常激烈波动，易酿成疾患，这种耐受性的差异，与人的意志勇怯密切相关。意志坚定者，善于控制、调节自己的感情，使之免于过激；意志怯弱者，经不起七情六欲的刺激，易做感情的俘虏，必然发生病变。《素问·经脉别论》云："当是之时，勇者气行则已，怯者则著而为病也。"说的就是这个道理。

3. 年龄差异

如儿童脏腑娇嫩、气血未充，中枢神经系统发育尚不完备，多为惊、恐情志致病；成年人，气血方刚，奋勇向上，又处在各种错综复杂的环境中，易怒、思虑为病；老年人，常有孤独情感，易为忧郁、悲伤、思虑所致病。

4. 性别差异

男性属阳，以气为主，性多刚悍，对外界刺激有两种倾向：一是不易引起强烈变化；一是表现为亢奋形式，多为狂喜、大怒，因气郁致病者相对少些。女性属阴，以血为先，其性多柔弱，一般比男性更易因情志为患。故《外台秘要方》有"女属阴，得气多郁"之说。女性对于情志的刺激，以忧悲、哀思致病为多见。正如《千金要方》说："女人嗜欲多于丈夫，感病倍于男子，加以慈恋、爱憎、嫉妒、忧患、染者坚牢、情不自抑，所以为病根深，疗之难瘥。"诚然，妇女的禀性未必尽如以上所说，但女性多情志为患却已被临床所证实。

第二节　精神养生的意义

精神养生，就是在"天人相应"整体观念的指导下，通过怡养心神、调摄情志、节制欲望等方法，达到形神高度统一，从而提高人体健康水平。因此，善待我们的精神，是养生长寿的头号大事，有了精神健康，谈养生才有意义。一台没有CPU的电脑是不能工作的，同理，一个没有灵魂的人也不能生存。《黄帝内经·上古天真论》曰："恬淡虚无，真气从之。精神内守，病安从来?"中国古代先哲告诉我们养生最重要的是养神。

中国目前对精神卫生的投入仅占卫生整体预算的 2.35%。据世界卫生组织 2011 年的数据，中国医院精神疾病床位数量为每 10 万人 14.7 张，精神科医生的人口比例每 10 万人仅 1.53 人，分别为世界平均水平的 1/4 和 1/3。而同样是亚洲国家，日本的上述两项数字分别是每 10 万人 293 张、每 10 万人 10.1 人，韩国则是每 10 万人 194 张、每 10 万人 5.1 人。

从全球来看，对精神卫生的投入也是严重不足。世界卫生组织今年 7 月发布的一份报告显示，全世界每 10 个人中就有 1 人存在精神障碍，但全球每 1 万人中精神卫生工作者不足 1 人，从事精神卫生工作的医护人员只占全球医护人员总数的 1%。报告指出，低收入和中等收入国家每年人均精神卫生支出还不到 2 美元，即便政府财政对精神卫生领域有所投入，但在多数国家，其中大部分的款项都流向了精神病医院，由此受益的精神障碍患者不过是患者整体中的很小一部分，在患有严重精神疾病的人中，约有 75% 的患者得不到任何治疗。随着人们生活节奏加快，学习、工作压力较大，容易诱发心身疾病，情志因素在其发生、发展过程中起着至关重要的作用。针对易患人群及已病患者，以祖国医学"以神养形"的情志养生理论为指导，运用静神、御神、治神等调摄方法，有助于排除焦虑、紧张、忧郁等不良情绪的影响，增强心理情志对外界刺激的调节和承受能力，维护健康心态，从而有效规避"情志致病"这一危险因子，保持机体内环境协调和顺，达到防病治病的目的。精神养生发挥着越来越重要的作用。

第三节　精神养生的原则与方法

一、精神养生的原则

精神养生法有"四个原则"：不勉强，不浪费，不懒惰，形神兼养。

（1）不勉强：指的是不好高骛远，做脱离常规的事。

（2）不浪费：指的是珍惜时间、珍惜身边的事物、珍惜他人的善意。

（3）不懒惰：指的是自己的事不能让别人去做，不管年龄多大，都要鼓足热情继续学习。中国有个名叫百丈的和尚提出"一日不作，一日不食"，我认为说得很有道理。

（4）形神兼养：形，指人体的脏腑身形；神，主要指人的精神活动。形乃神之宅，神乃形之主。形体物质是生命的基础，只有形体完备，才能产生正常的精神活动；精神活动是生命的主宰，只有精神调畅，才能促进脏腑的生理功能。无神则形无以主，无形则神无以附，形神合一，相辅相成，共同构成了人的生命活动；所以中医养生学非常重视形体和精神的整体调摄，提倡形神兼养，守神全形。

养形，主要是指摄养人体的内脏、肢体、五官九窍及精、气、血、津液等。大凡调饮食、节劳逸、慎起居、避寒暑、勤锻炼等养生的方法，多属养形的重要内容。如调饮食，应做到调和五味、粗细结合、荤素搭配、寒热适宜等；慎起居，要注意日常生活有规律，与四季相应而起卧有时，节制房事而保养肾精等。

调神，主要指调摄人的精神、意识、思维活动等。由于心为五脏六腑之大主，精神之所舍，故调神又必须要以养心为首务。调神的内容十分丰富，主要要求人们思想上保持安定清净的状态，不贪欲妄想，不为私念而耗神伤正，同时做到精神愉快，心情舒畅，尽量减少不良的精神刺激和过度的情绪波动。另外也可通过练气功而意守入静，以神御气；或通过绘画、书法、音乐、下棋、旅游等有意义的活动来陶冶情操，修性怡神。

二、精神养生的方法

养神百法静为先：静，即清静、心静，具体指心无邪思、心无杂念、清心静欲等。尽管我国古代有不同的养生流派和众多见仁见智的养生方法，但对"静"的重要性认识则是一致的，皆以此作为养生的基本方法，强调养神务先求静。

战国时期的哲学家和道家，享年 83 岁的庄子，是我国清静养生学的代表人物，他和老子最早提出了清静养生的思想。庄子以水为例，他说水在平静的时候，尤其清澈透明，所以如能保持精神世界也平静如水，则必能健康长寿；老子也明确指出，清静就是"返璞归真""清静无力"，人应少私寡欲，"甘其食，美其服，安其居，乐其俗"。

现代医学研究发现，精神上完全放松，达到静的境界后，可导致体内一系列生理改变：脑电波稳定而有节律，能量消耗减少，心跳和呼吸频率减慢，肌肉放松，氧消耗降低，微循环改善，血流量增加，血压下降，作为"疲劳素"的血中乳酸盐也明显下降，大脑会分泌出一种"快乐物质"——内啡肽，使人体产生愉快感。所以心静对人体确实很重要，养神务须先求静。要做到心静，须从静六欲、节喜怒、僻静居、安胎孕等多方面入手，将"静"融于一切日常生活之中。

调神养生法

历代养生家把调养精神作为养生寿老之本法，防病治病之良药，《淮南子》说："神清志平，百节皆宁，养性之本也；肥肌肤，充肠腹，供嗜欲，养性之末也。"《素问·上古天真论》言："精神内守，病安从来？"说明"养生贵乎养神"，不懂得养神之重要，单靠饮食营养、药物滋补，是难以达到健康长寿目的的。由于人的精神活动是在"心神"的主导作用下，脏腑功能活动与外界环境相适应的综合反应，所以精神调摄必然涉及多方面的问题。调神之法概括起来可有：清静养神、立志养德、开朗乐观、调畅情志、心理平衡等方面。

1. 清静养神

清静，是指精神情志保持淡泊宁静的状态。

调神摄生，首在静养。这种思想源于老庄道家学说，后世在内容和方法上不断补充和发展。养生家认为静养之要在于养心，道、儒、佛、医都有此主张。"儒曰正心，佛曰明心，道曰炼心，要皆参修心学一事""万法唯心，万道唯心。心为人之主宰，亦为精气神之主宰。炼精炼气炼神，均须先自炼心始"。心静则神清，心定则神凝，"故养生莫要于养心。天玄子曰：'养心之大法有六：曰心广、心正、心平、心安、心静、心定，心广所以容万类也，心正所以诚意念也，心平所以得中和也，心安所以寡怨尤也，心静所以绝攀缘也，心定所以除外累、同大化也'"（《道家养生学概要》）。凡事皆有根本，养心养神乃养生之根本，心神清明，则血气和平，有益健康。《黄帝内经》从医学角度提出了"恬淡虚无"的养生防病思想。《素问·上古天真论》云："虚邪贼风，避之有时；恬淡虚无，真气从之，精神内守，病安从来？"《素问·生气通天论》说："清静则肉腠闭拒，虽有大风苛毒，弗之能害"，这里从内外两个方面揭示了调摄的重要原则。对外，顺应自然变化和避免邪气的侵袭；对内，谨守虚无，心神宁静，这样外御内守，真气从之，邪不能害。可见，"恬淡虚无"之要旨是保持静养，思想清静，畅达情志，使精气神内守而不散失，保持人体形神合一的生理状态，有利于防病去疾，促进健康。

近年来，国内外有关学者非常重视思想清静与健康关系的研究。生理学研究证实，人在入静后，生命活动中枢的大脑又回到人的儿童时代的大脑电波波慢状态，也就是人的衰老生化指标得到了"逆转"。经测定，高水平的气功师的脑电波与一般人有明显的不同。社会调查发现，凡经过重大精神挫折、思想打击之后，又未得到良好的精神调摄，多种疾病的发病率都有明显增加。社会实践证实，经常保持思想清静，调神养生，多练气功，可以有效地增强抗病能力，减少疾病发生，有益身心健康。

清静养神的方法可以从以下两方面进行论述。

（1）少私寡欲

少私，是指减少私心杂念；寡欲，是降低对名利和物质的嗜欲。老子《道德经》主张："见素抱朴，少私寡欲。"《黄帝内经》指出："是以志闲而少欲，心安而不惧，形劳而不倦，气从以顺，各从其欲，皆得所愿……所以能年皆度百岁而动作不衰。"因为私心太重，嗜欲不止，欲望太高太多，达不到目的，就会产生忧郁、幻想、失望、悲伤、苦闷等不良情绪，从而扰乱清静之神。使心神处于无休止的混乱之中，导致气机紊乱而发病。如果能减少私心、欲望，从实际情况出发，节制对私欲和对名利的奢望，则可减轻不必要的思想负担，使人变得心地坦然，心情舒畅，从而促进身心健康。而要做到少私寡欲，必须注意下述两点：一是明确私欲之害，以理收心。如《医学入门·保养说》言："主于理，则人欲消亡而心清神悦，不求静而自静也。"二是要正确对待个人利害得失。《太上老君养生诀》说："且夫善摄生者，要先除六害，然后可以保性命延驻百年。何者是也？一者薄名利，二者禁声色，三者廉货财，四者损滋味，五者除佞妄，六者去妒忌。"六害不除，万物扰心，神岂能清静？去六害养心神，确为经验之谈。

（2）养心敛思

养心，即保养心神；敛思，即专心致志，志向专一，排除杂念，驱逐烦恼。《医钞类编》说："养心则神凝，神凝则气聚，气聚则神全，若日逐攘扰烦，神不守舍，则易衰老。"所谓凝神，即是心神集中专注一点，不散乱，不昏沉。可见，这种凝神敛思的养神方法，并非无知、无欲、无理想、无抱负，毫无精神寄托的闲散空虚。因此，它与饱食终日、无所用心者是绝然不同的。从养生学角度而言，神贵凝而恶乱，思贵敛而恶散。凝神敛思是保持思想清静的良方。随着科学的发展，实验已证明，清静养神这种自我调节能保持神经系统不受外界精神因素干扰，使人体生理功能处于极佳状态。要想取得保养心神之良效。必须具备心地光明磊落，志有所专的品德。只有精神静谧、从容温和、排除杂念、专心致志，才能做到安静和调，心胸豁达，神清气和，乐观愉快，这样不仅有利于学习和工作，而且能使整体协调，生活规律，有利于健康长寿。

2. 立志养德

正确的精神调养，必须要有正确的人生观。只有对生活充满信心，有目标、有追求的人，才能很好地进行道德风貌的修养和精神调摄，更好地促进身心健康。

养生，首先要立志。所谓立志，就是要有为全人类服务的伟大志向，树立起生活的信念，对生活充满希望和乐趣。也就是说要有健康的心理、高尚的理想和道德情操，这是每个人的生活基石和精神支柱。理想和信念是青少年健康成才的精神保障，有了正确的志向，才会真正促使他们积极探索生命的价值，寻找生活的真谛，促进身心全面健康发展；理想和信念又是老年人的延长生命活力的"增寿剂"，老年人应重视健身养体，心胸开阔，情绪稳定，热爱生活，为社会发挥"余热"，从而使内心感到无愧于一生的无限快乐的思想，这种思想又有益于健康；理想和信念是生活的主宰和战胜疾病的动力。意志具有统帅精神，调和情志，抗邪防病等作用，意志坚强与否与健康密切相关。

道德修养也是养生的一项重要内容。儒家创始人孔子早就提出"德润身"，"仁者寿"的理论。他在《中庸》中进一步指出"修身以道，修道以仁""大德必得其寿"。他认为讲道德的人，待人宽厚大度，才能心旷神怡，体内安详舒泰得以高寿。古代的道家、墨家、法家、医家等，也都把养性养德列为摄生首务，并一直影响着后世历代养生家。由此可见，古代养生家把道德修养视作养生之根，养生和养德是密不可分的。他们的养性、道德观，虽有其历史的局限性和认识上的片面性，但其积极的一面对道德修养、摄生延年还是颇有益处的。从生理上来讲，道德高尚，光明磊落，性格豁达，心理宁静，有利于神志安定，气血调和，人体生理功能正常而有规律地进行，精神饱满，形体健壮。这说明养德可以养气、养神，使"形与神俱"，健康长寿。

因此，养生既要树立理想，坚定信念；也要注重道德修养和性情陶冶。保持健康的心理状态，是养生保健的重要一环，有益于健康长寿。

（1）修身养德，近善远恶

一般健康长寿的人多开朗乐观，情操高尚。孙思邈指出："世人欲识卫生道，喜乐有常嗔怒少，心诚意正思虑陈，顺理修自除烦恼。"传统文化最重视道德的修养，儒家刚劲有为、人世进取，道家淡泊名利、潜隐超脱；诗可言志，词能寄情。生活中也不乏心胸坦荡豁达之人。近朱者赤，近墨者黑。所以，不断学习是修身养德的重要方法，应该从古今中外的经典著作中汲取知识，提高自己的道德修养；多结交具有高尚情操的朋友；多行善事，从中体验幸福感和满足感。不见可欲，使心不乱。要通过祛除各种私心杂念，减少接触那些可能引起内心不安和骚动的外界刺激，减少诱惑，可以保持内心的平静。

（2）陶冶性情，改善气质

每个人的禀赋体质是有差异的，大部分人的认知、情感、性格中都会有或多或少的不利于身心健康的因素。注重陶冶性情，能够改善人的心身机能，使气血畅达，气机调畅，从而正气旺盛，健康长寿。具备高尚的情操也可以正确认识人生和社会，提高自身的社会调适能力，培养坚强的意志和乐观的性格，根除不利于人体的精神情志因素，有效地防范疾病的侵袭。所以，龚廷贤《寿世保元》说："诗书悦心，山村逸兴，可以延年。"古人认为，调养性情的养生方法很多，如澄心静坐、学法帖字、吟诗作赋、益友清谈、登城观山、郊游览胜、披林听鸟、临渊观鱼、浇花种竹、听琴玩鹤、焚香煎茶、寓意弈棋等，迄今仍值得我们借鉴。在紧张而忙碌的工作或学习之余，可以培养一定的业余爱好，正当而较为广泛的兴趣爱好，可以陶冶性情，改变单调枯燥的生活方式；摆脱世俗的烦恼，使精神上有良好的寄托，以免陷入强烈或持久的情感波动状态；也是宣泄紧张情绪和保持心理平衡的重要途径，对于个体形成健康稳定的心身素质很有益处。

另外，人生难免有些不如意的事情，即遇违乐之事，要善于自我解脱。《中国养生说辑览》中指出："凡遇不如意事，试取其更甚者譬之，心地自然清凉，此降火最速之剂。"

3. 开朗乐观

性格开朗，精神乐观是健身的要素、长寿的法宝，这是人所共知的常理。

（1）性格开朗

性格是人的一种心理特征，它主要表现在人已经习惯了的行为方式上。性格开朗是胸怀宽广、气量豁达所反映出来的一种心理状态。性格虽然与人的基因和遗传因素直接相关，但随着环境和时间的变化，是可以改变的。人们都有一个使自己的性格适应于自然、社会和自身健康的改造任务。

医学研究已证明，人的性格与健康、疾病的关系极为密切。情绪的稳定，对一个人的健康起着重要作用。性格开朗，活泼乐观，精神健康者，不易患精神病、重病和慢性病，即使患了病也较易治愈，容易康复。不良性格对人体健康的影响是多方面的，它可以从各方面对人体大脑、内脏及其他部位产生危害。

培养良好性格的基本原则是，从大处着眼，从具体事情入手，通过自己美好的行为，塑造开朗的性格。首先要认识到不良性格对身心健康的危害，树立正确的人生观，正确对待自己和别人，看问题、处理问题要目光远大，心胸开阔，宽以待人，大度处事，不斤斤计较，不钻牛角尖。科学、合理地安排自己的工作、学习和业余生活，丰富生活内容，陶冶性情。

（2）情绪乐观

情绪乐观既是人体生理功能的需要，也是人们日常生活的需要。孔子在《论语》中说："发愤忘食，乐以忘忧，不知老之将至云尔。"可见，乐观的情绪是调养精神，舒畅情志，防衰抗老的最好的精神营养。精神乐观可使营卫流通，气血和畅，生机旺盛，从而身心健康。正如《素问·举痛论》云："喜则气和志达，营卫调利。"

要想永葆乐观的情绪，首先要培养开朗的性格，因为乐观的情绪与开朗的性格是密切相关的。心胸宽广，精神才能愉快。其次，对于名利和享受，要培养"知足常乐"的思想，要体会"比上不足，比下有余"的道理，这样可以感到生活和心理上的满足。再次，培养幽默风趣感，幽默的直接效果是产生笑意。现代科学研究已证明，笑是一种独特的运动方式，它可以调节人体的心理活动，促进生理功能，改善生活环境，使人养成无忧无虑，开朗乐观的性格，让生命充满青春的活力。

4. 保持心理平衡

当代社会的特点之一是竞争。长期处在高节奏的竞争环境中，容易产生焦虑、心力疲劳、神经质等心理现象。处理不好就会影响心理健康。为了适应社会的发展，保证健康的体魄，就必须培养在竞争中保持心理平衡的能力。注重培养竞争的意识和心理素质。

所谓竞争意识，就是要有进取心和高度的责任感。有高度责任感的人，表现于对知识的索取，对技艺的追求和对志趣的倾心。因此，视野开阔，生活充实。

竞争社会所需要的心理素质，首先要有顽强的毅力，毅力是一种持久坚强的意志，它是精神健康的有力保证。同时，要有良好的心理承受力。剧烈的竞争常会打破原有的心理平衡，所以必须学会自我调节，做到胜不骄、败不馁，不为琐事忧虑烦恼。无论在任何情况下，都可心地坦然地迎接新的挑战。

在竞争社会，有些人在竞争失败后，可产生自卑感，社会需要是多方面的，人的兴趣和能力也是多种多样的，人各有所长，各有所短，从来不曾有过全能的"天才"。因此，不必为一时一事的失利而苦恼，丧失信心。应在实践中不断总结经验教训，克服自卑感，不断挖掘自己的潜能，扬长避短，科学安排工作和学习，就会增加成功率。竞争的社会更易产生嫉妒心理，嫉妒是一种心理现象，它是指对别人比自己优越，如才华、品德、名声、成就、相貌等高于自己时，想排除别人优势而表现一种不甘心和怨恨的强烈情绪状态，这种消极的心理状态会降低人体生理功能而导致身心疾病。消除嫉妒心理的基本方法，就是培养正确的拼搏精神，即树立欢迎别人超过自己，更有勇气超过别人的正确观念。摆脱一切不良情绪，发挥自己的长处，在可能的范围内达到最佳水平。社会的发展将会促进合理的竞争，培养竞争意识，适应社会的需要，就能在当代环境中保持健康的平衡心理，保证旺盛的精力，健康的体魄，这对自己、对社会都是有益的，也是每个人应该具备的心理素质。

三、调摄情绪法

历代养生家都非常重视七情调摄。具体方法多种多样，但归纳起来可分为节制法、疏泄法、转移法和情志制约法。

（一）节制法

所谓节制法就是调和、节制情感，防止七情过极，达到心理平衡。《吕氏春秋》说："欲有情，情有节，圣人修节以止欲，故不过行其情也。"重视精神修养，首先要节制自己的感情才能维护心理的协调平衡。

1. 遇事戒怒

"怒"是历代养生家最忌讳的一种情绪，它是情志致病的魁首，对人体健康危害极大。怒不仅伤肝脏，怒气还伤心、伤胃、伤脑等，导致各种疾病。《千金要方》指出："卫生切要知三戒，大怒、大欲、并大醉，三者若还有一焉，须防损失真元气。"《老老恒言·戒怒》亦说："人借气以充身，故平日在乎善养。所忌最是怒。怒气一发，则气逆而不顺，窒而不舒，伤我气，即足以伤我身。"这些论述把戒怒放在首位，指出了气怒伤身的严重危害性，故戒怒是养生一大课题。

制怒之法，首先是以理制怒。即以理性克服感情上的冲动，在日常工作和生活中，虽遇可怒之事，但想一想其不良后果，可理智地控制自己过极情绪，使情绪反映"发之于情"，"止之于理"。其次，可用提醒法制怒。在自己的床头或案头写上"制怒""息怒""遇事戒怒"等警言，以此作为自己的生活信条，随时提醒自己可收到良好效果。再次，怒后反省，每次发怒之后，吸取教训，并计算一下未发怒的日子，减少发怒次数，逐渐养成遇事不怒的习惯。

2. 宠辱不惊

人世沧桑，诸事纷繁；喜怒哀乐，此起彼伏。老庄提出"宠辱不惊"之处世态度，视荣辱若一，后世遂称得失不动心为宠辱不惊。对于任何重大变故，都要保持稳定的心理状态，不要超过正常的生理限度。现代医学研究证明，情志刺激与免疫功能之间的联系息息相关。任何过激的刺激都可削弱白细胞的战斗力，减弱人体免疫能力，使人体内防御系统的功能低下而致病。为了健康长寿，任何情绪的过分激动都是不可取的。总之，要善于自我调节情感，以便养神治身。对外界的事物刺激，既要有所感受，又要思想安定，七情平和，明辨是非，保持安和的处世态度和稳定的心理状态。

（二）疏泄法

把积聚、抑郁在心中的不良情绪，通过适当的方式宣达、发泄出去，以尽快恢复心理平衡，称之为疏泄法。具体做法可采取下面几种方式。

1. 直接发泄

用直接的方法把心中的不良情绪发泄出去，例如当遇到不幸，悲痛万分时，不妨大哭一场；遭逢挫折，心情压抑时，可以通过急促、强烈、粗犷、无拘无束的喊叫，将内心的郁积发泄出来，从而使精神状态和心理状态恢复平衡。发泄不良情绪，必须学会正当的途径和渠道来发泄和排遣之，决不可采用不理智的冲动性的行为方式。否则，非但无益，反而会带来新的烦恼，引起更严重的不良情绪。

2. 疏导宣散

出现不良情绪时，借助于别人的疏导，可以把闷在心里的郁闷宣散出来。所以，扩大社会交往，广交朋友，互相尊重，互相帮助，是解忧消愁，克服不良情绪的有效方法。研究证明，建立良好的人际关系，缩小"人际关系心理距离"，是医治心理不健康的良药。

（三）转移法

转移法又可称移情法。即通过一定的方法和措施改变人的思想焦点，或改变其周围环境，使其与不良刺激因素脱离接触，从而从情感纠葛中解放出来，或转移到另外事物上去。《素问·移情变气论》言："古之治病，唯其移精变气，可祝由而已。"古代的祝由疗法，实际上是心理疗法。其本质是转移患者的精神，以达到调整气机，精神内守的作用。转移法可采取以下几种方法。

1. 升华超脱

所谓升华，就是用顽强的意志战胜不良情绪的干扰，用理智战胜生活中的不幸，并把理智和情感化作行为的动力，投身于事业中去，以工作和事业的成绩来冲淡感情上的痛苦，寄托自己的情思。这也是排除不良情绪，保持稳定心理状态的一条重要保健方法。

超脱，即超然，思想上把事情看得淡一些，行动上脱离导致不良情绪的环境。在心情不快、痛苦不解时，可以到环境优美的公园或视野开阔的海滨漫步散心，可驱除烦恼，产生豁达明朗的心境。如果条件许可，还可以作短期旅游，把自己置身于绮丽多彩的自然美景之中，可使精神愉快，气机舒畅，忘却忧烦，寄托情怀，美化心灵。

2. 移情易性

移情，即排遣情思，改变内心情绪的指向性；易性，即改易心志，排除内心杂念和抑郁，改变其不良情绪和习惯。《临证指南医案》华岫云说："情志之郁，由于隐情曲意不伸……郁症全在病者能移情易性。""移情易性"是中医心理保健法的重要内容之一。"移情易性"的具体方法很多，可根据不同人的心理、环境和条件等，采取不同措施，进行灵活运用。《北史·崔光传》说："取乐琴书，颐养神性。"《理瀹骈文》说："七情之病者，看书解闷，听曲消愁，有胜于服药者矣。"《千金要方》亦说："弹琴瑟，调心神，和性情，节嗜欲。"古人早就认识到琴棋书画具有影响人的情感、转移情志、陶冶性情的作用。实践证明，情绪不佳时，听听适宜的音乐，观赏一场幽默的相声或喜剧，苦闷顿消，精神振奋。可见，移情易性并不是压抑情感。如对愤怒者，要疏散其怒气；对悲痛者，要使其脱离产生悲痛的环境与气氛；对屈辱者，要增强其自尊心；对痴情思者，要冲淡其思念的缠绵；对有迷信观念者，要用科学知识消除其愚昧的偏见等。

（四）运动移情

运动不仅可以增强生命的活力，而且能改善不良情绪，使人精神愉快。因为运动可以有效地把不良情绪的能量发散出去，调整机体平衡。当自己的情绪苦闷、烦恼，或情绪激动与别人争吵时，最好的方法是转移一下注意力，去参加体育锻炼。如打球、散步、爬山等活动，也可采用传统的运动健身法和太极拳、太极剑、导引保健功等，传统的体育运动锻炼主张动中有静、静中有动、动静结合，因而能使形神舒畅，松静自然，心神安合，达到阴阳协调平衡。且有一种浩然之气充满天地之间之感，一切不良情绪随之而消。此外，还可以参加适当的体力劳动，用肌肉的紧张去消除精神的紧张。在劳动中付出辛勤的汗水，促进血液循环，活跃了生命功能，使人心情愉快，精神饱满。

情志制约法，又称以情胜情法。它是根据情志及五脏间存在的阴阳五行生克原理，用互相制约、互相克制的情志，来转移和干扰原来对机体有害的情志，借以达到协调情志的目的。

1. 五脏情志制约法

《素问·阴阳应象大论》曾指出："怒伤肝，悲胜怒""喜伤心，恐胜喜""思伤脾，怒胜思""忧伤肺，喜胜忧""恐伤肾，思胜恐。"这是认识了精神因素与形体内脏、情志之间，及生理病理上相互影响的辩证关系，根据"以偏救偏"的原理，创立的"以情胜情"的独特方法。正如吴昆《医方考》所言："情志过极，非药可愈，顺以情胜，《黄帝内经》一言，百代宗之，是无形之药也"。朱丹溪宗《黄帝内经》之旨指出："怒伤，以忧胜之，以恐解之；喜伤，以恐胜之，以怒解之；忧伤，以喜胜之，以怒解之；恐伤，以思胜之，以忧解之；惊伤，以忧胜之，以恐解之，此法唯贤者能之。"同期医家张子和更加具体地指出："以悲制怒，以怆恻苦楚之言感之；以善治悲，以谑浪戏狎之言娱之；以恐治喜，以恐惧死亡之言怖之；以怒制思，以污辱欺罔之言触之；以思治恐，以虑彼忘此之言夺之。"后世不少医家对情志的调摄有时比药石祛疾更加重视，而且创造了许多行之有效的情志疗法。例如，或逗之以笑，或激之以怒，或惹之以哭，或引之以恐等，因势利导，宣泄积郁之情，畅遂情志。总之，情志既可致病又可治病的理论，在心理保健上是有特殊意义的。

在运用"以情胜情"方法时，要注意情志刺激的总强度，超过或压倒致病的情志因素，或是采用突然的强大刺激，或是采用持续不断的强化刺激，总之后者要适当超过前者，否则就难以达到目的。

2. 阴阳情志制约法

运用情志之间阴阳属性的对立制约关系，调节情志，协调阴阳，是为阴阳情志制约法。人类的情志活动是相当复杂的，往往多种情感互相交错，很难明确区分其五脏所主及五行属性，然而情志活动可用阴阳属性来分，此亦即现代心理学所称的"情感的两极性"。《素问·举通论》指出："怒则气上，喜则气缓，悲则气消，恐则气下……惊则气乱……思则气结。"七情引出的气机异常，具有两极倾向的特点。根据阴阳分类，人的多种多样的情感，皆可配合成对，例如，喜与悲、喜与怒、怒与恐、惊与思、怒与思、喜乐与忧愁、喜与恶、爱与恨等，性质彼此相反的情志，对人体阴阳气血的影响也正好相反。因而相反的情志之间，可以互相调节控制，使阴阳平衡。喜可胜悲，悲也可胜喜；喜可胜恐，恐也可胜喜；怒可胜恐，恐也可胜怒等。总之，应采用使之产生有针对性的情志变化的刺激方法，通过相反的情志变动，以调整整体气机，从而起到协调情志的作用。

以情胜情实际上是一种整体气机调整方法，人们只要掌握情志对于气机运行影响的特点，采用相应方法即可，切不可简单机械、千篇一律的按图照搬。倘若单纯拘泥于五行相生相克而滥用情志制约法，有可能增加新的不良刺激。因此，只有掌握其精神实质，方法运用得当，才能真正起到心理保健作用。

第四节　精神养生的禁忌

一、避免过喜——喜则伤心

中医学认为，情志的变化，分别由五脏所主，心在志为喜，情志活动是以五脏精气为基础的，不同的情志变化必将影响与其相应的脏腑。因喜为心志，故过喜最易伤心。初起则喜笑不休，夜卧不宁。继则损伤心气心阳，致使自汗不收，心悸不眠，或惊悸不安，或因心气涣散，神不守舍，而时喜时悲，甚则喜极生狂，高声喊叫；若平素心阴素虚，则喜更易伤及心阴，致心火偏亢，出现盗汗、心烦、失眠等症状。正如《灵枢·本神》所说："喜乐者，神惮散而不藏。"现代医学研究表明，笑可使大脑皮层某区高度兴奋，相反则使皮层其他区域处于抑制状态。大笑和狂喜，往往会使大脑皮层的兴奋与抑制过程失去平衡，皮层下各中枢的功能随之发生严重紊乱。这时，就可能出现情绪的错乱，还会通过自主神经传导，引起人体某些功能的失调，如果身体原本患有严重的器质性疾病，则极易发生意外，乃至猝死。如有冠心病史的人，大笑时可因腹腔内压力增加而诱发心肌梗死、心脏骤停；重症高血压，可因大笑血流加速，血压骤升而诱发脑出血等。

因过喜而引起的疾病，经常出现在平素奢望终获实现，苦难、委屈积久一朝得释，或突遇快事，或喜庆团圆时，致使暴喜过度，难以自制而生病。常见的有高血压、心肌梗死、脑血管意外、窒息、流产、气胸、失眠等。

日常生活中，要使自己的情志处于一种自然、和谐的中性状态，不偏不倚，恬淡虚无，不为一时一事而过喜，也不为一人一物而动怒，不存非分之想，不图非分之欲，以安定平静心情对待自己所取得的成绩、所获得的财色、所荣获的名誉等，顺其自然，不要得意忘形，以防乐极生悲。

二、避免过怒——怒则伤肝

中医学认为，情志的变化，分别由五脏所主，肝在志为怒，故过怒最易伤肝，而致肝阳上亢、肝气郁结、肝血瘀阻、升降失调、疏泄失常等，如《黄帝内经》说"大怒则形气绝，而血菀于上，使人薄厥""血之与气，并走于上，则为大厥"。现代医学研究发现，发怒使人交感神经兴奋，并释放大量儿茶酚胺，表现出心跳加速、血压升高、呼吸频快、瞳孔散大、血糖升高、脑血管和冠状动脉痉挛、血沉加快、红细胞增加、胃肠抑制和痉挛等。

因此，当人们面对问题或挫折时，出现暴怒或者发怒时间超过了人体自身所能调节的限度时，而在思想认识上，又不能主动或被动地转移这种不良情绪状态时，怒就成了一种致病因素，对身体构成危害，长期发怒还能降低或抑制机体的免疫力，而易患肺癌、乳腺癌和食管癌等；愤怒还会影响腺体的分泌，使乳汁分泌量减少或成分改变；盛怒还能扰乱胃肠蠕动和消化腺分泌，导致胃溃疡或溃疡性结肠炎；由于愤怒，使人的思维狭窄，不能全面把握问题，导致工作差错，其后果更不可预测。严重者可因盛怒而丧命。

日常生活中，要保持心态平和，学会忍耐，可以选择向知己、亲朋好友倾诉自己的委屈，求得别人的开导和安慰；或者大哭一场，也能减轻心中的郁闷情绪；或者对着沙包、人头像猛击几拳，也可达到松弛神经的目的。

三、避免过悲——悲则伤肺

中医认为，七情和五脏的基本关系是：肺主悲、忧，过悲过忧则伤肺。肺在志为悲，悲伤哀号导致心胸憋闷，悲则气消。气消，肺气消耗之意。悲忧为肺之志。悲，是伤感而哀痛的一种情志表现。悲哀太过，往往通过耗伤肺气而涉及心、肝、脾等多脏的病变。如耗伤肺气，使气弱消减，意志消沉。可见气短胸闷、精神萎靡不振和懒惰等。

日常生活中，要提高对过悲危害的认识，正确对待那些令人担心、忧郁、愁闷的事情。自寻乐趣，移情山水。当你在忧伤痛苦中无法自我摆脱时，不妨外出旅游，投身于大自然的怀抱，移情于山水之中，往往能帮助你走出痛苦。

四、避免过恐——恐则伤肾

中医学认为，肾在志为恐，过恐最易伤肾，而致肾气耗损，精气下陷，升降失调，出现大小便失禁、遗精、滑泄、堕胎早产等。现代医学研究认为，在动物和人体内，平时都存在少量的肾上腺素，在意外地遭受惊吓时，肾上腺素的分泌会突然增加。肾上腺素能加快心率，加速血液循环，加重心脏负担。

日常生活中，要提高对过恐危害的认识，正确面对那些威胁。要学会避恐，对于患高血压、冠心病、失眠等疾患的人，应注意避免各种恐怖因素。如不要观看带有恐怖阴惨镜头的电影电视，不要一个人夜晚独处，不要攀登高山等。在惊恐时，不妨自己或在旁人帮助下，仔细分析研究引起惊恐的原因，可能你会发现不过是虚惊一场，无须恐慌。

五、避免过思——思则伤脾

中医认为，思为脾志，故过思最易伤脾，而致脾的升降功能失常，脾气郁结，运化失健，发生胃脘痞闷、饮食不合、消化不良、腹胀便溏等不适。由于脾为后天之本，脾伤则气血生化乏源，可出现心神失养等诸多疾病，如失眠、神经衰弱等。现代医学研究表明，过度的思考或思虑等，使人们的精神处于高度紧张状态时，机体为适应这种"紧急状态"，下丘脑就会通过神经系统，使肾上腺释放大量激素。而体内分泌过多激素，就会对身体的健康起破坏作用。诸如消化性溃疡、溃疡性结肠炎、支气管哮喘、心脏病、高血压、甲亢、失眠、偏头痛以及神经和精神功能障碍等疾患，无不与精神过度紧张密切相关。

日常生活中，要提高对过思危害的认识，走出高期望的心理误区。人的一生是不断追求目标并实现目标的过程，但是许多人内心期望值过高，不能正确评估自己的能力，为了一个难以取得的目标而绞尽脑汁，思虑过度，结果往往落得"出师未捷身先死"的遗憾。工作与生活合理搭配，有张有弛，劳逸结合。当你受了委屈时，通过向家人或朋友倾诉，往往在他们的劝慰后，心里的不平感能减轻，而避免自己"一直想不通"。

六、避免情志失调

不良的情绪，是促使疾病基因激活的触酶。人体中本来就有癌的基因，在正常情绪下它被禁锢着，就像被关在笼子里的老虎、狮子一样，不敢轻举妄动，但是不良的情绪则像一把钥匙，突然打开囚笼，把疾病的猛兽放了出来，而冲出笼子的猛兽就会伤害人的身体，破坏机体功能，直至毁坏生命。总而言之，不良情绪是癌细胞的活化剂。

日常生活中，要保持情绪稳定、心理平衡，应做到以下几点：

（1）心胸开阔，不计较个人得失，不与人攀比奖金、住房、提薪等。

（2）遇事不怒，遇难不忧，看得远，想得开，放得下，不悦之事尽量避开，善于自得其乐。

（3）工作充满信心，生活充满情趣，积极参加文化活动，培养广泛的兴趣爱好。

（4）待人处世也要宽厚大度，遇到挫折要正确对待。

总之，好的情绪是诗，是歌，是画，是激扬生命风帆的动力，是滋润脏腑的琼浆玉液。情志养生，关系到每个人的健康，是提高生活质量的重要组成部分，"海纳百川，有容乃大"。中国传统情志养生之道法远非上述内容可以穷尽，其博大庞杂超乎想象。让我们一起重视精神养生，从自我做起，从我们身边做起，早日实现健康中国的伟大梦想。

第八章 慎起居——起居无常，半百而衰

起居调摄主要指对日常生活中各个方面进行科学安排及采取一系列健身措施，以达到祛病强身、益寿延年的目的。如衣食住行、站立坐卧、苦乐劳逸等养生措施都属于起居调摄的范畴。

第一节 起居养生的概念

起居养生主要是对日常生活，包括居处环境、作息睡眠、站立坐行、苦乐劳逸、慎避外邪等各个方面，进行科学的安排及采取一系列保健措施，使之有序有度，与人之生命规律及自然规律相应的养生方法。早在《素问·上古天真论》就指出："食饮有节，起居有常，不妄作劳，故能形与神俱，而尽终其天年，度百岁乃去。"反之"起居无节，故半百而衰也"。可见，自古人们就将起居与健康和寿命紧密相联。

第二节 起居养生的意义

一、养五脏，调气血

《黄帝内经》强调"人以五脏为本"，五脏内藏精气血津液，应时刻盈满。调摄四时起居便能保养五脏，如应春之升发而调摄起居则肝脏得养，肝气疏泄条达；应冬之潜藏而调摄起居则肾脏得养，肾精固密封藏等。气血由五脏而生，五脏得养功能强盛，气血自然就化源不断，气血充足又可进一步充养五脏，二者相得益彰。

二、通经脉，强筋骨

经脉为运行气血、沟通上下表里的通路，筋骨为支撑人体结构的框架。起居养生中合理的劳作、适当的运动皆能疏通经络、畅达气血、强筋健骨，从而延缓衰老。

三、积精保神

起居养生中体脑并用、作息有常，可使人精力充沛，神思敏捷；顺应四时可使

人形健神充；忌房劳、形劳与神劳之过，可固阴养精。

综合而言，起居养生能使五脏守职、气血充足、经脉通畅、筋骨强劲、精气盈满、神气旺盛，人体健康因此有了可靠的内在物质保障。

第三节　起居养生的原则与方法

一、起居养生的原则

起居养生是中医养生学的组成部分，故其执行原则与养生的总原则是一致的。但在具体运用中，可以用"常"与"度"两个字来概括其特点。

常，即起居有常。是指起居作息和日常生活有一定的规律，合乎自然界与人体的生理常度。古人观察到，日月江河所以能长久，是因为"天行有常"，人要长寿就必须效法天地日月，使自己的起居作息与自然规律保持一致，方能生命之气不竭。《素问·四气调神大论》中据四时阴阳的变化，制定出起居的不同方法，并得到孙思邈的推崇。《千金要方》曰："善摄生者，卧起有四时之早晚，兴居有至和之常制。"符合人体四时阴阳消长客观规律的起居，即是"常"，能够掌握这一常度而养生的人，就是聪明智慧之人。《灵枢·本神》曰："故智者之养生也，必顺四时而适寒暑，和喜怒而安居处。"

度，即劳逸适度。"劳"，指劳力、劳心（脑）与劳房；"逸"，指休息。劳与逸二者之间互为对立、互为协调，也都是人体的生理所需。适度劳作能促进气血循环、改善呼吸和消化功能、兴奋大脑、调节精神、激发人体的生机与活力；适度休息则可消除疲乏、恢复体力与精力、调节身心。孙思邈《千金要方·道林养性》中曰："养生之道，常欲小劳，但莫大疲及强所不能堪耳。"故养生当劳逸"中和"，有张有弛、有节有度、动静结合而形神共养。

二、起居养生的方法

（一）起居有常

起居有常主要是指起卧作息和日常生活的各个方面有一定的规律并合乎自然界和人体的生理常度。它要求人们起居作息、日常生活要有规律，这是强身健体、延年益寿的重要原则。

古代养生家认为，人们的寿命长短与能否合理安排起居作息有着密切的关系。《素问·上古天真论》说："饮食有节，起居有常，不妄作劳，故能形与神俱，而尽终其天年，度百岁乃去。"可见，自古以来，人们就非常重视起居有常对人体的保健作用。

　　《素问·生气通天论》说:"起居如惊,神气乃浮。"清代名医张隐庵说:"起居有常,养其神也,不妄作劳,养其精也。夫神气去,形独居,人乃死。能调养其神气,故能与形俱存,而尽终其天年。"这说明起居有常是调养神气的重要法则。神气在人体中具有重要作用,它是对人体生命活动的总概括。人们若能起居有常,合理作息,就能保养神气,使人体精力充沛,生命力旺盛,面色红润光泽,目光炯炯,神采奕奕。反之,若起居无常,不能合乎自然规律和人体常度来安排作息,天长日久则神气衰败,精神萎靡,生命力衰退,面色不华,目光呆滞无神。

　　中医养生家认为,起居作息有规律以及保持良好的生活习惯,能提高人体对自然环境的适应能力,从而避免发生疾病,达到延缓衰老、健康长寿的目的。现代医学对人类衰老变化与衰老机制的研究认为,不同种属的生物具有不同的寿命期限,这种期限与遗传有关。每种生物的寿命在遗传基因中都按出生、生长、发育、成熟、衰老、死亡这一过程,预先做了程序安排。这种生命过程的安排,被称为"生物钟",即按"生物钟"的规律演变展现一系列的生命过程,决定着生物寿命的长短。虽然人体后天的周期性节律变化受生物钟的控制,但更为现实的是在于后天训练和培养。人类的大脑皮层是机体内各种生理活动的最高调节器官,而大脑皮层的基本活动方式是一种条件反射。这种条件反射是个体在生活中获得的,是一个逐步建立的过程,这一过程的建成和巩固与生活作息规律有密切关系,有明显的个体差。条件反射一建成,其活动就相对稳定,并且具有预见性和适应性。而条件反射还可以随环境因素的变化而消退或重新建成,这样就提高了人体对环境的适应能力。有规律的作息制度可以在大脑神经中枢建立各种条件反射,并使其不断巩固,形成稳定的良好的生活习惯。一系列条件反射,又促进人体生理活动有规律地健康发展。可见,养成良好的生活作息规律是提高人体适应力,保证健康长寿的要诀之一。

　　《黄帝内经》告诫人们,如果"起居无节",便将"半百而衰也"。就是说,在日常生活中,若起居作息毫无规律,恣意妄行,逆于生乐,以酒为浆,以妄为常,就会引起早衰以致损伤寿命。现代研究认为,人体进入成熟以后,随着年龄的不断增长,身体的形态、结构及其功能开始出现一系列退行性变化,例如适应能力减退、抵抗能力下降、发病率增加等,这些变化统称为老化。老化是一个比较漫长的过程,衰老多发生在老化过程的后期,是老化的结果。生理性衰老是生命过程的必然,可通过养生来延缓衰老,病理性衰老则可通过结合保健防病加以控制。有些人生活作息很不规律,夜卧晨起没有定时,贪图一时舒适,四体不勤,放纵淫欲,其结果必致加速老化和衰老,并进而导致死亡。葛洪在《抱朴子·极言》中指出:"定息失时,伤也。"生活规律破坏,起居失调,则精神紊乱,脏腑功能损坏,身体各组织器官都可出现疾病。特别是年老体弱者,生活作息失常对身体的损害更为明显。据现代研究资料表明:在同等年龄组内,退休工人比在职工人发病率高3倍之多。说明只有建立合理的作息制度，休息、劳动、饮食、睡眠，皆有规律，并持之以恒，才能增进健康，尽终其天年。

（二）建立科学的作息制度

人生活在自然界中，与之息息相关。因此，人们的起卧休息只有与自然界阴阳消长的变化规律相适应，才能有益于健康。例如，平旦之时阳气从阴始生，到日中之时，则阳气最盛，黄昏时分则阳气渐虚而阴气渐长，深夜之时则阴气最为隆盛。人们应在白昼阳气隆盛之时从事日常活动，而到夜晚阳气衰微的时候，就要安卧休息，也就是古人所说的"日出而作，日入而息"，这样可以起到保持阴阳运动平衡协调的作用。又如，一年之中，四时的阴阳消长，对人体的影响尤为明显。因此，孙思邈说："善摄生者卧起有四时之早晚，兴居有至和之常制。"即根据季节变化和个人的具体情况制定出符合生理需要的作息制度，并养成按时作息的习惯，使人体的生理功能保持在稳定平衡的良好状态中，这就是起居有常的真谛所在。

有规律的周期性变化是宇宙间的普遍现象，从天体运行到人体生命活动，都有内在规律或节律。现代医学已证实，人的生命活动都遵循着一定周期或节律而展开。如人的情绪、体力、智力等也都有一定的时间规律，体力、情绪和智力的节律周期分别为23天、28天和33天，每个周期又分为旺盛和衰退两个阶段。人的体温总是凌晨2—6时最低，下午2—8时最高。脉搏和呼吸是清晨最慢，白天较快。血压也是白天高，夜间低。规律的生活作息能使大脑皮层在机体内的调节活动形成有节律的条件反射系统，这是健康长寿的必要条件。培养规律生活习惯的最好措施是主动地安排合理的生活作息制度，做到每日定时睡眠、定时起床、定时用餐、定时工作学习、定时锻炼身体、定时排大便、定期洗澡等。把生活安排得井井有条，使人体生机勃勃，精神饱满地工作、学习。这样，对人体健康长寿是大有益处的。

（三）劳逸适度

劳和逸之间具有一种相互对立、相互协调的辩证统一关系，二者都是人体的生理需要。人们在生活中，必须有劳有逸，既不能过劳，也不能过逸。孙思邈《备急千金要方·道林养性》说："养生之道，常欲小劳，但莫疲及强所不能堪耳。"古人主张劳逸"中和"，有常有节。长期以来的实践证明，劳逸适度对人体养生保健起着重要作用。

1. 调节气血运行

在人生命过程中，绝对的"静"或相对的"动"是不可能的，只有动静结合，劳逸适度，才能对人体保健起到真正作用。适当劳作，有益于人体健康。经常合理地从事一些体力劳动有利于活动筋骨，通畅气血，强健体魄，增强体质，能锻炼意志，增强毅力，从而保持了生命活动的能力。现代医学研究认为，合理的劳动对心血管、内分泌、神经、精神、运动、肌肉等各个系统都有好处。如劳动能促进血液循环，改善呼吸和消化功能、提高基础代谢率，兴奋大脑皮层对机体各部的调节能力，调节精神。但劳伤过度则可内伤脏腑，成为致病原因，《庄子·刻意》说："形劳而不休则弊，精用而不已则劳，劳则竭。"劳役过度，精竭形弊是导致内伤虚损的重要原因。如《素问·宣明五气篇》说："五劳所伤，久视伤血，久卧伤气，久坐伤肉，久立伤骨，久行伤筋。"过度劳倦与内伤密切相关。李东垣在《脾胃论》中提出，劳役过度可致脾胃内伤，百病由生。人到老年，气血渐衰，尤当注意劳逸适度，慎防劳伤。

适当休息也是生理的需要，它是消除疲劳、恢复体力和精力，调节身心必不可缺的方法。现代实验证明，疲劳能降低生物的抗病能力，易于受到病菌的侵袭。有人给疲劳和未疲劳的猴子同时注射等量病菌，结果发现疲劳的猴子被感染得病，另一方却安然无恙，这说明合理休息是增强机体免疫能力的重要手段。但贪逸不劳也会损害人体健康，甚至危及生命。清代医家陆九芝说："自逸病之不讲，而世只知有劳病，不知有逸病，然而逸之为病，正不少也。逸乃逸豫、安逸之所生病，与劳相反。"《黄帝内经》中所提到的"久卧伤气""久坐伤肉"，即指过度安逸而言。缺乏劳动和体育锻炼的人，易引起气机不畅，升降出入失常。升降出入是人体气机运动的基本形式。人体脏腑经络气血阴阳的运动变化，无不依赖于气机的升降出入。贪图安逸，不进行适当的活动，气机的升降出入就会呆滞不畅。气机失常可影响到五脏六腑、表里内外、四肢九窍，而发生种种病理变化。根据生物进化理论，用则进，废则退，若过逸不劳，则气机不畅，人体功能活动衰退，气机运动一旦停止，生命活动也就终止。

2. 益智防衰

所谓"劳"，不光指体力劳动，还包括脑力劳动，科学用脑也是养生保健的重要方面。科学用脑，就是用脑的劳逸适度问题，它要求人们勤于用脑，注重训练脑的功能和开发其潜能，又要注重对脑的保养，防止疲劳作业。在实际生活中，许多人由于惰性的原因，往往容易犯"懒于动脑"的毛病。因此，应大力提倡善于用脑，劳而不倦，保持大脑常用不衰。现代研究证明，一个人经常合理地用脑，不但不会加速衰老，反而有防止脑老化的功能。实验证明，在相同年龄组的人群中，经常用脑和不用脑的人相比，能够经常性合理用脑的人脑萎缩少，空洞体积小。因而得出结论，经常性合理用脑，可以预防衰老，增加智力，尤其是能够预防老年痴呆。

3. 正确处理劳逸之间的关系

正确处理劳逸之间的关系，对于养生保健起着重要作用。不过，劳与逸的形式多种多样，并且劳与逸的概念又具有相对性，应当根据个人的具体情况合理安排。养生学家主张劳逸结合，互相协调。例如劳与逸穿插交替进行，或劳与逸互相包含，劳中有逸，逸中有劳，只有劳逸协调适度才会对人体有益。具体应做到：

（1）体力劳动要轻重相宜

在工业劳动方面，由于受工种、工序、场所等限制，自己任意选择劳动条件的机会较少，但仍要注意劳动强度轻重相宜。更重要的是应安排好业余生活，使自己的精力、体力、心理、卫生等得到充分恢复和发展。在田园劳动方面，应根据体力，量力而行，选择适当的内容，要注意轻重搭配进行。

（2）脑力劳动要与体力活动相结合

脑力劳动偏重于静，体力活动偏重于动。动以养形，静以养神，体脑结合，则动静兼修，形神共养。如脑力劳动者，可进行一些体育锻炼，使机体各部位得到充分有效的运动。脑力劳动者，还可从事美化庭院活动，在庭院内种植一些花草树木，并可结合场景吟诗作画，陶冶情趣，有利于身心健康，延年益寿。

（3）家务劳动秩序化

操持家务是一项繁杂的劳动。主要包括清扫、洗晒、烹饪、缝补、尊老爱幼、教育子女等，只要安排得当，则能够杂而不乱，有条不紊，有劳有逸，既锻炼身体，又增添精神享受，有利于健康长寿。反之，若家务劳动没有秩序，杂乱无章则形劳神疲，甚至造成早衰折寿。

（4）休息保养多样化

要做到劳逸结合，就要注意多样化的休息方式。休息可分为静式休息和动式休息，静式休息主要是指睡眠，动式休息主要是指人体活动，可根据不同爱好自行选择不同形式。如听相声、听音乐、聊天、看戏、下棋、散步、观景、钓鱼、赋诗作画、打太极拳等。总之，动静结合，寓静于动，既达到休息目的，又起到娱乐效果，不仅使人体消除疲劳，精力充沛，而且使生活充满乐趣。

（四）安于居处

居处是人们生存的主要场所，良好的居处环境，对健康长寿有着不可忽视的影响。

1. 居住的外环境

主要指人们居住地周围的自然环境。自然环境是人类赖以生存的重要条件，在选择居住地的时候，应考虑山水秀丽、清爽干燥、避风向阳、空气新鲜、树木花草茂盛之地，要远离水源、空气污染或放射污染之地，总以优美宁静、安全为重要因素。当然，现代城市居民住宅选址，交通便利、生活及社会服务设施齐全也是非常重要的。

环境是可以改造的，当处于难以主观选择的情况下，人们就应该积极主动地去改善、创造相对良好的客观生存条件。早在中国古代，养生家们就非常重视居处环境。如孙思邈在老年时就选择在山清水秀之处造屋植树、种花修池，独居养老而高寿。清代医家曹廷栋《老老恒言》中提倡："院中植花木数十本，不求名种异卉，四时不绝便佳""阶前大缸贮水，养金鱼数尾""拂尘涤砚……插瓶花，上帘钩。"注重营造有利于健康的"小气候"。

2. 居室的内环境

主要指住宅中的内部条件与环境。

（1）高低

《素问·五常政大论》曾有"高者其气寿，下者其气夭折"之说，其本意是指西北山高寒冷地域之人寿命相对要长，东南势低炎热地域之人寿命相对要短。地域差别难以选择，故后人将此引申为住房高低的选择，一是可理解为住宅楼层的高低，二是要求居室内部结构应具有一定的高度，有益于采光与空气的流通。

（2）朝向

古人测方位，习惯于面南背北而立。南面属阳，象征着光明、温暖；北面属阴，象征着阴暗、寒冷。就我国大部地区而言，房屋的朝向一般以坐北朝南为佳，既具有"冬暖夏凉"的优点，也利于室内采光通风与湿度、温度的调节。也有人认为，由于房间有朝北或朝南之分，既便于人们随季节变化调换居室，又有助于居处者心身的阴阳平衡。

（3）采光

阳光是人类生活不可缺少的，是居室内宝贵的自然因素。阳光既可增高室内温度，使其敞亮明朗，直接杀灭室内的致病菌或微生物，还可使人精神愉悦，处于良好的心态，提高工作效率。所以，每天都应选择适当时间开窗，让阳光直射进室内。

（4）通风

居室的空气需要吐故纳新。通风，一则保证室内有足够的清气；二则保证室内空气的新鲜；三则可以驱除室内的浊气。尤其是现代居室，所用建筑材料、装饰材料及家用电器等均可引起空气污染，对人体造成伤害。因此，居室的通风必不可少，而新居就更要如此。

（5）湿度与温度

湿度与温度相互制约、相互协调，二者平衡可营造出室内的小气候。适宜的湿、温度使人舒适，精神状态良好。反之，则使人沉闷，精神萎靡。如高温高湿相混，使人蒸发散热受阻而闷热难受，身在居室却感到长夏或暑湿的气候，易产生湿热证；又如夏天，尽管室外高温，若室内空调温度过低，又可使人感到秋凉的气候变化，易于感冒生病。故室内湿、温度应该调节在一个适宜的范围内，温度总以22~25℃为宜，相对湿度以40%~60%为宜。中医讲究顺四时养生，室内的小气候也就应随季节变化而调整，如夏季室温以25~28℃，相对湿度低于60%为宜；冬季室温以18~25℃，相对湿度大于30%为宜。一般而言，昼夜室内温差不要超过6℃，相对湿度不要小于30%或大于70%。

（6）美化

居室的布置与美化没有统一的模式与标准，当因人、因年龄、因情趣、因居室作用与经济实力等诸多情况而定，但总体要求明亮、优雅、大方、舒适、实用为好。其中，切不可忽视卫生与安全，过于复杂、华丽的装修容易产生污染、辐射，或藏污纳垢不利清扫，影响身心健康。

（五）衣着简洁

穿衣着装，《素问·上古天真论》以"任其服"3个字简明扼要地概括了其总体精神。"任"中寓有"顺"之意，除去穿衣中的面料、质地、颜色、舒适、合体等内容，从中医养生角度而言，衣着服饰更强调的是三因制宜，要顺时、顺地、顺人着衣。

1. 顺时顺地着衣

不同的地域环境与季节气候都决定着人们的着衣、更衣。夏天或南方炎热之地，着衣要轻薄、透气，以便体内阳气向外宣泄而散热；冬天或北方寒冷之地，着衣应厚重、保暖，以便体内阳气闭藏而热量不致耗散。因此，适时适地穿衣，是起居养生的常识，民间有"春穿纱，夏着绸，秋天有呢绒，冬装是棉毛"的传统观念。另外，不仅穿衣要顺时顺地，更衣也是如此，而且特别讲究递增、递减。俗话说："春捂秋冻，不得染病""春不忙减衣，秋不忙加冠。"东晋·张湛《养生要集·中经》曰："冬季棉衣稍宜晚着，仍渐渐加厚，不得顿温，此乃将息之妙矣。"这是因为人体对季节的冷热变迁有一个适应的过渡期，所以更衣应该渐进。如春季虽到，阳气渐生气候转暖，但因冬寒尚未尽，故早春减衣不宜过急过多；冬季虽到，阴气渐生气候转冷，但因阴气生而未盛，故初冬增衣也不宜过急过多。

2. 顺人着衣

男女性别、老少年龄以及职业的不同，人们对服装的需求各异，然总以宽松、舒适为佳。在追求服饰的华丽、漂亮之外，切勿忽视其是否有益于健康。过紧、过窄的衣服可阻碍血液循环，不利体表水分的蒸发，如女性胸罩过紧，易引起乳房发育不良，发生乳房疾病；青年人着紧身裤、牛仔裤，往往使阴部空气不畅、汗液不得蒸发，细菌易繁殖而引发炎症、湿疹、尿道感染等。老年人由于机能的整体衰退，皮肤汗腺萎缩，下气不固，所以着衣更应讲究。《寿世保元·老人》认为老人穿着"衣薄绵轻，不宜华丽粗重，慎于脱着，避风寒暑湿之侵，小心调摄"。曹廷栋《老老恒言》提出"腹为五脏之总，故腹本喜暖，老人下元虚弱，更宜加意暖之。办兜肚，将蕲艾槌软铺匀，蒙以丝绵，细针密行，勿令散乱成块，夜卧必需，居常亦不可轻脱"，将药物缝入肚兜给老人穿上，可见古代对老年人着衣的细致周到。

（六）通畅二便

大小便是人体新陈代谢中排除废物的主要形式，也是水谷传化的最后一道程序。《黄帝内经》早就认识到二便通畅的重要性，《素问·五脏别论》有"魄门亦为五脏使"之说。魄门即肛门，是大便排出之关口，此言大便排泄受到五脏功能的调控，五脏正常则排便亦正常，反之排便如常又可调节五脏气机。《灵枢·本神》曰：

"脾气虚……经溲不利。""溲"即指二便，脾乃后天之本，脾失健运则二便不通利。更有《灵枢·标本病传》，将"小大不利"列于急则治标，可置病本而不顾，当紧急处理的地位。凡此话说，足以证明二便通畅是人体生命正常的标志之一，是保证健康长寿不可缺少的重要环节。

1. 通畅大便保健法

古有"欲得长生，肠中常清；欲得不死，肠中无滓""大便一通，百病轻松"之说。

（1）调节饮食

大便乃水谷消化吸收后的残渣，自然与饮食关系甚密，故应科学地调节饮食。饮食要多样化，以五谷杂粮为主，蔬菜水果为辅，肉类蛋类为补充，注重饮食平衡。还应多饮水，避免辛辣、油腻之品。

（2）排泄有时

人体生命各种生理活动皆有其节律性，节律正常是健康的表现与保障。生命的节律有的是先天固有的，但有的则完全赖于后天的养成。因此，起居生活有常，也包括定时进餐、按时排便，做到有便不强忍，强忍则易发痔疮类疾病；无便不强努，强努则易扰乱肠道气机，甚则致他病。久之，形成相对稳定的排便时间，自然能保持其通畅。

（3）运动按摩

六腑受纳传化水谷，皆居腹中，排便是六腑功能综合的结果，其整体功能正常与否影响着大便的排泄。所以，按摩腹部，以通畅气血、促进六腑功能、增进大小肠蠕动，对防治便秘有良效。还可进行一些传统保健方法，如太极拳、气功导引之类。对于习惯性便秘，除上述方法外，尚可辅以药物对症治疗。

2. 清利小便保健法

小便自膀胱排出，是人体水液代谢的最后步骤，但又与肺、脾、肾、三焦等脏腑紧密相关，是其综合活动的体现。苏东坡在《养生杂要》中说："要长生，小便清；要长活，小便洁。"《老老恒言·便器》也曰："小便惟取通利。"

（1）饮食调摄

《老老恒言》认为饮食当少食、素食、食久后饮、渴而才饮，方能保持小便通畅。这是因为，一则小便通利有赖于气化行水，若饮食过于滋腻可阻滞气机，气滞水停，自然小便不利；二则小便清洁，方能流畅而去，若恣食厚味，小肠清浊难分，渗入膀胱之水难保纯净，排泄自然也就艰涩难出。

（2）排尿及时

膀胱蓄水具有一定容量，经肾之气化，膀胱开合有度，小便排泄有时。排尿虽不似大便可定时，但强调及时，既不可强忍不解，也不可有尿则泄。强忍不解可损伤肾与膀胱，有尿即出又反映肾气不固、膀胱不约等病变的客观存在。

（3）便势与用力

性别不同，便势各异。然《千金要方·道林养生》却冲破男女常规，对小便排泄的便势提出独到见解，曰："凡人饥欲坐（蹲式）小便，若饱则立小便。"《老老恒言·便器》解道："饱欲其通利，饥欲其收摄。"以饱时肾气充足，其气通利故可站立解尿；饥时体力相对不足，宜收摄其气，故当蹲式解尿。另外，排尿当顺自然之力而出，切忌强力努气促其速下，若此易伤肾气。

（4）导引按摩

为使小便通利下行，尚可配以一些导引按摩之术，如导引壮肾、端坐摩腰与仰卧摩腹等方法。

（七）安卧睡眠

睡眠是人的生理需要，也是维持生命的重要手段，占去人生 1/3 的时间。由于睡眠与养生休戚相关，故成为起居作息范畴中的睡眠养生法。所谓睡眠养生，就是根据自然与人体阴阳变化的规律，采用合理的方法与措施，以保证睡眠质量，消除机体疲劳，养蓄精神，达到抗衰防老防病、健康长寿的目的。

1. 睡眠时间

人体对睡眠时间的需求较为复杂，无绝对统一的标准，因为与睡眠时间相关的因素众多，并有一定差异。

（1）多时睡眠与少时睡眠

多时睡眠法即通过较长的睡眠时间，来调节和补偿人体生理需要，对于那些体弱、慢性病或失眠者，可适当超过常规睡眠时间使之延长，以恢复精力；少时睡眠法即通过减少或缩短睡眠时间，提高其质量，从而调动人体潜能，激发机体活力，仍然能满足人体生理睡眠需要，二者方法不一而目的相同。就养生来说，一般成人以每日 7~9 小时睡眠为宜。

（2）因时睡眠

起居有时是保证睡眠质量的重要因素。有时，主要体现在顺应时令及早晚有时。《黄帝内经》对四时起居时间做了相应的规定，如：春天宜晚卧早起，以顺应阳气升发、万物复苏；夏天宜晚睡早起，以顺应阳气旺盛、万物茂盛；秋天宜早睡早起，以顺应阴气渐生、万物平定；冬天宜早睡晚起，以顺应阴气盛极、万物闭藏。现实生活中，有人是早睡早起的"百灵鸟"型，有人是晚睡晚起的"猫头鹰"型。

（3）因人定时

年龄、性别、体质、性格、职业以及疾病都可影响睡眠，故当因人而异。以年龄而言，年龄越小，睡眠时间与次数应越多。婴幼儿机体与大脑发育未成熟，睡眠状态下其生长速度增快，故新生儿睡眠每日应有 18~22 小时。1 岁以下 14~18 小时、1~2 岁 13~14 小时、2~4 岁 12 小时、4~7 岁 11 小时、7~15 岁 10 小时、15~

20 岁 9~10 小时为好；老年人五脏功能减退、营卫气血衰少，故睡眠时间与质量呈下降趋势，古有"少寐乃老年人大患"之说，虽然其夜间有效睡眠时间变短，但其白天休息自由度很大，可以补充夜间睡眠之不足，一般 60~70 岁每日 8 小时、70~90 岁 9 小时、90 岁以上 10 小时为宜。就体质而言，通常以阴虚阳盛、体型偏瘦者睡眠较少，以阳虚阴盛、体型偏胖者睡眠较多，这种因体质不同而产生的睡眠差异尚不完全属病理性；就性格来说，性格活泼、开朗、好动者，往往不需 8 小时睡眠就能获得充沛精力，而性格沉静或多愁善感者，常感觉睡眠不足。

（4）子午觉

中医养生学提倡睡子午觉。子，指 23—1 点，是万民皆卧之时；午，指 11—13 点，正当中午时分。中医认为，子午之时，阴阳交接、极盛乃衰，人体气血阴阳相对不平衡，必欲静卧，以候气复。故子午觉利于身体健康，对老年人更为有益。

影响睡眠时间的因素虽很多，但应明确，这些影响并非绝对不变的。任何人都可根据需要，采取自身调节或他人协助的方法，来改变或减少各种因素的干扰，为自己的睡眠充足创造条件。

2. 睡前准备

睡前的活动对睡眠的质量影响很大，一般要注意以下几点：

（1）饮食、饱食勿卧

早在《素问·逆调论》就有"胃不和则卧不安"的警示，《修龄要皆》也曰："夜膳勿饱……饱余勿便卧。"晚餐不仅不宜饱食，且应进清淡易化之食。若多食，增加胃肠负担，脘腹胀满，转侧难眠；若肥甘油腻，则易滋生湿热痰浊，不仅扰神难眠还可使人肥胖。同时睡前当忌饮浓茶、烈酒之类刺激性、兴奋性饮料。

（2）寝前要保持心境平和

《千金要方》曰："能息心，自瞑目。"古有"先睡心，自瞑目"之说。苏东坡因苦于难寝而自创"寝寐三昧"：安置好肢体——调身，保持呼吸均匀——调息，平定心境——调神，终而"睡思即至，虽寐不昏"。古有"操纵"二法也可资睡前应用：操者，如贯想头顶，默数鼻息，反观丹田，使心行所着，乃不纷驰，庶可获寝；纵者，任其心游思于杳渺无联之区，并渐可入朦胧之境，最忌心欲求寐则寐愈难求。晚清学者兼医学家俞樾在《枕上三字诀》中力荐"塑、锁、梳"为安眠之要法：塑者，力制其身，如泥塑状，纹丝不动，以制外养中；锁者，紧闭其唇，如门锁之，勿使气从口出；梳者，使气自上往下，若以梳梳发，使其通顺，徐徐自丹田，又徐而至涌泉穴，自然水火相济、心肾相交矣。

（3）睡前自我按摩

如按摩头部，可促其气血运行，松弛精神，消除疲劳；按摩眼部，可松弛眼肌，使其休息；按摩面部，可加速皮肤新陈代谢，保持其光滑润泽；按摩腹部，有助于肠胃消化，以防腹部"发福"。这些按摩之法既可促进睡眠，又起到保健作用，时间不用长，积少成多，日久见佳效。

（4）睡前用热水泡足

热水泡足能促进足部血管扩张、气血运行流畅。同时，热水对足部穴位也是一个刺激，使人易于入睡，俗话说："热水洗脚，如吃补药。"苏东坡常咏诗话养生，其有"主人劝我洗足眠，倒床不复闻钟鼓"的诗句。又从"东坡擦脚心，并非随观音，只为明双目，也事清浊分"。可知，反复搓揉足心（涌泉穴），能导火降浊气、疏肝明目、健脑安神、诱人入睡。

（5）睡前饮水

睡前忌饮浓茶，却不忌饮水。夜间，随着呼吸、排尿与出汗，人体水液流失，又不能像白天那样及时补充，故多主张睡前饮水 1 杯，使人体津液充足，还可补充血液中的水分，即便夜间气血运行相对迟缓也不致壅滞，可防中风之类高危性疾病的发生。但若饮水过多，反致起夜次数增加而影响睡眠。

3. 睡眠的环境

主要是创造良好的卧室环境。卧室是睡眠的场所，其安静、清洁与卫生十分必要。尤其是卧室应每日通风换气，无论天冷天热，故有人建议开窗睡眠，以保空气清新，有利健康。但注意不要当风而卧，因为人在睡眠时机体防御能力处于储积状态，对抗外邪相对于白天要弱，特别是老人、儿童迎风而卧最易感冒。另外，卧室内不宜放置冰箱及过多植物，以免破坏室内空气，影响睡眠。

4. 睡眠的卧具

床铺、枕头、被褥直接伴随人生 1/3 的时间，其重要性可想而知。

（1）床铺

中国人惯用的硬板床相比现代的席梦思而言，对人体健康有很多的优点。尤其是老年人或腰椎间盘突出、增生性脊柱炎、骨质疏松等骨关节病患者，更不宜睡席梦思。在木板床或炕上铺厚软的，具有保暖、吸湿、有弹性的褥子，如棉花、乳胶海绵等是最理想的床，其他如竹榻、藤床也是好的选择。床的高度以略高于膝盖为宜，方便活动与上下床。

（2）枕头

枕头的选择在于高度与枕芯。颈部是人体最为柔弱的部位之一，枕头要高度适宜，太高或太低都会影响颈部肌肉的自然放松，久之还会使肌肉韧带软组织失去张力和弹性，导致脖子发僵或患颈椎病。故枕头只需头部比身体稍高一点即可，一般以枕高一拳至一拳半为好。枕芯应具有一定的通风性，有利于散热、排汗，当保持松软。枕芯的填充物多以蒲绒、木棉、泡沫、塑料等材料。中国古代曾流行石枕与药枕，如高濂《起居安乐笺》中，就有磁石作枕、菊花作枕的记载，具有促眠与疗病的双重作用。

（3）被褥

被以轻柔、保暖、宽大为宜。过重或过厚使人睡眠中气血不畅、呼吸不利，过轻过薄又达不到保暖效果。被里以棉布、细麻布为宜，《老老恒言》曰："毋用锦与缎，以其柔软不及也。"棉被以棉花、丝绵、羽绒为佳。古人对棉被选材也有讲究，《起居安乐笺》中就有蒲花褥、芦花被的记载。

5. 睡眠的卧向

睡眠的卧向是指睡眠时头足的方向位置，中医养生学家对此有不同的主张。

（1）寝卧东西双向

《千金要方·道林养生》与《老老恒言》引《保生心鉴》，皆主张春夏两季头东脚西而眠、秋冬两季头西脚东而眠。其理论依据是"春夏养阳，秋冬养阴"，因春夏头东卧以应升发之气，可助养人之阳气；秋冬头西卧以应潜藏之气，可助养人之阴气。

（2）寝卧恒东向

《老老恒言》引《记玉藻》主张一年皆东向而卧，不因四季而变更，认为东方主升发之气，头东而卧可得升发之气资助，以养人之生气。

（3）避免北首而卧

《千金要方》与《老老恒言》一致反对北首而卧。因为北为阴中之阴，水寒阴盛，头乃诸阳之会，忌北卧以防阴寒之气伤人阳气。

睡眠的卧向问题，除中医本身有别外，东西方也有认识上的差异。国外一些科学家提出，由于地球分南北极磁场，睡眠与磁场方向有联系，磁场影响着睡眠的深度，故主张头北脚南而卧。

6. 睡眠的姿势

历代养生学家皆重卧姿，古有名言"侧龙卧虎仰摊尸"，这是长寿养生的经验总结。

（1）仰摊

仰摊，即仰卧位。虽四肢舒展放松，但阴阳倒逆，阴脉在上、阳脉在下，督脉被压，尽管阴脉畅达，但阳气无法激荡，一觉睡熟，阳气尽为阴浊所陷，经气未能畅达四肢末梢，岂不似摊尸。

（2）卧虎

卧虎，即俯卧位。伏床而卧，背朝上腹朝下，虽四肢有力，经气畅达，然五脏受压，阴阳不和，难于安眠。

（3）侧龙

侧龙，即侧卧位。侧卧者似龙，如卧龙之盘旋，龙爪紧攀，肢爪有力，龙体依附于柱，空悬而不受压，任督相通，阴阳和顺，故古人将龙卧之姿势称为第一。

鉴此，总体卧姿不外乎 3 种，而其中侧卧位被古今医家所推崇，除"龙卧"外，尚有"卧如弓"之说。现代医家也认为，侧卧之时，脊柱自然形成弓形，四肢易自由运动，处于不伸不屈的舒适位置，全身肌肉充分松弛，胸部受压最小，不易造成鼾声或咳呛。那么，侧卧位以左侧还是右侧为佳呢？多数养生学家认为右侧较为理想。身体右侧卧，微曲双腿，全身放松，一手屈肘放枕前，一手自然放大腿上。此时心脏位置较高，有利于心脏排血，并减轻其负担；肝脏位置最低，可获得较多供血；胃通过十二指肠和小肠通向大肠的开口都向右侧，又有利于食物的运行。卧姿以右侧为佳，并不意味着一成不变，一夜之间人总得变换卧姿，但仍以侧卧位为上乘。

（八）常保三分饥

现代人的饮食习惯，一是不吃，一吃就是十足的饱，更一饿到头就暴饮暴食，这些都是现代都市人的最佳写照。常保三分饥就是每次进食不超过七分饱，当然所进食的餐数不少于3餐才能摄取足够的能量。

现代的医学思潮就是倾向于少食多餐，这不是麻烦与否，而是根据我们身体的生理需要所得出的结论。三分饥饿能令胃部工作正常化，每次有足够的食物供消化之用而又没有太饱胀的感觉。如果不按照"三分饥"这个原则进食，很容易在不自制的情况下吃得过饱，更甚者是暴饮暴食，令胃部膨胀，带来的效果是胃气胀、胃下垂，胃酸过多、胃病、胃溃疡等，所以我们称这些为都市病就是这个意思。以前的农村社会，人们都不会经常地暴饮暴食、餐饱餐饿，所以他们都比较健康。

总括一句，常保三分饥其实颇符合现代医学的原则，是保健的一种好方法。

第四节　起居养生的禁忌

一、春天忌睡眠过多

中医认为久卧伤气，睡眠过多，无病也会躺出病来。因此，在春天要注意晚睡早起，宜"夜卧早起，广步于庭"，即适当晚睡，早起，外出散步，以适应春季勃勃生机，吸取大自然的活力，使人保持旺盛的精力。既要保证充足睡眠，又要防止睡眠过多，一般每天睡8小时即可。老年人常有一种身体困乏，早晨不易醒来，醒后又昏昏欲睡的现象，这种现象俗称"春困"，要适应这种生理变化，就当早起，舒展形体。这样既能保持精力，同时也给机体提供了保养的环境。

二、夏季忌晚睡晚起

古人随日落而息，而夏季白昼较长，日落较晚，《黄帝内经》认为夏季养生者的休息时间也应随着日落的推迟而推迟。而早起，亦不是一味求早，是让人随着夏天提早的日出时间而提早起床，如《千金要方·卷二十七养性》所曰："虽云早起，莫在鸡鸣前。"这般作息，即无厌于日，盖无厌于日出早，无厌于日落迟。现代生活使人们已很难做到夜卧，但应养成早睡早起的良好习惯。

炎热的夏季养生者应"阴居以避暑"（《素问·移精变气论》），且"虚邪贼风，避之有时"夏之气为暑，暑为阳邪，《素问·生气通天论》曰："因于暑，汗烦则喘喝，静则多言，体若燔炭。"所以更当阴居避之。但须注意"暑则皮肤缓而腠理开，贼风邪气因得以入"（《灵枢·刺节真邪》）。所以《千金要方·卷二十七养性》曰："夏不欲穷凉，不欲露卧星月，不欲眠中用扇。"现代生活中亦应避免电风扇、空调等长时间对暴露的皮肤或背部的直吹。夏季正确的阴居避暑方法应是如《摄生消息论·夏季摄生消息》所曰："惟宜虚堂、净室、水亭木阴，洁净空敞之处，自然清凉。"

三、秋季忌不顺应阴阳之气

秋季睡眠养生应分早秋、中秋、暮秋三个阶段来调整作息时间。初秋时节应本着避高温的原则，延续夏季时期夜卧早起的习惯，以防止劳气伤阴，按照晚睡顺应阴气，早起顺应阳气的原则进行睡眠养生。到了中秋和暮秋，就应该本着避潮湿、避寒凉的原则，采用早睡早起的方式，顺应自然界的变化，早睡滋养阴气，早起顺应阳气。而且人体的生理变化同自然界的变化一样，到了秋季由生长到收获，导致人们的劳动强度增加而产生困倦感，人们经常有疲乏、易困的现象出现，这就是民间说的"秋乏"，秋季早睡，正符合人体需求，又有安睡的条件，天气凉爽，舒心爽身，经过一个少眠的夏天，正好借此补偿。秋季睡眠养生的早起，能够使人提前觉醒，精力充沛，从而避免秋乏的发生。

四、冬季忌晚睡早起

在起居上要早卧晚起，运动要以静为主，少做剧烈的活动，尽量降低人体的新陈代谢，减少肾精的消耗。精神上要平和，使情志藏而不露，勿大嗔大悲大喜。同时忌蒙头睡觉，冬令天寒，一般盖厚被睡觉，因此，被窝内空气不流畅，再加上人体散发出来的体臭汗臭味、呼出气体中的二氧化碳、肠道排出的有害气体，致使被窝内空气混浊。如果蒙头睡觉，会使体内氧饱和度下降，严重则会影响大脑生理功能，于次晨起床时会出现头昏脑涨、精神萎靡、食欲不振、记忆衰退等症状。由于关节附近多是肌腱、韧带等血管分布较少的组织，温度本来就比较低，而且四肢较常暴露在外，更易散失热量，使关节僵硬，血液循环差，因而疼痛不止。因此，关节炎患者在寒冬须加强保暖。若能在冬季临睡前温水泡足，不但可以活血通络有益关节，并可安神宁志，促进睡眠。

五、忌懒于活动

到户外活动，可以尽情地呼吸新鲜空气，呼出体内污气，增强心肺功能，还能杀死皮肤上的细菌、病毒，增强机体的免疫力。动作宜舒展、畅达、缓慢，犹如百草萌芽，风摆柳丝，蜻蜓点水。运动量不宜过大，以免大汗淋漓而伤阴，以运动后精力充沛，身体轻松、舒服为度。一般可选择简单易行而富有兴趣的活动为好，如散步、慢跑，乃至放风筝、荡秋千等，老年人还可选择一些简单的保健功法，如太极拳、易筋经、八段锦等。适当的运动有助于获得优质的睡眠。

第九章　勤运动——生命在于运动

运动健身在我国历史悠久，源远流长。法国生物学家拉马克曾在《动物的哲学》中提出"用进废退"的法则。认为生物在新环境的直接影响下，习性改变、某些经常使用的器官发达增大，不经常使用的器官逐渐退化。人体的各个组织、器官的发展变化也是如此，运动与生命息息相关，只有坚持锻炼，才能使人真正获得身心健康，延长寿命。古人云：形气安然，形不动则精不流，精不流则气郁，说明古人就已经认识到运动的重要性。通过适当的运动，以流通气血、活动筋骨、促进脏腑组织的功能，达到养生延年的目的，这就是运动养生。

第一节　运动养生的意义

《吕氏春秋·尽数》曰："流水不腐，户枢不蠹，动也，形气亦然，形不动则精不流，精不流则气郁。"充分说明了运动的重要性。适当的运动能起到增强体质、防治疾病、延缓衰老、尽享长寿的作用。生命在于运动的内涵是：生命的产生在于运动，运动是生命诞生的前提条件，没有物质运动就不会有生命的产生；生命的存在在于运动，运动也是生命存在的基础，要维持生命体存在，也离不开物质运动；生命的发展在于运动，运动又是生命发展的动力和源泉。可以说，没有了运动，人就活不下去。众所周知，运动可促进气、血、精、津、液的流通畅达，提高抗御病邪的能力，增强生命力。如舞蹈、导引、散步、按摩等，以"动"调和气血阴阳，疏通经络，进而防病健身。就如古代名医华佗所指："动摇则谷气得消，血脉流通，病不得生。" 18 世纪法国著名的思想家兼哲学家伏尔泰提出"生命在于运动"的名言，认为运动是人形成冷静与自强的良剂。

一、运动助养生之案例

美国蒙大拿州博兹曼的一位老妇曾以独自跳绳庆祝她的 101 岁生日，她的长寿秘诀是持之以恒地参加跳绳运动，她说："我已决定决不放弃跳绳，直到上帝使我的脚跳不动为止。"

日本电影演员小田敏正（即高仓健）幼时孱弱多病，异常瘦弱，6 岁时多病的他还患了浸润性肺结核。是持之以恒的运动使他逐渐摆脱了疾病的折磨，造就了一个体魄健壮、刚毅果断、坚强内敛的著名演员。骑马、狩猎、潜水、滑雪都是他喜欢的运动。

第 32 届美国总统富兰克林·罗斯福，39 岁患上了脊髓灰质炎，双下肢瘫痪，为了控制病情，他展现出了惊人的毅力和顽强的精神，练习撑拐杖行走，练吊环和游泳以增强上身的功能，避免了上肢瘫痪并保持了上身健壮的外形，人们称他为"轮椅上的总统"。

闻名中外的文学巨匠巴金，年过八旬时仍目光炯炯，红光满面。医生检查发现，其心血管系统和内脏功能一切正常。他的秘诀是锻炼与写作并进。巴老认为，人老往往先从腿上老，年纪越大越要坚持不懈地走路以练腿功，这是很有见地的。巴老每天早晨早早起床，下楼在院子里先慢跑一会儿，回来喝杯牛奶，再出去散步，天天如此。

彭德怀元帅身体一直很好。斯诺在《西游漫记》中以惊叹的口吻写道："六千英里的长征，大部分是他步行过来的，常常把他的马让给走累了的或受伤的同志骑。"

我国广西巴马甲篆乡平安村是长寿村。全村百岁老人多达 7 人，是国际上"世界长寿之乡"标准的近 200 倍。这不仅与山区空气新鲜，阴离子较多有关，也与那里的人们经常爬山，活动筋骨密切相关，运动可以流畅气血，故而身健体壮。

二、运动的功能

（一）培补元气，扶正祛邪

1. 元气论

亚里士多德曾在《自然辩证法》中谈及："有一个东西，万物由它构成，万物最初从它产生，最后又复归于它，它作为实体，永远同一，仅在自己的规定中变化，这就是万物的元素和本原。"元气论是中国古人关于构成生命与自然的基本物质观念。始见于先秦哲学著作《鹖冠子》。元是开始的意思，也就是说元气是万事万物的根源，是人的生命与天地自然统一的物质基础，"夫人生于地，悬命于天，天地合气，命之曰人"（《素问·宝命全形论》）；元气也是生命之源泉，"人之生，气之聚也，聚则为生，散则为死"（《庄子·知北游》）；生命活动过程，即是元气的消长变化及升降出入运动。"人之生此由乎气"（《景岳全书》）"出入废则神机化灭，升降息则气立孤危"（《素问·六微旨大论》）。

2. 元气的生成

"命门者……元气之所系也"（《难经·三十六难》）。"命门为元气之根"（《景岳全书·传忠录·命门余义》）。元气根于肾，其组成以肾所藏的精气为主，依赖于肾中精气所化生。肾中精气，虽以先天之精为基础，又赖后天水谷精气的培育。所以李东垣说："元气之充足，皆由脾胃之气无所伤，而后能滋养元气。若胃气之

本弱，饮食自倍，则脾胃之气即伤，而元气亦不能充。"（《脾胃论·脾胃虚实传变论》）

总而言之，元气根源于肾，由先天之精所化生，并赖后天之精以充养。所谓"先天真一之气，自下而上，与后天胃气相接而出，而为人身之至宝"（《医原》）。但元气之盛衰，并非完全取决于先天禀赋，与脾胃运化水谷精气的功能密切相关。所以说："人之自生至老，凡先天之有不足者，但得后天培养之力，则补天之功，亦可居其强半，此脾胃之气所关乎人生者不小"（《景岳全书·传忠录·命门余义》）。

3. 元气的分布

元气发于肾间（命门），通过三焦，沿经络系统和腠理间隙循行全身，内至五脏六腑，外至肌肤腠理，无处不到，以作用于机体各部分。《景岳全书·传忠录·命门余义》"命门为元气之根，为水火之宅""人身血肉之躯皆阴也，父母构精时，一点真阳，先身而生，藏于两肾之中，而一身之元气由之以生，故谓生气之原"（《医门法律·阴病论》）。可见，肾为元气之根。元气从肾发出，经三焦循经脉而行。

《难经·三十六难》"三焦者，元气之别使也，主通行诸气，经历五脏六腑。……所止辄为原"。可见，三焦为元气循行的重要通道。"三焦资始于肾间……下焦禀元气……上达至于中焦，主受五脏六腑精悍之气也，化而为营卫，营卫之气得真元之气相合，主通达乎上焦，始经历五脏六腑也……故以三焦所留止之处辄以为原"（《图注难经》）。说明元气是并营卫之气循环往复于十二经脉之中，且循任督二脉环流不休。冲脉、带脉、维脉、跷脉等八条奇经虽不参加元气的循行，但对全身之气的分布有调节作用。元气除并营卫之气行于十二经脉和奇经八脉之外，运行于本经经别之中。

总之，元气始于肾间，经下、中、上三焦，由手太阴肺经进入十二正经中，布于周身，蓄于奇经，溢三百六十五穴，然后再经腠理和大小络脉汇聚于四肢末端的井穴，入本经至经别，直接深入脏腑，继而浅出头颈部经穴、胸腹募穴和背部腧穴，自奇经总集于任督二脉，下归肾脏。

4. 元气的功能

元气的盈亏与盛衰在很大程度上决定了人体的健康状况，起着推动身体的生长发育，温煦和激发脏腑经络等组织器官生理活动的作用。中医学认为，人体禀受自然之气生成五脏，五脏生成五气，五气合为元气，元气不但支配人类的情志，它的盈亏还直接关系到人体的盛衰。元气充盈，则后天之气得以滋养，从而五脏六腑调和，身心健康。如果先天不足，或后天因各种因素损伤元气时，则引发诸气失调，百病丛生，脏腑衰弱，就会引发各种疾病的发生。

运动能通过激发或增强了各脏腑的功能，培补元气，扶正祛邪，这种补充主要通过进一步化生气血精津，气血精津可以相互化生、相互为用。《医方考·气门》云："气化则物生，气变则物易。"气的运动而产生的变化，实际就是由于气的推动作用而促进体内新陈代谢产生的一系列变化称为"气化"。这种气化作用贯穿于人的一生，涉及各脏腑、经络等组织器官的功能，人体的精、气、血、津液等营养物质的新陈代谢及其相互转化，都是气化作用的结果。气化之后反过来又滋润和滋养各脏腑组织，气血精津充盛，各脏腑组织得其所养，可改善人体各个系统的功能，起到改善呼吸和神经系统功能、提高消化系统的功能，并促进脑的血液循环的作用，使肌肉发达，骨质增强，益智健脑，促进思维，防治多种疾病，延缓衰老，克享寿禄。

传统运动尤其重视培补元气。例如根据肾为先天之本，命门为真火之源的理论总结出来的宝贵经验：意守丹田、命门之法。就是因为丹田、命门所在的部位皆属于腰肾，通过意守丹田和深长的呼吸锻炼，能固充肾中元精。而"精化为气"，元气得到源源不断的补充输送。元气充沛，则可以激发和推进人体五脏六腑、四肢百骸进行正常的、有规律的生命活动，这对于维持机体健康，延长寿命，具有非常重要的意义。

运动生理学已证明：运动对人的神经体液均有一定的调节作用。人体的内分泌素随着运动而有所改变。除胰岛素外，其他如胰高血糖素、可的松、生长激素、肾上腺素等均有不同程度的增加，这种变化对于人体进行物质和能量的代谢起着重要的作用。如生长激素水平的提高，可促进人体的生长发育，提高代谢水平，促骨骼生长。运动又能提高人体性激素的水平，使人的生殖机能旺盛。运动亦可增加促甲状腺激素，刺激甲状腺分泌甲状腺激素，甲状腺激素在人脑及长骨的生长发育中起到了重要的作用。由此可见，运动对肾精的补充及主骨生髓功能的调节，主要体现在运动后对调节人体内分泌素方面。

（二）平衡阴阳

1. 何谓阴阳

阴和阳，是人类对自然界相互关联事物的对立统一双方的概括，属于中国古代哲学中的一对范畴。它是古人自发的朴素唯物辩证法思想。阴和阳代表一件事物的两个方面，一切事物运动、变化、产生、灭亡的根本原因则是阴、阳的矛盾运动。广义来说，阴阳变化是宇宙的总规律；狭义来说，它又是生命结构的模式。阴阳一词，最早见于《周易·系辞传》"一阴一阳之为道"。"道"即指宇宙规律。后见于《黄帝内经·素问·阴阳应象大论》"阴阳者天地之道也，万物之纲纪，变化之父母，生杀之本始，神明之府也"。

2. 阴平阳秘

《黄帝内经·素问》云："阴在内，阳之守也；阳在外，阴之使也""阴平阳秘，精神乃治；阴阳离决，精神乃绝。"这两段话既论述了阴阳学说的部分内容，也说明了阴阳相互依存的对立统一关系。虽然阴阳的性质和作用有所不同，甚至有些对立，但两者之间是相辅相成、不能分离的。阴为阳守持于内，主体内五脏六腑、气血精津，是阳的物质基础；阳为阴运使于外，主外部皮肤肌腠、四肢关节，是阴的功能表现，两者的关系，就如同物质和运动、结构和机能的关系一样，是相互依存的对立统一关系。阴与阳在相互对抗、相互制约和相互排斥中取得动态平衡，使人体处于健康状态，否则阴阳离决，精气绝而生命终结。充盈的元气用来延续人体生命，而阴阳的平衡用来维系人体生命活动。只有阴阳的平衡协调，人体的生命活动才正常，精神才会健旺，身体才会强壮。一旦阴阳失去平衡，人体生命的危机就到来了。所谓"阴盛则阳病，阳盛则阴病"，就是这个道理。

（三）疏经通络

《灵枢·经别篇》说："十二经脉者，人之所以生，病之所以成，人之所以治，病之所以起。"说明人的生长与健康，病的酿成与痊愈，与人体经络密切相关。经络系统大都以阴阳来命名。一阴一阳衍化为三阴三阳，相互之间具备对应关系。三阴经分别为：太阴、少阴、厥阴；三阳经分别为：阳明、太阳、少阳。经络系统由十二经脉、奇经八脉、十二经别、十五络脉，及其外围所连系的十二经筋和十二皮部所构成。十二经脉是气血运行的主要通道，"内属于脏腑，外络于肢节"，也是经络学说的主要内容。其基本功能是运行气血，协调阴阳。针灸、推拿就是根据经络腧穴理论，运用多种多样的方法调整经络气血，借以通达营卫，协调脏腑，以达到增强体质，防病治病的目的。

经络作为一个庞大系统，遍布人体周身上下和内外，是人体气血精津液运行的通道，也是联络五脏六腑的径路。生理功能概括起来有：运行气血、营内卫外、联络脏腑、沟通上下等。同时，经络也是外邪侵扰、内病滋生、病邪传变、内邪外出的管道。故通过体育运动方式进行锻炼，循经导引的意念活动，以及意守、点按和拍打特定穴位，定能达到畅达经络、疏通气血、和调脏腑，进而实现增强体质，益寿延年的目的。

（四）理气调血

"人之所有者，血与气耳"（《素问·调经论》）。"人有阴阳，即为血气。阳主气，故气全则神旺；阴主血，故血盛则形强。人生所赖，唯斯而已"（《景岳全书·血证》）。气、血作为人体内两大类基本物质，在人体生命活动中占有重要地位。气有推动、激发、固摄等作用，血有营养、滋润等作用。《难经·二十二难》说："气主呴之，血主濡之。"气是血液生成、运行的动力，血是气化生的基础和载体，故有"气为血之帅，血为气之母"的说法。《素问·血气形态篇》："夫人之常数，太阳常多血少气，少阳常少血多气，阳明常多气多血，少阴常少血多气，厥阴常多血少气，太阴常多气少血，此天之常数。"这里所说的"多"与"少"是相对的，是一种生理现象。气血关系十分密切，在人体的十二经脉虽然多少有一定差异，但从总体上说，气血总体平衡，在三阴三阳经有所差异，这样就推动了生命的正常活动。

心脏主血脉，人体血液在血管中的运行赖于心脏的搏动而输送到周身，发挥其濡养人体的作用。正如"心主身之血脉"（《素问·痿论》）血液在脉内正常运行有赖于心脏的正常搏动，心气的推动、心阳的温煦、心血和心阴的滋养用以保证心脏的正常搏动，进而维持血液的周流不息运行，营养全身。肺主气、司呼吸，有主宰一身之气的功能。一身之气的生成、全身气机的运动变化都由肺来主宰。而肺的这个重要功能主要是通过肺司呼吸的功能来实现的。肺通过呼出浊气（二氧化碳），吸进清气（氧气），完成体内外气体的交换，作为气体交换的主要场所。这一呼一吸的节律性活动在全身气机的升降出入运动中起着重要的调节作用。

适当的运动可使心肌纤维增粗、心壁增厚、收缩力增强、增加心排血量，进而使心率减慢、心脏的工作效率增加，心的潜能也随之提高。有效地提高心脏搏动的力量、搏动次数并调节搏动的节律，使心主血脉的功能得以增强，使周身脉道通利，血液充盈，脏腑组织得到更多的充养。从而达到强身健体，延年益寿的目的。实验证明，长期锻炼对血液成分和血管壁的构造也有良性作用，经常运动可增高人血液中血红蛋白含量，增强携氧力，改善缺氧状况，促进有氧代谢，使人体保持在良好的状态，并且会增加白细胞数量，从而提高抵抗力。所以，经常运动锻炼的人往往面色红润有光泽，脉象和缓有力，很少患心血管疾病，道理就在于此。而那些长期不参加运动的人，往往身体衰弱，心气不足，血液亏虚，脉道不利，常出现面色苍白无华，脉象细弱无力等病态体征，甚则气血瘀滞，血脉受阻而引发心脏疾病。

另外，运动还可以降低血脂，特别是低密度脂蛋白和胆固醇的含量，从而降低动脉粥样硬化的风险，也能降低高血压、脑血管意外等心脑疾病的发病率。

现代研究证实肌肉的运动要消耗大量的氧气和能源物质，运动就是要通过意守、调身、调息、调心，进而起到调理气血的作用，恢复并重建气血的动态平衡。

（五）和调五脏

《灵枢·本脏》说："五脏者，固有小大、高下、坚脆、端正偏倾者，六腑亦有小大、长短、厚薄、结直、缓急。凡此二十五者，各不同，或善或恶，或吉或凶。"中医把心、肝、脾、肺、肾称为五脏，胆、胃、小肠、大肠、膀胱、三焦称为六腑。合称五脏六腑，简称脏腑。中医学认为，脏腑安定、功能协调是健康的标志。脏腑失调，功能紊乱，就意味着人体失去了健康，甚至成了疾病状态。

1. 运动对心主神明功能的调节

心为"君主之官"而主神明，作为全身五脏六腑的主宰，有主血脉、主神明的功能。心脏对其他脏腑组织起到的协调平衡的作用不仅与心主管血液并推动血液在脉管内运行的作用相关，且心又主管人的精神、意识和思维活动（即现代脑功能的一部分，中医学将其归属于心）密切相关。传统运动特别注重"调心"，即调养心神，心神宁静则身体安和，喜怒不留于心，悲恐不栖于情，魂、魄、意、志各得其所，衣、食、住、行各得其宜，这样就真正实现了脏腑安和、身心健康的美好愿望。运动不仅能增强心气推血运行的能力，又可以调节心神，使人思维敏捷、精神旺盛，有利于对其他各脏腑组织的调控，这种调控除能完善各脏腑组织自身的功能外，还能使各脏腑组织间保持协调和平衡，从而维持人体正常的生理状态。

2. 运动对肺主气功能的调节

肺的呼吸功能正常，则人身之气充盛，生命活动的机能就旺盛。适度的运动能使呼吸深度增强，呼吸频率加快，提高机体对氧的摄取能力，有利于吸入更多的清气，以充养人体脏腑组织，同时由于呼吸频率的加快和呼吸幅度的加大，也使气机升降出入的运动增强，各脏腑组织的机能活动相应旺盛。现代运动生理学证明，经常运动能提高交感神经的兴奋性，松弛支气管平滑肌，减少呼吸道阻力，反射性地加深并加快呼吸，提高呼吸道黏膜组织的免疫力及呼吸道的自我清洁能力，使人体更能适应气候变化，减少感冒、哮喘等呼吸系统疾病的发生；同时运动又能增强呼吸肌活动，特别是对呼吸运动起主要作用的吸气肌——膈肌的收缩力增强，能明显扩大胸腔的容积，而显著增加肺通气量，也就相应地提高了气体交换的效率，并以此来适应运动对氧的需求，保证各组织器官的正常代谢及功能活动。

3. 运动对肝主筋功能的调节

《素问·六节藏象论》曰："肝者，罢极之本，魂之居也，其华在爪，其充在筋，以生血气，其味酸，其色苍，此为阳中之少阳，通于春气。"是对肝脏生理功能的高度概括。因肝具有储藏血液、调节血量的功能，因而血可以濡养筋膜（肌腱、韧带）。又因筋膜多附着于关节周围，所以筋得血之濡养则关节活动屈伸自如持久，持久则可耐受疲劳。肝藏血功能正常，则筋膜的濡养良好，进而耐受疲劳的程度亦高，故称"肝为罢极之本"。《黄帝内经》云："肝藏血，心行之，人动则血运于储经，人静则血归于肝。"已经认识到了肝具有储藏血液的功能，在运动时靠心气的推动作用将血运送到其他器官组织中，安静时血液即回归于肝。现代医学证实，在运动时周围组织需要大量的血液时，肝储藏血液和调节血量的功能得到增强，这些血液将起到补充及营养输送作用被输送至周围组织中，有利于肝脏的自体代谢，使肝脏更好地发挥在物质（糖、脂肪、蛋白质）代谢及解毒等方面的功能效应。同时肝脏还能合成并贮存肝糖原，当运动导致能量不足时，便释放肝糖原转化为能量，起到抗疲劳的作用。

4. 运动对脾脏功能的调节

《素问·灵兰秘典论》"脾胃者，仓廪之官，五味出焉……"脾胃为人体的"后天之本"，主管对饮食物的消化和吸收，脾土得温，脾阳得助，则脾能健运，水谷得消，精微得化，那么五脏六腑皆得所养而安定协和，经络骨节皆得所润而通利，由此达到生机旺盛、体魄强壮、健身除病、延年益寿的目的。不论人体的先天禀赋怎样，只有后天脾胃消化吸收饮食物的功能正常，才能体强身健。运动能增强脾胃功能，后天脾胃功能健旺，则饮食物中的营养物质得以被人体吸收，输布至周身，五脏六腑、四肢百骸皆受其滋养，进而增强体质。《素问·玉机真脏论》："脾为孤脏，中央土以灌四旁。"张景岳注："脾属土，土为万物之本，故运行水谷，化津液以灌溉于肝心肺肾之四脏者也。"意思是说，脾脏在五行（木、火、土、金、水）之中属土，而土为自然界万物化生的根，久与自然界相应，脾消化、吸收饮食物中的营养成分，并将它输布至周身，以滋养肝、心、肺、肾等脏腑组织。

长期进行规律的运动，特别是腹式呼吸，可规律性按摩腹腔内脏器官，起到增加胃肠道血循环、促进胃肠道的蠕动、增加消化液的分泌的功能，使食物当中的营养物质消化吸收更为彻底，也有利于排除食物残渣，增强机体代谢，表现为食欲增强，肌肉结实有力，脂肪堆积减少，维持良好的体形。

5. 运动对肾藏精、主骨生髓、主水功能的调节

肾藏精、主骨生髓，指肾能储藏人之先天之精（生殖之精）及后天之精（出生后饮食所化生之精气），主宰人的生长发育、生殖，并有滋养骨髓及脑髓的作用，同时又主宰着人体的水液代谢。

传统运动大多数都以腰为根本，这是有根据的。一方面，腰部既为肾之外府，又是命门所在，而肾气为先天之本，命门之火为生命之源。命门相火旺盛，就能使肾气充盈，从而温煦脾土。另一方面，运动能培补人之肾精，肾精充足则人生长、发育旺盛，骨骼强壮、耳聪目明，排泄功能良好，保证人体代谢平衡。运动生理学证明：运动对人的神经体液均有一定的调节作用。运动会改变人体的内分泌素，其中除胰岛素外，会不同程度增加的有胰高血糖素、可的松、生长激素、肾上腺素、交感素等，这种变化有利于体内进行物质和能量的代谢。如生长激素水平的提高，可促进人体的生长发育及代谢水平。当然对骨骼也起到了促其生长及保护的作用。运动又能提高人体性激素的水平，使人的生殖机能旺盛。运动亦可使促甲状腺激素增加，刺激甲状腺产生甲状腺激素，甲状腺激素对人脑及长骨的生长发育起到了重要的作用。由此可见，运动对肾精的补充及主骨生髓功能的调节，主要体现在运动后对人体内分泌素的调节方面。运动对肾主水功能的调节，主要表现在运动后对泌尿系统的影响。肾通过调节体内的水盐代谢，是泌尿系统中最重要的排泄器官。运动后，体内新陈代谢加快加强，通过肾排泄的代谢产物也增多，在神经系统和体液系统调节下，代偿性增加肾的滤过率和重吸收率，以适应需要。长期锻炼实现了对肾的排泄能力的储备。当体内水盐浓度发生改变时，则可通过调节肾的滤过率和重吸收率，增加或减少水和盐的排出，以维持人体内环境的相对稳定。

第二节　运动养生的原则与方法

运动只有适当才有促进养生的作用。不同的人群在不同的环境，采取的运动内容和运动方式方法皆应有所不同。但总体上应坚持一定的原则，动静结合、持之以恒、适量而止、心情舒畅、方法得当，只有这样运动才能收到预期的效果，达到强身健体、克享寿禄的目的。

一、动静结合，动中有静

动静结合乃道家境界之一，意指道家在练功方式上强调静功与动功的密切结合，掌握练动功时的"动中有静"，体会练静功时的"静中有动"。动，指形体外部和体内"气息"（感觉）的运动，前者可视为"外动"，后者可视为"内动"。静，指形体和精神的宁静，前者视为"外静"，后者视为"内静"。动与静是相对的，也是辩证的。肢体活动以及肌肉骨骼的锻炼，有利于初步疏通经络，气血疏通后则有利于入静。静并不是绝对的静，而是气血在大脑高度入静状态下按它本身的规律运行，这种微妙变化，就属于静。

中医运动养生的重要特征之一就是动静结合。"静"指思想专一、摒弃杂念、心神安静。静的程度越深，机体感受能力和反应能力就越敏锐，这属于高级的气功状态；"动"指活动筋骨、运转肢体，即意静、形动。这也是运动养生的一般性原则，没有专注的思维支配，就不可能有协调的形体运动，当然也就达不到预期的锻炼效果。做到动静结合，形神兼养，也是中医运动养生一箭双雕的绝妙之处。人的形体为"形"，人的精神、思维及外在总体的生命特征为"神"。形为神之宅，神为形之主，形壮则神安，神安则形盛。中医运动养生法就是根据自身特定的姿势、形体的锻炼和特定的精神意识以及思维的导引，调整身体机能，发挥人体内在潜能，从根本上高度统一精神与形体。

运动时，不能因为强调动而忘了静，要动静兼修，动静适宜，做到动中有静。一切顺乎自然，调息、调心，神态从容，摒弃杂念，身形兼顾，内外兼修，动于外而静于内，动主练体而静主养神。只有这样，在锻炼过程中外练形体、内练精神，使内外和谐，体现"由动入静""静中有动""以静制动""动静结合"的整体思想，形神兼养，动以养形，静以养神，动则强壮，静则长寿，只有形神俱旺，才得以强壮长寿。

二、持之以恒，功在不舍

"持之以恒"出自清·曾国藩《家训喻纪泽》："尔之短处，在言语欠钝讷，举止欠端重，看书不能深入，而作文不能峥嵘。若能从此三事上下一番苦功，进之以猛，持之以恒，不过一二年，自尔精进而不觉。"正所谓"骐骥一跃，不能十步；驽马十驾，功在不舍"（骐骥：骏马。驽马：跑不快的马。驾，马行一日为一驾）（《荀子·劝学》）。人贵有志，学贵有恒。做任何事情，要想取得成效，恒心是必不可少的。古人云："冰冻三尺，非一日之寒。"说的就是这个道理。

运动不是仙丹妙药，锻炼身体也非一朝一夕之事，不可能运动一次就能收到预期的效果，对于运动锻炼的每一个人来说，运动作为一种养生保健防病的手段，欲通过运动以达到强身健体的目的，应将其作为一个常规，安排在日常生活的作息时间当中，不能虎头蛇尾凭一时兴起，贵在持之以恒。因为运动对身体的改善往往要通过一段时间才能反映出来，不能急于求成，更不能三天打鱼两天晒网。只有持之以恒才能收到预期的效果，只有坚持不懈才能达到强身健体的目的。更要忌讳急躁情绪，饭要一口一口地吃，事要一个一个地做，机体状况的改善也是随着运动的持续进行才一点一点地改善的，只要坚持不懈定能有所收获。

人体的各个器官都有"用进废退"的特点。因此，只有坚持有规律的运动锻炼，效果才明显、持久。不仅在开始运动时要认真，而且一定要坚持下去。可以根据自己时间情况，安排班前、班后、工间或课间的时间每天坚持锻炼，切勿因短期内看不到成效而轻易放弃。虽然短时间的锻炼对身体机能也能产生一定的影响，但是停止后，良好的影响作用就会逐渐消退。所以，"一曝十寒"式的锻炼，往往收效甚微。尤其是以减肥为主要目的的锻炼，更应坚持不懈，如果刚刚有了效果就停止运动锻炼，体重反倒极易反弹。曾有人对36名肥胖女子进行观察，让她们参加为期12周的快走与慢走相结合的运动，多数受试者体重有所减轻。但一年半后走访复查，约有64%的人已不坚持锻炼了，原来已减轻的体重又增加了回去，说明持之以恒在运动养生中十分重要。锻炼者必须要有"滴水穿石""铁杵成针"的精神，长期坚持，绝不能半途而废，否则很难收到预期的效果。运动养生不仅是对身体的锻炼，也是对意志和毅力的锻炼。如果因为工作时间问题，难以按原计划坚持，则每天可以进行短时间的锻炼，或做一些简单的体育运动，如原地跑、原地跳、腹部按摩、提肛运动等。

三、适量而止，循序渐进

运动讲究适度，如果运动超过了机体耐受的限度，身体会因过劳而受损。《素问·宣明五气篇》警戒说："五劳所伤，久视伤血，久卧伤气，久坐伤肉，久立伤骨，久行伤筋。"久视、久卧、久坐、久立、久行都属于过劳，终成致病因素。因此，运动一定要根据自身情况在正常范围内进行。

运动是一个与生理有关的复杂过程，每个人应根据自己的实际情况量力而行。运动要适量，负荷要合理。注意进行运动负荷的自我监督，掌握好适当的运动时间和运动强度。运动量不能过大，产生过度疲劳，有损健康，又要避免太小，达不到锻炼身体的目的。运动时间过长和运动强度过大，都对健康无所帮助，且每易产生疲乏、食欲减退、头晕头痛、精神懈怠、睡眠不佳等症状表现。如果在运动后出现上述症状，则说明运动量过大。有时还可诱发心绞痛或其他病症，甚至发生意外事故。一般情况下，以每次锻炼后感觉不到过度疲劳为适宜。

一般人的运动量可以参考测算脉搏法衡量：早晨起床前测出安静时每分钟脉搏次数，然后在下列公式中计算，即（200-安静时每分钟脉搏次数）×70%+安静时每分钟脉搏次数=锻炼时适宜的每分钟脉搏次数。如果锻炼后测得的脉搏次数和这个得数相差不大，说明运动量合适；如果低于这个得数5次以上，说明运动量小；如果高于5次以上，说明运动量大。简便一些，也可以在锻炼后立即测每10秒钟的脉搏次数，正常情况下，脉搏次数在24~28次是合适的。如果超过30次，表明运动量过大；不足22次，表明运动量过小。如果运动后没有一点疲劳感，说明运动强度低。运动后虽有疲劳感，运动后经过5~10分钟即可恢复正常，精神状态良好，体力充沛，睡眠好，食欲佳，说明运动量是合适的。但适量并非一成不变，而是在原来的基础上适当增加。不同个体可以根据自己的身体状况决定运动时间和强度，按照自身的承受能力循序渐进地进行锻炼。无论哪种运动，机体都需要一个适应过程，如果盲目冒进，不但对身体不利，反而会对身体产生一定的损害。

锻炼时应遵循运动量由小到大，动作节奏由慢到快，动作内容从简到繁、由易到难，运动时间由短到长的原则。每次运动应由静到动，再由动到静，逐渐过渡。在锻炼开始时先做一些伸臂、弯腰、踢腿、蹬足等准备活动，结束时再做一些搓手、浴面等放松整理运动。锻炼的时间与强度，均应遵循宁短勿长、宁小勿大的原则。

四、心情舒畅，摒弃杂念

《素问·上古天真论》强调"恬淡虚无，真气从之，精神内守，病安从来"，意思是思想要乐观，安静而朴素，不贪欲妄想，如此方能正气充盛，拒邪于外，才不会罹患疾病。美国加利福尼亚大学医学博士赫伯特认为，运动中的情绪会对锻炼效果产生明显的影响。运动存在于各种活动中，运动时除动作要认真外，做到心情舒畅、开朗乐观、摒弃杂念也非常重要。适当的运动，可提高对某些自主神经、内脏活动的自控能力（即通过自身的意识去控制调节其活动），如心跳的速度、血管的舒缩等，坚持运动的人均可在一定范围内得到适当的调节。运动有助于调节情感与情绪。情感与情绪是人对客观现实态度的体验，也是心理健康的一个方面。在运动过程中保持积极乐观、阳光向上的心态，是中医运动养生中殊途同归的两个重要内容，两者相互促进、相互转化，无论心情还是运动都是养生防病的必要条件。因人在参加体育运动时往往只注意身体的运动，而把烦恼抛在脑后，故而起到转移注意力的作用，有益于调节大脑活动。运动时若有紧张、焦虑、郁闷等不良情绪存在，大脑皮质则会处于紧张状态，不但易于疲劳，而且运动的效果也会出现差错。心情舒畅能促使人体气血循环通畅，脏腑组织功能增进而提高运动效果。同时，体育运动还可以增加人际交往，改善孤独、抑郁、自卑等心态，使整个神经系统得到调解，释放心理压力，进而维护心理健康。如果在运动中讲究点心理学，锻炼就会起到事半功倍的效果。在娱乐中尽享运动带来的健康，在运动中体验人生乐趣。如跳舞、登山、跑步、旅游等均可在娱乐当中使身体的整体素质得到良好的锻炼。

《黄帝内经》指出："心者，五脏六腑之大主也，精神之所舍也。"（《灵枢·邪客》）"故主明则下安，以此养生则寿，……主不明则十二官危，使道闭塞而不通，形乃大伤，以此养生则殃。"（《素问·灵兰秘典论》）缺乏运动的人，神经系统的紧张度通常是降低状态，相应地减弱其调节功能并造成体内平衡失调，不利身心健康，甚至可引起失眠、多梦、心悸等病症。中医学认为，心有主管人体精神意识和思维活动的功能。人体要依靠心神的调节作用来协调五脏六腑和四肢百骸的功能，并维持人体生理功能的正常。倘若心神失常，则脏腑组织的功能失调，就会出现多种病症。心又具有接受外来刺激的作用，它能通过接受外来的各种刺激对各脏腑组织的功能活动做出相应的调节。

心理学认为，心理现象是脑的一种机能反映。人类心理活动的基础是神经细胞。在正常情况下，人的外部表情与内心体验是一致的，但同一种刺激作用于不同心理素质的个体时，所产生的影响是不一样的。如果这一影响超出了一般心理反应范围，就会引发疾病。因而，心理健康对人类生命机能整体的协调与优化有着重要意义。世界卫生组织指出，健康不仅是没有身体缺陷和病患，还要有完善的生理和心理状态，以及社会适应能力。也就是说，健康不仅包括人的自然生理方面，更重要的是，还有作为社会成员的健康的心理情绪。广义上讲，心理健康是指一种高效而满意的、持续的心理状态。狭义上讲，心理健康是指人的基本心理活动的过程内容完整、协调一致，即认识、情感、意志、行为、人格完整和协调，能适应社会并与社会保持同步。

（一）健康心理的基本标准

心理健康是指人对内部环境有安全感和自信心，情绪稳定、积极，对外部环境有正确反应，遇到任何挫折和困难，心理都不会失调，都能用正确的行为去克服。心理健康的基本标准如下：

1. 智力正常。智力是指生物一般性的精神能力。指人认识、理解客观事物并运用知识、经验等解决问题的能力，包括记忆、观察、想象、思考、判断等。智力正常是一个人正常生活的基本条件，也是心理健康的第一标准。

2. 人格健全。人格也称个性，在人生的大舞台上，人会根据社会角色的不同而更换面具，这些面具就是人格的外在表现。面具后面还有一个实实在在的真我，即真实的自我，它可能和外在的面具截然不同。人的健康心理在很大程度上是人格比较稳定的心理特征的总和，通常认为健全的人格表现为构成人格的各要素不存在明显的缺陷或偏差，有积极乐观、进取的人生观，严于律己、宽以待人、乐于助人、大公无私、不骄不躁等。

3. 良好的人际关系与交往能力。在社会中，具有良好的沟通能力以及和谐的人际关系是健康心理的表现，也是获得健康心理的重要途径之一。

4. 情绪稳定，乐观进取。优良的心境和稳定的情绪是健康心理的重要标志，也是人们在生活、工作以及学习中的基础。任何人在人生道路上都避免不了要遭受挫折和失败，这时能及时调整情绪表明心理是健康的。

（二）体育运动与心理健康

传统运动养生的"天人相应""形神具备""精气神"等理念以及锻炼特点，都说明了运动养生对生理锻炼与心理调养的重视。"调心"即合调心神，心情宁静，则身安气和，并使魂、魄、志处于安定状态，这样，才能使五脏安和，身心健康。《黄帝内经》指出"所以任物者谓之心"（《灵枢·本神》），"任"有接受的意思，"物"指外来的各种刺激。外来的各种刺激，有良性的，也有不良的，适当的运动对心神的调节属于良性刺激，它能加强其对各脏腑组织的协调，从而维持人体各项生理功能正常。当今社会，人们的生活节奏大大加快，竞争越来越激烈，压力也越来越大，导致许多人患有身心疾病。对社会、家庭和个人已经造成了一定的影响。因此，如何正视并拥有健康的身心，是人生价值的一个重要课题。体育运动锻炼除了能对生理锻炼方面起到促进作用外，在心理健康方面的作用有：

1. 运动有助于坚强意志。一个人的果断性、坚韧性、独立性、自制力以及勇敢顽强等品质都是在克服困难、战胜挫折的过程中培养起来的。在运动中，就需要不断地克服客观困难（如气候条件、动作的难度、外部障碍等）和主观困难（如胆怯、畏惧的心理，疲劳等），越是努力克服各方面的困难，就越能培养良好的意志品质。

2. 运动有助于改善人际关系。运动把志同道合的人们相聚在运动场上，进行平等、和谐的锻炼，不需用语言，只需一个手势、一个眼神便能增进人们的亲近感，就可以直接或间接地沟通，交流心声，产生默契。有助于形成友谊、声望、团队精神、领导地位。

3. 运动有助于消除心理障碍。运动锻炼能使有心理障碍的人获得心理满足，产生成就感，增强自信心，摆脱压抑、悲观等消极情绪，消除心理障碍，增强安全感。提高对自己价值的认识，增进自信心。但应该强调的是，剧烈运动竞赛或过度训练可能会对一些人的心理健康有消极影响。

对脑力劳动者来说，适当的运动可加强大脑皮质兴奋与抑制之间的相互诱导，从而加深思维中枢抑制作用，获得充足的休息，助于解除大脑皮质的紧张、焦虑，有助于休息和睡眠，进而使精力更加充沛。因此，对于脑力劳动者来说，适当的运动既是"安眠药"，又是"兴奋剂"。

五、方法得当

（一）因时制宜

《黄帝内经·素问》云："所以圣人春夏养阳，秋冬养阴，以从其根，故与万物沉浮于生长之门。"这段话一直作为传统运动养生的指导性原则。因为春时阳生，夏时阳盛，春夏二季，人体阳气逐渐升发，运动健身要顺应自然界阳气外达的趋势，以练形为主，振奋阳气，使阳气外达春夏二季，保护人体真阴免受伤耗，同时，注意不要使阳气宣发太过。秋时阳收，冬时阳藏，秋冬二季，人体阳气逐渐封藏，阴气渐盛。所以，秋季宜静，以敛阴护阳；冬季宜动，以运阳气于肌腠，抵御外界寒气。此时练功当以动为主，以振奋和鼓舞人体阳气，彻寒防冻，以防止阴气侵袭人体，造成伤害。

一般来说，晨起运动较好，因为室内的氧气经过一夜后，大部分被吸收了，二氧化碳的浓度相对增多，且早晨的空气较新鲜，到室外空气清新的地方进行运动锻炼，可把积累在身体内的二氧化碳排出来，吸进更多的氧气，增强身体的新陈代谢，为一天的工作打好基础。此外，午睡前后或晚上睡觉前也可进行运动，为消除一天的紧张，以便轻松地进入梦乡，但注意运动不宜太剧烈，避免引起神经系统的兴奋，而影响睡眠。总之，许多运动项目随时都可以做，只要适当合理，都是有益身心健康的。切记不宜在吃饭前后进行剧烈的运动，饭前因机体呈现饥饿状态，血液中葡萄糖含量较低，易发生低血糖症；饭后剧烈运动，会使大部分血液到肌肉里去，胃肠的血液相对减少，不仅影响消化，还会引起胃下垂、慢性胃肠炎等病症。

（二）因地制宜

《黄帝内经·素问·五常政大论》指出："一州之气，生死寿夭各不同，地势使然也……高者其气寿，下者其气夭。"唐代医家孙思邈在《千金翼方》中也提道："山林深远，固是佳景……背山临水，气候高爽，土地良沃，泉水清美……若得左右映带岗阜形胜最为上地，地势好，亦居者安。"居住在空气清新、气候寒冷的高山地区的人多长寿，而那些住在空气污浊、气候炎热的低洼地区的人寿命相对较短。现代调查资料已初步证实了这一点，生活在山区、农村的人们身体多强健，百岁老人也往往集中在这些地方。例如，厄瓜多尔的比尔卡班地区每 10 万人口中百岁老人竟有 1100 余人；阿塞拜疆每 10 万人口中百岁老人达 63 人；这些地区的人们身体健康并长寿的原因在于山区的气温、气湿、气压均较低，日照充足且空气新鲜，而且高山空气中阴离子较多，这种环境对增强人们的身体素质，促进体内的新陈代谢无疑是有益的。

所以在运动时，要选择合适的场所。无论室内还是室外，均应保证环境安静整洁、空气清新、温湿度适宜、光线柔和。运动时机体的代谢水平提高，呼吸加深、加快，大脑处于高度集中状态，若环境嘈杂、空气污浊、环境较差，将会把烟尘吸入体内，影响大脑入静和思想的集中，进而影响运动的质与量。但也不能随意选择增加体能而运动量较大的运动项目，这样会增加体内耗氧量，如若机体本身有换气功能障碍会导致乏氧，对身体不但没有益处，反而会加重呼吸障碍而影响正常的生理功能。《素问·四气调神大论》早就指出："春三月……夜卧早起，广步于庭，被发缓形，以使志生。"要求人们在春季晨间早起后于庭院散步，舒缓形体，调养精神。一般来说，清晨空气中益于人体健康的阴离子浓度较高。清晨在城市的公园、街道或绿化地带等环境中运动锻炼比较好。因为清晨空气比较新鲜、噪音干扰也较少。此时化工企业单位还未向大气排放大量的各种污染物，生活用炉灶排放的烟尘和废气也较少，交通工具排出的废气污染和发出的噪音干扰都远不及其他时间多。

此外，运动要因地而异，但不能强求一致。选择运动场地的首要原则就是安全。根据自身条件与状况来决定。远离空气污浊的地方，不要在大风大雾或雨雪天气里运动锻炼。

（三）因人制宜

中医历来强调"三因制宜"，即因时、因地、因人制宜。运动养生的原则也不例外，因时间、地域、风土人情或个人的身体素质等不同，选择的运动方式、项目、种类也应不同，其中最重要的是根据个人的实际情况，体育锻炼要适合自己的个性；运动项目及运动量的安排要根据年龄、性别、个体的差异进行具体安排；各年龄阶段身体成长发育情况不同，锻炼内容也应不同。因人制宜主要是根据人的年龄、性别、体质、生活习惯等不同特点，考虑具体的运动项目。

例如儿童与青年运动量可稍大些，应选择以"动"为主的运动，如跑跳类的或对抗性游戏性强的项目；中老年运动量应从小到大逐渐增加，中年人的运动项目应介于年轻人和老年人之间，例如有氧运动就是不错的选择，而老年人就可以选择一些比较缓和的运动，选择以"静"为主的运动，如太极拳、八段锦、散步等；妇女有经、带、胎、产的生理特点，应根据不同时期选择不同运动项目。如在月经期及妊娠期，应避免腰腹部活动为主的项目，而在产后恰巧相反，应适当增加腰腹部为主的运动项目，以利于子宫及腹壁肌肉的恢复。体型不同，侧重的锻炼部位也应不同，职业不同或者性格差异，锻炼方法及内容都应有所区别。比如肥胖之人，多痰多湿，"好逸恶劳"，稍动即疲，应该以练形为主，如五禽戏、八段锦等。胖人的运动特点是长时间、慢速、耐久。形瘦者多属于阴虚体质，肝火易动，情绪急躁，应以练意为主，着重补肝肾，适合放松，应以快速爆发式训练为主。禀赋强者，精血充足，体质健壮，选择以动为主的运动，但要避免强烈运动，耗伤元气。禀赋弱者，多气血亏虚，体质较差，适宜选择以静为主的运动，先强肾健脾再选择运动量大的项目。

（四）因病制宜

传统观念中，患者是不应该运动的，生病就应该多休息少运动，其实这样的观念是不全面的，有些患者应该进行适当的运动。比如哮喘患者，适当的运动对哮喘患者的肺部是一个很好的锻炼，但要在运动前 10 多分钟预先吸入平喘药，可以选择游泳、慢跑、跳绳等运动，运动过程与休息交替进行，运动时间要量力而行。高血压患者可以做一些低强度运动，如步行、健身跑、骑自行车、打太极拳、做医疗体操等。

人的体质不同、病情不同、气血阴阳的盛衰多不同，在进行运动锻炼时的侧重点也不同，对于实证用泻法，虚证用补法，阳虚多选白天锻炼，阴虚多选夜晚锻炼，气虚多向上意守等，这些都是切合实际的锻炼方法。传统运动养生学之所以反复强调"阴平阳秘"，就在于它所包括的各种练功方法都特别重视人体阴阳的消长变化。对阴盛阳衰之人，练功就选择扶阳抑阴之法；对阴虚阳亢之人，练功则应选择养阴平阳之术。若病势向上（肝阳上亢、呕吐呃逆等），则应意念向下；病势向下（气虚脱肛、内脏下垂等），则应意念向上。总而言之，任何一种运动养生方法，都必须注意因时因地因人制宜，使阴平阳秘，才会达到预期效果。

（五）锻炼要全面，动作要标准

生理规律表明，人体是一个有机整体，要保证身体发展的平衡性和协调性，需要全面锻炼。通过锻炼，使身体形态、系统与器官的功能、身体的各种素质和基本能力都得到发展。全面锻炼包含以下 4 层含义：一是锻炼项目要丰富多样，培养多种项目的运动兴趣；二是如果因为兴趣或条件的限制，不能选择较多的项目时，应选择能使身体器官或部位得到全面锻炼的项目；三是运动的同时还要注意健心炼志，加强意志品质的培养，并提高对环境的适应能力；四是要多参加具有集体活动的体育锻炼，经常和人群一起锻炼，有助于练习氛围的形成，更有利于身心健康。

此外，凡以运动养生者在选定一种或几种运动项目后，首先要熟悉掌握这些项目的方法以及动作要领，正确地掌握各个动作，然后再开始锻炼。在运动过程中还应随时注意纠正自己的不恰当动作，以保证能收到预期的效果。可以在运动前对着镜子练习，以体会动作。倘若选择方法虽合适，而动作不正确，轻则效果欠佳，甚则会产生一定的副作用。例如，太极拳运动的步法要求能分虚实，身体重心坐于右侧则右腿为实，左腿为虚，练习中左虚则右实，右虚则左实。虚实能分则身体转动灵活；若虚实不分，则迈步重滞，站立不稳，甚则跌扑损伤。

（六）运动讲点儿心理学

经过适当的运动锻炼后，很多人自觉精神振奋，精力充沛，思维敏捷，且对外界信息的反应灵敏，进而提高了学习、工作的效率，其道理就在于此。现代研究也证实，人体脏腑组织功能的正常发挥，需要依靠神经系统、特别是中枢神经系统的调节。中枢神经系统要想保持其紧张性和兴奋性，维持其调节功能的正常，则需要持续地接受来自外界的各种刺激。适当的运动就属于外周主要的生理刺激，通过协调大脑皮质兴奋和抑制过程，提高神经系统的工作效率，进而加强对周围各脏腑组织功能的调整和协调作用。在运动过程中，要结合心理学，酝酿积极乐观、阳光向上的情绪，提高参加运动的自觉性，在运动前有尽量保持一种跃跃欲试的情绪，使运动变得轻松愉快。也可在运动前听听音乐，或做些热身运动，或找志同道合、情投意合的朋友一起参加互相鼓励，共同创造愉悦的气氛。

可以使运动与娱乐相结合，尽量多选择自己感兴趣的运动。可以多参加一些"轻体育"，如爬山、划船、钓鱼、跳舞、滑冰等运动项目。最后，要善于调整心理情绪，掌握心理调节的方法，并学会自如地控制自己的情绪。例如，在运动前照一照镜子，整理一下头发、服饰等，看看自己的面容，并学会跟自己微笑，使精神振奋起来。

第三节　一般运动养生形式

一般运动方法是指人们在日常生活中自觉或不自觉就能实现运动锻炼，并且容易掌握的文体娱乐活动。如散步、跑步、游泳、骑车等运动方法。

一、散步

《黄帝内经·素问·四气调神大论》中认为："春三月，此为发陈，天地俱生，万物以荣，夜卧早起，广步于庭，被发缓形，以使志生，生而勿杀，予而勿夺，赏而勿罚，此春气之应，养生之道也。"告诫人们阳春三月是自然界阳气升发之时，是草木发芽、枝叶舒展的季节。在清晨，于庭院中伸展腰体、散步可以养人之生气，使情志宣发舒畅开来。清代养生家曹庭栋在《老老恒言》中对此也有所谈及，散步者，散而不拘之谓。且行且立，且立且行，须得一种闲暇自如之态；卢纶诗"白云流水如闲步"是也。均道出了散步的内涵，说明应在悠然自得、逍遥自在的状态下散步，可以以一种走走停停、停停走走的运动方式进行。平时我们坐的时间久了，气血阴阳运行不畅，脉络就会产生瘀滞，因此生活中最好常散步。

（一）散步的意义

散步能起到疏通经络、运行气血、调和五脏、强筋壮骨的作用。运动生理学研究证明，步行首先使全身的骨骼、肌肉、韧带、关节等运动器官活动起来，继之使呼吸、循环、消化等系统处于非常活跃的状态，保持内脏器官功能协调平衡，新陈代谢功能旺盛。新陈代谢功能的增强则是延缓细胞衰老的重要因素之一。

1. 散步能增强呼吸系统的功能

研究表明，缓慢散步时，人的肺通气量要比安静时增加 1 倍以上。快速散步时，肺通气量则要比安静时增加数倍。故步行能使机体吸入更多氧气，以便及时排出二氧化碳。

2. 散步能改善心血管系统的功能

散步时人体大部分的肌肉都能参与活动，不但能起到促进全身的气血循环的作用，还能提高心肌的收缩力。此外，步行能加速清除血管壁上的沉积物，使血管保持良好的弹性，有助于预防动脉粥样硬化的发生。

3. 散步能增强消化系统的功能

散步是在一种安闲舒适、思想完全没有负担的状态下进行的，因此可以改善大脑皮层的机能状态，提高大脑皮层的功能，进而增强大脑皮层对内脏功能的调控。同时，散步时整个内脏器官也都处于轻微颤动状态，进而增加了胃肠蠕动，对机体的胃肠消化吸收和排泄功能起到增强作用。轻松愉快的散步可以改善大脑的皮质功能，使人怡然自得，有利于消除脑力劳动后的精神疲劳。此外，散步还能活跃人的思维，澄清思虑，丰富想象力。

（二）如何散步

1. 散步时间的选择

散步的最佳时间为清晨、饭后或临睡前。清晨空气清新且环境宁静，一般的养生运动和慢性病的康复均可选在此时。饭后散步可起到消食健胃、促进消化的作用。但不宜饭后马上散步，最好选择饭后 10~20 分钟后，以缓步行走为宜，这样才利于脾气升发、胃气降浊，进而使其有节律地蠕动而帮助其消化。临睡前散步具有镇静安神、休息大脑的作用，步调宜缓，应以身体微感疲劳为佳；同时，临睡前散步还可起到预防心脑血管疾病发作的作用，饭后 10 分钟喝一杯温水再散步，水被吸收后能降低血液黏稠度，同时又加快了血液循环，增强了新陈代谢，使血液中的陈旧废物易于排出体外，减少了体内代谢废物的淤积，进而防止心脑血管的梗死，降低了心绞痛的发生率。清晨散步后会使头脑清晰，反应灵敏，保证白天旺盛的工作精力。

2. 散步地点的选择

散步的地点宜选择空气清新、四周环境宁静、道路平坦之处。以防止烟尘、噪声等的干扰而影响散步的心境和效果。氧气充足且负离子含量高的地点为最佳选择，如花园林丛、河畔溪边，负离子进入体内可调节并维持血糖、血钾、血钙等，使之保持在正常水平，并能调节新陈代谢，促进人体维生素等物质的合成与储存。在平坦的道路上，四肢可自然、舒缓、协调地摆动，以放松全身的关节筋骨，加之轻松畅达的心情，自然令人气血和调、百脉畅通、脏腑得养、形体健康。

3. 散步速度的选择

散步的速度以不感觉疲劳为度，具体因人而异。从养生的角度讲，不同的速度会起到不同的效果。年老体弱者适合每分钟以 60~70 步（大约 50 米左右）的速度缓慢、稳健地行走。饭后活动具有稳定情绪、放松肢体、消食健胃的作用。体质略强的年轻人适合以每分钟120步（大约100米左右）的速度稍快而轻松地行走。清晨散步具有振奋精神、兴奋神经、强腰健骨的作用。下肢矫健有力对机体的机能和代谢都有益处，特别是对循环系统的功能会起到明显的促进作用。

散步时宜穿着合适的运动服，利于身体的整体放松；姿势宜收腹、挺胸、敛臀、直背，从容和缓、上下协调；步伐稳定、均匀；呼吸宜平稳和缓；精神宜怡然自得，无忧无虑。散步的运动量虽然不大，动作亦不剧烈，但只要持之以恒、循序渐进，定能收到显著效果。

（三）散步的禁忌

《新刻三元参赞延寿书》说：行走的时候，不要多言繁语，这样会导致神散而损气。曹庭栋也在书中提到了散步时的禁忌——凡在行走的时候，不要和别人说话。《养生书》提及：人行走出汗之后，不要骤然坐下，甚而把脚抬高、将脚悬吊，时间一长容易形成血痹证，引起足痛及腰疼。又言：大雷、大雨、大雾、大风、大雪、大暑不要久行。又说：不要负过重的东西远步而行，久则伤肾、伤筋、伤骨，甚而压伤五脏，连及六腑。

二、跑步

美国一些专家曾对美国流行的几项运动健身项目进行投票，结果显示跑步在各项运动中得分最高。跑步是最受人喜爱的运动养生项目之一，简单易行，效果明显。

（一）跑步的意义

跑步时除了头面部位肌群活动较小外，全身所有组织器官都在活动，特别是呼吸系统和循环系统活动量最大，故跑步能安全地、最大限度地增强心肺功能，消耗体内过多的体脂储存，加速脂肪代谢，降低血中胆固醇，并增加抗动脉硬化的高密度脂蛋白的含量，舒张冠状动脉，故还可预防肺气肿、冠心病、高脂血症、高血压等。此外，跑步还能活动全身肌肉，增强肌力，调节神经系统和消化系统的功能，有效预防神经衰弱、关节炎、肌肉萎缩、便秘等疾病的发生。有关资料表明，40～81岁跑者的最大吸氧量比同龄人要大25%～30%。跑步时，机体组织器官都是在生理条件下进行锻炼，有利于组织器官的代偿、修复和健壮。国外不少人把跑步作为治疗肥胖症、孤独症、失眠症等的辅助治疗方案。跑步是一种长时间、慢速度、远距离的运动方法，能有效提高身体素质，改善体弱的状况，保持身心健康。

（二）如何跑步

跑步前要伸展肢体，使全身肌肉筋骨得到放松，使血液循环和呼吸功能提前适应运动的需要，以免因突然运动，身体不能承受而引起心慌、气短，甚至晕厥等现象。

跑步的时间最好选在清晨，地点选择在公园、湖边或林荫小道上。清晨此地空气清新、车辆稀少、环境安静，且氧气充足，噪音稀少。因跑步过程中呼吸功能增强，若人声嘈杂、车辆穿梭，会严重污染空气，进而影响吸入气体的质量，甚至把灰烬吸入体内而导致疾病的发生。晨起时精力充沛，容易适应锻炼时身体的变化，又可振奋精神，兴奋大脑神经细胞，提高白天工作效率。

在开始健身慢跑时，年老体弱者最好以快速走步作为过渡，然后再进行跑步锻炼，开始距离不能太长，速度不能太快，应根据体质情况量力而行。可用心率来衡量跑的负荷是否正常。对于中老年人来说，最简单的心率指标可用"170-年龄"。如 50 岁的人，跑步时心率不要超过每分钟 120 次。锻炼时间应从短到长逐渐增加，以锻炼后身体微感疲劳为度。每周锻炼的次数应多于 4 次，间隔时间过长会丧失锻炼的原有效果。

（三）跑步禁忌

跑步时切忌速度过快，要以能边跑边和同伴讲话且不面红耳赤、不喘粗气为度。若跑步时呼吸急促，感觉上气不接下气，说明身体不适应这个速度，应立即减速慢跑；若出现胸部疼痛、头昏眼花等症状，应立即停跑，并去医院检查，不可勉强跑下去。跑步结束后，禁止突然停下来坐下或躺下休息，应适当做些伸展活动，也可缓缓步行或者原地踏步以放松机体，以放松全身肌肉组织，使全身逐渐安静，恢复常态。

三、游泳

游泳是人类在同大自然的斗争中为求生而获得的一种技能，也是一项普遍受到人们喜爱的体育活动。早在春秋战国时期即有游泳（泅水）的活动，直到唐宋时期，游泳才成为一种体育活动，当时有水嬉（水戏）、弄潮（逆海潮泅渡）等方式。游泳运动者运用头部、躯干、手臂、腿足的动作，使身体在水中自由活动，从而达到强身健体的目的。

（一）游泳的意义

游泳能提高机体对外界温度变化的适应能力和抗寒能力。由于水的传热作用强于空气，机体初入水时体热散失较快，人的皮肤在接受寒冷刺激下，使体表的血管急剧收缩，大量血液进入内脏和较深的组织，接着由于毛细血管的缺氧，又反射性地使皮肤血管舒张，大量的血液又从内脏流到了体表。这样一缩一张，使全身血管得到锻炼，长期坚持，就能提高神经系统支配下皮肤血管舒缩的灵活性，并能增加供应心肌营养的冠状动脉血流量，从而增强了人体对外界气温变化的适应能力和御寒能力。因此，经常参加游泳锻炼的人很少感冒。

此外，游泳能促进骨骼肌肉的发育。当人们处于游泳状态时，需要克服水的阻力，而水的阻力比空气大 800 多倍，故双臂划水、双腿蹬水或双脚打水等动作，会使颈、胸、背、腰等全身的肌肉都参与运动，且这些运动都是靠肌肉收缩来完成的，肌肉的收缩力越大，产生的动力就越大。长期坚持就能增粗肌肉纤维，加大肌肉块，使骨骼肌变硬变长，不仅能很好的锻炼到四肢肌肉和胸背肌，还能消耗掉多余的脂肪，维持健美的身材，故而有人称游泳为"水上健美操"。体重超标的人每天坚持游泳半小时左右，可以起到减肥、健美的作用，而瘦人坚持游泳，会增加食欲，改善消化系统的功能，逐渐使自己健壮起来。儿童经常游泳能有效预防佝偻病和软骨病。因游泳时胸腹部受到水的压力，呼吸肌被动地得到锻炼，所以有利于气管炎、肺气肿等慢性疾病的康复。总之，游泳是强身健体，延缓衰老的最佳锻炼方式之一。

（二）如何游泳

不论何种体育运动项目都有着装要求，游泳也不例外，游泳时要选择一套合身的泳衣，既不能绷得太紧，又要便于活动；室内游泳时，还要佩戴一副护目镜以防止水中所加氯气对眼睛的伤害。首先，在下水前要做些热身运动，如用冷水拍打胸部、背部，使机体处于应激状态，以适应下水后的寒冷刺激。其次，游泳时宜采用大口深呼吸的方式，这样既可吸入大量的氧气，又可充分地进行气体交换，排出体内的二氧化碳。呼吸频率应与动作协调配合，否则容易产生疲劳感。

（三）游泳的禁忌

游泳的距离、速度和时间要适度，不要过于疲劳。最后值得一提的是，在从事游泳前，应进行一次全面的体格检查。体质虚弱者，应在医生的指导下进行游泳锻炼。此外，有些患者不宜参加游泳活动，如癫痫患者，其在发作时均有一瞬间意识失控，如果在游泳时突然发作，难免会遭灭顶之祸，又如顽固性高血压，游泳有诱发中风的潜在危险。中耳炎患者也不宜游泳。

四、骑车

自行车发明至今仅200余年，已成为廉价并普及的大众化交通工具。随着祖国的富强，自行车的性能也日渐先进，成为人们代步工具之一；作为一项速度运动，骑车也是休闲的良伴，近年来由于生化节奏的加快，生活压力的增大，利用业余时间进行骑车健身活动已蔚然成风。

（一）骑车的意义

国内外多项研究证明，经常骑自行车的人心血管疾病患病率比不骑车的人低约50%。骑车属于周期性的需氧运动，有强化心、肺功能的作用。相对来说，骑车运动体能消耗较大，机体新陈代谢旺盛致使代谢产物增多，体内组织器官所需的营养物质也相对增加，而导致心跳加快、心肌收缩力增强，以提高心脏输出量保证营养物质的充足和代谢产物的清除。因骑车时的特殊姿势限制了胸式呼吸，且阻碍了腹式呼吸，换句话说，这种姿势利于呼气而不利于吸气。为了适应机体呼吸变化，获取运动需要的足够氧气，骑车者的肺泡必须动员起来，进而提高了肺通气量，增强了肺的功能。骑车时以下肢运动为主，对增强下肢肌肉、关节、韧带等的作用尤为明显。对长期伏案工作的脑力劳动者来说很有益处。

此外，骑车还能提高中枢神经系统的功能，锻炼人的平衡能力和协调能力，对强身健体、延缓衰老有良好的效果。据国外调查统计，一生中经常骑自行车的人比不骑车的人寿命长3~5年。

（二）如何骑车

骑车虽属健身运动，但若运动不合理也存在一定的危害性。每周以慢速骑车运动3次即可，不需要每天训练，座高等根据个人舒适程度调整即可。

（三）骑车的禁忌

骑自行车虽属一项比较受欢迎的运动项目，但也有一定的危险性。所以在骑车时也有一定的禁忌。首先，3类人不适合长期以骑车作为运动项目：男性不适合把其作为长期体育锻炼项目。因自行车车座窄小，男性长时间骑车会对睾丸、前列腺等器官产生一定的挤压作用，严重者引起缺血、水肿、发炎等状况的发生，进而影响精子的生成，以及前列腺液和精液的正常分泌，甚至可能导致不育；高血压、冠心病、脑震荡、癌症等疾病的患者不适合把骑车作为体育锻炼项目。虽然骑车具有预防心血管等疾病发生的作用，但不科学的骑车运动会导致高血压患者血压升高、加重心脏疾病患者的心脏负荷和癌症患者的病情，且脑震荡后遗症患者及容易出现摔倒的情况，所以此类人不适合经常从事这项运动；因青少年正处于成长阶段，其骨质比较柔软，若因追求时髦而选择车把较低的自行车，会影响形体的发育，所以青少年骑车锻炼应严格掌握合理的姿势进行锻炼。其次，骑车锻炼时应避免选市区马路作为锻炼地点。骑车时，因机体运动量加大，心肺功能增加，若无法避开废气等，将会被动地吸入有害气体，并随着心肺功能的加强而快速传播到全身，进而毒害全身脏器，对运动中的人危害极大，长年累月下来还会引发肺部疾病。另外，处于生理周期中的女性，因为身体抵抗力较弱，也不适合选择骑车作为体育运动项目。

第四节　传统养生方法

传统运动养生法形式多样。既有自成套路的系统健身法，又有形式多样的民间自成风俗的健身法。下面主要介绍人们比较熟悉的传统运动养生术。

一、五禽戏

（一）什么是五禽戏

五禽——指虎、鹿、熊、猿、鸟五种禽兽。这五种禽兽的体态、习性，和生活条件各有独特之处，且都健康长寿。"五禽戏"始见于春秋战国时期，《庄子·刻意篇》有："熊经鸟伸，为寿而已。"而五禽戏之名相传出自东汉末年名医华佗，他根据前人导引、吐纳、熊经、鸟伸之术，总结虎跃、鹿奔、熊扑、猿攀、鸟翔的动作特点，结合人体脏腑经络、气血阴阳的功能，编制的一套保健体操，即五禽戏。《后汉书·方术传》记载，华佗云："我有一术，名五禽之戏，一曰虎、二曰鹿、三曰熊、四曰猿、五曰鸟。亦以除疾，兼利蹄足，以当导引。"史传华佗年逾百岁犹有壮容，面若童颜、精神抖擞、动作灵巧、步履矫健，身体十分健康。其弟子吴普等人依法锻炼，活到90多岁时仍耳聪目明。随着时间的推移，五禽戏逐渐发展并辗转传授，形成了各种流派，流传至今。

（二）五禽戏的养生机制

五禽戏属古代导引术之一，寓医理于动作之中，寓养生康复于生动形象的"戏"之中，要求意守、调息和动形协调配合，是五禽戏区别其他导引术的显著特征。

意守可以宁静精神，神静可以培育真气，而调息可以行气以通调经脉，动形则可以强筋骨、利关节。其要点也就是它的精髓，用一句话概括是："以五动拟五形，守五意，走五气，配五视。"由于其运动是模仿虎的凶猛扑动、鹿的伸展头颈、熊的沉稳走爬、猿的机灵纵跳，以及鸟的展翅飞翅五种禽兽的动作，根据中医的脏腑学说，五禽配五脏。人体又是一个有机整体，五脏相辅相成，所以五禽戏中任何一戏的演练，既主治一脏的疾患，又兼顾其他各脏，所以通过这一系列的运动，能起到清利头目，增强心肺功能，强壮腰肾，滑利关节，增强身体素质等的作用，且动作简便易学，故不论男女老幼均可选择。对于体质偏弱者，可先选择其中运动量较小的若干动作锻炼，待体质逐渐增强后再练全套动作。总之，五禽戏不仅体现了"五禽"的形神，而且在其动静结合的运动中，自觉体察生命动力之元气，总结生命运动的客观规律，主动顺应生命运动之节律（元神），调节身心，舒畅气血，强本节用，炼心强身。正如华佗所云："体有不快，起作禽之戏。怡而汗出，因以作粉，身体轻便而欲食。"五禽戏不仅具有强身延年之功，还有祛疾除病之效。但因其模仿的是五种动物的动作，所以在锻炼时动作不同，意守的部位有所不同，所起的作用也有所区别。

（三）五禽戏的锻炼要点

1．虎戏

（1）虎举

起式后，双手十指撑开，掌心向下弯曲成虎爪状，然后两手外旋，小指先弯曲，其余四指依次弯曲握拳沿体前缓慢上提至肩前时，十指撑开，举至头上方再弯曲成虎爪状；接着两掌外旋并握拳使拳心相对；最后，下拉两拳至肩前变掌下按。沿体前下落至腹前使十指撑开，掌心向下。

（2）虎扑

接上式。手握空拳并沿身体两侧上提至肩前上方。向上、前划弧，十指弯曲成"虎爪"状，且掌心向下；同时上体前俯，挺胸塌腰，目视前方。然后，两腿屈膝下蹲，收腹含胸的同时，两手向下划弧至两膝侧，掌心向下；接着，两腿伸膝、送髋挺腹并后仰，两掌握空拳沿体侧向上提至胸侧；随后，左腿屈膝提起，两手上举。左脚向前迈出一步，脚跟着地，右腿屈膝下蹲成左虚步；上体前倾，两拳变"虎爪"向前、下扑至膝前两侧，掌心向下；最后，上体抬起，左脚收回以开步站立；两手自然下落于体侧。练虎扑时，若配以"吼"字诀，"气自丹田吐"，能起到开张肺气的作用，并能使周身肌肉、筋腰、骨骼强壮。

重复"虎举"和"虎扑"动作1遍后，两掌向身体侧前方举起与胸同高，掌心向上，目视前方；屈肘，两掌内合下按，自然垂于体侧成"收式"状。

（3）虎戏要点

"虎性凶猛视眈眈，善用爪扑窜山涧，鼓荡尾臀筋骨壮，柔中生刚腰肾安。"虎戏最重要的就是要有虎威，表现出威武勇猛的神态。取其神气、善用爪力、摇首摆尾和鼓荡周身的动作。要有动如雷霆无阻挡、静如泰山不可摇的气势；既要做到刚劲有力，又要做到刚中有柔，从而达到动静相兼、刚柔并济。要求意守命门，命门乃元阳所居、精血之海、元气之根、水火之宅，练虎戏时意守此处，能起到益肾健骨、强腰生髓的作用，并能通督脉、祛风邪。在虎戏的各种步法变换中，还可增强关节的灵活性，起到防治老年性慢性支气管炎、神经衰弱、腰背痛和颈椎综合征等病的作用。

2. 鹿戏

（1）鹿抵

起式后，两腿微屈使身体重心移至右腿，左脚经右脚内侧向左前方迈步，脚跟着地；同时身体稍右转，双手握空拳向右侧摆起，使拳心向下，高与肩平；目随手动视右拳；然后，身体重心前移使左腿屈膝，脚尖外展踏实，右腿伸直蹬实；同时身体左转，两掌成"鹿角"状，向上、左、后划弧，指尖朝后，掌心向外，左臂弯曲外展并平伸，使肘抵靠于左腰侧；接着，右臂举至头前向左后方伸抵，掌心向外，指尖朝后，目视右脚跟；最后，身体右转，左脚收回以开步站立，同时两手向上、右、下划弧，两掌握空拳下落于体前，并目视前方。接下来重复上述动作，但左右方向相反。

（2）鹿奔

接上式，左脚向前跨一步成屈膝状，右腿伸直成左弓步；双手握空拳向上、向前划弧至体前屈腕，高与肩平，与肩同宽，拳心向下；目视前方；然后，身体重心后移使左膝伸直，全脚掌着地；右腿屈膝；低头，弓背收腹；两臂内旋，两掌前伸，掌背相对，拳变"鹿角"；接着，身体重心前移使上体抬起，右腿伸直，左腿屈膝成左弓步；松肩沉肘，两肩外旋，"鹿角"变空拳，高与肩平，拳心向下目视前方；最后，左脚收回成开步直立状；两拳变掌回落于体侧目视前方；接下来重复上述动作，但左右方向相反。

重复"鹿抵"和"鹿奔"动作1遍后，两掌向身体侧前方举起，与胸同高，掌心向上；目视前方。屈肘，两掌内合下按，自然垂于体侧成"收式"状。

（3）鹿戏要点

"鹿属纯阳身捷轻，善运尾闾角触攻，翘首躬身筋络舒，壮腰固肾精髓生。"鹿喜挺身眺望，好角抵，运转尾闾，善奔走通任、督两脉。模仿鹿象即取其长寿而性灵，善运尾闾。运尾闾者，能使气沟通任、督二脉；意守尾闾，可以引气周营于身，通经络以行血脉，舒展筋骨。练习鹿戏时要轻松自然，动作要轻盈舒展，神态要安静休闲，意想自己身为其中一员正随群在山坡、草原上自由快乐地活动，体现其静谧怡然之态。鹿戏本动作可增强腰肾，促进盆腔内的血液循环，并能锻炼腿力。

3. 熊戏

（1）熊运

起式后，两掌握空拳成"熊掌"状，拳眼相对垂于下腹部目视两拳；上体以腰、腹为轴做顺时针摇晃；同时，两拳沿右肋部、上腹部、左肋部、下腹部随之画圆；目随上体摇晃环视；接下来重复上述动作，唯左右相反；最后，上体做逆时针摇晃，两拳随之画圆。最后，两拳变掌下落，自然垂于体侧，目视前方，成收式状。

（2）熊晃

接上式。身体重心右移，左髋上提并牵动左脚离地，再微屈左膝；两掌握空拳成"熊掌"状，目视左前方；身体重心前移；左脚向左前方落地使全脚掌踏实，脚尖朝前，右腿伸直；随后，身体右转，左臂内旋前靠，左拳摆至左膝前上方使拳心朝左；右拳摆至体后使拳心朝后，目视左前方；身体左转使重心后坐，右腿屈膝，左腿伸直，拧腰晃肩带动两臂前后弧形摆动；右拳摆至左膝前上方，左拳摆至体后，掌心分别朝右、朝后，目视左前方；接着，身体右转使重心前移，左腿屈膝，右腿伸直；同时左臂内旋前靠，左拳摆至左膝前上方，右拳摆至体后，拳心分别朝左、朝后，目视左前方；重复"熊晃"动作，唯左右相反。

重复"熊运"和"熊晃"动作1遍后，左脚上步以开步站立；两手自然垂于体侧，两掌向身体侧前方举起，与胸同高，掌心向上，目视前方；屈肘，两掌内合下按，自然垂于体侧成"收式"状。

（3）熊戏要点

"熊体拙笨内心灵，推拔扛靠力无穷，撼运肌腱经络舒，调理脏腑百脉通。"熊体笨力大，外静而内动。所以练习熊戏时要表现出熊憨厚沉稳、松静自然的神态；笨中生灵，蕴含内劲，沉稳之中显灵敏。要求意守中宫（脐内），运势外阴内阳，外动内静，外刚内柔，以意领气，气沉丹田，着重于内动而外静。这样得以调和气血，使头脑虚静，意气相合，真气贯通，且有健脾益胃、充实两肢之功效。

4. 猿戏

（1）猿提

起式后，两掌手指伸直分开于体前，再屈腕撮拢捏紧成"猿钩"状。上提至胸，两肩上耸并收腹提肛，脚跟提起，头向左转；同时，目随头动视身体左侧；随后，头转正，两肩下沉并松腹落肛，脚跟着地；"猿钩"变掌，掌心向下，目视前方；最后，两掌沿体前下按落于体侧，目视前方；重复上述动作，唯头向右转。

（2）猿摘

接上式。左脚向左后方退步使脚尖点地，右腿屈膝使重心落于右腿；同时左臂屈肘，左掌成"猿钩"收至左腰侧；右掌掌心向下，向右前方自然摆起；身体重心后移；然后，左脚踏实，屈膝下蹲，右脚收至左脚内侧使脚尖点地成右丁步；同时，右掌向下经腹前向左上方划弧至头左侧，掌心对太阳穴；目先随右掌动，再转头注视右前上方；右掌掌心向下内旋沿体侧下按至左髋侧，目视右掌；接着，右脚向右前方迈一大步，左腿蹬伸使身体重心前移，右腿伸直，左脚脚尖点地；同时，右掌经体前向右上方划弧，举至右上侧变"猿钩，稍高于肩；左掌向前、上方伸举成采摘势，目视左掌；最后，身体重心后移，左掌由"猿钩"变为"握拳"，右手变掌回落于体前，且虎口朝前。左腿屈膝下蹲，右脚收至左脚内侧，脚尖点地，成右丁步的同时，左臂屈肘收至左耳旁，掌指分开掌心向上成托桃状；右掌经体前向左划弧至左肘下捧托，目视左掌。以左右相反方向重复"猿摘"动作。

重复"猿提"和"猿摘"动作1遍后，左脚向左横开1步，两腿直立，两手自然垂于体侧。两掌向身体侧前方举起，与胸同高，掌心向上，目视前方。屈肘，两掌内合下按自然垂于体侧成"收式"状。

（3）猿戏要点

"猿性喜动机智灵，攀藤蹿跳脑聪颖，攻防善变增智力，醒脑益智心神宁。"猿生性喜动，善于纵跳，永不疲倦。练习猿戏时，外练肢体的灵活性，动如疾风闪电；内练抑制思想活动，似静月凌空，从而达到"动静结合"的境界。猿戏主心，能养心补脑，开窍益智。

5. 鸟戏

（1）鸟伸

起式，两腿微曲下蹲，手掌在腹前相叠后向上举至头前上方，掌背向上，指尖向前；然后，身体微前倾，提肩缩颈挺胸塌腰，两腿微屈下蹲的同时，两掌相叠下按至腹前，目视两掌；接着，右腿蹬直使身体重心右移，左腿伸直向后抬起，两掌左右分开，成"鸟翅"状，向体侧后方摆起；最后，抬头伸颈挺胸塌腰，目视前方；重复上述动作，但左右方向相反。

（2）鸟飞

接上式，两腿微屈，两掌掌心相对合于腹前，目视前下方。右腿伸直独立，左腿屈膝提起，小腿自然下垂；同时，两掌成展翅状在体侧向上平举，目视前方；然后，左脚下落踏实，脚尖着地，两腿微屈；同时，两掌掌心相对合于腹前；目视前下方。接着，右腿伸直，左腿屈膝提起，小腿自然下垂，脚尖朝下；两掌经体侧向上举至头顶上方，掌背相对且指尖向上；最后，左脚下落使全脚掌着地，两腿微屈；两掌掌心相对合于腹前，目视前下方，呈左右相反方向，重复上述动作。

重复"鸟伸"和"鸟飞"动作1遍后，两掌向身体侧前方举起，掌心向上，目视前方。屈肘，两掌内合下按成"收式"状。

（3）鸟戏要点

"鹤立如松寿龄长，扶摇青云任翱翔，舒肝固肾理脾胃，通经活络气血畅。"鸟戏又名鹤戏，即模仿鹤的形象，表现出鹤昂然挺拔、轻盈安详以及悠然自得的神韵。练此戏要意守任脉之要穴——气海，气海为生气之海。鹤戏可以调畅气血，疏通经络，活动筋骨关节。

二、八段锦

宋人洪迈在《夷坚志》中记载："政和七年，李似矩为起居郎……尝以夜半时起坐、嘘吸按摩，行所谓八段锦者。""政和"是北宋徽宗的年号，可见北宋时八段锦就已于世上流传。因其是由几种不同的动作所组成，故名"八段"；因此种功法有强身健体、延年益寿的功效，有如展示给人们一幅绚丽多彩的锦缎，故称为"锦"。八段锦有柔筋健骨、行气活血、协调五脏六腑之功能，男女老幼皆可选择。现代研究证实八段锦可以改善神经体液调节机能，并能加强血液循环，对腹腔各脏器都有柔和的按摩作用，对神经系统、心血管系统、消化系统等都有良好的调节作用，是一种较好的体育运动。

（一）八段锦动作要领

练习八段锦如同练习其他一切功法一样，在练习时首先要保持心情安静、松静自然。这也是练功的基本要领、根本法则。"松"不仅是精神的放松，也包括形体的完全放松，由内到外、由浅到深，使形体、呼吸、意念轻松舒适无紧张之感。精神放松，主要包括解除心理、生理上的紧张状态；形体放松，主要包括关节、肌肉、脏腑的放松。"静"主要是指思想和情绪的平稳安宁，排除杂念。放松与入静相辅相成，入静能促进放松，而放松又促进入静，二者缺一不可。

八段锦歌诀：双手托天理三焦，左右开弓似射雕，调理脾胃须单举，五劳七伤往后瞧，摇头摆尾去心火，两手攀足固肾腰，攒拳怒目增气力，背后七颠百病消。八节动作近似现代徒手体操，男女老少皆宜，易学易练。但做动作时依然要结合意念活动，想着动作要求自然引出动作来，并注意配合呼吸运动。

东晋葛洪在《抱扑子·内篇·微旨》中说："初学行气鼻中引气而闭之，阴以心数，至一百二十，乃以口微吐之。及行之皆不欲令已耳闻其气出入之声，常令入多出少，以鸿毛著鼻口之上，吐气而鸿毛不动为候也。渐习转增其心数，久久可以至千。至千则老者更少，日还一日矣。"在整个锻炼过程中，呼吸要自然平稳，采用腹式呼吸方式。吸气时，气沉丹田；呼气时，浊气皆出。一呼一吸，就会在此过程中自然形成腹式呼吸，加大横膈上下运动幅度，使腹肌收缩力度增强，既能扩大肺活量，又能增加肺通气量，且脏器间的相互挤压摩擦作用对内脏功能亦有很大益处。

其次，练习过程要始终意守丹田。精神放松的同时，把注意力全部集中在脐。准确把握练功的姿势与方法，使之合乎要求。在开始练习时，可以首先进行站桩锻炼，时间和强度根据不同年龄不同体质灵活掌握即可。其次，在练习过程中，动作幅度大小、姿势高低、用力大小等都要根据自身情况灵活掌握，柔刚结合，用力轻缓，切不可用僵力。对于一些有难度的一时做不好的动作，可以逐步完成。待动作熟练后再结合动作的升降与自己的呼吸频率进行有意识的锻炼，最后达到"不调而自调"的效果。练与养相互并存，不能单一存在，要做到"练中有养""养中有练"。最后，对于八段锦的练习也要循序渐进，不可急于求成。良好的练功效果是在科学的方法指导下，随着时间和练习数量的积累逐步形成的。因此，切忌"三天打鱼，两天晒网"，持之以恒、循序渐进地合理安排好运动量和运动时间。

（二）八段锦的养生机制

《老老恒言》曰："导引之法甚多，如八段锦……之类，不过宣畅气血、展舒筋骸，有益无损。"八段锦的八种体势分别以躯体的伸展、俯仰，肢体的屈伸运动，伴随呼吸来加强对五脏六腑的功能性锻炼，每一势的作用皆有重点。南宋曾慥在《道枢》中详细描写了八段锦的动作及其作用："仰手上举所以治三焦，左肝右肺如射雕，东西单托所以安其脾胃，返而复顾所以理其伤劳，大小朝天所以通五脏，咽津补气左右挑起手，摆鲜鱼尾所以祛心疾，左右攀足所以治其腰。"每一句歌诀都明确表明了动作要领、作用以及目的。八段锦的每个动作对脏器的调节作用都有一定的针对性，如伸展、前俯、后仰、摇摆等动作，分别能作用于人体的三焦、心肺、脾胃、肾腰等部位和器官。具有防治心火、五劳七伤等疾病的作用，且有滑利关节、发达肌肉、强筋壮骨、促进消化等功能。

三、易筋经

易筋经是在我国民间广为流传的一种古代的运动健身方法。"易"意指活动；"筋"泛指筋骨、肌肉；"经"意指规范。顾名思义，"易筋经"就是活动筋骨和肌肉，能使全身得以活动、锻炼的特殊锻炼方法。以形体的屈伸、俯仰和扭转为特点，进而达到"伸筋拔骨"的锻炼效果，有显著的强身健体、祛病延年的功效。在古本十二式易筋经中，所设动作都是仿效古代劳动人民舂米、载运、进仓、收囤和珍惜谷物等多种姿势演化而成的，称其为"易筋经"，正突出了这种健身方法的特色。如其中的捣拧动作，就来自原始木杵舂米的动作。在古本易筋经上皆可见到圆棒形的杵。所以，练习易筋经是可以将萎弱的筋膜肌肉变得强壮结实的一种运动养生方法。目前，流传下来通行的易筋经有十式和十二式两种，练习者可视具体情况选练。

（一）易筋经的动作要领

易筋经同其他养生功法一样，除练肌肉和筋骨外，也要兼顾练气和练意，是一种动静结合、意念与呼吸紧密结合的锻炼方法。在练功时要全身放松，松静结合，柔刚相济，动随意行，意随气行，不能紧张僵硬。

十二式易筋经的动作名称：倒杵舂粮、扁担挑粮、扬风净粮、换肩扛粮、推袋垛粮、牵牛拉粮、背牵运粮、盘箩卸粮、围芟囤粮、扑地护粮、屈体拣粮、弓身收粮。

1. 松紧自然，形意合一

练习本功法时，首先要将身体和精神完全放松。排除杂念，意识平静，意守丹田（小腹），不做任何附加的意念引导。练功时全身肌肉的放松，对消除人体疲劳、促进血液循环和新陈代谢，进而改善肌肉营养，增强体力有很大的帮助。松与紧虽相对而言，但并不矛盾，松指全身肌肉的放松，但是松中有紧，柔中带刚，即在放松的同时又要暗中使劲。只有松紧结合，才能达到预期的锻炼目的。意守丹田的目的，即通过意识来指挥肌肉的紧张有力，有助于机体的松紧自然，尤其有利于头部和胸部的放松，促进血液运行，不仅能使下盘稳固，动作轻灵，还有助于克服中老年人头重脚轻的现象。待身体和精神完全放松后，要求意随形体动作的运动而变化。在练习过程中，以运动调身为主的同时，也要注意要通过动作变化导引气的运行，做到意随形走，意气相通，进而起到强身健体、延年益寿的作用。在易筋经的某些动作中，可以适当地配合意识、思维活动。

2. 呼吸自然，贯穿始终

练功时，除要注意机体与精神的放松外，还要注意调节呼吸，使之自然、柔和、流畅，不喘不滞，以利于身心放松以及机体的协调运动。相反，在练习过程中若执着于呼吸的深长绵绵，而不采用自然呼吸，会在与导引动作的匹配过程中产生"风""喘""气"三相，即风相（呼吸中有声）、喘相（无声而鼻中涩滞）、气相（不声不滞而鼻翼扇动）。在练习过程中，一旦产生上述三相，吸气时会扩张胸廓，呼气时则缩小胸廓，不但无益于功法的练习，还会导致心烦意乱而影响健身效果。因此，在练习本功法时，要保持动作与呼吸的相互协调，以自然呼吸为主。

3. 刚柔相济，虚实相兼

中医讲究阴阳平衡，练习功法亦是如此。在练习本功法时，要求虚实适宜，刚柔相济。要有刚和柔、虚与实之分，且刚与柔、虚与实是在练习过程中不断相转化的，而不能绝对地刚或柔，虚或实。在练习过程中，要做到刚与柔、虚与实的协调配合，有张有弛，有沉有轻，即刚中含柔、柔中寓刚，用力之后适当放松，松柔之后适当有刚，形成阴阳对立统一的辩证关系。否则，用力过"刚"或过"柔"，就会出现机械、僵硬或疲软无力松弛等状况，导致呼吸失衡、心烦意乱等，而起不到良好的健身养生效果。

（二）易筋经的养生机制

《颜习斋言行录》言："一身动则一身强。"根据《后汉书·华佗传》记载，华佗也曾说："动摇则谷气得消，血脉流通，病不得生。"可见，易筋经独特的"抻筋拔骨"运动形式，在其柔、缓、轻、慢的活动中可使肌肉、筋骨得到有意识的抻、拉、收、伸，长期练习会使肌肉、韧带富有弹性，增强其收缩和舒张能力，从而使全身经络、气血通畅，五脏六腑调和，精力充沛，生命力旺盛。研究表明，坚持练习易筋经的人群，其肌肉内肌糖和肌肉活动时所需要的各种酶的贮存量均有所增高，肌肉能源贮备也有一定的增加，所以这类人群在活动时可以发挥出出乎意料的能力与耐力。人们还观察到，坚持锻炼此功法的人群，肌肉变得都非常有劲，当其一块肌肉缩紧时，甚至会有"坚硬如铁"的感觉。这也验证了"动则精气流行，充养形体，"从而保持了机体的长盛不衰。因此，长期练习易筋经的人，即能收到内则五脏敷华，外则肌肤润泽、容颜光彩、耳目聪明、老当益壮的功效。

易筋经适用于不同年龄、不同性别的人锻炼。青少年练习此功法，可以纠正身体的不良姿势，并且能促进肌肉以及骨骼的生长发育；年老体弱者长期练习此功法，可以有效预防老年性肌肉萎缩，促进血液循环，并能起到调整和加强全身的营养吸收的功效，对慢性疾病的恢复以及延缓衰老都很有益处。此外，易筋经还可用于骨伤患者恢复期的康复治疗，对增强肌力有显著疗效。

第十章 好睡眠——养生之诀，睡眠当先

对于睡眠，大家都不陌生，因为每个人都毫不例外地亲身经历过。中医养生名著《养生三要》言："安寝乃人生最乐。"中医学也言"顺食二者为养生之要务""能眠者，随食，能长生"。睡眠与健康可谓是"终生伴侣"。美国曾有两位学者对7000人进行了长达5年多的研究，结果显示有7种原因能影响人类的寿命，其中重要的一项就是睡眠。芬兰也曾有学者对2.1万名成年人进行了长达22年的跟踪调查研究，结果发现，在研究期间睡眠经常少于7小时或超过8小时的人死亡的可能性比较大。众所周知，人可以7天禁食，只要不禁水，尚可维持生命，但如果真正7天7夜不睡觉便存在生命危险。人的一生约有1/3，甚至更多的时间是在枕头上度过的。这个时间远远超过了用在其他任何活动上的时间。人类正是因为有这1/3的睡眠时间，才能为其余2/3时间活动提供保证。"生命在于运动，精神来自睡眠"这句话很有道理，它深刻地反映了人体生命活动的规律。

近年来越来越多的研究皆证明，睡眠与健康有着密不可分的联系。但是，对于如何科学地睡眠、睡眠的意义，并非每个人都很清楚。因此，了解并掌握一些有关睡眠的科学知识和方法，对于保持身体健康、延年益寿是有重要价值的。睡眠既是消除疲劳，恢复体力的主要形式，又是调节各生理机能、稳定神经系统平衡的重要环节。"睡眠充足者长寿"是许多长寿者的实践经验。

所谓睡眠养生，就是根据自然界和人体阴阳的变化规律，采用合理的睡眠方法和措施，保证充足且适当的睡眠时间，以尽快恢复机体疲劳，保持充沛的精力，从而达到防病健体、延年益寿的目的。

第一节 睡眠养生的意义

一、中医学对睡眠的认识

从中医学角度看，人的寤寐变化是以人体的营气以及卫气的运行为基础的，尤其与卫气的正常运行相关。"卫气者，出其悍气之慓疾，而先行四末分肉皮肤之间而不休者也。昼日行于阳，夜行于阴……"（《黄帝内经太素·营卫气行》）

一般认为卫气与人体的卫外功能密切相关，主要作用是护卫肌表，防御外邪入

侵。现代不少学者认为卫气与免疫功能相关。翻阅古籍查阅文献，深入研究卫气的运行规律，发现其与睡眠——觉醒节律也有密切的关系。《灵枢·卫气行》曰："阳主昼，阴主夜。故卫气之行，一日一夜五十周于身，昼日行于阳二十五周，夜行于阴二十五周，周于五脏。是故平旦阴尽，阳气出于目，目张则气上行于头，循项下足太阳……是故人之所以卧起之时有早晏者，奇分不尽故也。""目张"指觉醒。"卧起"则是睡觉和起床，指的就是人的睡眠——觉醒节律。《灵枢·营卫生会篇》也有类似记载，"卫气行于阴二十五度，行于阳二十五度，分为昼夜，故气至阳而起，至阴而止"。这里的"起"即指觉醒；"止"即指睡眠。《灵枢·大惑论》则进一步明确指出了睡眠——觉醒异常与卫气的联系，"痛而不得卧者，何气使然？岐伯曰：卫气不得入于阴，常留于阳。留于阳则阳气满，阳气满则阳跷盛，不得入于阴则阴气虚，故目不瞑矣"。说明卫气不得入于阴则引起人的失眠症状。

其次，睡眠也是人体阴阳相互交替、阳气入阴的结果。《灵枢·大惑论》云："阳气尽则卧，阴气尽则寤。"《灵枢·口问篇》说："阳气尽而阴气盛则目瞑，阴气尽而阳气盛则寤矣。"从现代医学角度来说，睡眠的本质是高级神经系统活动的抑制过程，也是一种保护性的抑制。睡眠状态下，全身功能保持降低状态，如肌肉放松、心率减慢、血压降低、呼吸减慢等，因机体代谢相对减慢，细胞得以休整。

二、现代医学对睡眠的认识

关于睡眠的产生机制，现代医学主要有几种学说：自律神经系统学说、睡眠中枢学说、网状系统上传阻断学说和血液中毒学说。有学者认为睡眠——觉醒节律与人体边缘系统和自律神经调控密切相关，睡眠现象是交感神经和副交感神经的交替兴奋抑制的结果；还有学者用实验证明睡眠中枢在下丘脑；而研究前景最为诱人的当属"血液中毒学说"，法国学者皮隆和爱维的动物实验证实，生物体内存在一种睡眠因子（睡眠促进物质），而这种因子属于一种多肽，并已成功从猫和山羊体内提取出来。

现代医学认为"睡眠"和"觉醒"都是高级动物所必需的生命活动，属于两个矛盾的对立面，是相互转化的生理过程。多数学者认为睡眠属于一种主动过程，不单纯是觉醒的终结。大脑皮层中的神经细胞在白天时一般处于兴奋状态，兴奋时间过久就会转变为抑制状态，进而产生高级神经系统的抑制过程。神经细胞的生理状态无非就是兴奋和抑制，但两种状态不可能同时存在。当神经系统的抑制过程沿大脑皮层扩散到大部分或全部皮层时，就会开始向皮层下中枢某些部位扩散开来。这样，神经细胞的抑制扩散到一定程度时，就会产生睡眠状态。在这种抑制过程中，神经细胞积极地休整并恢复被消耗了的机能，就会积累大量的氧气以及其他营养物质，因而起到防止神经细胞衰竭的作用。

所以，合理安排日常活动量和睡眠量，注意劳逸结合，是养生保健、延年益寿的重要原则。另一方面，人要顺应时节，与自然界天地阴阳的运动变化保持协调。自然界白天为阳，夜间为阴，动占一半，静占一半，养生也应符合时序，动一半，静一半，动就是各种活动，静主要就是睡觉。所以应尽量安排各种活动在白天进行，夜间时间就应安心睡眠。这样，人与自然、天地相应，有助于保持阴阳平衡，尽享天年。如果白天过劳过累，夜间仍不休息，每天这样摧残身体，死期也就不远了。有些人贪图玩乐，或繁重的事务使身体劳累又不能用睡眠来恢复的话，一方面耗伤阴血，另一方面违逆天时，感受自然界阴气而伤害自身阳气，就会对机体形成一种损害，且缩短寿命。因此古人非常重视科学的睡眠。如半山翁诗云："华山处士如容见，不觅仙方觅睡方。"民谚云："会吃不如会睡""吃人参不如睡五更。"形象地阐明了睡眠的重要性。睡能健脾益胃，睡还能坚骨强筋，养生的秘诀就应以睡眠为先。

三、睡眠的生理意义

中世纪时期有一种刑法叫"不准入睡"。某法国人被国王判处死刑时，处死的方法就是"不准入睡"。每当此人稍有睡意，就被看守用酷刑折磨。此人临死时说，情愿早死，不愿受这种痛苦。就连最机灵的长颈鹿，每夜还要睡 25 分钟，所以睡眠被认为是人和动物的救星。

当机体开始生命活动，就会产生各种代谢，若从事各种活动则能加速各种代谢活动。当代谢废物在体内积累到一定程度，机体就会产生疲劳感。这就是机体生理功能接近限度的信号，提示此时需要适当休息。睡眠不仅可以消除人体的疲劳、恢复体力，还有促进人体生长发育、保护脑力，进而使精力充沛的作用。

"积劳成疾"反映了生活经验和医学事实。疲劳与各种劳动的强度、速度、时间等相关。当机体感到疲劳时，最好的休息方式就是睡眠。一方面，睡眠时可以把体内蓄积的代谢废物、二氧化碳、尿素等分解并排泄出去；另一方面，因睡眠时人体的各种生理功能普遍保持降低状态，有利于促进自身获得充分的休息。睡眠对于机体的神经系统来说，属于一种必不可少的保护性措施。正常生理过程是睡眠和觉醒交替进行的，如果这种交替缺失或者发生异常，人体就会发生疾病。如上所述，睡眠状态下，机体的各种功能活动普遍降低，如肌肉放松、呼吸减慢、血压降低等，这种情况下，机体的合成代谢大于分解代谢，使体内获得充足的营养物质，以弥补损失，调节生理功能进而解除疲劳。而人体的大脑皮质细胞因其复杂的功能活动需要大量的营养，且本身不具备储存营养物质的能力，所以睡眠能起到保护大脑皮质的神经细胞，维护皮质的组织功能，进而防止其遭受严重的损伤。研究证实，与人体生长发育密切相关的"生长素"只有在睡眠状态下才会大量分泌。所以儿童需要充足的睡眠，且其生长速度在睡眠时要比醒时快 3 倍。由于老人的生理机能、脏腑功能皆有减退，容易疲劳，故更应该多睡。

美国佛罗里达大学的免疫学家贝里·达比教授的研究小组曾对睡眠、催眠与人体免疫力的关系作了一系列的研究，并得出结论：睡眠除了可以消除疲劳，促进恢复精力外，还与提高免疫力和抵抗疾病的能力密切相关。

第二节　睡眠养生的原则和方法

一、睡眠的时间

（一）什么时间睡觉

中医有一套独具特色的睡眠理论：阴气盛则寐（入眠），阳气盛则寤（醒来）。所以夜晚进入睡眠状态的最佳时间应该是在子时（23—1时），即在晚11点前入睡为最好。《黄帝内经》理论认为夜半子时为阴阳大会、水火交泰之际，称为"合阴"，是一天中阴气最重的时候。阴主静，所以夜半之时应长眠。此外，睡眠应遵循"春夏养阳，秋冬养阴"的原则，春夏宜"晚睡早起"，秋冬宜"早睡晚起"。正如《黄帝内经太素》所云："《素问》是以圣人春夏养阳，秋冬养阴，以从其根，故与万物沉浮于生长之门。"对于我国来说，最适宜的睡眠时间是每天21—23时至次日5—6时。

中医机制中还提倡睡午觉，即"睡好子午觉"之说（即时辰中的子时和午时要睡眠）。因为"午"是人体经气"合阳"之时，此时睡眠有利于养阳。即午睡在午时（11—13时）睡0.5小时即可，这样精神最好。午睡是养生的好习惯，它能在短时间内提升机体的"精气神"。夏季昼长夜短，气温较高，被人们俗称为"苦夏"，容易吃不香、睡不好，产生精神疲乏、心情烦躁等现象。海水有潮汐，人生有节律，所以坚持午睡不仅是依节律而行，也是顺应了自然的养生规律。尤其对于"前三十年睡不醒，后三十年睡不着"的老年人，也可用适当的午睡来解决，能有效降低高血压、脑出血等病的发病率。

但午睡也需要讲究方法。首先，不能饭后即睡。午饭过后，消化机能正为胃中充满的食物处于运动状态，此时睡觉不利于脾胃消化功能的正常发挥。其次，也不能强迫去睡午觉。原联邦德国精神病学家研究发现，至少有几种人不适合午睡：体重超过标准体重20%的65岁以上的老年人；血压过低的人以及血液循环系统有严重障碍的人；脑血管疾病的患者。总而言之，午睡的安排一定要根据自身情况科学地安排。

（二）睡多长时间

人类正常的睡眠时间标准很难做到机械划一。人们平时所说的8~9小时睡眠时间，只是一个平均数。其实一个人每天生理睡眠所需要的时间也要因人而异，要根据不同年龄、性别、体质、习惯、环境、体力消耗等因素而决定。一般认为，女性比男性嗜睡；根据年龄来说，一般是年龄越小，睡眠次数越多，时间越长。不同年龄段科学的正常睡眠时间为：新生儿每天 20 小时左右；1 岁以下婴儿每天 16 小时左右；1~2 岁儿童每天 13.5 小时左右；2~4 岁儿童每天 12 小时左右；4~7 岁儿童每天 11 小时左右；7~15 岁儿童每天 10 小时左右；15~20 岁青少年每天 9.5 小时；成年人每天 8 小时左右；老年人每天 6.5 小时左右。古代养生家认为"少寐乃老年人大患"，主张老人睡眠时间以长为好，充足的睡眠时间是健康长寿的必要条件。此外，女性在月经期和孕期睡眠时间可能会多一些，重体力劳动者和体弱多病者也应适当增加睡眠时间。

睡眠不足或过多都是健康的不利因素。有些人误以为睡眠时间长可以保养脑力，睡眠时间越长越好。其实这是一个错误的认识。睡眠时间过长会导致机体生物钟的节律发生紊乱，使大脑处于长期抑制状态，当人的生理活动和新陈代谢保持降低状态时间过长，反而对健康不利。此外，长时间的睡眠还会使主管睡眠的脑细胞产生疲劳，醒后会有头昏不适感。所以，睡眠时间过长不仅对健康无益，反而有害。调查显示：每天睡眠时间超过 10 小时的人心脏病死亡率比睡眠仅为 7 小时的人高出 1 倍，猝死率高出 3.5 倍。也有文献报告指出：每日睡眠不足 4 小时的人相比于每日睡 7~8 小时的人，其死亡率要高出许多；相反，如果每日睡眠时间达 10 小时以上或者更长，其死亡率亦要高出 80% 以上。

心身医学研究发现睡眠时间还与性格相关。性格外向，活泼开朗、好动的人，往往不需要睡 8 小时就能获得充沛的精力；相反，性格内向，沉静、多愁善感的人睡 8 小时总得不到满足。所以，科学的睡眠时间，应以醒后自身感到舒适轻松、头脑清晰、精力充沛、心情愉悦，能很好地适应正常的学习、生活和工作为标准。

二、睡眠的质量

随着现代医学的进步和发展，科学家发现睡眠的好坏不仅与睡眠的时间相关，还主要取决于睡眠的质量。睡眠的质（深沉香甜）要比量（足够时间）更为重要。睡眠质量好的人，醒后感觉精力旺盛，头脑敏捷；而睡眠质量差的人，不是睡中多梦就是眠中易醒，时间虽长，但醒后依然无精打采。所谓睡眠的质量，主要是指睡眠的深度和快波睡眠占整夜睡眠比例的多少。睡眠深度说的是正常睡眠所要求的慢波睡眠中的中睡和深睡。中睡和深睡对全身机能的恢复有很大益处，能使人获得充足的休息。快波睡眠占总睡眠时间的比例，一般认为新生儿为 50%，婴儿为 40%，儿童为 18.5%~25%，青少年为 20%，成年人为 18.9%~22%，老年人为 15%。好的睡眠质量标准，需要达到"深度"和"比例"这两点要求，即觉醒后自觉舒适轻松、无疲劳感、头脑清晰、精神饱满、精力充沛，能正常面对工作和学习任务。

三、睡眠的环境

众所周知，环境的优劣与人类的健康密切相关。睡眠环境的优劣同样对睡眠质量的好坏存在很大影响。《千金方》指出声音嘈杂、光线过亮、室温过高或过低等都会影响睡眠，可能使人"头重，目赤、鼻干"，甚至发生"痈、痘、疮、疖"等。所以卧室的整洁宁静和空气的清新流通等条件，对睡眠是十分必要的。一个恬淡、宁静、整洁且舒适的睡眠环境能给人一种温馨怡人的情怀，有助于消除一天的疲惫感。相反，喧闹嘈杂的环境只能让人情绪烦躁，心神不安，使人入睡困难。

（一）卧室的选择

《十叟长寿歌》有"空气通窗牖"的说法，故在选择卧室时，应把家中空气流通较好，阳光充足的房间作为卧室，大小不重要，但空气的流通一定要好。假如卧室空气流通较差，二氧化碳含量则会较高，导致空气混浊。在这样的环境里休息，首先不利于入睡，其次即使能睡着，醒来后也往往会有头昏和疲乏之感。因此，营造一个恬淡宁静、和谐舒适、温湿度适宜、空气新鲜的睡眠环境，对良好的睡眠质量至关重要。但要注意，在夜间睡觉时，要保证门窗具有一定的通气性，但不把门窗全部打开，在保证空气流量增加、氧气充足的情况下，须注意勿当风而卧，避免着凉患病。因入睡后机体对环境气温变化的适应能力有所降低，尤其是体质较弱者和老年人，迎风而卧最容易致其感冒。

具体来讲，在视觉上，卧室的光线宜暗淡，切忌明灯高烛。入睡前应先拉上窗帘，关掉灯，把卧室保持在暗寂的状态。因为睡觉时光线太强容易使人兴奋，进而影响入睡。《老老恒言·安寝》有"就寝即灭灯，目不外眩，则神守其舍"的记载。《云笈七签》也说："夜寝燃灯，令人心神不安。"因此卧寝时以熄灯静睡为宜。此外，为了保证睡眠的安宁，卧室内的摆设应尽量简洁，使人有洁净、宽敞的良好感觉。听觉上，声强在30分贝以下为最佳，不能只顾眼睛的休息，而使耳朵不能休息。嗅觉上，清新的空气，或者淡淡的清香能让人心情愉快、神经松弛，因而选择一些新鲜的花果放在卧室，如柠檬、苹果、菊花、玫瑰花等，其散发出的清香沁人心脾，有助于入睡。触觉上，指的不仅是柔软舒适的床铺，还要保持最佳的温湿度。一般在15~24℃的温度下，最利于睡眠休息，过冷过热均会使人辗转反侧、难以入睡。

（二）寝具的选择

《道林养生论》曰："先安床暖席。"即睡前要把床铺衣被等整理好，以求舒适温暖。枕头的高度、软硬皆要适当，以便达到真正的"高枕无忧"。

在床铺的选择上，不能单纯追求其华丽别致，应重点考虑其实用价值。原联邦德国整形科专家托马斯·拉泽尔曾说，睡眠时身体的最佳位置应该是最能使脊椎下部得到放松的位置。这样放松不断处于紧张状态的骨盆和尾骨；反之，如果身体没有处于这样的位置，就会对脊椎产生某种"压迫性"反射运动，进而导致睡眠者在床上"辗转反侧"。这样，因其在睡眠过程中不断翻身，睡眠质量自然受到了影响。拉泽尔认为床铺不宜太硬也不宜太软。床铺太硬不能适应人体生理曲线的需要，会对肌肉和脊椎造成严重的负担；而久睡软床会使陷入床垫的肌肉得不到放松，胸腹腔内脏也容易受到挤压，得不到充分的休息。理想的床铺应该软硬适中，以在木板床上铺垫 10 厘米厚的棉垫的软硬度为最佳。

枕头是人们睡眠时不可缺少的工具，在选择枕头时，也不可只关注枕头的美观，而忽视枕头的高度、弹性以及透气性等。枕头宜高低适宜，软硬适中。成语中虽有"高枕无忧"的说法，但枕头的高度并非如此。枕头过高会在颈部纵轴与躯干纵轴之间产生一定的角度，不但影响睡眠的质量，还很容易发生落枕，甚至会促进颈椎病的发生。枕头过低则易使头部充血，造成眼睑和颜面部的水肿。那么，枕头多高才合适呢？《老老恒言·枕》指出："高下尺寸，令侧卧恰与肩平，即仰卧亦觉安舒。"即枕头的高度，应是躺、卧时头与躯干保持水平为最佳，即仰卧时枕高一拳，侧卧时枕高一拳半。这样才有利于肌肉和神经的放松，以消除一天的疲劳。古人还有"长寿三寸，无忧四寸"的说法，1 寸约 3 厘米，故长寿枕的高度应在 9 厘米左右最为适宜，具体尺寸还要因人而定。我国养生家对枕芯的选择也素有研究。如根据条件选用稻草、蒲绒、木棉等，其做枕芯软硬适宜；用香草或泡过的茶叶晒干后做枕芯，其清香有助于入眠；荞麦皮的枕芯软硬适中，弹性适度，且冬暖夏凉，也是比较合适的枕芯。所以可以根据个人情况选择具有清头火作用的"荞壳枕""蚕沙枕""稻壳枕"，具有解暑清热功效的"竹枕""石膏枕""绿豆枕"等；清代吴尚先在《理瀹骈文》中曾写到"健身丁公枕"，它可以"疗百疾而延年益寿"。

除了适宜的床铺、枕头外，还要选择适宜的被子。《老老恒言·被》指出："被宜里面俱绸，毋用锦与缎，以其柔软不及也""被取暖气不漏，故必阔大，使两边可折。"被里宜选择柔软舒适的材料，不一定非用绸子不可。被子的作用是在夜间防御寒冷入侵，以保护人体阳气、温煦内脏；被子宽大更易于保温，在睡眠中翻身转动也不用担心夜间着凉，有益于睡眠。《老老恒言·褥》曰："稳卧必得厚褥，老人骨瘦体弱，尤须厚褥，必须多备，渐冷渐加，每年以其一另易新絮，紧着身铺之，倍觉松软。"即选择褥子时，厚度应该高于被子。厚而松软的褥子既可保暖，睡之又舒服。此外应该注意，因每周都会因人的皮肤出汗或者无汗性蒸发吸收一定的水分，被褥应经常在日光下晾晒以保持干燥。且晒过的被褥能增加含气量，提高其保温性能。

四、睡眠的姿势

在世界名画《睡着了的维纳斯》中，女神身体侧卧，睡得舒缓、香甜。这位女神的优雅睡姿显示出了一种动人的形象美。自古以来，我国人民就很重视人体的各种姿势。俗话说："立如松，坐如钟，卧如弓。"就是说，在任何时候，人体都应保持一个优良的姿势。正所谓：立有立相，坐有坐相，卧有卧相。但在现实生活中，有很多人都因为站立、行走和坐着的姿态关系到自己形象的体面而多有束缚，却不太讲究睡眠的姿势。有些人直挺挺地仰面而卧；有些人像"虾米"一样蜷着身体侧向而卧；还有些人喜欢趴着睡……认为睡眠姿势好坏，无伤大雅。其实睡姿的好坏不仅关系到人体美和行为美，更能关系到人体的健康长寿。所以，绝不可以对睡姿掉以轻心。

孔子在《论语》中提道："睡不厌屈，觉不厌伸。"《千金要方·道林养性》也提道："屈膝侧卧，益人气力，胜正偃卧。"意指睡觉是以侧卧为最佳。《释氏戒律》指出："卧为右侧。"《老老恒言·安寝》指出："如食后必欲卧，宜右侧以舒脾气。"气功学说也有"侧龙卧虎仰瘫尸"之说，均指睡眠时身体自然屈曲，以右侧卧位为主，少配左侧卧位，可适当配合仰卧位。根据现代医学理论，心脏在左边的位置，而肝脏处于右侧低位，胃肠道的开口也都在右侧。睡眠时取右侧卧可以减小心脏压力、使体内脏腑保持自然位置、促进血液的循环流动，利于胃肠道食物的消化吸收，利于消除疲劳并能保持气道的通畅，还能使肝脏获得丰富的血液。所以右侧卧对机体极为有益。我国舟山群岛普陀山的大乘阁内的卧佛就是弓形舒展的右侧卧。该庵建于唐太宗十二年，距今已有1100多年的历史，卧佛睡姿的造型也体现了当时人们对最佳睡眠姿势的认识。

睡眠时若以左侧卧为主，会使心脏受压，进而影响其血液循环；对脾胃虚弱者来说，饭后左卧会导致胃排空减慢，影响消化功能而感到不舒服，所以更不可取；以仰卧位为主，上下肢体只能固定在伸直的紧张状态，两侧肌群因被紧拉而难以得到充分的放松，不利于消除疲劳；仰卧时双手不自觉会放置胸部，容易因压迫作用引起心肺功能障碍，这也是梦魇的原因。此外，仰卧时舌根部会自然的往后坠缩，容易因呼吸不畅而发生鼾声；以俯卧位为主时，因胸腹部承受较大压力，而影响了呼吸和血液的循环。口鼻也容易被枕头捂住，机体因条件反射会长时间把头转向一边，容易引起颈肌的损伤。还会因影响面部皮肤血液的循环而加速皮肤的老化。对于婴儿来说，头面部骨骼发育不完善，且自制能力差，俯卧时间过长会导致头面部和口腔的骨骼变化，甚至成为畸形，所以更加需要注意。

《千金翼方》曰："屈膝侧卧，益人气力。胜正偃卧，按孔子不尸卧，故曰：睡不厌蹙，觉不厌舒。"《希夷安睡诀》言："左侧卧则屈左足，屈左臂，以手上承头，伸右足，以右手置右股间；右侧卧反是。"宋代蔡季通的《睡诀》也说："觉侧而屈，觉正而伸，早晚以时，先睡心，后睡眼。"关于睡眠姿势，以右侧卧位为最佳，但是姿势也不可能一成不变，在睡眠过程中会不自觉翻身多次以求最舒适的体位。生理学家认为，睡眠是大脑皮质内抑制过程广泛散开的结果，睡眠时的辗转反侧有助于此扩散作用，所以能提高睡眠质量。因此对睡姿不必太过作硬性规定，听其习惯使然即可。

对于一些特殊人群来说，右侧卧位不见得是最佳卧姿。如心脏病且伴有心衰或支气管疾病发作时，唯有采取半卧位才能缓解症状；急性肝炎发作期患者，右侧卧位会对肝脏产生压力而增加痛苦，此时以左侧卧位为最佳。对于孕妇来说，经常右侧卧会使子宫向右旋转，压迫腹部下腔静脉而影响血液的回流和循环，不利于胎儿的发育和分娩；仰卧则会使增大的子宫直接压迫腹腔的腹主动脉，为胎儿的营养供应和生长发育带来不利的影响，所以孕妇的最佳睡姿为左侧卧位，最有利于孕育新生命。可见，良好的睡姿不仅关系到人们的形体美，更能影响健康，决不能掉以轻心，应根据自身情况选择最佳睡眠姿势。

五、睡眠的方位

睡眠的方位即睡眠的卧向。从"天人相应"的整体观来看，健康与睡眠的方向是有内在联系的。一年四季气候会产生不同的变化，室内的风向、日照、温度等都有相应的改变。国外科学家提出，因地球本身是一个分南北极的大磁场，所以睡眠方向与磁场方向（也就是身体与磁力线）之间存在着一定的关系。地球磁场会影响人的睡眠深度。因此，合理安排睡眠的方位，对睡眠质量的提高和养生保健都是有益处的。

（一）春夏朝东，秋冬朝西

《千金要方·道林养性》有云："凡人卧，春夏向东，秋冬向西。"《老老恒言》引《保生心鉴》亦云："凡卧，春夏首宜东，秋冬首向西。"意指在春夏季节时，头宜向东脚朝西而卧，秋冬二季宜头向西，脚朝东而卧。这是根据《黄帝内经》中"春夏养阳，秋冬养阴"的原则确立的。春夏季属阳，阳气上升、旺盛，而东方亦属阳主升，所以头向东以应升发之气而养阳；秋冬二季属阴，阳气收敛、潜藏，而西方属阴主降，头向西以应潜藏之气而养阴。此外，也有主张寝卧恒定东向，不必因四时而变更的。其理由是东方主升发之气，头朝东卧是顺应升发之气的意思，因此四季皆应朝东而卧。

不论是因季节变换卧寝方向，还是恒定朝东而卧，都符合中医养生规律。但正所谓"乘旺气气矣"，随四时之变，应四时所旺之气而卧，是最顺应养生规律而有助于协调阴阳的。

（二）忌"首朝北卧"

国内老年学专家曾在某医院调查时发现，头北脚南卧寝的老人脑血栓发病率高于其他方向卧寝的老人，他们建议老年人的睡位取"头西脚东"。说明头朝北卧容易造成副作用。《千金要方·道林养性》说"头勿北卧，及墙北亦勿安床。"《老老恒言·安寝》亦说："首勿北卧，谓避阴气。"说明古代养生家已经注意到了朝北而卧的危害性。从中医角度来讲，北方为阴中之阴，主寒主水。头为诸阳之会、元神之府，"朝北而卧"易使阴寒之气直伤人体之阳。忌"朝北而卧"，可避免阴寒之气损伤人体的阳气，有益于养生保健。

第三节 睡眠养生的禁忌

饮食有宜忌，睡眠亦有宜忌。古人曾把睡眠的经验总结为睡眠十忌：一忌仰卧，二忌忧虑，三忌睡前恼怒，四忌睡前进食，五忌睡卧言语，六忌睡卧对灯光，七忌睡时张口，八忌夜卧覆首，九忌卧处当风，十忌睡卧对炉火。前面已对"一忌仰卧"和"九忌卧处当风"有所阐述，所以不再赘述，下面将对其他八忌做简要说明。

一、先睡心，后睡眼

宋代《蔡季通睡诀》言："先睡心，后睡眼。"意指就寝前应保持心境平和、思想清静、情绪安宁、精神松弛，再上床入睡。《延寿药言》有云："临睡前宜用热水洗脚，将一切顾虑抛尽，宜思生平惬意赏心之事，或阅平和安慰静穆恬适的诗文，则心地光亮，神志安宁，入睡必易。"也指出情绪和心境对睡眠的影响。

如果睡前思虑日间或过去的杂事，导致内心忧愁焦虑，不但会引起失眠，而且会使身体感到更加疲劳，甚者产生恼怒情绪进一步加重失眠。临睡前，要做到"荣辱不惊"，尽量避免观看激烈的竞赛、惊险的电影、电视或书刊等，也要避免争吵或恼怒等能促使大脑兴奋的活动。此外，也要避睡前过度娱乐。睡前过度娱乐也会导致机体兴奋而使人难以入眠。《素问·举痛论》有云："怒则气上，喜则气缓，悲则气消，恐则气下，思则气结。"总之，任何情绪的过激和反常都会引起机体内气血运行紊乱，而不利于"阳敛于阴"，甚至诱发身体疾病的发生。且不良情绪还会引起肌肉紧张，引起大脑皮层的兴奋不止，使人不能入睡，对身体的损害比白天还大。

二、饱食即卧，伤也

《抱朴子·极言》言："饱食即卧，伤也。"《彭祖摄生养性论》也有言："饱食偃卧，则气伤。"《内经》亦言："胃不和则卧不安。"可见，历代养生家一致认为饱食之后不可立即就寝，因为睡眠时消化功能减弱，饱食会加重消化系统负担，进而干扰睡眠。但是，如果饿着肚子去睡觉也会干扰睡眠质量，所以晚饭时间的适当对夜间睡眠的影响很大。《陶真人卫生歌》说："晚食常宜申酉前，何夜徒劳滞胸膈。"认为晚食应该在入睡前4个小时，也就是下午5—6时为宜。所以，临睡前应忌饮食。睡前进食不仅会增加胃肠负担，导致消化不良，还会影响入睡、有碍健康。如果在睡觉前感觉饥饿，应于进食后稍休息一段时间再睡。如果睡前实在很饿的话，可以少量进食稍事休息一会儿再上床睡觉，切忌吃完倒头就睡。睡前也不宜进行喝酒、喝咖啡等活动，其中的咖啡碱会刺激人体中枢神经系统，引起机体兴奋。同时还会导致夜间尿频，严重影响睡眠质量。因热牛奶有助于睡眠，所以在条件允许时，可在睡前喝杯热牛奶促进入睡。

三、夜卧需闭口

"闭口"一方面指睡觉前不宜说话过多。孔子曰："寝不言。"《老老恒言·安寝》亦说："寝不得大声叫呼。"均指睡前不宜过多的言谈欢笑，入睡贵在神静，言语过多首先会导致精神兴奋、思想活跃，神动则躁，从而影响入睡，甚至导致失眠。其次，从中医角度来说，肺为华盖，主声音，若言语过多必耗肺气，扰乱心神并影响五脏，导致躁而不安，难以入睡。

另一方面，指的是闭口呼吸（即睡觉时禁止张口呼吸）。有些人习惯睡觉时张口呼吸，这也是应该尽量避免的不良习惯。因鼻腔内鼻毛和鼻黏膜毛细血管所分泌的黏液均能对吸入的空气起到过滤、加温及湿化的作用，所以睡觉时用鼻子呼吸可对机体形成保护作用。养生家孙思邈也曾说："夜卧常习闭口。"睡眠时若张口呼吸，使空气不经过鼻孔的过滤和湿润直接进入肺脏，不仅给病菌的入侵留下了可能，还会导致不洁空气和灰尘等直接进入肺部，容易引发肺部疾病。此外，张口睡眠时张大嘴巴吸入的冷空气还会使胃内受凉。所以，睡眠时闭口呼吸可以保养元气，保护呼吸系统和消化系统。

四、就寝即灭灯

《老老恒言·安寝》有言："就寝则灭灯，目不外眩，则神守其舍。"意指睡觉时忌明灯高烛。《云笈七笺》亦言："夜寝燃灯，令人心神不安。"说明寝卧时光线太强容易使人心神不安，令人兴奋而影响入睡。从环保的角度来讲，开灯睡觉属于一种资源浪费；从养生角度来讲，开灯睡觉不利于机体的健康。因为人和多数动物一样，都以一种意想不到的方式利用着自然光线，灯光会扰乱机体内精巧的自然平衡。如若长期生活在灯光下，体内控制新陈代谢的"生物钟"也会潜移默化地被扰乱，使机体产生一种"光压力"，这种压力对人体的生物、化学系统都会产生影响，甚至会使人体的体温、心跳、脉搏等变得不协调，进而导致疾病的发生。

五、寝卧勿覆头

有人习惯在睡觉时用被子把头蒙起来。这个习惯对于人体的健康极为不利。首先，因被窝内空气流通不好，就成了一个小污染源，蒙头睡觉时呼出的大量二氧化碳以及身体代谢所产生的废气，与出汗蒸发的汗气混合在一起，使机体不能获得充足洁净的氧气，会出现氧气不足的现象，容易出现头晕、胸闷等不适，严重者还会造成窒息。其次，人在入睡时机体免疫能力降低，因被窝内的温湿度与外界差异较大，容易引起感冒和其他疾病。《千金要方·道林养性》曰："冬夜勿覆其头，得长寿。"《摄生要论》曰："冬宜冻脑。"又曰："卧不覆首。有着睡帽者，放空其顶，即冻脑之意。"因冬季夜晚寒冷，有些人为防御冷空气常把头蒙在被窝里睡觉。因"头为诸阳之会"，主张卧不覆头是为了调节人体阴阳平衡，还能保证呼吸道通畅，呼吸新鲜空气，利于睡眠和保证机体的健康。

六、忌睡卧对火炉

"忌睡卧对火炉"主要指的还是对卧室内温度的控制。古人认为，寝卧时不能在床头边放置火炉。因古代没有空调等现代取暖设施，只能生火炉取暖。在我们现实生活中，在安置床铺时应避免把床紧靠暖气片，也不能头朝暖气装置，如空调等。现代有很多农村在冬季依然靠生煤炉取暖，但应安装好完全不漏气的烟囱，以免煤气中毒。睡卧时也不能靠近取暖装置，以避免热气直接熏蒸机体，否则醒后会感到口鼻干燥，头重目赤，易于感冒，甚至发生痈疽疮疥等。

七、女性睡眠的禁忌

古人总结的"睡眠十忌"适用于所有人，但随着社会的进步与发展。还应针对女性增加几个禁忌。首先，忌戴"罩"睡觉；胸罩是为了保护女性乳房，并能展示女性美。但是在晚上睡觉时就应摘掉，以解除乳房的束缚。美国夏威夷文明病研究所曾调查5000多位女性，发现每天戴胸罩超12个小时的女人罹患乳腺癌的概率相比于短时间戴或根本不戴胸罩的人高出20倍以上。其次，忌带"妆"睡觉。现代女性，多数都有化妆的习惯，但有些女性在睡觉时往往懒得卸妆，尤其是青年女性。带着残妆艳容睡觉会对肌肤毛孔造成堵塞，引起汗液分泌障碍，而妨碍面部的细胞呼吸，长此以往还会诱发粉刺而损伤容颜。所以，睡前卸妆洗脸十分必要，不但可以及时清除残妆对颜面部的刺激，让肌肤得到充分呼吸，还有助于早入梦乡。

第四节　失眠的预防与治疗

中医称失眠为"不寐""艰寐"，指睡眠时间不足或质量差。轻者难以入睡，或时寐时醒；重者彻夜不眠，白天则头昏脑涨、精神不振、急躁易怒、紧张不安、注意力不集中等，为生活和工作带来很多困扰。据国外统计，年轻人有过失眠体验的占50%以上，老年人高达70%以上。可见，失眠在现代生活中是值得重视的问题。

一、失眠的原因

宋朝邵康节在《能寐吟》中提道："大惊不寐，大扰不寐，大病不寐，大喜不寐，大安不寐。何故不寐？湛于有累，何故能寐？行于无事。"中医认为，失眠的基本病机为"脏腑不和，阴阳失交。"从现代医学角度来讲，其根本原因就是大脑皮层兴奋和抑制过程的平衡失调，导致的高级神经活动的正常规律遭到了破坏。皮质内抑制过程强度减弱，或兴奋过程抑制过程相互转化的能力不足时，就会发生抑制状态与兴奋状态的不协调，进而难以进入睡眠状态的现象。《黄帝内经·灵枢·口问篇》说："阳气尽，阴气盛，则目瞑；阴气尽，阳气盛，则寤矣。"寤寐的表现主要以脑神经的动与静为主要特征，因而主要靠心神的主宰。《景岳全书》亦言："劳倦思虑太过者，必致血液耗亡，神魂无主，所以不眠。"所以，各种原因所致的失眠，因情志失调所致者为多，如思虑过度、惊恐、烦躁等。总结起来不外乎思虑过度，劳伤心脾，或阴虚火旺、心肾不交，或肝阳上扰、心胆气虚，或胃气失和等。曾有学者做过调查显示，300 例失眠患者中有 85% 的患者具有精神障碍；而精神科的患者，有 80% 以上的失眠是心理因素导致的。

二、失眠的分型

因为人们需要睡眠的时间长短根据年龄、性别、体质等有所差异，所以诊断失眠除了看睡眠的时间外，也要注意睡眠的质量。根据睡眠过程中发生失眠的时段不同，现代医学将失眠分为 3 种类型：起始失眠、间断失眠和终点失眠。

起始失眠以"入睡困难"为主。上床后翻来覆去，浮想联翩，甚至烦躁不安，久久无法入睡。轻者半个小时左右，重者 2 小时左右依然不能入睡，时而倾听表声，时而默诵数字，直至半夜以后因过度疲劳而勉强入睡。以年轻人和神经官能症患者居多。

间断失眠以"睡眠不实，眠中常醒，或醒后不易入睡"为主要特点，也称强睡性失眠。这种人睡眠较浅，稍有声响就频频醒转，形成间断性失眠。即使睡着，也总被梦魇所困。醒后自觉疲乏无力，如同未睡一般。多见于素体虚弱、身体有病痛的中年人。

终点失眠以"早醒"为特点，又称为早醒失眠。这种人入睡并不困难，但持续时间较短，后半夜醒后难以再次入睡。白天精神状态也很差，到了下午才稍见好转。常见于老年人，或动脉硬化和高血压患者。

三、防治的方法

中医学认为："急则治其标，缓则治其本。"所以，失眠要针对其具体原因，根据病情轻重、时间长短等采取相应的治疗措施。对待"失眠"首先要端正态度，泰然处之。因为焦虑只能加重病情，所以只有先卸去思想负担，再制定有效治疗方案才能彻底治愈此病。

（一）精神调摄

孙思邈在《卫生歌》中说："心诚意正思虑除，顺理修身去烦恼。"要求睡前一定要做到心境和平安宁，去除杂念。生活中积极培养自己的情操和乐观主义精神，遇事时善用乐观豁达的心态处理，善于驾驭自己的情绪。对于已患失眠症的患者来说，最重要的是消除对"失眠"的恐惧感。有一些失眠患者一上床，就会情绪紧张，担心自己睡不着，结果越担心越难以入睡，形成了条件反射，造成了恶性循环。因此，失眠患者一定要树立信心，学会自我暗示、自我安慰："今晚我一定能睡着。睡不着也没关系，明天可以多休息一会儿。"正如《老老恒言》中所说："入寝时，将一切营为计虑，举念即除，渐除渐少，渐少渐无，自然可得安眠。"但这种方法开始时可能效果不佳，但要保持耐心，多次后一定能见效。

（二）劳逸结合

"劳"指的是脑力和体力劳动，"逸"指的是适当的文体活动。《老老恒言》说："其说与坐（指夜坐）相反，盖行则身劳，劳则思息，动极而反于静，亦有其理。"《紫岩隐书》亦言："每夜欲睡时，绕室行千步，始着枕。"均指出临睡前适当地进行一些体育锻炼，可以帮助入眠。众所周知，体育锻炼是增强体质的有效手段。其实，体育锻炼对于缓解脑力劳动所引起的脑疲劳也有很好的缓解作用，能促进大脑兴奋和抑制的稳定协调性，对失眠具有良好的调节作用。所以，在入睡前可以适当地做一些运动，如太极拳、易筋经、散步等，都对睡眠有较好的促进作用。实验证实，80%以上的人采用此种方法更容易进入睡眠状态。

（三）睡眠功法

练习气功也是治疗失眠的有效方法。无论静功还是动功，都有助于调整睡眠节律，助人入眠。如临睡静坐法、睡前静卧法、闭目哈欠法等。

临睡静坐法——平坐或盘膝而坐，心态平和，闭目养神，自然呼吸，意守丹田以培养睡意。

睡前静卧法——根据个人喜好取卧姿，闭目养神，四肢放松，心无杂念，培养睡意。

闭目哈欠法——平坐或侧卧均可，双目轻闭，后缩下颌部，把嘴张大，用鼻深呼吸，自然呼吸即可，不必刻意去作，几分钟后即有睡意。

（四）食疗方法

1. 单一的食物

在对"失眠"的预防与治疗中，饮食也起到了关键的作用。因为现代人生活压力的增大，体内血清素的产量趋于下降的水平，血清素属于一种神经传导物质，有降低神经活动的作用，相当于大脑的天然安眠剂。血清素的不足会引起烦躁不安、失眠等症状。而色氨酸是制造血清素的主要原材料，具有缓和紧张和疼痛的作用，也能缓解忧郁，甚至带来正常的睡眠。选择富含色氨酸的食物，对失眠有着较好的调节作用。如牛奶、花生、香蕉、鸡蛋等。

2. 养生助眠食谱

（1）玫瑰花焖羊心

取洁净的羊心1具，鲜玫瑰花70克（或干玫瑰花20克）。将羊心炸熟后与玫瑰花一起放入锅中，加适量清水煮10分钟左右，根据个人口味调味即可。吃羊心饮汤，适用于肝郁化火型失眠患者，症见脾气暴躁易怒、口渴喜饮、目赤口苦、大便秘结等。

（2）知地饴糖乌骨鸡

取活杀的乌骨鸡1只，去毛及内脏等杂物，洗净；生地黄150克和知母50克切碎后与100克饴糖拌匀，纳入鸡腹，并用线缝好。把鸡放入炖锅内，加适量水后盖锅盖，隔水炖至鸡肉烂熟即可。适用于阴虚火旺型失眠患者，症见心烦、心悸不安、耳鸣健忘、腰酸梦遗、口干津少等。

（3）枣仁白术汤

取酸枣仁10克和白术10克煎汤后去药渣，放入粳米50克熬成粥，根据个人口味调味后食用即可。每日2~3次，每次1碗。适用于心脾两虚型失眠患者，症见多梦易醒、神疲乏力、饮食无味、面色少华等。

（4）桑葚子地黄甲鱼汤

取活杀甲鱼1只（250~500克），去壳、头及内脏，用开水把血洗净；取桑葚子15克、生地黄15克和珍珠母30克洗净后，与甲鱼和调料一起放入砂锅，加适量水煮约1小时，至甲鱼肉熟烂即可。吃甲鱼饮汤，适用于心肾不交型失眠患者，症见心烦健忘、惊悸多梦、遗精梦遗等。

第十一章　知房事

房事，又称为性生活。房事养生，就是根据人体的生理特点和生命的规律，采取健康的性行为，以防病保健，提高生活质量，从而达到健康长寿的目的。性行为是人类的一种本能，是人类生活的重要内容之一，故有人把性生活、物质生活和精神生活一起列为人类的三大生活。房事保健的根本任务，是人的性生理、心理、性爱等一系列活动规律，通过宣传教育，使人们掌握性的必要知识和正规的性行为，培养高尚的性道德，建设社会主义的性文明，提高人口的素质。

第一节　房事养生的意义

房事养生，又可称为性保健。它是一门新颖而又古老的学科。说它新颖，是因为它于近三四十年来才受到国内外医家的重视和研究；说它古老，则是这门学科源远流长，随着人类文明的诞生，就有了性医学的萌芽。中国古代对房事保健的研究是很早的，但由于古代封建礼教的约束，特别是儒家思想的长期统治，对于性的知识，认为诲淫败俗，不屑称道。因此，长期以来，性保健教育是一个充满阻力、非难和曲解的问题，致使人类自身的性知识和学说并没有得到正确地对待，性医学在传统医学中仍是一个薄弱环节，这种情况亟待改变。

人的生长发育可以分为两个过程，即自然生长过程和社会化过程。人的性活动不仅是个人个体的，而且是具有社会性的。因为性活动必然发展为婚姻、生育，生育又必然影响到整个社会，因此性保健是一种社会需要。在现实生活中，我们看到中学生乃至小学生早恋现象增多，青少年性错误和性犯罪增多，婚前性行为和少女怀孕、未婚怀孕增多，造成这种现象的原因很复杂。其中有"性解放""性自由"思潮的影响，有黄色文化、淫秽物品的毒害传染，但还有一条就是缺乏科学的性知识、高尚的性道德理论的教育和灌输。不宣传正确的思想，就抵制不了有害的思潮，丑恶的东西就易泛滥。因此，对于不同年龄、不同心理和生理特点及不同职业的人，分别实施有针对性的性保健教育是非常必要的。

性教育是一件十分重要而严肃的事情，普及性保健知识，作用是多方面的：第一，有利于建立健康的、文明的、科学的生活方式，促进人的身心健康，避免不必要的恐惧和烦恼及多种性功能障碍的疾患；第二，有助于增进个人和家庭的幸福和社会的稳定。性保健教育与其他教育有一个显著的不同。它不但关系到个人的身心健康，而且直接关系到夫妻、家庭的幸福。它为人们提供正确的指导，增强夫妻感情，协调夫妻关系，建立起健康和谐的生活；第三，有利于青少年的健康成长。普及性科学知识，重视青春期的性道德和性知识教育，可以正确引导青少年培养高尚的道德情操，防止犯罪发生；第四，有助于移风易俗，促进社会主义精神文明建设。由于长期的封建意识影响，把性的问题看作禁区，使社会很多成员感到一种性压抑感，受到自我思想的束缚。普及和提高性知识，使男男女女、老老少少谈到生殖器官，就像谈到肺、胃和肾一样处之泰然，这是一个民族文化层次与文明程度较高的体现；第五，有利于打击各种犯罪活动。性犯罪的司法实践指出，性犯罪分子堕落或腐蚀他人的一条重要途径就是传播黄色、淫秽的读物及影视音响作品，从理论上弄清了黄色刊物、黄色镜头与性犯罪之间的关系，就可自觉采取坚决的措施抵制这些精神鸦片。

　　房事不节会对健康产生较大的影响。中医学历来认为房事不节，劳倦内伤是致病的重要原因。《史记·仓公传》载病例25个，其中病因于"内"即房劳者有8例之多。因为失精过度，或不懂方法，违反禁忌，必然耗伤精气，正气虚损，致使百病丛生。《三元延寿参赞书》指出："书云：欲多则损精。可保者命，可惜者身，可重者精。肝精不固，目眩无光；肺精不交，肌肉消瘦；肾精不固，神气减少；脾精不坚，齿发浮落。若耗散真精不已，疾病随生，死亡随至。"证之临床，房事过度的人常常出现腰膝疲软，头晕耳鸣，健忘乏力，面色晦暗，小便频数，男子阳痿、遗精、滑精，女子月经不调、宫冷带下等症状。房事不节可直接、间接引起某些疾病，致使疾病反复发作，加重病情。临床常见的冠心病、高血压性心脏病、风心病、肺结核、慢性肝炎、慢性肾炎等，经治疗症状基本消失后，常因房事不节或遗精频繁，而使病情反复发作，使病情加重。现代医学研究认为，失精过多，雄、雌激素亏损，人体免疫功能减退，人体组织蛋白形成能力低下，血循环不畅，内分泌失调，代谢率降低等，不仅造成身体虚弱，而且容易引起疾病。在封建社会里，历代皇帝设有三宫六院72妃，贵族大臣妻妾成群，生活放荡糜烂，虽然他们每天山珍海味，美酒佳肴，但到头来多是恶疾缠身，早亡夭折。据历史资料统计，凡能查出生卒年龄的封建皇帝209人，平均寿命仅有39岁。其中凡注意清心寡欲，修身养性的皇帝，则都能健康长寿。例如，清乾隆皇帝活了88岁，是几千年来皇帝中的长寿冠军，这与他"远房围，习武备"的生活习惯是有密切关系的。

　　现代医学研究认为，精液中含有大量的前列腺素、蛋白质、锌等重要物质。过频的房事生活会丢失大量与性命有关的重要元素，促使身体多种器官系统发生病理变化而加速衰老。另外，精子和性激素是睾丸产生的，失精过度，可使脑垂体前叶功能降低，同时加重睾丸的负担，并可因"反馈作用"抑制脑垂体前叶的分泌，导致睾丸萎缩，从而加速衰老的进程。这充分说明"纵欲催人老，房劳促短命"的传统观点是很科学的。

总之，普及性保健教育，做到房事有节，房事有度，建设性文明是建设高度社会主义精神文明的一个重要组成部分，它有利于人口素质的提高、社会的进步与发展。

第二节　房事养生的原则与方法

房事保健应当从年轻时就开始做起，直至老年，始终如一。历代养生家和医家对此皆有不少论述，概括起来，主要有以下几个方面：

一、行房卫生

大量的医学临床资料证明，很多疾病是因男女行房不注意卫生而引起的。例如，易引起的妇科病有月经不调、闭经、慢性宫颈炎、感染性阴道炎、子宫内膜炎、阴道黏膜溃疡等，引起的男科疾病可有尿潴留、急性前列腺炎、尿道滴虫病、泌尿系感染、阳痿等。因此，注意行房卫生是防病保健的一项重要措施，男女双方都要养成晚上睡前洗涤外阴的习惯。因男女外阴部位都是藏污纳垢之处，污垢中有大量细菌，必须清洗外阴，男性要特别注意清洗包皮内垢。如果条件允许，行房后，也最好清洗一下，女性最好小便 1 次，起到冲刷外阴的作用，这对预防新婚"蜜月病"是很有意义的。根据有关性科学的调查研究报道，男女双方养成睡前洗涤外阴的习惯，不仅可有效地预防妇科疾病发生，而且对促进男性生殖器的正常功能，提高房事质量都有很好的作用。

行房卫生的另一重要内容是坚决杜绝不良性行为，如同性性行为、多个性伴侣等，这些均是艾滋病等性传播疾病的重要途径。

二、行房有度

所谓有度，即适度，就是说不能恣其情欲，漫无节制。古代养生家认为，男女房事，实乃交换阴阳之气，固本还元，只要行之有度，对双方都有益处。马王堆出土的竹简《十问》中，有房事影响寿夭的记载，其大意是说，夫妇间的性生活如能遵守一定的法度，做到心安不放纵，形气相和谐，保精全神，勿使元精乏竭。这样，体虚的人可以逐渐充盈，体壮的人更能健实，老年的人亦可因而长寿。

房事有度，即解决一个数量问题。但"度"不是一个绝对概念。《素女经》认为："人年二十者，四日一泄；年三十者，八日一泄；年四十者，十六日一泄；年五十者，二十一日一泄；年六十者，即当闭精，勿复更泄也。若体力犹壮者，一月一泄。凡人气力自相有强盛过人者，亦不可抑忍；久而不泄，致痈疽。若年过六十，而有数旬不得交接，意中平平者，可闭精勿泄也。"古人认为不同的季节，度的标准也不相同，应遵循"春二、夏三、秋一、冬无"的原则，即春天每月 2 次，夏天每月 3 次，秋天每月 1 次，冬天避免房事。孙思邈还指出"人年四十以下，多有放恣"，若不加节制，"倍力行房，不过半年，精髓枯竭，唯向死近，少年极须慎之"。古人这些有关两性生活的观点，其中包含着合理的科学成分。

现代医学认为，行房次数适度的掌握，并没有一个统一标准和规定的限制，宜根据性生活的个体差异，加上年龄、体质、职业等不同情况，灵活掌握，区别对待。新婚初期，或夫妻久别重逢的最初几日，可能行房次数较频，而经常在一起生活的青壮年夫妇，每周 1~2 次正常的房事不会影响身体健康。行房适度一般以第二天不感到疲劳为原则，觉得身心舒适、精神愉快、工作效率高。如果出现腰酸背痛、疲乏无力、工作效率低，说明纵欲过度，应当调整节制。因此，房事生活一定要节制，不可放纵。

另外古人认为性生活频率应考虑季节因素，《养生要集》云："春天三日一施精，夏及秋当一月再施精，冬当闭精勿施。夫冬藏其阳，人能法之，故得长生，冬一施当春百。"因此，中青年人就应该开始注意节欲，老年人更应该注意行房频率，量力而行，以少为宜。

三、晚婚少育

中国古代养生家历来主张"欲不可早"。《寿世保元》指出"男子破阳太早，则伤其精气；女子破阴太早，则伤其血脉"，故青少年不可早欲。《三元延寿参赞书》引《书》云："精未通而御女，以通其精，则五体有不满之处，异日有难状之疾""未笄之女天癸始至，已近男色，阴气早泄，未完而伤。"这说明"早欲"影响正常生理发育，危害健康。故此，古代养生家早就提出晚婚的主张。《泰定养生主论》中指出："古法以男三十而婚，女二十而嫁；又当观其血色强弱而抑扬之；察其禀性淳漓而权变之，则无旷夫怨女过时之瘵也。"可见，不仅主张晚婚，而且还要查找有无妨碍晚育的疾病，再做决定，这些观点与现代医学的观点是一致的。从现代生理学观点看，人体骨骼的钙化过程要在 23~25 周岁才能完成。只有待全身发育成熟后，婚育才可进行，晚婚必然晚育。不仅如此，还应提倡少育。唐代孙思邈在《千金要方》中说"字育太早，或童孺而擅气""生子愚痴，多病短寿"。可见，早婚早育不仅会耗损男女本身的精血，损害身体健康，而且为下一代带来灾难。胎孕生育必然耗伤人体大量精血。因此，产妇产后，正气未复，则不可再孕。否则，会更加耗精伤肾，引起多种疾病。不仅影响母体健康，胎儿亦多先天不足。

我们提倡晚婚晚育，但并非越晚越好，应根据人体生理特点决定。《素问·上古天真论》说："女子，四七，筋骨坚，发长极，身体盛壮""丈夫，四八，筋骨隆盛，肌肉满壮。"就是说，女子 28 岁左右，男子 32 岁左右，是一生肾气最旺盛的时期，也是生育的最佳时期。结合现代医学的观点，女性婚育的最佳时期是 21～28 岁，男性婚育的最佳时期是 24～32 岁。在这个时期生育子女可较好地避免后代智力缺陷、畸形等不良后果，从而保证下一代的聪明、健康、长寿，为家庭和社会带来益处。

四、提倡独宿

古代养生家将独宿作为节制房事和养生保健的重要措施之一。独宿又称独卧，古人认为，独卧可使人心神安定，耳目不染，易于控制情欲，有利房事保健。孙思邈在《千金翼方》中引用彭祖的话说："上士别床，中士异被，服药百裹，不如独卧。"《孙真人养生铭》说："秋冬固阳事，独卧是守真。"故民间亦有"中年异被，老年异床"之说法。临床所见，房劳伤肾者，的确有之。尤其少数年轻人不懂房事保健之法，婚后纵欲，致使体弱肾亏，未老先衰。故青壮年情欲易动难制者，可采用此法。老年纵欲者，多致病患缠身，很少有长寿者。所以赵献可的《寡欲论》要求老年人"急远房帏，绝嗜欲"。有些慢性疾病康复期间，也宜适当采用独卧养生之法，戒房事，调养精血，以期早日康复。另外，在独卧之时，也应收敛心神，安神定志，不生淫邪之心，要做到"谨独"，不可误犯手淫。总之，独卧可作为一种辅助保健方法，针对不同情况，分别对待。

五、行房技巧

男女性行为不仅是人类的自然行为，而且是涉及人的生理、心理、情感等多方面的复杂活动。孙思邈《千金要方·房中补益》中说："凡御女之道，不欲令气未感动、阳气微弱即交合。必须先徐徐嬉戏，使神和意感良久，乃可令得阴气，阴气推之，须臾自强。所谓弱而内迎，坚急出之。进退欲令疏迟，情动而止。"行房前应注重情感的交流，务使彼此神合意感，情意缠绵，自觉阳气旺盛，方能交合。否则"阳气微弱"，彼此不相感应，卒暴交合，绝无性生活质量可言。交接前，应先做按摩和导引，包括伸直脊背、舒展四肢、放松臀部、运动前阴、收敛肛门等，并注重呼吸吐纳，包括做深呼吸以吸引天气，吞服口中津液，意守丹田等。交合时，动作应该缓慢轻柔，"徐徐出入""进退欲令疏迟"，不可急躁，开始时要浅入浅出，后期应"深纳（内）勿动"，泻精时要做到闭口、张目、闭气，握固两手，并应做到"坚急而出""情动而止"。《洞玄子》言："女当津液流溢，男即须退，不可死返，必须生还。如死出，大损于男，特宜使之。"尤其应当注意性生活中，女方性冲动缓慢，男方不能粗暴急躁，不可强行交合。

第三节　房事养生的作用

一、房事与阴阳之道

阴阳者，天地之道也。房事活动体现了一个阴阳整体的观念。长沙马王堆竹简《十问》中记载了这样一段对话："尧问舜曰：'天下孰为贵?'舜曰：'生为贵。'尧曰：'治生奈何?'舜曰：'审乎阴阳。'"古人以阴阳思辨自然，以阴阳剖析自身，东方哲学认为，男女、阴阳、天地，统成一体。所谓阴阳之道，乃是性爱的真髓、核心，这一基本理论和法则是研究人类生活的一大需要。孔夫子认为男女关系是"人伦之始""五代之基"。《孟子·告子》谓："食色，性也。"《礼记·礼运》谓："饮食男女，人之大欲存焉。"把性欲和食欲并举说明了它是不可抗拒的自然法则，"保存自己"和"繁衍种族"是生物的两大使命。因此，食色乃为动物的自然属性。人类的繁衍昌盛亦从男女阴阳规律而来。我国古代道教很重视养生，也很重视"阴阳之道"的研究，不仅不把它看作"修行"的阻碍，而且看成重要的修炼方法之一。其主要目的在于保精、致气、还精、补脑，正如元代李鹏飞在《三元延寿参赞书》中说："男女居室，人之大伦，独阳不生，独阴不成，人道有不可废者。"一阴一阳之谓道，偏阴偏阳之谓疾。男女相需好比是天地相合，若男女两者不合，则违背阴阳之道。犹"若春无秋，若冬无夏。因而合之，是谓圣度，圣人不绝和合之道。"《玉房秘诀》中亦谓："男女相成，犹天地相生，天地得交会之道，故无终竟之限。人失交接之道，故有夭折之渐，能避渐伤之事而得阴阳之道也。"由此可见，房事生活本乎自然之道，这是养生延寿的重要内容之一，是健康长寿的基础。

二、房事是人类生理之需

性是人类的天性，是人的自然生理，它与呼吸、心跳、消化、排泄一样。正常的房事生活是人类天性和生理之需，也是生活情趣上不可缺少的。禁欲既是违反自然规律的，也是违背人类天性和生理规律的。因此，如果不适当地抑制性功能，会引起一定的病理变化，带来许多疾病。《素女经》谓："天地有开合，阴阳有施化，人法阴阳，随四时。今欲不交接，神气不宣布，阴阳闭膈，何以自补?"又指出："阴阳不交，则生痛瘀之疾，故幽、闲、怨、旷多病而不寿。"《千金要方》中亦说："男不可无女，女不可无男，无女则意动，意动则神劳，神劳则损寿，若念真正无可患者，则大佳长生也，然而万无一有，强抑闲之，难持易失，使人漏精尿浊以致鬼交之病，损一而当百也。"《抱朴子》也说："阴阳不交伤也。"《三元延寿参赞书》指出："若孤阳绝阴，独阴无阳，欲心炽而不遂，则阴阳交争，乍寒乍热，久而为劳。"这些观点都是反对禁欲的。男女相互依存，正常的性生活可以协调体内的各种生理功能，促进性激素的正常分泌，有利于防止衰老。良好的房事生活可以增强夫妻和谐、婚姻的情趣和家庭幸福，有人提出"性与生命同在"是有道理的。正常的房事生活可促进和保持健康的心理，它可以疏散心情忧郁、苦闷和精神压力，预防疾病和不良行为。健康的性爱可鼓舞人的斗志，它可使人生乐观，积极向上，奋斗有成。我国研究人员在 1987 年对广西巴马县的长寿老人调查结果表明，长寿老人的和谐、稳定的夫妻生活都比较长。国内外医学已证明结婚者长寿。现代医学调查研究又发现，终身未嫁及离婚、鳏寡之男女，乳腺癌发病率比一般人高，患病率、死亡率也较高，这说明正常适度、规律协调的性生活对疾病的预防也是有积极意义的。

三、房事是人类种族繁衍的基础

房事是人类繁衍的必然需要。人是构成人类社会的主体，人口是人类社会发展繁荣的原动力，这是房事的社会属性。我国古代生产力发展处于相对较低水平，地广人稀，战事频繁，所以历代统治者多提倡大量增殖人口，多提倡早婚早育，多生多育。孔子说"夫婚，万世之嗣也"，孟子也说"不孝有三，无后为大"，《国语·越语》有"令壮者无取老妇，令老者无取壮妻。女子十七不嫁，其父母有罪；丈夫二十不娶，其父母有罪。将免（娩）者以告，公令医守之。生丈夫，二壶酒，一犬；生女子，二壶酒，一豚；生三人，公与之母（乳母）；生二子，公与之饩"。明确记载了春秋吴越战争时期，越国鼓励生育的政策。我国历代大多要求男女早婚，制定了免除赋税以奖励生育的政策。这些政策促进了我国古代人口的繁衍，但尽管如此，由于生活环境恶劣，战争频繁，我国人口总数在几千年中并无很大发展，直到清末才形成相当的规模。

历代统治者大多提倡生育，并长期推行此类政策，使得早生早育、多生多育的思想深入人心，特别是在农村已成为一种社会风俗和传统。过快的人口增长不利于人口素质的发展，战国时法家代表人物韩非就认为人口多则"供养薄"，东汉王充在《论衡·气寿篇》中指出"妇人疏字者子活，数乳音子死"，认为生育少而稀的"子坚强"，生育多而密的"子软弱"，已认识到少生少育和优生优育。明代科学家徐光启提出和平年代人口 30 年就可增加 1 倍，南北人口密度差别过大，应该调整人口密度，合理分布人口。明代文学家冯梦龙认为江南人口过于稠密，明确提出应当节制生育，提出了"不若人生一男一女，永无增减，可以长久"的观点。

古代医家从健康角度提出了很多晚婚晚育、优生优育的主张和方法，早在马王堆医书和《黄帝内经》中就很注重晚婚晚育与优生优育。明代著名医家张介宾《景岳全书》系统论述了优生的方法，认为男女交合的天时、地利条件很重要，另外妇女的形体面貌与优生也有很大关系，如"大都妇人之质贵静而贱动，贵重而贱轻，贵厚而贱薄，贵苍而贱嫩。故凡唇短嘴小者不堪"，认为母体与胎儿健康有很大关系，我国古代也很重视胎教，马王堆帛书《胎产书》中有"内象成子"的观点，东汉王充《论衡·命义篇》中有"性命之本，有胎教之法，子在身时，席不正不坐，割不正不食，非正色目不视，非正声耳不听"。这些观点对于优生优育均有积极意义。

四、节欲保精的作用

房事养生非常重要，合理的房室养生可以节欲保精，是抗衰防老的重要一环，这在古医籍里到处可见，如《素问·上古天真论》说："以欲竭其精，以耗散其真，……故半百而衰也。"《养性延命录》："壮而声色有节者，强而寿。"《金匮要略》："房室勿令竭乏……不遗形体有衰，病则无由入其腠理。"孙思邈指出："人年四十以下，多有放恣，四十以上，即顿觉乏力，一时衰退，衰退既至，众病蜂起""所以善摄生者，凡觉阳事辄盛，必谨而抑之，不可纵心竭意以自贼也。"肾为先天之本，肾精充足，五脏六腑皆旺，抗病能力强，身体强壮，则健康长寿。反之，肾精匮乏，则五脏虚衰，多病早夭。节欲保精对于中老年尤为重要，孙思邈说："四十已上，常固精养气不耗，可以不老""六十者闭精勿泄""若一度制得，则一度火灭，一度增油。若不能制，纵情施泄，即是膏火将灭更去其油，可不深自防。"从国内外长寿老人的调查情况来看，大多对性生活都有严格而规律的节制，这说明了节欲保精对健康长寿有积极意义。

其次，节欲保精有益于优生，保证生下的孩子健康、聪明。孙思邈指出："胎产之道，始求于子，求子之法，男子贵在清心寡欲以养其精，女子应平心定志以养其血。"明代万全亦说："男子以精为主，女子以血为主，阳精溢泻而不竭，阴血时下而不愆，阴阳交畅，精血合凝，胚胎结合而生育滋矣。"张景岳指出："凡寡欲而得之男女，贵而寿，多欲而得之男女，浊而夭。"总之，节欲保精不仅有利于健康长寿，而且是优生优育的首要保证。

第四节　房事养生的禁忌

中国房中养生非常重视入房禁忌，强调"欲有所忌""欲有所避"。所谓禁忌，就是在某些情况下要禁止房事，若犯禁忌，则可损害健康，引起很多疾病。"欲不可纵"是中医养生学的基本要点之一。古今中外，对性进行了多种多样的探索。主要有三种观点和流派，一是纵欲，二是禁欲，三是节欲，前二者走向极端是有害的，而"节欲"则是辩证地提出性生活的适度、节制，于人体有着重要养生意义。正如古人所言："房中之事，能生人，能煞人，譬如水火，知用者，可以养生；不能用之者，立可尸矣。"这些话告诫世人，房事应该有所节制。房事禁忌，大致有3个方面：

一、行房人忌

阴阳合气要讲究"人和"，选择双方最佳状态。人的生理状态受生活习惯、情志变化、疾病调治等方面的直接影响，女性还有胎、产、经、育等生理特点。在某些特定的情况下不宜行房，以免带来不良后果。

（一）醉莫入房

一般认为酒对性兴奋有一定的促进作用，故有"酒是色媒人"之说。但切勿饮酒过量行房，更不能用酒刺激性欲，不然会带来很多危害。《素问·上古天真论》云："以酒为浆，以妄为常，醉以入房，以欲竭其精，以耗散其真，不知持满，不知御神，务快其心，逆于生乐，起居无节，故半百而衰也。"《千金要方·道林养性》说："醉不可以接房，醉饱交接，小者面（黑干）咳嗽，大者伤绝血脉损命。"《三元延寿参赞书》亦说："大醉入房，气竭肝伤，丈夫则精液衰少，阳痿不起，女子则月事衰微，恶血淹留。"可见，醉酒入房害处无穷。

现代研究认为，古人的这些主张有许多科学价值。醉酒之后有的欲火难禁，行为失控，动作粗暴，礼仪不周，醉态中彼此都会有一些超出双方可容范围的行为，导致房事不和谐，且伤肾耗精，可引起各种病变。临床所见早泄、阳痿、月经不调、消渴等病，常与酒后房事不当有一定关系，长期饮酒过度，可诱发骨髓炎、食管炎及严重的营养缺乏症等。由于乙醇可损害精细胞和卵细胞，经常饮酒或醉酒入房，不但有害自身，还可殃及后代。妇女酒后受孕或妊娠期饮酒，可使胎儿发育不良，严重者发生各种畸形，出生后先天发育不全，智力迟钝、呆傻、健康状况不佳，寿命不长。

（二）七情劳伤禁欲

当人的情志发生剧烈变化时，常使气机失常，脏腑功能失调。在这种情况下，应舒畅情志，调理气血，不应借房事求得心理平衡。七情过极，再行房事，不仅易引起本身疾病，如果受孕还可影响胎儿的生长发育。另外，劳倦过度宜及时休息调理，尽快恢复生理平衡，若又以房事耗精血，必使整个机体脏腑虚损，造成种种病变。《千金要方·房中补益》指出："人有所怒，气血未定，因以交合，令人发痈疽……运行疲乏来入房，为五劳虚损，少子。"《三元延寿参赞书》说："恐惧中入房，阴阳偏虚，发厥自汗盗汗，积而成劳。"只有在双方精神愉快、体力充沛的状态下，性生活才能完美和谐，才能无碍于身心健康。

（三）切忌强合

养生家早就指出："欲不可强。"所谓"强"，即勉强，性生活是双方的事，任何一方都不宜勉强。勉强房事者，不仅会给心理上带来障碍，还会引起各种疾病。

因为强行合房违反了阴阳顺乎自然的法则，其不可避免地带来不良后果。在两性生活中，不顾体力和情感，勉强行房，只会给男女之间关系带来不良影响，给身体造成危害。《三元延寿参赞书》说："强力入房则精耗，精耗则肾伤，肾伤则髓气内枯，腰痛不能俯仰""体瘦尪羸、惊悸、梦泄、遗沥、便泄、阳痿、小腹里急、面黑耳聋。"强行合房所造成的危害，应引起人们的充分注意。

（四）病期慎欲

患病期间，人体正气全力以赴与邪气做斗争，若病中行房，必然损伤正气，加重病情，导致不良后果。例如：患眼疾（结膜炎）未愈时，切忌行房，否则视神经萎缩会引起失明。病中行房受孕，对母体健康和胎儿的发育危害更大。《千金要方·养性序》指出："疾病而媾精，精气薄恶，血脉不充，既出胞脏……，胞伤孩病而脆，未及坚刚，复纵情欲，重重相生，病病相孕。"这从遗传学的观点说明了病中行房受孕，胎儿易患遗传性疾病，而且"重重相生，病病相孕"，代代相因，遗害无穷。

病后康复阶段，精虚气弱，元气未复，急需静心休养，若反而行房耗精，使正气更难复原，轻者旧疾复发，重者甚或丧命。《千金要方·伤寒劳复》指出："病新差，未满百日、气力未平复，而以房室者，略无不死……近者有一士大夫，小得伤寒，差已十余日，能乘马行来，自谓平复，以房室，即小腹急痛，手足拘挛而死。"这就突出说明了病后房事的严重危害性。现代医学证明，适度而和谐的性生活可给男女双方带来好处。有些慢性病患者，也非一概不能行房事，但绝不可多欲。例如结核病、肝病、肾病等慢性疾病患者，房事过度可促使旧病复发或恶化，一定要视病之轻重，适量掌握。凡病情较重，体质又弱者，应严格禁欲。

（五）妇女房事禁忌

妇女具有特殊的生理特点，即指经期、孕期、产期及哺乳期，这是正常的生理现象。针对妇女的特殊生理，古代医家和养生家提出了一些具体房中保健要求。

1. 经期禁欲

《千金要方·房中补益》指出："妇人月事未绝而与交合，令人成病。"月经期性生活，易引起痛经、月经不调、子宫糜烂、输卵管炎、盆腔感染或宫颈癌等多种疾病，影响女方身体健康。

2. 孕期早晚阶段禁欲

妇女在怀孕期间，对房事生活必须谨慎从事，严守禁忌。尤其是妊娠前3个月和后3个月内要避免性生活。早期房事易引起流产，晚期房事易引起早产和感染，影响母子健康。《保产要录》指出："则两月内，不露怒，少劳碌，禁淫欲，终身无病。"明代妇科医家万全亦指出："孕而多堕者，男子贪淫纵情，女子好欲性偏。"《傅青主女科》又进一步指出："大凡妇人怀妊也，赖肾水荫胎，水源不足，则水易沸腾，加之久战不已，则火为大劫，再至兴酣癫狂，精为大泄，则肾水溢涸，而龙雷相火益炽，水火两病，胎不能固而堕矣。"孕期妇女需要集中全身精血育养胎儿，房事最易耗散阴精，若不善自珍摄，则母体多病，胎儿亦难保全，故怀孕期间必须节制房事。

3. 产期百日内禁欲

孕妇产后，百脉空虚，体质虚弱，抵抗力低下，需要较长时间的补养调理，才能恢复健康。同时产褥期恶露未净，若再房事，更伤精血，邪气乘虚而入，引起多种疾病。孙思邈在《千金要方·妇人方》中明确指出："至于产后，大须将慎，危笃之至，其在于斯。勿以产时无它，乃纵心恣意，无所不犯，犯时微若秋毫，感病广于嵩岱……所以，妇人产后百日以来，极须殷勤忧畏，勿纵心犯触，及即便行房。若有所犯，必身反强直，犹如角弓反张，名曰褥风……凡产后满百日，乃可合会，不尔至死，虚羸百病滋长，慎之。凡妇人皆患风气脐下虚冷，莫不由此早行房故也。"故产后百日内必须严戒房事。

4. 哺乳期内当节欲

在哺乳期内，喂养幼儿需要大量营养价值高的母乳。乳汁乃母体气血所化，若用劳损伤，气血生化之源不足，则乳汁质量不佳，影响婴儿的正常发育，还可引起软骨病、疳积、贫血等病。所以，孙思邈指出："毋新房以乳儿，令儿羸瘦，交胫不行"，特别是"其母遇醉及房劳喘后乳儿最剧，能杀儿也"（《千金要方·少小婴孺方上》）。因此，在哺乳期应节制房事，安和五脏，保证婴幼儿的健康成长。

二、行房天忌

所谓"天忌"，是指在自然界某些异常变化的情况下应禁止房事活动。"人与天地相应"，自然界的剧烈变化能给人以很大的影响，雷电暴击、狂风大雨、山崩地裂、奇寒异热之时，天地阴阳错乱，不可同房。《吕氏春秋·季春记》云："大寒、大热、大燥、大湿、大风、大震、大雾七者动精则生害矣。故养生者，莫若知本，知本则疾无由生矣。"自然界的剧烈变化对人体的影响，一是导致精神情绪变化，二是对生物功能的干扰。自然界的剧变常可超过人体本身的调节能力，打破人体的阴阳平衡，发生气血逆乱。此时行房，即为触犯天忌。古代养生家还认为，在自然界气候异常变化之时行房受孕，会对胎儿正常发育产生一定的影响。孙思邈在《千金要方·房中补益》中强调指出："弦望、晦朔、大风、大雨、大雾、大寒、大暑、雷电霹雳、天地晦暝、日月薄蚀、虹蜺地动，若御女者，则损人神不吉，损男百倍，令女得病，有子必癫痴顽愚、喑痖、聋聩、挛跛、盲眇、多病短寿。"在自然界剧烈变化之时进行房事，不仅影响男女双方的身体健康，如果受孕生子，有可能出现先天性疾病和先天畸形或出现临盆难产等情况。从现在的临床观察情况来看，婴幼儿的先天性疾患，皆与孕前的生活环境或孕期感染及发热过度等因素有关，这说明夫妇房事生活充分注意自然界的异常变化是非常必要的，对优生优育有积极意义。

三、行房地忌

所谓"地忌"就是指要避免不利于房事活动的不良环境。例如，《千金要方·房中补益》所说日月星辰火光之下，神庙佛寺之中，井灶圊厕之侧，塚墓尸枢之傍"等，一切环境不佳之处均应列为禁忌。良好的环境是房事成功的重要条件之一。不良的环境可影响男女双方的情绪，有害于房事质量，有时还能造成不良后果，在心理上留下阴影。房事的环境，应是安静，少干扰，面积较小的房间，室内光线明暗适度，温度适宜，空气较为流通，卧具要干净。总之，一个安逸、舒爽的环境，对房事和健康均有益。

房事保健对人类健康长寿至关重要，正常的房事生活是人们幸福美满生活中不可缺少的一部分。它可以给人们带来幸福和欢乐，也可给人们造成灾难和苦恼，这种相互满足的幸福是不会自行来到人们中间，它是建立在一定知识的基础之上的。中国古代养生家和医家对房中保健做了比较系统的阐述，指出了他的理论原则和具体方法以及有关禁忌。其中很多观点已被现代科学所证实。我们研究和学习房事保健知识的目的是为了使人类能够得到科学的指导，打破人类对性生活的蒙昧和神秘，创立新的生命科学观，为提高人口素质和人类的健康长寿做出新的贡献。

附：强肾保健功法

肾气充足，性功能旺盛，可有效地保持身心健康。强肾保健的方法种类很多，如饮食、药物、推拿、针灸、气功等。根据不同情况选择相应方法保健，都可收到良好效果。下面介绍几种简单易行，效果显著，不出偏差的功法，只要坚持锻炼，持之以恒，就可以达到强肾保精、延年益寿的目的。

1. 叩齿咽津翕周法

每日早晨起床后叩齿 100 次，然后舌舔上腭及舌下、齿龈，含津液满口，频频咽下，意送至丹田。翕周即收缩肛门，吸气时将肛门收紧，呼气时放松，一收一松为 1 次，连续做 50 次。此法有滋阴除火、固齿益精、补肾壮腰的作用，能防治性功能的衰退。

2. 按摩下肢涌泉法

取坐位，双手搓热后，双手掌分别紧贴脚面，从趾跟处沿踝关节至三阴交一线，往返摩擦 20～30 次，然后用手掌分别搓涌泉穴 100 次。摩擦时，宜意守涌泉穴，手势略有节奏感。本法有交通心肾、引火归原之功，对心肾不交引起的失眠、遗精等症都有很好的防治效果。

3. 双掌摩腰法

取坐位，两手掌贴于肾俞穴，中指正对命门穴，意守命门，双掌从上向下摩擦 40～100 次，使局部有温热感。此法有温肾摄精之效，对男子遗精、阳痿、早泄，女子虚寒带下、月经不调等，均有很好的防治作用。

4. 壮阳固精法（仅用于中老年男子）

抖阴囊：取半仰卧位。将双手搓热后，以一手扶小腹，另一手将阴囊上下抖动，连续做 60~100 次，然后换手也做 60~100 次。拿睾丸：一手扶小腹，另一手抓拿睾丸，一抓一放为 1 次，连续做 60~100 次，然后换手，以同样方法再做 1 次。提阳根：一手掌面紧贴丹田，另一手握阴茎和睾丸向上、下、左、右提拉各 30 次，然后换手再做 1 次。壮神鞭：两手掌夹持阴茎，逐次加力，来回搓动 100~200 次。做功时不要憋气，要放松肌肉，意念部位，切忌胡思乱想。此功法有壮阳、补肾、固精作用。该功法未婚青年不宜练，最适用于中老年操练，久练能延缓衰老、益寿延年。

5. 培元固本法（仅用于女子）

取坐位或仰卧位。揉乳房：两手同时揉乳房正反方向各 30~50 圈，再左右与上下各揉 30~50 次。抓乳房：两手交叉，用手指抓拿乳房，一抓一放为 1 次，可做 30~50 次。捏乳头：两手指尖同时提住乳头，以不痛为度，一捏一放为 1 次，连续做 30~50 次。拉乳头：两手同时将乳头向前拉长，然后松回，一拉一松为 1 次，可连续做 30~50 次。此功法对女性有滋补肝肾、培补元气、调节功能、促进发育之功效。久练可调节内分泌，提高免疫功能和抗病能力，增强性功能，延缓衰老。

6. 疏通任督法

取半仰卧位。点神阙：一手扶小腹，另一手中指点按在神阙穴上，默数 60 个数，然后换手再做 1 次。搓尾闾：一只手扶小腹，另一手握尾闾 30~50 次，然后换手再重做 30~50 次。揉会阴：一只手或双手重叠扶在阴部，手指按在会阴穴上，正反方向各揉按 30~50 次。揉小腹：双手重叠，在小腹部正反方向各揉按 30~50 圈。此功法温运任督、疏通任督、培补元气、调理阴阳。久练可有疏通经络、滋阴补肾、调节任督冲带等脉的功能，对前列腺炎、泌尿结石、子宫疾患有良好的防治功效。

上述 6 种功法，既可单项做，亦可综合做。只要认真坚持这些保健功法的锻炼，就能使肾气旺盛、阴阳协调、精力充沛，从而起到防治疾病、延缓衰老的作用。

第十二章 慎用药——善用中药可养生

中药养生是在中医药理论指导下，运用中药防治疾病、强身健体的一种养生方法，是传统中医养生方法的重要组成部分。养生中药一般为"药食同源"的中药材，在养生保健、延缓衰老方面效果显著。主要通过配伍组合使食疗与食养有机结合，无病时用于养生，有病时用于治疗，病后用于康复，强身健体，延年益寿，为人类的健康长寿做出了巨大贡献。千百年来，经过历代医家的不懈努力，逐步形成了独特的理论体系和行之有效的养生保健方法。

第一节 药物养生作用机制

不同的中药由于其偏性和归经的差异，对人体有着不同的治疗或养护作用，药物养生法是通过药物及其配伍后具有的扶正固本、补虚泻实以及调和阴阳的作用，使先天之本充实，脏腑功能协调，机体阴阳平衡，从而达到治病强身、延年益寿的目的。

一、扶正固本

中医的药物养生，特别重视人体对正气的扶持作用。肾为先天之本，生命之根，元阴元阳之所在，脾胃为后天之本，气血生化之源，机体生命活动需要的营养都靠脾胃供给，两者相互依存，相互促进，借以保持人体之精气充盛。尽管病理状态有虚实之分，但发病的根本原因在于正气的虚弱。所谓"正气存内，邪不可干"，所以运用中药扶正固本，可以调动机体的一切积极因素，增强抗病能力，以防止病邪的侵袭或及早驱邪外出。

二、调和阴阳

中医学认为，脏腑、经络的功能状态及气血、津液等物质必须保持相对平衡和协调，才能维持"阴平阳秘"的正常生理状态。"阴平阳秘，精神乃治"，调养的目的在于协调阴阳，使其恢复"阴平阳秘"的动态平衡。因此，治宜恰到好处，不可过偏。《素问·至真要大论》指出："谨察阴阳所在而调之，以平为期。"药物养生的作用关键就在于调理机体阴阳的平衡，使生命功能有序和谐。

三、驱邪除壅

邪气盛则实,正气夺则虚。机体的偏颇,不外虚实两大类,应本着"虚则补之,实则泻之"的原则来对机体进行调节。虚者表现为气血阴阳的不足,应以药物补虚扶正;实者表现为气血痰食的壅滞,应以药物祛邪泻实,如此才能达到增进健康、促进病体康复、益寿延年的目的。正如《中藏经》所云:"其本实者,得宣通之性必延其寿。"

第二节　药物养生的应用原则

药物养生要遵循中医药的基本理论,合理地使用药物,有助于身体健康,起到预防疾病、延年益寿的效果。如果不问寒热、不辨虚实、不知表里、不论上下,盲目滥用则适得其反。因此运用药物养生要注意以下原则。

一、谨慎用药,切忌滥用

用于养生的方药很多,其中有不少属于补益药物,有一些人误以为养生就是多用补药,其实这是错误的观点。一般而言,补益药物主要用于年老体弱之人。特别是老年人,一般都有生理机能减退的表现,抗病能力降低,身体虚弱,适当使用补法确可获效。然而养生方药不只限于补药,要根据具体情况,当补则补,当泻则泻,如果只限于用补法,病邪留恋不去,反招遗患。反之,不顾老人体质多虚的特点,滥用攻下,则会诛伐太过,加重虚弱,促其早衰。所以在运用方药进行养生时,切忌随便滥用,一定谨慎用药。

二、天人相应,顺时选药

中药养生必须遵循中医学天人相应的整体观念,根据春温、夏热、长夏湿、秋燥、冬寒的规律,灵活用药。遵循"春夏养阳,秋冬养阴"的原则,在方药施养方面,春夏季节不宜过用辛温发散之品,以免开泄太过,耗气伤阴;秋冬季节要慎用寒凉药物,以防耗伤阳气。

同时要顺应主时脏腑的生理特点。五脏分主五季:肝主春,心主夏,脾主长夏,肺主秋,肾主冬。春季气候渐暖,万物生机盎然,故方药养生以清补、柔补、平补为原则;夏季阳气蒸腾,万物生长最为茂盛,方药养生要以甘平、甘凉之品为主,不宜用燥热补药,以防燥热伤津助火;长夏暑热交蒸,湿气较重,方药养生要以清补之品为宜,辅以芳化运脾之药,以防滋腻困脾;秋季气候由热转凉,万物由长到收,自然界阳气渐收,阴气渐长,气候干燥,易伤人体阴津,肺旺肝弱,脾胃易受其影响，故秋季方药养生要以护阴润燥为主，以补养气血为辅，忌服耗散伤津之品；冬季阳气潜伏，万物生机闭藏，肾气最易耗损，方药养生要遵循"冬令进补"的原则，宜用性温益精之品，以补益肾气。

三、注重体质，因人用药

因人用药是根据人的个体体质、年龄、性别等不同特点，有针对性地选择相应的方药进行养生的方法。人的禀赋强弱、年龄长幼、生活优劣、情志苦乐、地区差异等，决定了不同个体的生理、病理特点，因此因人选药就显得尤为重要。

（一）体质

人本身存在较大的个体差异，体质的差异不同程度地反映了个体脏腑阴阳气血的盛衰及病理变化的不同特点。因此，在药物养生方面要根据以下不同的体质特点辨证施养。

1. 气虚体质

气虚体质的人体力和精力不足，不耐劳作，抵抗外邪能力降低。常表现出少气懒言，疲劳乏力，常自汗出，易患感冒，舌淡，苔白脉弱等症。宜补益脾肺、升举清阳。在药物选择上宜选用甘温益气之品，如人参、党参、白术、黄芪、山药等，也可选用中成药，如四君子丸、人参健脾丸等。

2. 血虚体质

血虚体质的人由于血液不足，常表现为面色无华，视物不清，口唇、爪甲苍白，头晕眼花，四肢麻木，舌质淡白，脉细无力等症状。宜益气养血。在药物选择上宜选用甘温补血之品，如熟地黄、阿胶、何首乌、当归、大枣等，也可选用中成药，如复方阿胶浆、归脾丸等。

3. 阳虚体质

阳虚体质常有脏腑虚寒，对寒冷的适应能力降低，阳气不足等表现，主要是以脾肾阳虚为主。以畏寒喜暖、手足不温、腰膝酸冷、夜尿频多、大便稀薄、舌淡胖、苔白滑、脉沉迟无力等症状为主。宜温补脾肾、温化水湿。在药物养生方面宜选用温补阳气、温里散寒之品，如鹿茸、肉丛蓉、冬虫夏草、杜仲、附子、肉桂、干姜等，也可选用中成药，如金匮肾气丸、济生肾气丸、附子理中丸、良附丸等。

4. 阴虚体质

阴虚体质常呈现阴虚内燥，阳热偏亢的病理变化。常表现为形体消瘦，面红潮热、五心烦热、心烦少寐、舌红少苔、脉细而数等症。宜养阴降火、镇静安神。在药物养生方面宜选用滋阴润燥之品，如麦门冬、天门冬、北沙参、玉竹、黄精、百合等，也可选用中成药，如六味地黄丸、二至丸、大补阴丸等。

5. 痰湿体质

由于水液代谢机能低下，易感湿邪，或饮食不节生痰生湿。痰湿体质者多表现为咳嗽痰多、头昏嗜睡、肠胃不适、身重乏力、舌胖苔腻、脉滑等症状。易患慢性支气管炎、支气管哮喘、动脉硬化、慢性胃炎、慢性肠炎、肥胖症等疾患，宜健脾化痰、疏理气机。在药物选择上宜选用半夏、陈皮、白扁豆、薏苡仁等，也可选用中成药，如五苓散、参苓白术散、二陈丸等。

6. 瘀血体质

由于气机郁结，血脉不畅，不通则痛，故有疼痛，且以刺痛、痛处固定不移为特点。常表现为性格内向、急躁易烦、失眠健忘、面色黧黑、女性痛经，且易导致出血、肿块、中风、冠心病等疾病，舌有瘀斑，脉多细涩。治宜疏肝理气，活血化瘀。在药物养生方面可选用川芎、丹参、红花、当归、益母草、延胡索、三棱、莪术等，也可选用中成药，如元胡止痛片、复方丹参滴丸等。

（二）年龄

人的一生经历了生、长、壮、老、已的不同阶段，每个阶段都有不同的生理特点，因此根据不同的年龄进行中药养生亦显得非常重要。

小儿脏腑娇嫩，形气未充，发病容易，传变迅速。故在方药施养方面要注意顾护脾胃，处方用药要轻巧灵活，慎用大苦大寒、大辛大热、峻下有毒之品。虽然小儿生机蓬勃，但即便是体质虚弱者也不可妄投补益之品。

老年人脏腑气血精神等生理功能逐渐衰退，在方药施养方面要注重脾肾，兼顾五脏，施用中药宜补多泻少，药性宜平和，药量宜轻，做到年高而不老，寿高而不衰。

（三）性别

男女性别不同，在生理上也有其不同的特点。妇女在生理上有月经、胎孕、产育、哺乳等特点，又具有感情丰富、情不自禁的心理特点，极易患病早衰，故在方药的运用方面要结合这些特点。如妊娠期妇女要慎用通经祛瘀、行气破滞及辛热滑利之品，如桃仁、红花、牛膝、大黄、枳实、附子、干姜、木通、冬葵子、瞿麦等；禁用毒性较大或药性猛烈的药物，如巴豆、牵牛、大戟、商陆、麝香、三棱、莪术、水蛭等。

四、辨别虚实，审因择药

辨别虚实、审因择药是方药养生的又一重要原则。如前所述，人的禀赋不同，体质有强弱之分，因此运用方药养生要有的放矢。

体虚有阴虚、阳虚、气虚、血虚等，但临床表现并不一定典型，也不一定单独出现。因此在使用补法时，需要全面考虑，注意补勿过偏、不可矫枉过正，以免对身体造成伤害。因此，以补益为主的养生方，组方必须注意君臣佐使的配伍，阴药与阳药的并举，寒药与热药的调和，气药与血药的同用。所谓"善补阳者，必于阴中求阳，则阳得阴助，而生化无穷，善补阴者，必于阳中求阴，则阴得阳生，而泉源不竭"。

方药养生固然是年老体弱者益寿延年的辅助方法，以补虚为主亦无可厚非。然而，体盛而本实者、体盛而邪实者也兼而有之。所谓体盛而本实者，恰如徐灵胎所云："能长年者，必有独盛之处，阳独盛者，当补其阴……而阳之太盛者，不独当补阴，并宜清火以保其阴……若偶有风寒、痰湿等因，尤当急逐其邪。"当今社会物产丰富，生活优越，人们往往重补而轻泻。嗜食膏粱厚味，形体肥胖，气血痰食壅滞已成隐患，因此，泻实之法也是养生的重要原则之一。正如《中藏经》所云："其本实者，得宣通之性必延其寿。"体盛邪实者，又要注意祛邪，祛邪的方法有汗、下、清、消等。根据不同的情况采用不同的方法，但又不可因体盛而过分地攻泻。若攻泻太过，则易伤正气，不但不能起到养生的作用，反而适得其反。故方药养生中的泻实之法，以不伤其正为原则，力求达到汗毋大泄，清毋过寒，下毋峻猛，消毋耗气。

五、扶正祛邪，辨证遣药

年老体虚之人正气不足，往往无力抵御外邪，因而容易形成正虚邪盛的险候。虚则补之，实则泻之，二者截然不同，但又必须兼顾，要仔细衡量虚实、孰轻孰重。虚少实多，应以攻为主；虚重实轻，应以补为主。因此，前人早有攻补兼施之法，或攻多补少，或补多攻少，或寓补于泻，或寓泻于补。祛邪又要兼顾正气，宜采用扶正祛邪的方法。脾胃为后天之本，气血生化之源，历代医家扶正都重视调补脾胃。肾为先天之本，五脏之伤，穷必及肾，所以又要注重补肾。

六、不宜骤补，渐进施药

衰老是一个缓慢的渐进过程，然而由于先天禀赋的不同，平素注重保养有别，所以生理年龄相同的人，体表征象却不完全一样。因此，衰老是一个复杂的生命现象。养生方药作为一种辅助方法，对推迟衰老确有一定疗效，但又有别于食物能饱腹之立竿见影，是一个循序渐进的过程。急于求成对身体非但无效，反而有害。所以，不宜骤补，宜渐进施药，也是中药养生中应遵循的重要原则。

第三节　常用养生中药

一、常用补气中药

中医学认为，人身三宝为精、气、神。气是生命活动的根本和动力，它充满全身，运行不息，关系着人体的健康与寿夭。中医学经典著作《黄帝内经》中早就指出过"百病生于气",意思是许多疾病的发生都与人体气的运行有关。因此,要养好生,必须注意补气。补气法,适用于气虚之人,表现为疲倦乏力、少言懒语、面色萎白、食欲不振、舌淡苔白、舌边有齿痕(即有牙印)、脉虚弱无力等。补气药,包括人参、西洋参、党参、太子参、灵芝、黄芪、白术、山药、扁豆、甘草、大枣、蜂蜜等。

(一)人参

人参系五加科植物人参的根。人参生于深山茂密的森林中,分布于黑龙江、吉林、辽宁和河北北部。现已有大量的栽培品,野生品称"野山参",栽培品称"园参";倘将野山参的幼苗移植于田间而生长的,或将园参的幼苗移植于山野而生长的称"移山参"。人参的根茎(人参芦)、根茎的不定根(人参条)、细支根和须根(人参须)、叶(人参叶)、花(人参花)、果实(人参子)均可入药。根据我国最早的中药学典籍《神农本草经》记载,人参有"补五脏,安精神……开心益智,久服轻身延年"的功效。

【性味归经】性温,味甘、微苦。归心、肺、脾经。

【功效】大补元气,健脾益肺,生津止渴,安神益智。

【成分】人参的化学成分复杂,含人参皂苷、人参多糖、挥发油、植物甾醇、胆碱、氨基酸和肽类、糖(葡萄糖、果糖、麦芽糖、蔗糖、人参三糖)、果胶以及维生素 B_1、维生素 B_2、烟酸、泛酸等。

【应用】

①用于气虚欲脱、脉微欲绝的危重症候。因大失血、大吐泻或久病、大病所致者,单用人参大量浓煎服,即有大补元气、复脉固脱之效,如独参汤。

②用于肺气虚弱的短气喘促、懒言声微、脉虚自汗等证。人参能益肺气,可配黄芪、五味子等同用;若喘促日久,肺肾两虚者,常与胡桃肉、蛤蚧等补益肺肾药同用,如人参胡桃汤、人参蛤蚧散。

③用于脾气不足的倦怠乏力、食少便溏等证。人参亦能补脾益气,常配白术、茯苓、甘草等益气健脾药同用,如四君子汤。

④用于气血亏虚的心悸、失眠、健忘等证,有补气安神益智之效。可单用,亦可配生地、丹参、酸枣仁等养血安神药同用,如天王补心丹。

⑤用于热病气津两伤、身热口渴及消渴等证,有益气生津之效。治身热汗多、口渴脉虚,常配石膏、知母等同用,如白虎加人参汤;治消渴证,可与天花粉、生地黄、黄芪等同用。

【用量】人参的治疗用量为每日5~10克,养生用量为每日1~2克。

【使用注意】

①高血压病及对人参不能耐受或过敏者不可服用。

②忌食萝卜和浓茶,可减弱人参的作用。

③不宜与藜芦同用。

【中药养生食谱】

1. 人参茶

白参片0.5~1克（或红参碎屑）用沸水冲泡，代茶饮或直接放入口中嚼服。

2. 参枣炖肉

食材：人参5克，淮山药20克，生杜仲5克，大枣10枚，猪瘦肉500克；料酒、精盐、葱、姜、胡椒粉。

制用法：将人参洗净切片，烘干碾成末。淮山药润透切片。大枣洗净，抠去枣核，待用。猪瘦肉洗净，入沸水锅焯去血水，捞出切成2厘米见方的块。将猪瘦肉块、淮山药片、大枣、生杜仲、姜、葱、精盐、料酒一起入锅，注入适量清水。武火烧沸后，文火炖至肉熟烂。加入人参粉末，烧开，用胡椒粉调味即成。

功效：滋补强壮，对元气不足、脾胃虚弱、津少血亏、神衰不安等病症疗效显著。

3. 人参枸杞酒

食材：人参15克，枸杞子100克，熟地黄30克，白酒2000克，冰糖1000克。

制用法：将人参、枸杞子、熟地黄去杂洗净，人参切片后，同装入纱布袋内扎紧口，放入酒坛中，加入白酒、冰糖，加盖密封，每日翻动1次，浸泡10~15天，浸泡至药物色淡味薄，捞出药袋，静置过滤即成。

功效：此酒是由人参、枸杞子、熟地黄加酒、冰糖浸泡而成。枸杞子、熟地黄补血养阴，人参补气，借酒之势加强作用。其功效能大补元气，安神固气，养肝明目。适用于劳伤虚损、少食倦怠、惊悸健忘、头痛眩晕、阳痿、腰膝酸痛等症。健康人饮之能增强人体免疫功能，抗病防病，延年长寿。

（二）西洋参

西洋参为五加科植物西洋参的干燥根，原产于美国及加拿大等地，自清代以后由美国销入我国，故有"花旗参"之称。清代的《本草纲目拾遗》记载：西洋参有"补肺降火，生津液，除烦倦"等功效。

【性味归经】味甘、微苦，性寒。归心、肺、肾经。

【功效】补气养阴，清虚火，生津止渴。

【成分】含总皂苷6.4%~7.3%。尚含挥发油、树脂及多种矿物质。

【应用】

①用于阴虚火旺的喘咳痰血证，常与川贝、阿胶等养阴清肺、止咳化痰兼可止血的药物同用。

②用于热病气阴两伤、烦倦、口渴，常与鲜生地、鲜石斛等养阴清热药同用。

③主治肺虚久嗽、失血、咽干口渴、虚热烦倦等症。

④本品能补心气、养心阴，用于气阴两虚之心悸、失眠、多梦，常配甘草、麦

门冬等。又能补脾气，益脾阴，用于气阴两虚之纳呆食滞、口渴多饮，可配太子参、山药、神曲、麦芽等。还能补肾气，益肾阳，用于肾虚之腰膝酸软、遗精滑精，宜配沙苑子、山茱萸。

【用量】西洋参治疗用量为每日 3~6 克，养生用量为每日 1~2 克。

【使用注意】反藜芦，畏五灵脂。阳虚湿重者不宜用西洋参。

【中药养生食谱】

1. 西洋参茶

食材：西洋参片 3 克。

制用法：将西洋参片放入杯内，用沸水冲泡，稍闷一会儿，当茶饮用。

功效：西洋参茶具有生津止渴、益肺阳、抗疲劳的功效。适用于口渴、烦热、气短乏力、劳神疲倦、体虚等症。

2. 西洋参粥

食材：西洋参片 5 克，粳米 150 克，白糖适量。

制用法：将西洋参片加水适量煎煮 20 分钟。将粳米淘洗干净，放入锅内，加水适量煮沸，倒入西洋参片共煮，改为小火煮至粥成，加入白糖调匀，出锅即成。

功效：此粥由西洋参与健脾胃的粳米共同煮制而成，具有健脾益胃、生津止渴、补虚损的功效。适用于食欲不振、劳神过度、口渴、烦热、气短、乏力、体虚等症。

（三）党参

本品为桔梗科多年生草本植物党参、素花党参或川党参的干燥根，主产于山西、陕西、四川等省，现在我国北方各省及大多数地区均有栽培，因以山西上党最有名，故名党参。野生者称野台党，栽培者称潞党参。其商品药材按地分为西党、东党、潞党 3 种。西党主产于陕西、甘肃；东党主产于东北等地；潞党主产于山西。春秋两季采挖为佳。将根挖出后除去泥沙，洗净茎苗，边晒边搓，使皮部与木质部贴紧，晒干切成段或切成厚片。生用或蜜炙用。以条粗壮、质柔润、气味浓、嚼之无渣者为佳。

【性味归经】味甘，性平。归脾、肺经。

【功效】补中，益气，生津，养血。

【成分】党参含三萜类化合物、胆碱、挥发油。油中含大量脂肪酸、17 种氨基酸、14 种矿物元素。川党参含皂苷、生物碱、多糖、挥发油等。

【应用】

①用于中气不足引起的体虚倦怠、食少便溏等，能补中益气，与黄芪、白术等同用。

②用于肺气亏虚的咳嗽气促、语声低弱等，能补中益肺气，可配黄芪、五味子等同用。

③用于气津两伤的气短口渴，气血双亏的面色萎黄、头晕心悸等，有益气生津

和益气生血之效，可分别与麦门冬、五味子等生津药同用。

【用量】党参治疗用量为每日 10~30 克，养生用量为每日 5~10 克。

【使用注意】

1. 党参不宜与藜芦同用。

2. 服党参期间忌食萝卜和浓茶。

3. 患有实证、热证者不宜服用。

【中药养生食谱】

1. 党参大枣茶

食材：党参 10 克，大枣 10 枚。

制用法：将党参、红枣洗净，放砂锅内加适量水煮汤代茶饮。

功效：党参含皂苷等多种成分，具有补中、益气、生津的功效。红枣具有补脾和胃、益气生津、调营卫、解药毒的功效。大枣含有芦丁，有降压作用，对肝炎、贫血、血小板减少性紫癜等病有治疗作用。二者煮汤代茶，对脾胃虚弱、气血两亏等病有一定的疗效，并能健美。有实邪者忌饮。

2. 参归炖鸡

食材：母鸡 1 只（约重 1500 克），党参 15 克，当归 10 克；料酒、精盐、葱段、姜块各适量。

制用法：将母鸡宰杀后褪毛，去掉内脏。将当归、党参、葱段、姜块、料酒、精盐放入鸡腹中，放入锅中，加水后武火烧沸，文火炖，炖烂即成。

功效：本汤菜以母鸡配用中药当归、党参。母鸡为家用滋补性食物，具益气补血、填精补髓之功效。当归补血和血、调经止痛。党参补中益气、养血补肺。药食同用，此汤菜具有益气、补血、补虚之功效。适用于久病体衰、贫血、食欲不振等患者食用，尤适用于妇女月经不调之人食用。健康人食之能身体强壮。

3. 党参粳米粥

食材：党参 50 克，粳米 100 克，红糖适量。

制用法：将党参洗净切片。粳米淘洗干净，晒干后，用锅炒黄。将党参片和炒黄的粳米同放锅里，加适量水煎煮 50 分钟，加入红糖，稍煮即成。

功效：此粥由党参与健脾胃的粳米相配而成，具有补气、益气、养血、健脾的功效。适用于中气虚弱、病后体虚、食欲不振、消化不良、慢性胃炎、胃及十二指肠溃疡等病症。

（四）黄芪

本品为豆科多年生草本植物蒙古黄芪或膜荚黄芪的干燥根，主产于内蒙古、山西、甘肃、黑龙江等地，产于山西绵山者，习称"西黄芪"或"绵芪"，为道地药材。一般生长 4 年以上者采收，以秋季采者质量好。除去地上部分及须根，晒干，润切片，生用或蜜炙用。

【**性味归经**】味甘，性微温。归脾、肺经。

【**功效**】补气升阳，益气固表，托毒生肌，利水退肿。

【**成分**】膜荚黄芪含黄酮类、皂苷类物质，其中黄芪皂苷甲具有降血压、利尿、强心作用。

【**应用**】

①黄芪为重要的补气药，善于升降阳气，适用于气虚所致的倦怠乏力、短气多汗、便溏腹泻，以及气虚所致的中气下陷、脱肛、子宫脱垂等症。

②用于崩漏失血和血虚气弱的病证可配当归，有益气生血之效，如《内外伤辨惑论》中的当归补血汤。

③补益卫外阳气而固表止汗，常与麻黄根、浮小麦、牡蛎配伍，如牡蛎散；虚人外感风寒，汗出恶风，常与防风、白术相配，如《丹溪心法》中的玉屏风散。

④用于气虚不足，疮痈脓成不溃，或溃破后久不收口，本品能养气血而托毒生肌。用于脓成不溃，可与当归、白芷、穿山甲同用；用于疮疡内陷或久溃不敛，可与党参、当归配伍。

⑤用于气虚血瘀之偏瘫，常与当归、川芎、地龙配合，取其补气活血之功，如《医林改错》中的补阳还五汤。

【**用量**】黄芪药性平和，治疗用量为每日 15~100 克，养生用量为每日 5~10 克。

【**使用注意**】

①黄芪主要用于体质虚弱的人，对体质较壮，特别是有外感发热的患者忌用。

②黄芪适用于脾胃虚弱的食欲不振者，因饮食过多而引起食积证的食欲不振者忌用。

③注意生黄芪与炙黄芪的区别应用。

【**中药养生食谱**】

1. 黄芪鹌鹑

食材：生黄芪 15 克，鹌鹑 8 只；精盐、味精、胡椒粉、葱、姜、鸡汤、料酒各适量。

制用法：黄芪用湿布擦净，切成薄片。鹌鹑宰杀后褪毛，去爪，除去内脏，冲洗干净后放入开水内汆约 1 分钟，然后将黄芪片分别放入鹌鹑腹内。葱切小段，姜切片。将鹌鹑、葱、姜、料酒、精盐、胡椒粉、鸡汤一并放入砂锅内，放火上炖，直至鹌鹑炖烂，拣出黄芪、葱、姜，放入味精即成。

功效：补脾益气、利水、托疮，适用于脾胃虚弱、食少倦怠、水肿、痈疽等症。本汤菜肉味鲜美、营养丰富。

2. 黄芪羊肚汤

食材：羊肚 1 具，黄芪 15 克，黑豆 50 克；精盐、胡椒粉、羊肉汤。

制用法：将羊肚洗净切条。黄芪润透切片。黑豆去杂洗净。将羊肚条、黄芪片、黑豆、精盐同放入锅中，注入羊肉汤适量共煮，至羊肚熟烂。用胡椒粉调味即成。

功效：补气升阳、止汗、健脾补虚。适用于体虚多汗、小便频数之人食用。

3. 黄芪粥

食材：生黄芪 15 克，陈皮 10 克，粳米 60 克，红糖适量。

制用法：将生黄芪洗净切片，放铝锅内，加水适量，与陈皮一同煎熬取汁。将粳米淘洗干净，连同黄芪片煎汁一起放入锅内，加水适量，置武火上烧沸，改为文火煮成粥，加入红糖调匀即成。

功效：黄芪、陈皮与健脾胃的粳米相配煮成粥，具有健运脾胃、补益元气、利水消肿的功效。适用于食欲不振、消化不良、慢性腹泻、体虚自汗、水肿、慢性肝炎、肾炎、劳倦内伤等病症。

（五）灵芝

本品为多孔菌科真菌灵芝（赤芝）或紫芝的干燥子实体。均腐生于栎及其他阔叶树的根部或枯干上，分布全国。四季均可采集，除去杂质，剪除附有朽木、泥沙及培养基质的下端菌柄，阴干或在 40~50℃烘干，生用。现多人工培养，用其菌丝及发酵液。《神农本草经》中称灵芝有"保神，益精气，坚筋骨，好颜色。久食，轻身不老，延年"的功效。

【性味归经】味甘、微苦，性微温。归心、脾、肺、肝、肾经。

【功效】养心安神，益气补血，止咳平喘。

【成分】干燥的灵芝子实体含水分、纤维素、木质核、粗脂肪、总氮、单糖，还含有麦角甾醇、香豆精、甘露醇、生物碱、多种矿物质。

【应用】

①用于治疗心气不足、心脾两虚或心血不足等心神失养所致的神疲体倦、失眠多梦、心悸怔忡、健忘呆滞等症，单用或配当归、龙眼肉、酸枣仁、桑葚子等养血安神药同用。

②用治肺虚久咳及肺肾两虚之咳喘证，不但可止咳祛痰，且可敛肺、纳气、平喘，故可单用或与半夏、五味子、人参等同用。

③本品有益气补虚之效，常用作强壮补气之品。用于气血虚少之食少便溏、神疲乏力等虚劳证，或年老体衰、肝肾不足之腰膝酸软、眩晕、倦怠等。可单用，或与补气养血及补益肝肾之品同用。

【用量】灵芝治疗用量为每日 5~10 克，养生用量为每日 1~3 克。

【使用注意】灵芝的服用安全性较好，一般情况下无明显毒副作用。但个别人对灵芝有过敏反应，如皮肤瘙痒等，应忌用。

【中药养生食谱】

1. 灵芝甲鱼

食材：灵芝 10 克，黄精 10 克，鳖 1 只（重约 1000 克）；料酒、精盐、味精、葱段、姜片、鸡汤各适量。

制用法：将活鳖宰杀去头，沸水下锅焯至表皮发白起皱，捞出去表皮，去掉爪、尾、鳖甲、内脏，洗净后剁块，摆入碗内。将灵芝切成小块，与黄精、料酒、精盐、葱段、姜片、鸡汤、味精一起放入盛鳖肉块的碗内，放笼内蒸 2~3 小时，出笼即成。

功效：适用于脾肺虚弱、体虚、咳嗽、心悸、失眠、神经衰弱等症。

2. 灵芝炖乳鸽

食材：灵芝 5 克，太子参 10 克，乳鸽 1 只；料酒、精盐、味精、葱段、姜片各适量。

制用法：将灵芝洗净切片。将乳鸽浸入水中淹死放血，除去毛、内脏，洗净，沸水下锅焯去血水，捞出。将乳鸽、灵芝片、太子参、料酒、精盐、味精、葱段、姜片放入炖盅内，加入适量水，上笼蒸炖 1 小时，出笼拣去葱姜即成。

功效：适用于中气虚弱、体倦乏力、表虚自汗、白细胞减少等症。

（六）山药

本品为薯蓣科多年生蔓生草本植物薯蓣的干燥根茎，主产于河南、江苏、广西、湖南等地。霜降后采挖，切去芦头，刮去粗皮及须根，用硫黄熏后，晒干或烘干，为"毛山药"；再经浸软闷透，搓压为圆柱状，晒干打光，成为"光山药"。润透，切厚片，生用或炒用。以条粗、质坚实、粉性足、色洁白者为佳。《神农本草经》称山药有"补中益气，长肌肉，久服耳目聪明，轻身不饥延年"的功用。

【性味归经】甘，平。归脾、肺、肾经。

【功效】益气养阴，补脾肺肾，固精止带。

【成分】山药块茎含薯蓣皂苷元麦角甾醇、山药碱、多种氨基酸、多糖等；根茎含多巴胺、儿茶酚胺，以及胆甾醇、麦角甾醇、菜油甾醇、豆甾醇、β-谷甾醇；黏液中含植酸、甘露多糖等。

【应用】

①用于脾胃虚弱证，如脾虚食少、体倦便溏及妇女带下、儿童消化不良的泄泻等，皆可应用。常配人参、白术、茯苓等同用，如参苓白术散。

②用于肺肾虚弱证，治肺虚咳嗽，或肺肾两虚久咳久喘，常配人参、麦门冬、五味子等同用；治肾虚不固的遗精、尿频等，常与熟地黄、山茱萸、菟丝子、金樱子等同用；治肾虚不固、带下清稀、绵绵不止，可与熟地黄、山茱萸、五味子等同用。

③用于阴虚内热、口渴多饮、小便频繁的消渴证。常配黄芪、生地黄、天花粉等同用。

④山药主治脾虚食少、久泻不止、肺虚咳嗽、肾虚遗精、尿频带下、虚热消渴等。

【用量】山药治疗用量为每日 15~30 克，养生用量为每日 10~20 克。

【使用注意】

①山药为收涩之品，大便燥结者忌用。

②少数人食用山药后有过敏现象，应禁用。

【中药养生食谱】

1. 山药炒肉片

食材：猪瘦肉500克，鲜山药500克；料酒、精盐、味精、酱油、葱段、姜片、白糖各适量。

制用法：将山药去皮洗净切片。猪瘦肉洗净切片。将猪瘦肉片投入锅中煸炒至水干，加入酱油煸炒一段时间，加入精盐、料酒、葱段、姜片、白糖、水继续炒至肉熟。投入山药片，煸炒至山药入味，点入味精，即可出锅。

功效：此菜功效为补肾益精，润养血脉。适用于脾肾虚弱、肤发枯燥、肺虚燥咳等症。久食能提高人体抗病能力，健康延寿。

2. 山药酒

食材：山药150克，黄酒1000克，蜂蜜适量。

制用法：将山药去皮，洗净切块。先将黄酒500克放坛内，用水浴煮沸，放入山药块，并继续添酒，至酒添尽山药熟，取出山药，加蜂蜜适量搅匀即成。

功效：三者组成山药酒，具有益精髓，壮脾胃的功效，有延年益寿之功。

3. 山药芝麻酥

食材：鲜山药250克，熟黑芝麻10克，白糖适量、生油适量。

制用法：将山药去皮，切成菱角状，放入六成热的油锅内，炸至外硬中间酥软，捞出待用。将炒锅置火上烧热，用油滑锅后，放入白糖，加水少许溶化，炼至糖汁成米黄色，投入炸好的山药块，不停翻炒，使山药块外包一层糖浆，撒上黑芝麻，出锅装盘即成。

功效：此酥是由健脾益肾的山药配以滋补肝肾、润养脾肺的黑芝麻经加工制成，功效主要为健脾止泻、润肺止咳。适用于支气管炎、肺结核、久咳气喘、泄泻体虚、四肢无力等病症。

（七）茯苓

茯苓为真菌门多孔菌科植物茯苓干燥菌核。茯苓药材类球形或不规则的块状，大小不一。茯苓以体重、坚实、外皮色棕褐、无裂隙、断面色白腻、嚼之黏性强者佳；茯苓皮以外皮黑褐色、内面灰白色，体软、质松、略具弹性者佳；茯苓块以块状不碎，色洁白者佳。《神农本草经》称："茯苓久服安魂养神，不饥延年。"

【性味归经】 味甘、淡，性平。归心、脾、肾经。

【功效】 利水渗湿，健脾补中，宁心安神。

【成分】 含有β-茯苓聚糖，含量最高可达75%，并含多种四环三萜酸类化合物，如茯苓酸、齿孔酸、块苓酸等。

【应用】

①用于各种水肿。本品甘补淡渗，性平作用缓和，无寒热之偏，故可用于治寒热虚实等各种水肿。若表邪不解，随经入腑之膀胱蓄水证，或水肿、小便不利，多与猪苓、白术、泽泻、桂枝等同用，如《伤寒论》中的五苓散；若水热互结、阴虚、小便不利之水肿，可与猪苓、滑石、阿胶、泽泻同用，如《伤寒论》中的猪苓汤；若脾肾阳虚水肿，可与附子、白术、芍药、生姜同用，如《伤寒论》中的真武汤。

②用于脾虚诸证。脾胃虚弱、食少纳呆、倦怠乏力等，常与人参、白术、甘草等同用，如《太平惠民和剂局方》中的四君子汤；若脾虚停饮，常与桂枝、甘草、白术同用，如《金匮要略》中的苓桂术甘汤；若脾虚湿泻，可与人参、莲子肉、缩砂仁、桔梗、白扁豆、山药、甘草、白术、薏苡仁等同用，如《太平惠民和剂局方》中的参苓白术散。

③用于心悸、失眠。本品益心脾而宁心安神。若心脾两虚、气血不足之心神不宁，多与黄芪、当归、白术、龙眼肉、酸枣仁、人参、木香、甘草、远志同用，如《济生方》中的归脾汤；若水气凌心之心悸，与桂枝、白术、生姜同用，如茯苓甘草汤。

【用量】茯苓治疗用量为每日9~15克，养生用量为每日3~5克。

【使用注意】

①茯苓为利水渗湿之品，阴虚火旺，口干咽燥者不宜用。

②老年肾虚、小便过多、尿频遗尿者不宜用。

③茯苓块煎煮时有效成分不易煎出，故应打碎成小块，或用薄片。

【中药养生食谱】

1. 茯苓粥

食材：茯苓20克，薏苡仁100克，白糖适量。

制用法：将茯苓洗净，捣碎。将薏苡仁洗净，同放入锅中，加入适量水，用大火煮沸，加入白糖，改用小火煮约30分钟，煮至成粥即可出锅。

功效：茯苓含蛋白质、卵磷脂、胆碱、茯苓多糖等有效成分。茯苓多糖不仅能增强人体的免疫功能，提高机体的抗病能力，而且具有抗癌作用。与补中益气、健脾和胃的薏苡仁共煮成粥，是适合老年人长期食用的理想药粥。

2. 茯苓香菇饭

食材：粳米500克，薏苡仁500克，茯苓15克，香菇25克；料酒、精盐、酱油各适量。

制用法：将茯苓研成末。将香菇用温水泡发，洗净切丝。将粳米、薏苡仁洗净放入锅中，加入适量水、料酒、精盐、酱油，再放入香菇丝、茯苓末。用大火煮沸至水将收干，改为小火焖煮至饭熟即成。装碗前将饭轻拌匀。

功效：香菇具有降压、降胆固醇、降血脂、抗癌的功效，能预防动脉硬化、肝硬化，促进人体新陈代谢，提高人体免疫力，与粳米、薏苡仁共煮成饭，具有补脑健身、健脾和胃、补中益气等作用。对高血压、高血脂、病毒性肝炎、多种癌症都有一定疗效。

3. 茯苓鸡肉馄饨

食材：馄饨皮 300 克，净鸡肉 200 克，茯苓末 200 克，山药粉 50 克；精盐、味精、酱油、葱末、姜末、麻油、鸡汤各适量。

制用法：将鸡肉洗净，剁成肉泥，放入盆内，加入茯苓末、精盐、味精、酱油、葱末、姜末、麻油拌匀成馄饨馅。每张馄饨皮包适量馅成馄饨。将馄饨放入沸水锅中煮熟后捞入大碗内，加入适量馄饨汤和鸡汤即成。

功效：自古以来，茯苓就被人们视为滋补强壮、延年益寿的良药。鸡肉具有温中、益气、补精填髓等功效。二者配以调料成馅，包面皮成馄饨，适宜于中老年人体虚早衰、纳呆食少者。并有很好的健美作用。

二、常用补血中药

血是人体最宝贵的物质之一，它内养脏腑，外濡皮毛筋骨，维持人体各脏腑组织器官的正常机能活动，使目能视，脚能步，掌能握，指能捏，神志清晰，精力充沛，这些都是血的功能。若血虚，不能营养人体，则面色无华，视力减弱、模糊，眼球干涩，关节活动不灵，四肢麻木，皮肤干燥发痒，神志异常，头痛眩晕，惊悸，失眠多梦等。因此，必须重视补血。补血法适用于血虚之人。所谓血虚，即血少不够用，常反映为全身性的血液亏损，或血液对人体某一部位的营养或滋润作用减弱。临床以面色苍白无华，口唇淡白，头晕眼花，舌质淡，脉细无力，妇女月经量少，甚至经闭等为主要症状。补血药，包括当归、熟地黄、何首乌、阿胶、丹参、白芍、龙眼肉等。

（一）当归

当归为伞形科多年生草本植物当归的干燥根。主产于甘肃东南部岷县（秦州）、漳县、成县、文县等地，产量多，质量好；其次则为陕西、四川、湖北、云南等地，主要是栽培。根略呈圆柱形，根上端称"归头"，主根称"归身"，支根称"归尾"，全体称"全归"。以主根粗长、油润、外皮色黄棕、断面色黄白、气味浓郁者为佳。切薄片，或身、尾分别切片。生用或酒炒用。古有"妇科专药"之称。

【性味归经】味甘、辛，性温。归肝、心、脾经。

【功效】具有补血活血、调经止痛、润肠通便等功效。

【成分】含挥发油，油中主要成分为正丁烯基酞内酯、藁本内酯、当归酮。尚含阿魏酸、烟酸、丁二酸、多种氨基酸、糖类及多种矿物质。

【应用】

①用于心肝血虚、面色萎黄、眩晕心悸等。当归甘温质润，为补血要药，常配熟地黄、白芍等同用，如《仙授理伤续断秘方》中的四物汤。若气血两虚者，与黄芪同用，如《内外伤辨惑论》中的当归补血汤；与黄芪、人参、白芍、熟地黄、白术等配伍，如《正体类要》中的人参养荣汤等。

②用于血虚或血虚而兼有瘀滞的月经不调、痛经、经闭等症。当归既能补血活血，又能调经，为妇科要药。如上述诸证，用于气滞血瘀者，常配香附、桃仁、红花；用于寒凝者，常配肉桂、艾叶；用于偏血热者，则常配赤芍、丹皮等。

③用于血虚、血滞而兼有寒凝，以及跌打损伤、风湿痹阻的疼痛证。当归补血、活血，又能散寒止痛，故可随症配伍应用。治血滞兼寒的头痛，常配川芎、白芷等；治气血瘀滞的胸痛、胁痛，常配郁金、香附等；治虚寒腹痛，常配桂枝、白芍等；治血痢腹痛，常配黄芩、黄连、木香等；治积聚，常配三棱、莪术等；治跌打损伤，常配乳香、没药等；治风湿痹痛、肢体麻木，常配羌活、桂枝、秦艽等。

④用于痈疽疮疡。当归既能活血消肿止痛，又能补血生肌，故亦为外科常用药。用于疮疡初期，常配金银花、连翘、炮山甲等，以消肿止痛；用于痈疽溃后、气血亏虚，常配人参、黄芪、熟地黄等，以补血生肌。

⑤用于血虚肠燥便秘。能养血润肠通便，常配火麻仁、肉苁蓉等同用。

【用量】 当归的治疗用量为每日 10~15 克，养生用量为每日 3~6 克。

【使用注意】

①腹中胀满或腹泻者忌用。

②当归药味偏重，可适量减少药物用量。

【中药养生食谱】

1. 当归补血汤

食材：红蟹 2 只（约 750 克），当归 10 克，黄芪 50 克，枸杞子 50 克，杜仲 50 克，黑枣 100 克，米酒 250 克，清水适量。

制用法：红蟹洗净、起壳、去鳃，切块备用。将切好的红蟹放入锅内，加入当归、黄芪、枸杞子、杜仲、黑枣及适量清水，再加入米酒，用文火焖煮约 1 小时即可。

功效：黄芪、当归补气生血；杜仲补肝肾、强筋骨、安胎；枸杞子滋补肝肾、益精明目；黑枣与大枣成分、功效类同，但黑枣补血的效果更佳。几者合用共奏益气养血之功效。适用于气血不足之少气懒言、面色无华、倦怠乏力等症。

2. 归姜炖羊肉

食材：当归 10 克，生姜 15 克，羊肉 500 克；精盐、胡椒粉、羊肉汤。

制用法：当归、生姜洗净后切大片，羊肉去筋膜，入沸水锅内焯去血水后，捞出切成约 5 厘米长、2 厘米宽的肉条备用。锅内注入羊肉汤适量，将羊肉条、当归片、姜片同下锅内，在武火上烧沸后，撇去浮沫，改用文火炖至羊肉熟烂，用胡椒粉、精盐调好味即成。

功效：用于产后血虚腹痛、头晕、月经不调等病症。

3. 归芪蒸鸡

食材：生黄芪 30 克，当归 20 克，嫩母鸡 1 只（约 1500 克）；料酒、味精、胡椒粉、精盐、葱、姜、清汤各适量。

制用法：母鸡宰杀后去毛，去内脏，剁去爪，洗净，用沸水焯去血污，在凉水内冲洗干净。当归洗净，视其大小切几刀，姜切片，葱切段。将当归、黄芪装入鸡腹，腹部向上，摆上葱段、姜片，注入清汤，加精盐、料酒、胡椒粉，用绵纸封口，上笼蒸约 2 小时至鸡熟烂。揭去绵纸，拣去葱、姜，加味精调好口味即成。

功效：适合气血虚弱，月经不调、崩漏、带下及产后虚羸之人食用。

（二）白芍

本品为毛茛科多年生草本植物芍药的根，主产于浙江东阳、安徽亳县、四川中江、贵州、山东等地，均系栽培。夏、秋两季采挖，洗净，除去头尾及须根，刮去外皮，置沸水中煮至透心，立即捞出放入水中浸泡，取出晒干，切成薄片，生用或炒用、酒炒用。以根粗、坚实、粉性足、无白心或裂隙者为佳。《药品化义》称："白芍能补能泄，专行血海，女人调经胎产，男子一切肝病，悉宜用之调和气血。"

【**性味归经**】味苦、酸、甘，性微寒。归肝、脾经。

【**功效**】养血调经，平肝止痛，敛阴止汗。

【**成分**】根含多种糖苷，如芍药苷、芍药内酯苷、氧化芍药苷、苯甲酰芍药苷、芍药花苷、羟基芍药苷，总称白芍总苷。另尚含苯甲酸、鞣质、挥发油、谷甾醇以及镍、铁、铜、锰、铬等微量元素。

【**应用**】

①用于血虚所致的月经不调、崩漏等证，有养血调经之效，常配当归、熟地黄等同用；若阴虚有热、月经先期、量多或崩漏不止，可加阿胶、地骨皮等同用。

②用于肝阴不足、肝气不舒或肝阳偏亢的头痛、眩晕、胁肋疼痛、脘腹四肢拘挛作痛等症，具有养肝阴，调肝气，平肝阳，缓急止痛之效。治肝阳上亢的头痛眩晕，常配生地黄、牛膝、石决明等同用；治肝郁胁肋疼痛，常配当归、白术、柴胡等同用；治脘腹手足挛急疼痛，常配甘草同用；治肝脾不调、腹痛泄泻，常配防风、白术同用。

【**用量**】白芍的治疗用量为每日 15～30 克，养生用量为每日 5～10 克。

【**使用注意**】

①白芍不能与藜芦同用，阳衰虚寒者不宜用此物。

②白芍与赤芍同为芍药的根制成，区别在于赤芍是将芍药的根直接晒干制成。

③白芍与赤芍虽同为芍药根制成，但药性与疗效不同，赤芍清热凉血，祛瘀止

痛，切忌二者混用。

【中药养生食谱】

1. 白芍羊肉补血粥

食材：白芍、熟地黄、当归（炒）各 5 克，黄芪 10 克，精羊肉（剁细）150 克，粳米 100 克。

制用法：先将白芍、当归、熟地黄、黄芪等放入砂锅，加水煎煮 2 小时，去渣留汁，再下精羊肉、粳米共煮，至肉烂粥稠时，加作料调味至鲜即得。

功效：此粥能益脾滋肾，大补气血。可用于妇女日常养生，亦适用于气虚血弱，脾肾亏虚所致的面色萎黄或淡白无华，唇甲色淡，神疲乏力，腰膝酸冷，四肢不温，或女子月经稀少，甚或闭经，或产后虚羸，少气缺乳，便秘不通等症。今可用于营养性贫血、再生障碍性贫血、原发或继发性闭经、产后缺乳、产后便秘，更年期综合征、习惯性流产等。建议每日 1 剂，于早、晚空腹时热食，可常服。

2. 八珍鸡汤

食材：白芍、熟地黄、当归各 10 克，党参、白术各 5 克，茯苓 15 克，炙甘草 6 克，川芎 8 克，肥母鸡肉 500 克，猪肉 150 克，杂骨 150 克；生姜、葱各适量。

制用法：先将白芍、熟地黄等 8 味中药用纱布包裹，扎紧，置砂锅中，加清水浸泡至透待用，将母鸡肉、猪肉切小块，杂骨打碎，生姜拍破，葱扎成小把，与药包同置砂锅中，加清水至满，以武火煮沸，打去浮沫，用文火慢炖至鸡肉熟烂，捞去姜、葱及药包，调味后即得。

功效：此汤能补益气血，健脾养肝。常用于中老年人的日常养生，且妇女用之尤宜，亦可用于气血两虚所致之神疲乏力，面色萎黄，月经稀少，闭经，产后体虚，乳汁不生，病后体虚等症。建议每周 1 剂，可分次佐膳饮汤食肉，可常服。

（三）地黄

地黄为玄参科植物地黄的新鲜或干燥块根。因加工方法不同，分"鲜地黄""生地黄"。鲜地黄以粗壮、色红黄者为佳。生地黄以油性大、皮细、菊花心、块大、体重、断面乌黑色者为佳。生地黄经炮制后为熟地黄。

【性味归经】 生地黄：味甘、苦，性寒。归心、肝、肺经。熟地黄：味甘，性微温。归肝、肾经。

【功效】 生地黄：清热凉血，养阴生津。

熟地黄：补血滋阴，益精填髓。

【成分】 主要含 β 谷甾醇、甘露醇及少量豆甾醇、油甾醇、地黄素、生物碱、梓醇、糖类、胡萝卜素等。

【应用】

熟地黄：

①用于血虚萎黄、眩晕、心悸失眠、月经不调、崩漏等症，为补血要药，常与

当归、白芍同用，并随证配伍相应的药物。

②用于肾阴不足的潮热骨蒸、盗汗、遗精、消渴等，为滋阴主药，常与山萸肉、山药等同用，如《小儿药证直诀》中的六味地黄丸。

③用于肝肾精血亏虚的腰膝酸软、眩晕耳鸣、须发早白等，能补精益髓，常与制何首乌、枸杞子、菟丝子等补精血、乌须发药物同用。

生地黄：

①用于热入营血，口干舌绛。本品甘寒质润，苦寒清热，入营分、血分，为清热凉血养阴生津之要药。治温热病热入营血、壮热神昏、口干舌绛，常与玄参、水牛角、竹叶、麦门冬、丹参、黄连、银花、连翘等同用，如《温病条辩》中的清营汤。治温病后期、余热未尽、阴液已伤、夜热早凉、舌红脉数者，常与鳖甲、青蒿、丹皮、知母等同用，如《温病条辨》中的青蒿鳖甲汤。

②用于血热妄行、斑疹吐衄。本品清热泻火，凉血止血。治血热吐衄、便血崩漏，常与鲜荷叶、生艾叶、生侧柏叶同用，如《妇人大全良方》中的四生丸；治温热病热入营血、血热毒盛、吐血衄血、斑疹紫黑，常与赤芍、丹皮同用。

③用于津伤口渴、内热消渴。本品甘寒，清热养阴，生津止渴。治内热消渴，常与山药、生黄芪、猪胰脏同用。治温病伤阴，肠燥便秘，可与玄参、麦门冬同用，如《温病条辨》中的增液汤。

【用量】地黄的治疗用量为每日 10~30 克，养生用量为每日 10 克。

【使用注意】

①胃寒食少、脾虚泄泻、胸膈有痰者慎用。

②气血虚弱的孕妇忌用。

③地黄忌与猪血、萝卜、大蒜同食。

【中药养生食谱】

1. 地黄煮鸭蛋

食材：生地黄 30 克，鸭蛋 2 只，冰糖。

制用法：将生地黄洗净切片。鸭蛋洗净，二者同入砂锅内，加水适量，煮至鸭蛋熟，去壳再煮段时间，加入冰糖煮沸，出锅食蛋饮汤。

功效：民间常用以治疗虚火牙痛、阴虚手足心发热等症。

2. 地黄粥

食材：生地黄 30 克，砂仁 5 克，粳米 60 克，白糖。

制用法：将生地黄洗净切片。粳米去杂淘洗干净。锅内加水适量，加入粳米、生地黄片、砂仁，武火烧沸，加入白糖，改为文火烧煮成粥。

功效：适用于血虚及肺肾阴虚、腰膝痿弱、劳咳骨蒸等症。

3. 补肾延寿酒

食材：生地黄 50 克，全当归 50 克，川芎 40 克，生杜仲 25 克，菟丝子 60 克，五味子 20 克，泽泻 20 克，淫羊藿 30 克，石斛 50 克，白酒 1500 克。

制用法：将生地黄、全当归、川芎、生杜仲、菟丝子、泽泻、五味子、淫羊藿、石斛分别去杂洗净，大的可切片。投入盛酒的坛中，搅拌后，盖好密封，半月后饮用。

功效：具有补精血、益肝肾、通脉降浊、疗虚损等功效。适用于老年人补养，治疗精血虚所致早衰、阳痿、腰膝酸痛、消瘦等症。

（四）阿胶

阿胶为马科动物驴的皮去毛后熬制而成的胶块，别名驴皮胶。主产于山东东阿、浙江等地。此外，上海、北京、天津、辽宁、河北等省市亦产，东阿阿胶名扬国内外。中医称其为血肉有情之品。

【性味归经】味甘，性平。归肺、肝、肾经。

【功效】补血止血，滋阴润燥。

【成分】主要由胶原及部分水解除赖氨酸、精氨酸、组氨酸等多种氨基酸组成，并含钙、硫等。

【应用】

①用于血虚萎黄、眩晕、心悸等，为补血之佳品，常与地黄、当归、黄芪等补益气血药同用。

②用于多种出血症。止血作用良好，对出血而兼见阴虚、血虚症者，尤为适宜。治血热吐衄，配伍蒲黄、生地黄，如《千金翼方》；治吐衄咳喘失血既多、虚倦神怯，配伍人参、白及等；治肺破咳血，配伍人参、天门冬、北五味子、白及等，如《直指方》之阿胶散；治便血如下豆汁，配伍当归、赤芍等，如阿胶赤芍汤；治先便后血，配伍白芍、黄连等，如《医林集要》之阿胶丸，治冲任不固、崩漏及妊娠下血，配伍生地黄、艾叶等，如《金匮要略》中的胶艾汤。

③用于阴虚证及燥证。治温燥伤肺、干咳无痰，配伍麦门冬、杏仁等，如《医门法律》中的清燥救肺汤；治热病伤阴、虚烦不眠，配白芍、鸡子黄等，如《温病条辨》中的大定风珠。

④用于老年人体质虚弱、气血不足者。阿胶有养血生津、润肠通便及延缓衰老的作用。

【用量】阿胶的治疗用量为每日 3~9 克，养生用量为每日 3~5 克。

【使用注意】

①有外感发热时不能服用。

②阿胶是一种胶状物质，妨碍消化吸收，消化不良者忌用。

③阿胶属蛋白类制品，故服用过敏者忌用。

【中药养生食谱】

1. 胶芪归枣汤

食材：阿胶 10 克，黄芪 15 克，当归 10 克，大枣 10 枚，红糖适量。

制用法：将阿胶研碎，黄芪、当归、大枣洗净，同放入锅内，加水适量，烧沸后，改小火煮至大枣熟烂，加入红糖煮沸，出锅即成。

功效：用于治疗贫血。胶芪枣汤还具有增强免疫功能的作用，可用于治疗因化疗、放疗引起的白细胞减少。

2. 补肺阿胶粥

食材：阿胶 25 克，杏仁 10 克，糯米 100 克，白糖适量。

制用法：将杏仁用温水浸泡，去皮尖。糯米淘洗干净。将阿胶研碎，放入锅内，加水适量，小火煮至熔化。锅内加水适量，放入杏仁、糯米煮至粥稠，倒入溶化的阿胶，煮沸，加入白糖搅匀再煮沸，出锅即成。

功效：具有养阴补血、止咳平喘的功效。适于肺阴火盛、咳嗽气喘、虚劳咳嗽、脾胃虚弱、吐血、便血等病症患者。

3. 阿胶炖肉

食材：阿胶 15 克，麦门冬 10 克，猪瘦肉 250 克；精盐、味精、酱油、葱花、姜丝。

制用法：将阿胶研碎。猪瘦肉洗净切块。锅内放入猪肉块、阿胶、麦门冬、精盐、味精、酱油、葱花、姜丝，加水适量，烧沸，改为小火炖至肉熟烂入味，出锅即成。

功效：适用于气阴不足、肝阴血虚、病后体虚、产后血虚、虚劳咳嗽、吐血等病症患者。

（五）何首乌

本品为蓼科多年生缠绕草本植物何首乌的块根，我国大部地区，如河南、湖北、广西、广东、贵州、四川、江苏等地均有出产。秋、冬两季叶枯萎时采挖，削去两端，洗净，切厚片，干燥，称生首乌。再以黑豆汁拌匀，蒸至内外均呈褐色，晒干，称为制首乌。以个大、质坚实而重、红褐色、断面显云花纹、粉性足者为佳。《开宝本草》认为何首乌可以"黑须发，悦颜色，久服长筋骨，益精髓，延年不老"。

【性味归经】

制首乌：味甘、涩，性微温。归肝、肾经。

生首乌：味甘、苦，性平。归心、肝、大肠经。

【功效】 制首乌补益精血，固肾乌须。生首乌截疟解毒，润肠通便。

【成分】 主要含有大黄酚、大黄素、大黄酸、大黄素甲醚等，此外含淀粉、粗脂肪、卵磷脂等有效成分。

【应用】

①用于血虚而见头昏目眩、心悸失眠、萎黄乏力，肝肾精血亏虚的眩晕耳鸣、腰膝酸软、遗精崩带、须发早白等症。制首乌能补血养肝，益精固肾，乌须发，强

筋骨。治血虚萎黄、失眠健忘等，有补血宁神之效，常与熟地黄、当归、酸枣仁等配伍；治肝肾精血亏虚，能补血益阴，固涩精气，常与当归、枸杞子、菟丝子等同用，如《本草纲目》引《积善堂方》中之七宝美须丹。

②用于体虚久疟、肠燥便秘及痈疽、瘰疬等证。生首乌有截疟、润肠、解毒之效。治体虚久疟、气血耗伤者，常配人参、当归等同用，如《景岳全书》中的何人饮；治肠燥便秘、血虚津亏者，配当归、火麻仁等同用；治痈疽疮疡，配金银花、连翘等同用，如《疡医大全》中何首乌汤；治瘰疬结核，配夏枯草、土贝母、香附等同用（引自《本草汇言》）。此外，对血燥生风、皮肤瘙痒、疮疹等，用生首乌配荆芥、防风、苦参等内服，或同艾叶煎汤外洗，均有效。

③生首乌用于瘰疬疮痈、肠燥便秘。制首乌用于精血亏损、高血脂等。

【用量】何首乌治疗用量为每日 6~12 克，养生用量为每日 3~5 克。

【使用注意】

①生、制首乌两者的功效主治不同，使用时应注意区别。

②生首乌含蒽醌类化合物较多，通便的作用较强，老年人有大便溏泻者忌用。

③生首乌毒性较强，制首乌则毒性极少，应用时要注意。

【中药养生食谱】

1. 首乌酒

食材：制首乌 250 克，枸杞 100 克，白酒 4000 克。

制用法：将制首乌、枸杞子去杂洗净，放入酒坛内。加入白酒搅匀，密封坛口浸泡，每隔 3 天搅拌 1 次，浸泡半月，开坛滤去药渣即成。

功效：适用于肝阴虚、精亏血少者服用，适量饮用有延年益寿的作用。对于形寒怕冷、面色㿠白、食少便溏的阳虚或脾虚患者则当慎用。

2. 首乌煮鸡蛋

食材：制首乌 10 克，鸡蛋 2 只，桑寄生 10 克；精盐、味精各适量。

制用法：将制首乌洗净，浸润切片。将制首乌、桑寄生放入砂锅内，注入适量清水，放入鸡蛋，煮至鸡蛋熟，捞出去掉蛋壳，将鸡蛋、精盐、味精放进锅内，再煮片刻，盛入碗中即成。

功效：有补肝益肾、填精乌发、安神养心、延缓衰老的功效。适合肝肾虚损、精血不足、须发斑白、未老先衰之人食用。

3. 首乌鸡

食材：制首乌 10 克，净鸡肉 500 克，净冬笋 50 克，鲜辣椒 100 克；料酒、精盐、味精、酱油、淀粉、生油各适量。

制用法：制首乌煎汁待用。将鸡肉洗净，切成丁放入碗中，加入料酒、味精、精盐、淀粉上好浆待用。冬笋切成丁，鲜辣椒去蒂、籽，洗净切成丁。炒锅加油烧热，将浆好的鸡丁下油锅余炸，熟后倒入漏勺待用。锅中留少许底油，加入鸡丁、冬笋丁、辣椒丁、料酒、精盐、酱油以及首乌汁，快速颠炒，入味后用淀粉勾芡，出锅装盘即成。

功效：适用于肝肾阳衰、须发早白、血虚头晕、腰膝酸软、遗精等症。何首乌能增强人体免疫功能。

三、常用补阳中药

阳，是指阳气。中医经典著作《黄帝内经》里解释说，所谓阳气，就好像天上的太阳一样，给大自然以光明和温暖，如果失去了它，万物便不得生存。人若没有阳气，体内就失去了新陈代谢的活力，不能供给能量和热量，这样，生命就要停止，可见阳气对人体生命活动是十分重要的。补阳法，适用于阳虚之人。阳虚主要表现为畏寒怕冷、四肢不温等症状。补阳药包括鹿茸、黄狗肾、蛤蚧、冬虫夏草、胡桃仁、肉苁蓉、锁阳、淫羊藿、仙茅、杜仲、续断、狗脊、骨碎补、补骨脂、益智仁、沙苑子、韭菜子、胡芦巴、阳起石等。

（一）杜仲

本品为杜仲科落叶乔木植物杜仲的干燥树皮。主产于四川、云南、贵州、湖北、陕西等地，多为栽培。春夏两季（4—6月）剥取栽植近十年的树皮，趁新鲜刮去粗皮，晒干，或将剥下树皮内表面相对层层叠放严密埋藏于稻草内，使之"发汗"至内皮呈紫褐色时，取出晒干。目前，杜仲入药以炮制品盐杜仲为主。盐杜仲常以武火炒炭去丝或武火砂烫成炭去丝，杜仲炮制的主要目的就是断丝。生时以皮厚、块大、去净粗皮、内表面暗紫色、断面丝多者为佳。《神农本草经》认为杜仲有"主腰脊痛，补中益精气，坚筋骨，强志"的功效。

【性味归经】味甘，性温。归肝、肾经。

【功效】补中益精气，补肝肾，强志，强筋骨，安胎，久服轻身耐老。

【成分】含多种苷类，如松脂素苷、松脂素双糖苷、杜仲苷、杜仲醇苷等；尚含有机酸，如绿原酸、咖啡酸、熊果酸、香草酸、杜仲酸等；另含谷氨酸、胱氨酸等17种游离氨基酸，含锗、硒等15种微量元素；还含鞣质、黄酮类和少量生物碱。

【应用】

①用于肝肾不足的腰膝酸痛、下肢痿软及阳痿、尿频等症，能补肝肾，强筋骨，暖下元。治腰痛脚弱，常配补骨脂、胡桃肉。如《局方》之青蛾丸；治阳痿尿频，可与山萸肉、菟丝子、覆盆子等同用。

②用于肝肾亏虚、下元虚冷的妊娠下血，胎动不安，或习惯性流产等。能补肝肾，暖冲任，固经安胎。治胎动腰痛如坠，可配续断研末、枣肉为丸服，即《证治准绳》之杜仲丸，亦可配伍续断、菟丝子、阿胶等同用。

③本品主治肾虚腰痛、筋骨无力、妊娠漏血、胎动不安、高血压等症。

④现代临床用于高血压治疗，有可靠的降压作用。用于老人肾虚而又血压高

者，可与淫羊藿、桑寄生、怀牛膝等同用；若肝阳肝火偏亢者，可配夏枯草、菊花、黄芩等同用。

【用量】杜仲的治疗用量为每日 5~10 克，养生用量通常为每日 1~5 克。

【使用注意】阴虚火旺者忌用，低血压患者禁用，对杜仲过敏者禁用。杜仲宜置于通风干燥处保存。

【中药养生食谱】

1. 杜仲腰花

食材：杜仲 10 克，桑寄生 10 克，猪肾 250 克；料酒、精盐、味精、酱油、醋、白糖、葱花、姜丝、湿淀粉、生油各适量。

制用法：将猪肾剖两片，去腺筋，洗净切成腰花。杜仲、桑寄生下锅加适量水煎熬成药汁。用杜仲煎汁一半，加入料酒、湿淀粉、精盐调拌腰花。用白糖、醋、酱油、淀粉兑成芡汁。油锅烧至八成热，放入葱花、姜丝煸香，投入腰花快炒，倒入兑汁和另一半杜仲煎汁，翻炒均匀，起锅即成。

功效：此菜具有强肾健腰的作用，适用于肾虚、体弱、腰膝酸软、遗精、耳鸣、小便不利等症。

2. 清脑羹

食材：生杜仲 50 克，水发银耳 250 克，冰糖少许。

制用法：将生杜仲煎熬 3 次，收取药液 2500 毫升备用。将水发银耳去杂洗净，撕成小块。铝锅内放入杜仲药液，加入银耳武火烧沸，改为文火炖烧，加入冰糖，视锅中情况可加入适量水，煮至银耳熟烂即可出锅。

功效：杜仲补肝肾、强筋骨。银耳补肾强精、强心壮身、补脑提神。二者组成此羹，具有滋补肝肾、补养气血的功效。适用于失眠头昏、头痛、耳鸣、腰膝酸软、高血压等病症。

3. 杜仲炖猪肚

食材：生杜仲 10 克，猪肚 500 克；料酒、精盐、味精、白糖、葱段、姜片。

制用法：将杜仲洗净切块。将猪肚反复多次洗净。锅内加入猪肚、杜仲块、料酒、精盐、味精、白糖、葱段、姜片，再加入适量水，武火烧沸，改为文火炖至猪肚熟烂，捞出猪肚，切片装盘，浇上原汁即成。

功效：用于腰膝酸软、泄泻、消瘦、乏力等症。

（二）蛤蚧

本品为脊索动物门爬行纲壁虎科动物蛤蚧除去内脏的干燥体。通常于 5—9 月捕捉，破开腹部，除去内脏，用布抹净血液（不可水洗），再用竹片撑开，使全体扁平，四肢顺直，以微火焙干，将两只合成一对，扎好。用时除去鳞片及头足，切成小块，黄酒浸润后，烘干。李时珍谓："蛤蚧因声而名，以雄为蛤，以雌为蚧。"以体大、尾粗而长、无虫蛀者为佳。李时珍认为，蛤蚧可"补肺气，定喘止咳，功同人参；益阴血，助精扶羸，功同羊肉"。

【**性味归经**】咸，平。归肺、肾经。

【**功效**】助肾阳，益精血，补肺气，定喘嗽。

【**应用**】

①用于肺肾两虚、肾不纳气的虚喘久嗽，能峻补肺肾之气而纳气平喘，为治虚喘劳嗽的要药，常与人参同用，如《御药院方》中的人参蛤蚧散。

②用于肾阳不足、精血亏虚的阳痿，有助肾壮阳、益精血的功效，可单用浸酒服，或配人参、鹿茸、淫羊藿等同用。

③本品主治虚喘气促、劳嗽咳血、阳痿遗精等。

【**用量**】蛤蚧的治疗用量通常为每日 3~6 克，养生用量为每日 1~3 克。

【**使用注意**】外感风寒而咳嗽的人忌服此药。

【**中药养生食谱**】

1. 蛤参酒

食材：蛤蚧 1 对，人参 10 克，白酒 1000 克。

制用法：将蛤蚧去头、足、鳞，洗净，与人参一同放入盛酒的容器内封好口，浸泡 7 日即可饮用，每次 1 小杯。

功效：用于治疗肾阳虚的阳痿、咳嗽、慢性支气管炎等症。

2. 蛤蚧羊筋汤

食材：蛤蚧 6 克，羊肺 100 克；精盐、胡椒粉、生姜片、羊汤各适量。

制用法：将蛤蚧洗净，干燥研碎成粉。羊肺洗净，放入沸水锅中焯去血水，捞出清水洗净，切成块。将羊肺块入锅中，加入适量羊汤，烧沸后，改文火炖到羊肺熟，加入蛤蚧粉、生姜片，炖一段时间。用精盐、胡椒粉调味即成。

功效：蛤蚧具有补肺益肾、定喘止嗽的功效，二物相合补肺功效佳，可治疗肺痿、咳嗽、咯血、消渴、小便不利、尿频等病症。

（三）海马

本品为脊索动物门鱼纲海龙科动物线纹海马或刺海马或大海马或三斑海马或小海马的干燥体。捕捉后除去内脏晒干，或除去外部灰黑色皮膜和内脏后，洗净，将尾部盘卷，晒干，捣碎或碾粉用。以个大、色白、体完整、坚实、洁净者为佳。

【**性味归经**】味甘、咸，性温。归肾、肝经。

【**功效**】补肾壮阳，活血散结，消肿止痛。

【**成分**】刺海马含蛋白质、脂肪、多种氨基酸。海马提取液表现出雄性激素样的作用。

【**应用**】

①用于肾阳虚衰的阳痿精少、宫冷不孕、腰膝酸软、尿频等，有补肾壮阳益精之功，可单用研末或浸酒服，亦可与补骨脂、淫羊藿、覆盆子等配伍。

②用于症瘕积聚及跌扑损伤。既能温肾阳，又能活血散结、消肿止痛。对年久阳虚的症瘕积聚尤为适宜，每与大黄、青皮等配伍，如《圣济总录》之海马汤。治跌打损伤，可与苏木、红花等配伍同用。

③本品主治阳痿、遗尿，肾虚作喘、跌打损伤等症。此外，尚可外治阴疽疮肿、外伤出血等。

【用量】海马的治疗用量为每日 3~10 克，养生一般用量为每日 1~5 克。

【使用注意】阴虚火旺者与孕妇忌用此药。

【中药养生食谱】

1. 海马童子鸡

食材：海马 10 克，枸杞子 10 克，小公鸡 1 只；料酒、精盐、味精、葱段、姜片、清汤各适量。

制用法：将小公鸡宰杀后，除净毛、内脏、爪尖，入沸水锅焯一下，捞出洗净，将海马泡发洗净，放入鸡腹内。将鸡放入锅内，加入适量清汤，烧煮，放入料酒、枸杞子、精盐、味精、葱段、姜片，改为小火煮至鸡肉熟烂入味，出锅即成。

功效：海马与枸杞子、小公鸡共制此菜，其温中壮阳、益气补精的功效更强，适用于阳痿、早泄、小便频数、虚劳瘦弱、崩漏带下等症。

2. 海马酒

食材：海马 2 对，生杜仲 30 克，白酒 500 克。

制用法：将海马放入酒瓶内，注入白酒，密封浸泡 15 日后，即可饮用。

功效：适用于阳痿、腰膝酸软、小便频数等症。

（四）鹿茸

本品为脊索动物门哺乳纲鹿科动物梅花鹿或马鹿的雄鹿未骨化密生茸毛的幼角，前者习称"花鹿茸（黄毛茸）"，后者习称"马鹿茸（青毛茸）"。花鹿茸主产于吉林、辽宁、河北等省，品质优。马鹿茸主产于黑龙江、新疆、青海、吉林、云南、四川、内蒙古、甘肃等地。

【性味归经】味甘、咸，性温，略带腥气。归肾、肝经。

【功效】补肾壮阳，益精养血，强筋健骨，调补冲任，托毒生肌。

【成分】含多种氨基酸，尤其脯氨酸、赖氨酸和丙氨酸含量最多，尚含多种生物活性物质，如磷脂酰胆碱、多胺类化合物、多糖类物质以及雄激素和雌二醇等。

【应用】

①用于肾阳不足、精血亏虚引起的阳痿早泄、宫寒不孕、尿频不禁、头晕耳鸣、腰膝酸痛、肢冷神疲等症，为温肾壮阳、补督脉、益精血的要药，可单服；或同山药浸酒服；亦可配伍人参、巴戟天等丸服，如参茸固本丸。

②用于肝肾精血不足引起的筋骨痿软、小儿发育不良、囟门过期不合、齿迟、行迟等。有补肝肾、益精血、强筋骨的功效，常配伍山茱萸、熟地黄等同用，如加

味地黄丸。

③用于冲任虚寒、带脉不固的崩漏不止、带下过多，有补肝肾，调冲任，固崩止带功效。治崩漏不止，可配当归、阿胶、蒲黄等同用，如《千金方》之鹿茸散；治白带过多，《济生方》中以之配狗脊、白蔹为末，用艾煎醋熏，打糯米糊为丸服用。

④治疮疡久溃不敛、脓出清稀或阴疽内陷不起。有温补精血、托毒外出和生肌之效，可与黄芪、当归、肉桂等配伍应用。

【用量】 鹿茸治疗用量为每日 1~2 克，养生用量为每日 0.3~0.5 克。

【使用注意】

①鹿茸为峻补之品，服用宜从小剂量开始，缓缓增加，不可骤然大量使用。

②高血压患者及阴虚阳亢者不宜服用。

③外感有热或其他热证者不宜服。

【中药养生食谱】

1. 鹿茸酒

食材：鹿茸 10 克，淮山药 30 克，枸杞子 30 克，白酒适量。

制用法：将鹿茸、淮山药切碎，与枸杞子一同放入酒瓶中，注满白酒，盖好浸泡 1 个月后饮用。酒饮完再注入白酒浸泡。

功效：鹿茸含脑素、雌酮、骨胶、15 种氨基酸及多种微量元素等有效成分，具有壮元阳、补气血、益精髓、强筋骨等功效。骨质、胶质有消除皱纹，使肌肤细腻的作用；淮山药具促脾补肺、固肾益精等功效，白酒调和气血、舒筋活血、抗御寒湿；枸杞子滋肾阴、养肝血，组成鹿茸酒，治阳痿、小便频数、劳损诸虚等病症。还有润肤健美的作用。

2. 鹿茸炖猪腰

食材：鹿茸 5 克，生杜仲 10 克，猪肾 2 具；料酒、精盐、味精、白糖、葱花、姜丝各适量。

制用法：将鹿茸磨成细粉。将猪肾洗净，去臊腺切成腰花。锅内放鹿茸、猪腰花，再加料酒、生杜仲、精盐、味精、白糖、葱花、姜丝，武火烧沸，改为文火炖至腰花熟而入味即可出锅。

功效：猪腰又称猪肾。具有补肾气的功效，与鹿茸相配成菜，补肾功效更强。多用于治疗肾虚腰痛、阳痿、滑精、子宫虚冷等病症。阴虚火旺者忌食。

（五）冬虫夏草

冬虫夏草为真菌门麦角菌科植物冬虫夏草菌寄生于蝙蝠蛾科昆虫蝙蝠蛾幼虫上的子座及幼虫尸体的干燥复合体。以虫体完整、身干、支粗、虫身土黄且发亮、丰满肥壮、断面类白色、气浓者为优。主产于四川、西藏、青海、云南等地。

【性味归经】 味甘，性平。归肺、肾经。

【功效】益肾壮阳，补肺平喘，止血化痰，主要用于虚劳咳嗽、咯血虚汗、阳痿遗精等症。

【成分】含虫草酸（甘露醇）、多糖、冬虫夏草素（脱氧腺苷）、多种游离氨基酸，尚富含微量元素，以磷含量为最高，其次为钠、钾、钙、镁、锰、铁等。

【应用】

①用于肾虚腰痛，阳痿遗精，有补肾助阳益精之效，可单用浸酒服，或配伍淫羊藿、巴戟天、菟丝子等同用。

②用于肺虚久咳虚喘、劳嗽痰血，能补益肺肾，平定喘嗽，止咳化痰。治劳嗽痰血，常配北沙参、川贝母、阿胶等；治喘咳短气，常与人参、胡桃肉、蛤蚧等同用。此外，病后体虚不复、自汗畏寒等，可以与鸭、鸡、猪肉等炖服，有补虚扶弱之效。

【用量】冬虫夏草的治疗用量为每日 3~9 克，养生用量为每日 1~3 克。

【使用注意】

①冬虫夏草是名贵药材，所以伪品较多，如有人将亚香棒虫草、真菌蛹草、凉山虫草、地蚕等假冒出售，更有甚者，有用面粉、玉米粉、石膏经压模加工而制成假虫草，形状与真者相似，购时应注意，最好到正规大药店购买。

②老年人有阴虚火旺者不宜用。

③有外感发热者，须暂停服用。

【中药养生食谱】

1. 虫草鸡

食材：冬虫夏草 10 克，生黄芪 15 克，嫩母鸡 1 只（约 1500 克）；味精、姜片、葱段、精盐、胡椒粉、料酒各适量。

制用法：将鸡宰杀后去毛、内脏，剁去爪洗涤，在沸水锅内焯片刻洗去血污，捞出用清水洗净。冬虫夏草用温水洗净。将鸡头顺颈劈开，取几条冬虫夏草放鸡头和颈内，用棉线缠紧，余下冬虫夏草同生黄芪、姜片、葱段一起装入鸡腹内。注入清汤、精盐、料酒、胡椒粉，用绵纸封口，上笼蒸熟烂。出笼后，揭去绵纸，拣去葱姜，加味精调味即成。

功效：母鸡历来被人们认为是良好的补虚强身食品，具有温中益气、补精填髓、安五脏、补虚羸的功效。与冬虫夏草同煮则能补肾保肺、益气填精、止咳平喘、强身健体。加入生黄芪，补气增力，适用于肾精亏虚的阳痿、遗精、腰膝酸软、肺气阴两虚、肺结核病所引起的咳嗽、气喘等体弱的患者。

2. 虫草炖肉

食材：冬虫夏草 10 克，猪瘦肉 500 克；料酒、精盐、姜片、葱段、胡椒粉、肉汤各适量。

制用法：将猪肉洗净，入沸水锅内焯去血水，捞出用清水洗净，切成块状，冬虫夏草用温水洗净。将冬虫夏草、猪肉块、精盐、料酒、姜片、葱段放入锅内，注入肉汤，武火烧沸，撇尽浮沫，改为文火炖至猪肉熟烂。拣去葱、姜，加入精盐、胡椒粉调味即成。

功效：补气益血、滋肾强壮的猪肉配冬虫夏草经调制而成。功在补益肺肾、补中健脾、滋阴养血。对肺虚或肺肾两虚的咳嗽、气短、劳嗽、痰血以及久病体虚、神疲少食或腰膝酸痛、遗精、阳痿、气血虚弱的贫血等均有辅助调治之功。

（六）肉苁蓉

本品为列当科一年生寄生草本植物肉苁蓉带鳞叶的肉质茎，主产于内蒙古、甘肃、新疆、青海等地，产于内蒙古阿拉善、巴彦淖尔者，量大质优，为道地药材。以个大身肥、鳞细、色灰褐至黑褐色、油性大、茎肉质而软者为佳。晒干后，切厚片生用或酒制用。《神农本草经》称，肉苁蓉"养五脏，强阴，益精气……久服轻身"。

【性味归经】味甘、咸，性温。归肾、大肠经。

【功效】补肾阳，益精血，润肠通便。

【成分】含生物碱和16种氨基酸，其中人体必需氨基酸7种。

【应用】

①用于肾阳不足、精血亏虚的阳痿、不孕、腰膝酸软、筋骨无力。能补肾阳，益精血，暖腰膝。治阳痿不育，常配熟地黄、菟丝子、五味子等，如肉苁蓉丸；治宫冷不孕，常配鹿角胶、当归、紫河车等；治腰膝酸软、筋骨无力，常配巴戟天、草薢、杜仲等，如金刚丸。

②用于肠燥便秘，对老年人肾阳不足、精血亏虚者尤宜，常配当归、枳壳等同用，如《景岳全书》之济川煎。

③肉苁蓉能培补元气，提高细胞免疫和体液免疫的能力，增强抗病能力。温补肾阳，去阴部寒湿，促进下焦的气血循环，治疗阳痿、早泄、遗精、尿多尿频等。

【用量】肉苁蓉的治疗用量为每日10~20克，养生用量为每日3~5克。

【使用注意】

①因"咸大芸"含盐量较高，对患有高血压病的老年人不利，所以选用肉苁蓉时尽量用"甜大芸"，在仅有咸大芸的情况下，要用清水多次浸泡，以减少盐分。

②阴虚火旺及脾虚、大便泄泻的老年人忌用。

【中药养生食谱】

1. 肉苁蓉炖公鸡

食材：肉苁蓉15克，公鸡1只；料酒、精盐、味精、葱段、姜片、白糖各适量。

制用法：将肉苁蓉洗净切片。将公鸡宰杀，去毛、内脏、鸡爪，洗净后，下沸水锅内焯一下，捞出洗净血水。锅内放入适量水，放入鸡、肉苁蓉片、料酒、精盐、白糖、味精、葱段、姜片，武火烧沸，改为文火炖至鸡熟透入味，出锅即成。

功效：肉苁蓉补肾阳、强肾气，公鸡肉补肾助阴。二者组成此菜具有补肾助阳、益气的功效。用于治疗肾阳虚所致的阳痿、耳聋、小便频数、夜尿多等病症。阳盛、火旺者忌食。

2. 肉苁蓉羹

食材：肉苁蓉 15 克，山芋（红薯）50 克，羊肉 100 克，精盐适量。

制用法：将肉苁蓉刮去皮，用酒浸去黑汁，切薄片，将山芋洗净切薄片。将羊肉洗净切薄片。将肉苁蓉片、山芋片、羊肉片放锅内，加适量水煮成羹，用精盐调味即成。

功效：肉苁蓉温补肾阳，补阴润燥。山芋健脾和胃、补虚益气。羊肉温中补虚、温经补血、温肾壮阳。此羹，功在补肾补血。用于阳虚血少之人的补益。可治疗阳痿、腰痛、畏寒等病症。

四、常用补阴中药

阴，是指阴精。精为真阴，是化生元气的基本物质。精盈则生命力强，不但能适应四时气候的变化，抗御外邪的侵袭，而且还能延迟衰老。精亏则生命力减弱，抵御外邪的能力减退，而诸病所由生，机体亦易衰老。补阴法，适用于阴虚之人。所谓阴虚，主要是指濡养人体的物质缺乏。临床表现为面红潮热、体瘦、五心烦热、口干咽燥、盗汗遗精、疲乏、眩晕、心悸、失眠、舌红少苔、脉细数。补阴药包括沙参、麦门冬、天门冬、石斛、玉竹、黄精、百合、枸杞子、桑葚、墨旱莲、女贞子、龟板、鳖甲、黑芝麻等。

（一）百合

本品为百合科多年生草本植物百合或细叶百合的肉质鳞叶，全国各地均产，以湖南、浙江产者为多。秋季采挖，洗净鳞叶，置沸水中略烫，干燥，生用或蜜炙用。以野生百合为佳，其瓣小而厚，味较苦。栽培的百合一般作食用，瓣大片薄，味微苦。现在药用也以栽培为主。《本草纲目》中提到，百合有润肺止咳、宁心安神、补中益气之功效。

【性味归经】味甘，性微寒。归肺、心经。

【功效】养阴润肺止咳，清心安神。

【成分】含秋水仙碱等多种生物碱、淀粉、蛋白质、脂肪和多种糖。

【应用】

①用于肺阴虚的燥热咳嗽及劳嗽久咳、痰中带血等，能养阴清肺，润燥止咳。治燥热咳嗽、痰中带血，常与款冬花配伍，如《济生方》之百花膏；治肺虚久咳、劳嗽咯血，常配生地黄、玄参、川贝母等，如《慎斋遗书》中的百合固金汤。

②用于热病余热未清，心肺阴虚、虚热内扰之神思恍惚、虚烦惊悸、失眠多梦等。能清心安神，常配知母、生地黄同用，如《金匮要略》中的百合知母汤、百合

地黄汤。

【用量】百合的治疗用量一般为每日 10~30 克，养生用量为每日 5~15 克。

【使用注意】

①百合多食伤肺气，用量要适宜。

②用于清心效用的百合，宜选用生百合，润肺则宜选用蜜炙百合。

【中药养生食谱】

1. 百合雪梨羹

食材：百合 10 克，雪梨 1 只，冰糖适量。

制用法：将百合去杂洗净，将雪梨洗净去核切碎。将百合、雪梨同放入锅中，加水及冰糖适量，烧煮至百合熟透入味即成。

功效：用于治疗慢性支气管炎、阴虚痰黏滞、咳嗽、咯血等症。

2. 百合莲藕

食材：百合 10 克，莲子仁 10 克，藕 200 克；白糖适量。

制用法：将百合、莲子仁洗净。将藕刮去表皮切小块。将百合、莲子仁放入锅内，加水适量，煮至莲子仁熟，加入藕块、白糖，继续煮至藕熟烂即成。

功效：适用于肺虚久咳、热病烦渴、水肿、遗精等病症。

3. 百合猪蹄汤

食材：猪蹄 1 只，百合 100 克，沙参 10 克；料酒、精盐、味精各适量。

制用法：将百合去杂浸泡半小时。猪蹄去毛刷洗干净，放沸水锅中焯去血水。将猪蹄、沙参、精盐、料酒、清水放砂锅烧开，改为文火炖至猪蹄熟，放入百合再炖，炖至百合熟，用味精调味即成。

功效：适用于肺痨干咳、咯血、虚烦、贫血等病症。

（二）麦门冬

本品为百合科多年生草本植物麦门冬的块根，主产于四川、浙江、湖北等地。夏季采挖，反复暴晒，堆置，至七八成干，除去须根，干燥，生用。以个整、肥壮、黄白色、半透明、质柔、有香气、嚼时发黏、无霉变者为佳。

【性味归经】味甘、微苦，性微寒。归心、肺、胃经。

【功效】养阴润肺，益胃生津，清心除烦。

【成分】麦门冬含多种甾体皂苷、胡萝卜素、黏液质、糖类、β-谷甾醇、豆甾醇等成分。

【应用】

①用于肺阴不足，而有燥热干咳痰黏、劳热咳嗽等。能养阴、清肺、润燥。治燥咳痰黏、咽干鼻燥，常与桑叶、杏仁、阿胶等配伍，如《医门法律》中的清燥救肺汤；治劳热咳嗽，常配天门冬，如《张氏医通》之二冬汤。

②用于胃阴虚或热伤胃阴、口渴咽干、大便燥结等。能益胃生津、润燥。治热

伤胃阴的口渴，常配玉竹、沙参等，如《温病条辨》中的益胃汤；治热病津伤，肠
燥便秘，常与玄参、生地黄配伍，如《温病条辨》之增液汤。

③用于心阴虚及温病热邪扰心营、心烦不眠、舌绛而干等。能养阴清心、除烦
安神。治阴虚有热的心烦不眠，常与生地黄、酸枣仁等同用，如《摄生秘剖》中的
天王补心丹；治邪扰心营，身热烦躁，舌绛而干等，常配黄连、生地黄、竹叶心等
同用，如《温病条辨》中的清营汤。

【用量】麦门冬的治疗用量为每日 6~12 克，养生用量通常为每日 5~10 克。

【使用注意】

①麦门冬忌与木耳、鲫鱼同用。

②孕妇和大便溏稀者也不宜多食麦门冬。

【中药养生食谱】

1. 麦冬大枣粥

食材：麦门冬 10 克，黄精 10 克，糯米 100 克，大枣 10 枚；白糖、蜂蜜各适量。

制用法：将麦门冬、大枣用水洗净。将糯米用水洗后，用水稍浸泡后放入锅
内，加入麦门冬、黄精、红枣和适量水，煮至黏稠。放入白糖、蜂蜜即成。

功效：具有养气阴、健脾胃的作用。有很好的益寿、润肤作用。

2. 莲子茯苓麦冬糕

食材：莲子 500 克，茯苓 500 克，麦门冬 500 克；白糖、糖桂花各适量。

制用法：将莲子去皮、芯，茯苓切片，二者同麦门冬一起研成细粉，加入白
糖、糖桂花拌匀，做成糕，上笼蒸 20 分钟，出笼即成。

功效：适用于脾虚倦怠、泄泻、心神不安、带下、遗精等症。

3. 麦冬酒

食材：麦门冬 30 克，五味子 30 克，白酒 1000 克。

制用法：将麦门冬洗净，切片，放入酒瓶内，注酒满瓶，浸泡 1 个月即可饮用。

功效：麦门冬乘酒之势，养阴润肺、舒筋活血之功更强。常有降血糖、润肤延
年的作用。

（三）枸杞子

本品是落叶茄科植物蔓生灌木，宁夏枸杞和枸杞的成熟果实，茎高三五尺，夏
秋季节开漏斗状紫红色花朵，随后结出卵圆形的果实。其花、叶、果、根均作药使
用，果实称为枸杞子，根皮称地骨皮，叶称为天精草，花称长生草，主产于宁夏、
河北、甘肃、青海、新疆、内蒙古等地，以宁夏的中宁县和中卫市的质量最好，产
量最多。《神农本草经》称"枸杞子坚筋骨，久服轻身不老"。

【性味归经】味甘，性平。归肝、肾经。

【功效】养阴补血、益精明目。

【成分】含氨基酸、微量元素、多糖、甜菜碱、维生素 B_1、维生素 B_2、维生素

C、胡萝卜素、烟酸等。

【应用】

①用于肝肾虚亏、精血不足所致的腰膝酸痛、头晕、耳鸣、遗精等症，如《古今录验方》之枸杞丸。

②用于肝肾不足、精血不能上济于目所致的眼目昏花、视力减退、血虚萎黄等症。单用有一定疗效，复方中常与熟地黄、山茱萸、菊花等药合用，如《医级》中的杞菊地黄丸。

③本品还可用于消渴。睡前取枸杞子 30 克嚼服，对老年夜间口干症有效。

【用量】枸杞子治疗用量为每日 6～15 克，养生用量为每日 5～10 克。

【使用注意】老年人脾虚、便溏者忌用。

【中药养生食谱】

1. 枸杞粥

食材：枸杞子 10 克，山药 10 克，粳米 100 克，冰糖适量。

制用法：将粳米洗净，放锅中加适量水，大火煮沸，放入洗净的枸杞子、山药和冰糖，再沸改为小火煮至成粥。

功效：对老年人精力衰减、形体瘦弱、须发早白者更为适宜，是很好的抗衰老健美食品。

2. 枸杞酒

食材：枸杞子 150 克，生地 150 克，桑寄生 100 克，白酒 5000 克。

制用法：将枸杞子、生地、桑寄生洗净，放酒坛内加酒浸泡，密封 1 个月即可服用。

功效：具有滋补肝肾、益精养血的功效，适用于老年人精力衰减、形体瘦弱、须发早白者饮用。但阳虚之人应当慎用或忌用。

3. 枸杞子炖牛肉

食材：牛腿肉 250 克，云茯苓 10 克，枸杞子 20 克，桂圆肉 6 克；料酒、精盐、味精、葱段、姜片、花生油各适量。

制用法：将枸杞子、云茯苓、桂圆肉洗净，放入盘内。将牛肉放入沸水锅中氽约 3 分钟捞起，洗后切成肉片，铁锅烧热，下花生油，倒入牛肉片爆炒，烹料酒，炒匀后放进盘内，姜片、葱段放在上面。白开水、精盐、料酒共倒入盘内，隔水蒸 2 小时，至牛肉软烂取出，去掉姜葱，加入味精即成。

（四）玉竹

本品为百合科多年生草本植物玉竹的根茎，主产于河北、江苏等地。秋季采挖，洗净，晒至柔软后，反复揉搓，晾晒至无硬心，晒干；或蒸透后，揉至半透明，晒干，切成片或段用。以条长、肥壮、白色、明亮、体软、味甜者为佳。在《神农本草经》被列为上品之药，因"其叶光莹像竹，其根长而多节"得名。

【性味归经】味甘，性微寒。归肺、胃经。

【功效】养阴润燥，生津止渴。

【成分】本品含铃兰苦苷、铃兰苷、山奈酚苷、槲皮醇苷和维生素 C、淀粉黏液质、生物碱、微量元素等。

【应用】

①用于阴虚肺燥的干咳少痰。能养阴润肺而治燥咳，常配沙参、麦门冬、川贝母等同用。

②用于热病伤津、烦热口渴及消渴等。能益胃生津，并治内热消渴。治热病伤津的烦热口渴，常配生地、麦门冬等同用，如《温病条辨》中的益胃汤；治消渴，可与生地黄、天花粉等同用。

③玉竹养阴润燥，润心肺，益胃生津，清热除烦，滋养气血，润肤，益智强壮，轻身延年，补五劳七伤，主治咳嗽烦渴、虚劳发热、热病伤津、腰腿疼痛等症。

【用量】玉竹治疗用量为每日 6~12 克，养生用量为每日 3~5 克。

【使用注意】

①胃有痰湿气滞者忌食用玉竹。

②玉竹应收贮于干燥通风处，防霉蛀走油。

【中药养生食谱】

1. 山药玉竹黄瓜汤

食材：山药 15 克，玉竹 15 克，黄瓜 100 克。

制用法：把黄瓜洗净，切成块，山药洗净，切片。然后把黄瓜、山药、玉竹放在炖锅内，加适量水，用武火烧沸，再改用文火煮半小时即成。每日 1 次。

功效：此药膳具有补脾益胃，清热润肺的功效。适宜于糖尿病患者阴虚燥热之咳而无痰，或痰少而黏、烦渴多饮、急躁易怒、口干口苦、潮热盗汗、大便干燥等。

2. 玉竹瘦肉汤

食材：玉竹 15 克，猪瘦肉 100 克。

制用法：将猪瘦肉剁成肉末，与玉竹共熬半个小时，最后依个人口味，加入适量作料，食肉喝汤。每日 1 次。

功效：此药膳具有养阴生津的功效，适宜于糖尿病阴虚津亏，症见烦渴多饮、消瘦易饥、口干口臭等。

（五）石斛

本品为兰科多年生植物环草石斛（美花石斛）或马鞭石斛（流苏石斛）或黄草石斛或铁皮石斛（黑节草）的茎，主产于四川、贵州、云南、安徽、广东、广西等地。本品以色金黄、有光泽、质柔韧者为佳。《本草纲目》中认为石斛可以"补五脏虚劳羸瘦，强阴益精，定志除惊，轻身延年"。

【性味归经】味甘，性微寒。归胃、肾经。

【功效】养阴清热,益胃生津。

【成分】本品主要含生物碱,如石斛碱、石斛胺碱、石斛星碱、石斛因碱,石斛次碱等,还含黏液质、豆甾醇、多糖等成分。

【应用】

①用于热病伤津之低热、口燥咽干、舌红苔少。有清热生津之效,常配生地黄、麦门冬等,如《时病论》之清热保津汤。

②用于胃阴不足、口渴咽干、食少呕逆、胃脘嘈杂、隐痛或灼痛、舌光少苔等。擅养胃阴,生津液。单用有效,或与麦门冬、竹茹、白芍等同用。

③本品甘而微寒,能滋肾阴,清虚热。治肾阴虚之目暗不明、视物昏花,配枸杞子、熟地黄、菟丝子等,如《原机启微》之石斛夜光丸;治肾阴亏虚之筋骨痿弱。常与熟地黄、山茱萸、杜仲等补肝肾、强筋骨之品同用;治阴虚火旺之骨蒸劳热,宜与生地黄、黄檗、胡黄连等同用;治肾虚痿痹、腰脚软弱,常与熟地黄、怀牛膝、杜仲、桑寄生等配伍。

【用量】石斛的治疗用量为每日15~30克,养生用量为每日3~5克。

【使用注意】虚而无火、中气不足者与喘促胀满者忌用石斛。

【中药养生食谱】

1. 石斛炖野生水鸭汤

食材:老鸭1只,石斛10克,冬虫夏草25条,猪瘦肉50克;姜片、葱段、料酒、精盐、鸡精各适量。

制用法:老鸭宰杀洗净。药材洗净。将老鸭放入瓦煲,加入药材、猪瘦肉、姜片、葱段、料酒和适量清水,大火煮沸,改小火慢慢煲2小时,加精盐、鸡精调味即可。

功效:生津止咳,益气解暑,夏天或上火时服用最好。

2. 野山花旗参炖石斛

食材:野山花旗参、铁皮石斛各6克,蜜枣4枚,适量瘦猪肉或去皮鸡肉。

制用法:把上述材料一同放入锅内加沸开水5碗,文火炖足1夜,即可饮用。

功效:补气生津、益胃养阴。

(六) 女贞子

本品为木樨科常绿植物女贞子的成熟果实,主产于浙江、江苏、湖南、福建、四川等地。以粒大、饱满、肉厚、皮乌黑发亮、干净无泥土者为佳。《神农本草经》称女贞子"主补中,安五脏,养精神,除百疾,久服肥健,轻身不老"。

【性味归经】味甘、苦,性凉。归肝、肾经。

【功效】补肝肾阴,乌须发,明目。

【成分】果实含齐墩果酸、甘露醇、白桦脂醇、羽毛豆醇以及脂肪酸、挥发油等。果皮含齐墩果酸、乙酸齐墩果酸、熊果酸。种子含脂肪油。花蕾含甘露醇、芸香苷、葡萄糖苷、槲皮素。叶含齐墩果苷、糖苷、醛苷。含锌、铁、锰等元素。

【应用】

①本品主治肝肾阴虚、头晕目眩、耳鸣、头发早白、腰膝酸软、老年习惯性便秘等。

②用于肝肾阴虚的目暗不明、视力减退、须发早白、腰酸耳鸣及阴虚发热等。能补养肝肾之阴，唯药力平和，须缓慢取效。治目暗不明，常配熟地黄、菟丝子、枸杞子等同用；治须发早白，常配墨旱莲、桑葚等同用；治阴虚发热，常配地骨皮、生地黄等同用。

③单用本品可治疗复发性口疮。以本品配伍他药可治慢性萎缩性胃炎、高脂血症等。

【用量】女贞子治疗用量为每日 6~12 克，养生用量为每日 3~6 克。

【使用注意】老年患有脾胃虚寒，泄泻及阳虚者忌用。

【中药养生食谱】

1. 女贞玉米须饮

食材：女贞子 30 克，桑叶 6 克，菊花 6 克，玉米须 30 克，竹茹 6 克。

制用法：把上述药物洗净，放入锅内，加水 300 毫升。把炖锅置中火上烧沸，改用文火煮 25 分钟即成。

功效：清肺热，止烦渴，适用于三消型糖尿病患者。

2. 女贞子酒

食材：女贞子 200 克，低度白酒 500 毫升。

制用法：冬季果实成熟时采收，将女贞子洗净，蒸后晒干，放入低度白酒中，加盖密封，每天振摇 1 次，1 周后开始服用。每日 1~2 次，每次 1 小盅。

功效：补益肝肾，抗衰祛斑。

第十三章　巧用针——调气血以衡阴阳

　　《灵枢·经别》篇说："十二经脉者，人之所以生，病之所以成，人之所以治，病之所以起。"说明人的生长与健康、病的酿成与痊愈，与人体经络有着密切的关系。经络养生就是在中医经络理论的指导下，通过针刺、艾灸、推拿、气功、导引等方法，调理人体的经络系统，使气血通畅、脏腑功能协调、机体处于阴阳平衡状态，从而达到增强体质、防病治病的养生目的。

第一节　经络养生常用方法

一、针灸养生法

　　针灸是中医学中的重要组成部分。它不仅是中医治疗学的重要手段，也是养生学中重要的养生措施和方法。利用针、灸进行养生，强身健体，是中医养生法的特色之一。

　　针法是用不同的针具刺入人体的腧穴，施以提、插、捻、转、迎、随、补、泻等不同手法，以达到激发经气、调整人体机能的目的。其所用工具为针，使用方法为刺，以手法变化来达到不同的效果。灸法则采用艾绒和其他药物，借助于药物烧灼、熏蒸等温热刺激，以温通气血。其常用物品为艾绒等药物，使用方法为灸，以局部温度的刺激来达到调整机体的作用。两种方法均以实施手法为主，以不同手法达到不同目的。两种方法各有特长，针刺有补有泻，灸法长于温补、温通，属于中医外治法中两种不同类型。

　　（一）针法

　　1. 针具的选择

　　《灵枢·官针》云："九针之宜，各有所为，长短大小，各有所施也。不得其用，病弗能移。"说明不同的针具有各自的特点和作用，适应不同的病症。临床治疗中，应根据患者的性别、年龄、形体肥瘦、体质强弱、病情虚实、病变浅深以及治疗取穴所处的部位，选择长短、粗细适宜的针具。如男性、体壮、形肥且病变部位较深者，可选稍粗、稍长的毫针。如女性、体弱、形瘦而病变部位较浅者，就应选用较短、较细的针具。根据治疗取穴所处的具体部位选针时，皮薄肉少之处和针刺较浅的腧穴，宜选短而细的针具；皮厚肉多之处和针刺较深的腧穴，宜选长而粗的毫针。针具长度的选择，一般应保证刺达预定深度后，针根仍露于体外1~2厘米为宜。如应刺入0.5寸，可选1.0寸的毫针；应刺入1.0寸时，可选1.5~2.0寸的毫针。

2. 针刺前的准备

（1）患者体位

选择合适的体位对于腧穴的正确定位、针刺的施术操作、持久的留针或结合其他疗法的应用以及防止晕针、滞针、弯针甚至折针等具有重要的意义。患者体位的选择，以有利于腧穴的正确定位、便于针灸的施术操作、便于取得适宜针感和较长时间的留针而不致疲劳为原则。临床上针刺时的体位一般为卧位和坐位，常用体位主要有以下几种：

仰卧位：适宜于取头、面、胸、腹部腧穴和上、下肢部分腧穴。

侧卧位：适宜取身体侧面少阳经腧穴和上、下肢部分腧穴。

俯卧位：适宜于取头、项、脊背、腰骶部腧穴和下肢背侧及上肢部分腧穴。

仰靠坐位：适宜于取前头、颜面和颈前等部位的腧穴。

侧伏坐位：适宜于取头部的一侧、面颊及耳前后部位的腧穴。

俯伏坐位：适宜于取后头和项、背部的腧穴。

除上述常用体位外，临床上对某些腧穴可根据具体要求采取不同的体位。但不管采用何种体位，应尽量做到暴露足够的施术部位。在针刺处方选穴时，应注意所取腧穴的位置，一般情况下，尽可能选取一种能完成针刺治疗的所有腧穴的体位。如因治疗要求和某些腧穴定位的特点而必须采用两种不同体位时，应根据患者的体质、病情等具体情况灵活选择。此外，医者也应注意根据施术要求选择合适的体位。

对初诊、精神紧张或年老、体弱、病重的患者，应尽可能采取卧位，以防患者感到疲劳或晕针等。在针刺施术和留针过程中，应嘱患者不可移动或改变体位，以免妨碍针刺操作或导致弯针、滞针的发生。

（2）腧穴揣定

腧穴定位的正确与否，直接关系到针刺的疗效。根据处方选穴的要求，确定所选腧穴的位置和相应取穴方法，逐一定取。为了求得定穴准确，可用手指甲在所选腧穴处按压、揣摸，以探求患者的感觉反应，这种取定腧穴的方法，称为"揣穴"。《针灸大成》指出："凡点穴，以手揣摸其处，按而正之，以大指爪切掐其穴，于中庶得，进退方有准。"一般情况下，当按压的局部酸胀感比较明显处即是腧穴的所在处。

（3）消毒

针刺治病一定要有严格的无菌观念，切实做好消毒工作，避免发生不必要的事故。针刺前的消毒包括：针具器械、医者的双手、患者的施术部位、治疗室等。条件许可的情况下，应尽量选用一次性无菌针灸针，至少也提倡使用一人一套针具。

①针具器械消毒

针具器械消毒有 3 种方法。第一种是高压蒸气灭菌法：将毫针等针具用布包好，放在密闭的高压蒸气锅内灭菌。一般在 1.0～1.4 千克/厘米² 的压力、115～123℃ 的高温下，保持 30 分钟以上，可达到消毒灭菌的要求。

第二种是药液浸泡消毒法：将针具放入 75% 乙醇内浸泡 30～60 分钟，取出，用消毒巾或消毒棉球擦干后使用。也可置于器械消毒液内浸泡，如 84 消毒液，可按规定浓度和时间进行浸泡消毒。直接和毫针接触的针盘、针管、针盒、镊子等，可用戊二醛溶液（保尔康）浸泡 10～20 分钟。经过消毒的毫针，必须放在消毒过的针盘内，并用消毒布或消毒纱布遮盖好。

第三种是煮沸消毒法：将毫针等器具用纱布包裹后，放在盛有清水的消毒煮锅内，进行煮沸。一般在水沸后再煮 15～20 分钟，即可达到消毒目的。对锋利的金属器械，煮沸消毒法易使锋刃变钝。如在水中加入重碳酸钠制成 2% 溶液，可以提高沸点至 120℃，并能够降低沸水对器械的腐蚀作用。

②医者手指消毒

在针刺施术前，医者应先用肥皂水将手洗干净，待干后再用 75% 乙醇棉球擦拭，之后方可持针操作。持针施术时，医者应尽量避免手指直接接触针身，如某些刺激需要触及针身时，应以消毒干棉球作隔物，以确保针身无菌。

③针刺部位消毒

在患者需要针刺部位的皮肤上用 75% 乙醇棉球擦拭消毒，或先用 2% 碘酊涂擦，稍干后，再用 75% 乙醇棉球擦拭脱碘，擦拭时应从中心点向外绕圈消毒。当穴位皮肤消毒后，切忌接触污物，保持洁净，防止重新污染。

④治疗室内的消毒

针灸治疗室内的消毒，包括治疗台上的床垫、枕巾、毛毯、垫席等物品，要按时换洗晾晒，如采用一人一用的消毒垫布、垫纸、枕巾则更好。治疗室也应定期消毒净化，有良好的换气装置保持空气流通，环境卫生洁净。

3. 针刺基本操作

（1）持针手法

①两指持针法：用拇指、食指末节指腹捏住针柄，适用于短小的针具（图 1）。

②三指持针法：用拇指、食指、中指末节指腹捏拿针柄，拇指在内，食指、中指在外，三指协同，以保持较长针具的端直坚挺状态（图 2）。

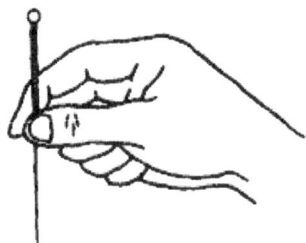

图1 两指持针法   图2 三指持针法

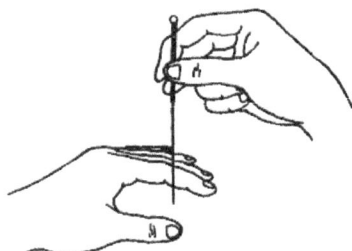

③四指持针法：用拇指、食指、中指三指捏持针柄，以无名指抵住针身。适用于长针操持，以免针体的弯曲（图3）。

④持针身法：用拇指、食指两指捏一棉球，裹针身近针尖的末端部分，对准穴位，用力将针迅速刺入皮肤（图4）。

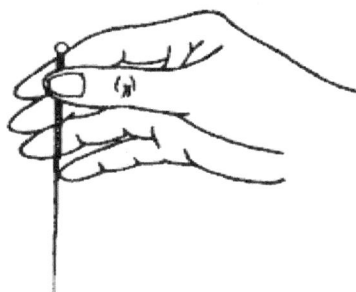

图3 四指持针法   图4 持针身法

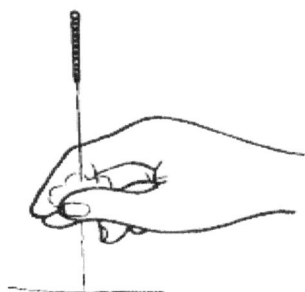

⑤两手持针法：用右手拇指、食指、中指三指持针柄，左手拇指、食指两指捏住针体末端，稍留出针尖1~2分许。适用于长针、芒针，双手配合持针，可防止长针弯曲，减少进针疼痛（图5）。

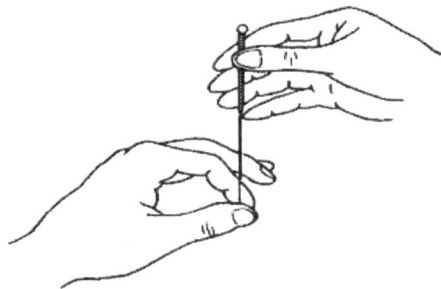

图5 两手持针法

（2）进针手法

①双手进针法：

爪切进针法：又称指切进针法，临床最为常用。左手拇指或食指的指甲掐切固定针穴皮肤，右手持针，针尖紧靠左手指甲缘迅速刺入穴位（图6）。

　　夹持进针法：多用于 3 寸以上长针。左手拇、食指持针体下端，右手拇、食指持针柄，将针尖对准穴位，双手配合，迅速将针刺入皮下，直至所要求的深度（图7）。

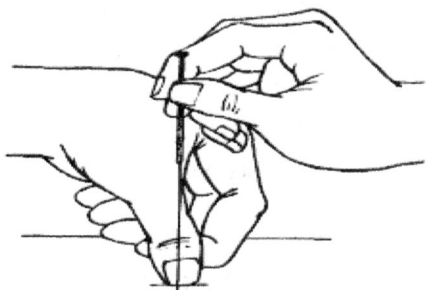

图 6　爪切进针法　　　　　　　　图 7　夹持进针法

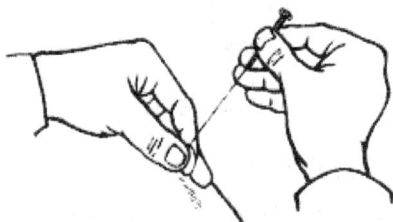

　　舒张进针法：用押手拇指、食指二指将针刺部位皮肤向两边撑开，使皮肤紧绷，将针刺入腧穴。适用于皮肤松弛部位（图8）。

　　提捏进针法：左手拇指、食指捏着穴位两旁皮肤，将皮肤轻轻提捏起，右手持针从提起部的上端刺入。此法多用于皮肉浅薄处，如面部穴位的进针（图9）。

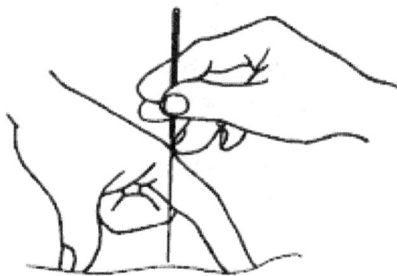

图 8　舒张进针法　　　　　　　　图 9　提捏进针法

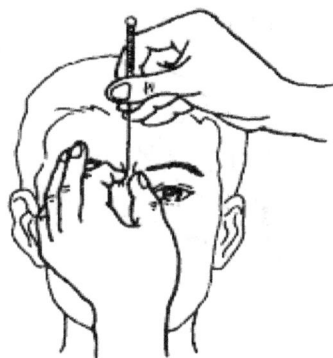

　　②单手进针法：用右手拇指、食指持针，中指端紧靠穴位，指腹抵住针体下段；当拇食指向下用力按压时，中指随之屈曲，将针刺入，直刺至所要求的深度。多用于较短的毫针（图10）。

　　③管针进针法：医者将针预先插入特制的进针管内，顺势置放在穴位皮肤表面，用押手固定压紧，刺手食中指叠加对准针柄叩击，使针尖迅速刺入皮下，然后取下针管，再将针刺入穴位。多用于一次性针灸针或惧针患者的使用（图11）。

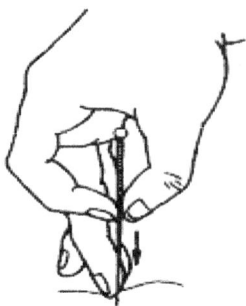

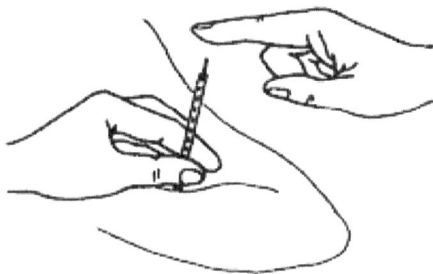

图 10   单手进针法   图 11   管针进针法

（3）行针手法

①提插法：医者持针在针刺腧穴内反复进行的上提、下插动作。提针与插针两者相对，一上一下，是进针达到一定深度后，在所要求的层次或幅度内反复操作的手法，与分层进退针不可混淆。提插幅度多在 3~5 分之间，频率多为 60~120 次/分，时间一般为 1~2 分钟（图 12）。

②捻转法：以刺手拇指、食指指腹捏持针柄，捻动针体左右均匀旋转的动作。《灵枢·官能》有"切而转之""微旋而徐推之"的描述，其中的"旋"和"转"，即指捻转针体的动作。捻转角度多在 180° 左右，频率多为 60~120 次/分，操作时间一般为 1~2 分钟（图 13）。

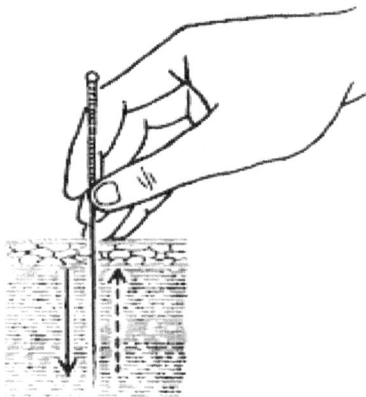

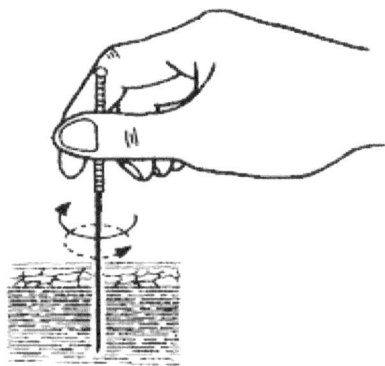

图 12   提插法   图 13   捻转法

③循法：用手指沿着经络上下轻轻循按，或以指腹沿经络叩击，以推动气血、促使气至的方法。循法操作时应动作和缓、均匀（图 14）。

④弹法：留针过程中，医者以手指轻弹针尾或针柄，使针体微微振动，以加强针感、促使气行的方法（图 15）。

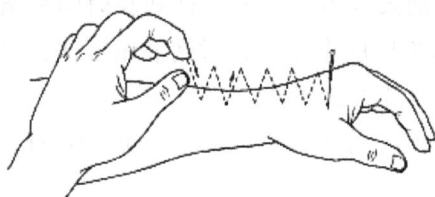
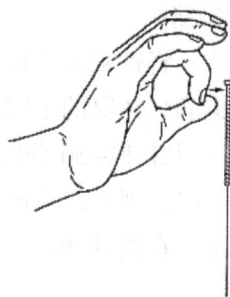

图 14　循法　　　　　　　　　　　　图 15　弹法

⑤刮法：指针刺入一定深度后，医者用拇指、食指、中指的指甲，由下而上或由上而下频频刮动针柄的方法。本法在针刺不得气时用之可激发经气，如已得气者可加强针刺感应的传导和扩散。刮时要快慢适中，针身不摇（图 16）。

⑥摇法：指针刺入一定深度后，医者手持针柄，将针轻轻摇动，以加强针感或行气的方法。摇法有二，一是直立针身而摇，以加强得气感应；一是卧倒针身而摇，使经气向一定方向传导（图 17）。

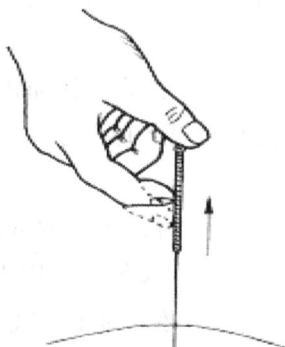
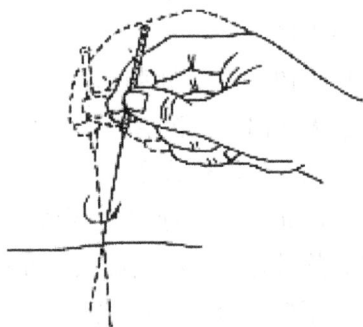

图 16　刮法　　　　　　　　　　　　图 17　摇法

⑦飞法：指医者用右手拇指、食指两指持针，做较大幅度捻转 1~3 次，然后张开两指，反复施行，如飞鸟展翅状，以疏导经气、加强针感的方法。飞法操作时要动作协调，自然流畅（图 18）。

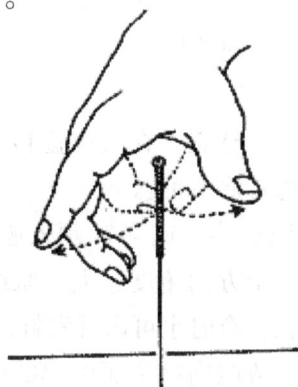

图 18　飞法

（4）留针手法

①静留针法：将针刺入穴位内，静置一段时间，其间不施行任何针刺手法的留针方法。可根据病症情况的不同，分别采取短时间静留针和长时间静留针法。短时间静留针法，即留针 20~30 分钟，为临床所常用；长时间静留针法，可静留针几小时，甚至几十小时，现多以皮内针埋藏的方式代替。

②动留针法：在留针期间，每隔 3~5 分钟，行针 1~2 分钟的留针方法。该方法有助于加强针感。

（5）出针手法

医者先以押手持无菌干棉球按于针孔周围，刺手持针做轻微的提捻动作，感觉针下松动后，将针缓慢退至皮下，再将针迅速退出；然后再用无菌干棉球按压针孔片刻即可。如刺针较短，针下无紧涩感，也可迅速将针退出。

4. 针刺异常情况的预防和处理

（1）晕针

现象：轻度晕针表现为精神疲倦、头晕目眩、恶心欲吐；重度晕针表现为心慌气短、面色苍白、出冷汗、脉象细弱，甚则神志昏迷、唇甲青紫、血压下降、二便失禁、脉微欲绝等症状。

原因：多见于初次接受针刺治疗的患者，可因精神紧张、体质虚弱、劳累过度、饥饿空腹、大汗出、大泻后、大出血后等。也有因患者体位不当，施术者手法过重以及治疗室内空气闷热或寒冷等。

处理：立即停止针刺，起出全部留针，扶持患者平卧，头部放低，松解衣带，注意保暖。轻者静卧片刻，给饮温茶，即可恢复。如未能缓解者，用指掐或针刺急救穴，如人中、素髎、合谷、内关、足三里、涌泉等，必要时采取现代急救措施。晕针缓解后，仍需适当休息。

预防：对晕针要重视预防，如初次接受针治者，要做好解释工作，解除恐惧心理。正确选取舒适持久的体位，尽量采用卧位。选穴宜少，手法要轻。对劳累、饥饿、大渴的患者，应嘱其进食、饮水、休息后再予针治。针刺过程中，应随时注意观察患者的神态，询问针后情况。一有不适等晕针先兆，需尽早采取处理措施。此外，注意室内空气流通，消除过热过冷因素。

（2）滞针

现象：在行针时或留针后医者感觉针在穴内捻转滞涩、不动，提插、出针均感困难，若勉强捻转、提插时，患者痛不可忍。

原因：患者精神紧张，或因病痛，或当针刺入腧穴后，引起局部肌肉强烈痉挛；或行针手法不当，捻针朝一个方向角度过大，肌纤维缠绕于针体；或针后患者移动体位所致。若留针时间过长，有时也可出现滞针。

处理：如因患者精神紧张，或肌肉痉挛而引起的滞针，需做耐心解释，消除紧张情绪，或用手在邻近部位做按摩，或在邻近部位再刺1针，或弹动针柄，以宣散气血、缓解痉挛；如因单向捻转过度，需向反方向捻转；如因患者体位移动，需帮助其恢复原来体位。切忌强力硬拔。

预防：对初次接受针治者和精神紧张者，做好针前解释工作，消除紧张情绪。进针时应避开肌腱，行针时手法宜轻，捻转角度不可过大，切忌单方向捻转。选择较舒适的体位，避免留针时移动体位。

（3）弯针

现象：针身在体内形成弯曲，提插、捻转、退针滞涩困难，患者自觉疼痛或酸胀。

原因：术者进针手法不熟练，用力过猛且不正；或针下碰到坚硬组织；或进针后患者体位有移动；或外力碰撞、压迫针柄；或因滞针处理不当，而造成弯针。

处理：出现弯针后，不要再行任何手法。弯曲较小的，可按一般拔针法，将针慢慢拔出；针身弯曲度较大的，可顺着弯曲方向慢慢将针退出；体位移动所致的弯针，先协助患者恢复进针时的体位，之后方可退出；针体弯曲不止一处者，需结合针柄扭转倾斜的方向逐次分段外引。总之要避免强拔猛抽而引起折针、出血等。

预防：术者手法要轻巧，用力适当，不偏不倚；患者体位适当，留针过程中不可移动体位；针刺部位和针柄要防止受外物碰压。

（4）折针

现象：在行针或退针过程中，突然针体折断，或出针后发现针身折断，有时针身部分露于皮肤之外，有时全部没于皮肤之内。

原因：主要是针前检查工作遗漏，用了质量低劣或有隐患之针具。其次进针后患者体位有移动；或外力碰撞、压迫针柄；再次是遇有弯针、滞针等异常，处理不当，并强力抽拔；或针刺时将针身全部刺入，强力提插、捻转，引起肌肉痉挛。

处理：术者应头脑冷静，态度沉着。交代患者不要恐惧，保持原有体位。如皮肤尚露有残端，可用镊子夹出。若残段与皮肤相平，折面仍可看见，可用左手拇、食指在针旁按压皮肤，使之下陷，相应地使残段露出皮肤，右手持镊子轻巧地拔出。如残段没于皮肤内，须视所在部位，采用外科手术切开寻取。

预防：针前必须仔细检查针具，特别是针根部分，更应认真刮拭。凡接过电针仪的毫针，应定期更换淘汰。针刺时不应将针体全部刺入腧穴，绝对不能进至针根，体外应留一定的长度。行针和退针时，如果发现有弯针、滞针等异常情况，应按上述方法处理，不可强力硬拔。

（5）针后异常感

现象：出针后患者遗留酸痛、沉重、麻木等不适的感觉；或不能挪动肢体；或原症状加重。

原因：多半是行针手法过重；或留针过程过长；或体位不适。

处理：一般出针后让患者休息片刻，不要急于离去。用手指在局部上下循按，或可加艾条施灸，异常感即可消失或改善。

预防：行针手法要匀称适当，避免手法过强或留针时间过长。一般病症，出针后用手指在局部上下循按，以避免出现针后异常感。

（6）出血和皮下血肿

现象：出针后针刺部位出血，针刺部位出现肿胀疼痛，继则皮肤呈现青紫、结节等。

原因：出血、青紫多是刺伤血管所致，有的则为凝血机能障碍。

处理：出血者，可用棉球按压较长的时间和稍施按摩。若微量的皮下出血引起局部小块青紫，一般不必处理，可自行消退。若局部肿胀疼痛较剧，青紫面积大且影响活动功能时，可先做冷敷止血，再做热敷，以促使局部瘀血消散吸收。

预防：熟悉人体解剖部位，避开血管针刺；行针手法要匀称适当，避免手法过强，并嘱患者不可随意改变体位；出针后立即用消毒干棉球按压针孔；排除血友病患者。

（7）针刺引起的气胸

现象：患者突感胸闷、胸痛、气短、心悸，严重者呼吸困难、发绀、冒冷汗、烦躁、恐惧，到一定程度会发生血压下降、休克等危象。查看患者肋间隙变宽，胸廓饱满，叩诊鼓音，听诊呼吸音减弱或消失，气管可向健侧移位，X线胸部透视可见肺组织被压缩现象。轻者出针后并不出现症状，而是过一定时间才慢慢感到胸闷、疼痛、呼吸困难。

原因：主要是针刺胸部、背部和锁骨附近的穴位过深，针具刺穿了胸腔且伤及肺组织，气体积聚于胸腔而造成气胸。

处理：一旦发生气胸，应立即出针，采取半卧位休息，要求患者心情平静，切勿恐惧而反转体位。一般漏气量少者，可自然吸收。同时要密切观察，随时对症处理，如给予镇咳、消炎药物，以防止肺组织因咳嗽扩大创孔，加重漏气和感染。对严重病例如发现呼吸困难、发绀、休克等现象须组织抢救，如胸腔排气、少量慢速输氧、抗休克等。

预防：针刺治疗时，术者必须思想集中，选好适当体位，注意选穴，根据患者体型肥瘦，掌握进针深度，施行提插手法的幅度不宜过大。对于胸部、背部及缺盆部位的腧穴，最好平刺或斜刺，且不宜太深，一般避免直刺、不宜留针时间过长。如有四肢部位的同效穴，尽量不用胸背部腧穴。

（8）针刺引起的神经损伤

现象：若误伤外周神经，当即出现一种向末梢分散的麻木感，一旦造成损伤，该神经分布区可出现感觉障碍，包括麻木，发热，痛觉、触觉及温觉减退等。同时，伴有不同程度的功能障碍、肌肉萎缩。

原因：在有神经干或主要分支分布的腧穴上，行针手法过重，刺激手法时间过长，操作手法不熟练，留针时间过长。

处理：应在损伤后 24 小时内及时采取针灸、按摩治疗措施，并嘱患者加强功能锻炼。

预防：在有神经干或主要分支分布的腧穴上，行针手法不宜过重，刺激时间不宜过长，操作手法要熟练，留针时间不宜过长。

（二）灸法

1. 施灸材料

（1）艾叶

艾叶，别名艾蒿、灸草。为菊科多年生灌木状草本植物家艾的叶，揉之有香气。在中国各地普遍野生，以湖北蕲州产者为佳，叶厚而绒多，称为蕲艾。艾叶味微苦、辛，性温，入脾、肝、肾经。艾叶气味芳香，干燥者易燃，燃烧时热力温和，用作施灸材料具有温经通络、行气活血、祛寒逐湿、消肿散结、回阳救逆等功效。

（2）艾绒

艾绒是艾叶经过加工后制成细软棉绒状的艾制品。艾绒具有其他材料不可比拟的优点：便于搓捏成大小不同的艾炷，易于燃烧；燃烧时热力温和，能穿透皮肤，直达深部；艾绒的药物功效有助于提高临床效果。因此，几千年来艾绒一直是灸法的主要施灸材料。

艾绒以陈久者为佳，其点燃后火力较温和，而新制艾绒内含挥发性油质较多，灸时火力过强，易伤人肌肤，故古人有用"陈艾"之说。艾绒质量，对施灸的效果有一定影响。质量好、无杂质、干燥、存放久的效力大，疗效好；反之则差。劣质艾绒，生硬而不易聚团，燃烧时火力暴躁，易使患者感觉灼痛，难以忍受。杂质较多的艾绒燃烧时常有爆裂的弊端，散落燃烧的艾绒易灼伤皮肤，须加注意。

（3）艾炷

艾炷即以艾绒为材料制成的圆锥形小体，临床广泛应用。

艾炷的大小，古代多以物比喻，最小者如黍米大，最大者如鸡卵大，常用者如麦粒大、黄豆大、蚕豆大。现代分为大、中、小三号。大号艾炷的高和炷底直径均为 1 厘米，如蚕豆大；中号艾炷的高和炷底直径均为 0.5 厘米，如黄豆大或半个枣核大；小号艾炷的高和炷底直径均为 0.3 厘米，如麦粒大。施灸时，每燃烧 1 个艾炷即称为 1 壮。

传统艾炷的制作：一般用手捏或捻。根据所制艾炷的大小取适量的艾绒，放在桌面上，用拇指、食指、中指三指一边捏，一边旋转，把艾绒捏成上尖下平的圆锥形小体即成；小号艾炷的制作，可用拇指、食指二指搓捻而成。手工制作艾炷要求紧实均匀，大小一致。

（4）艾条

艾条又称艾卷，是以艾绒为主要成分卷成的圆柱形长条。根据内含药物的有无，又分为纯艾条（清艾条）和药艾条两种。艾条一般长 20 厘米，直径约 1.5 厘米。因其使用简便，患者可自行施灸，故临床上应用广泛。

纯艾条：取艾绒 25 克，平铺在长 26 厘米、宽 20 厘米的桑皮纸或细绵纸上，不加任何药物，将其卷成直径约 1.5 厘米的圆柱形，用蛋清或糨糊封口而成。卷成的艾条松紧要适中，太紧不易燃烧，太松则施灸时易掉火星或灰烬。

药艾条：主要包括普通药艾条、太乙针、雷火针 3 种。

①普通药艾条：取肉桂、干姜、木香、独活、细辛、白芷、雄黄、苍术、没药、乳香、川椒等各等份，研成细末。将药末与艾绒混合，每支艾条加药末 6 克。制法同纯艾条。

②太乙针：又称太乙神针，其药物配方历代各家记载有异。近代处方为：人参 125 克，三七 250 克，山羊血 62.5 克，千年健 500 克，钻地风 500 克，肉桂 500 克，川椒 500 克，乳香 500 克，没药 500 克，穿山甲（土炮）250 克，小茴香 500 克，蕲艾 2000 克，甘草 1000 克，防风 2000 克，麝香少许，共研为末。取绵皮纸 1 层，高方纸 2 层（纸长 41 厘米、宽 40 厘米），内置药末 25 克左右，卷紧成爆竹状，越紧越好，外用桑皮纸厚糊 6~7 层，阴干待用。

③雷火针：又称雷火神针，用艾绒 94 克，沉香 9 克、木香 9 克、乳香 9 克、茵陈蒿 9 克、羌活 9 克、干姜 9 克、穿山甲 9 克，研为细末，过筛后，加入麝香少许。取绵皮纸 2 方，一方平置桌上，一方双折重复于上。铺洁净艾绒于其上。拿木尺等轻轻叩打使其均匀成一水平方形，然后将药料均匀铺于艾绒上，卷成爆竹状，外涂鸡蛋清，以桑皮纸厚糊 6~7 层，阴干勿令其泄气，待用。

2. 灸法分类与操作方法

（1）艾炷灸

将艾炷放在穴位上施灸，称为艾炷灸。艾炷灸可分为直接灸和间接灸两种。

①直接灸：直接灸又称着肤灸、明灸，将艾炷直接放置施灸皮肤上烧灼的方法。根据灸后有无烧伤化脓，又分为化脓灸（瘢痕灸）和非化脓灸（非瘢痕灸）。

化脓灸（瘢痕灸）：将适宜大小的艾炷直接放置于腧穴处进行施灸，局部组织经烧伤后产生无菌性化脓现象（灸疮）的灸法。该化脓灸法灼伤较重，可使局部皮肤溃破、化脓，并留有永久瘢痕，故又称化脓灸、瘢痕灸。本法古代盛行，而现代多用于一些疑难病症如哮喘、慢性胃肠病和中风等，有较好疗效。其方法是：施灸时在腧穴皮肤上涂少许大蒜汁，立即将艾炷（一般用中艾炷或大艾炷）黏附在腧穴上，并用线香点燃。待艾炷自然燃尽，用镊子除去艾灰，另换 1 炷依法再灸。每换 1 炷需涂蒜汁 1 次。如此反复，灸满规定的壮数，一般每穴灸 5~9 壮。施灸处可指压或拍打穴位两旁以减轻患者烧灼疼痛。灸后出现无菌性化脓为灸疮，灸疮结痂后脱落，留有永久性瘢痕。

非化脓灸（非瘢痕灸）：本法以达到温烫为主，使腧穴部皮肤发生红晕或轻微烫伤，灸后不化脓，不留瘢痕，近现代应用较多。其方法是：先将施灸部位涂以少量凡士林，然后将小艾炷放在穴位上，并将之点燃，不等艾火烧到皮肤，当患者感到灼痛时，即用镊子将艾炷移去或压灭，更换艾炷再灸，灸满规定的壮数为止。一般每穴灸 3~7 壮，以局部皮肤出现轻度红晕为度。本法适应证广泛，一般常见病均可应用。因其灸时痛苦小，且灸后不化脓、不留瘢痕，易为患者接受。

②间接灸：间接灸也称隔物灸、间隔灸，是将艾炷与皮肤之间衬隔某种物品而施灸的一种方法。此法具有艾灸与药物的双重作用，火力温和，患者易于接受。根据所隔物品的不同，可分为隔姜灸、隔盐灸、隔蒜灸、隔附子饼灸等。

隔姜灸：切取厚约 0.3 厘米生姜 1 片。姜片用针穿刺数孔，置施灸腧穴上，用大或中艾炷点燃放在姜片中心施灸。如患者感觉灼热不可忍受时，可将姜片向上提起片刻，旋即放下再灸，反复进行。艾炷燃尽后另换一炷依前法再灸，直到局部皮肤潮红为止。一般每穴灸 5~7 壮。具有温中、祛寒、止呕、解表之功效，适用于感冒、呕吐、腹痛、泄泻、遗精、阳痿、早泄、不孕、痛经、面瘫及风寒湿痹等。

隔盐灸：又称神阙灸。用于脐窝部施灸。用干燥纯净的食盐末适量，将脐窝填平，上置艾炷，用火点燃施灸。如患者感到灼痛时即用镊子移去残炷，另换 1 炷再灸，一般可灸 3~7 壮。急性病可多灸，不限制壮数。有回阳、救逆、固脱的功效，适用于急性腹痛、泄泻、痢疾、风湿痹证及阳气虚脱等证的治疗。

隔蒜灸：有隔蒜片灸和隔蒜泥灸两种。前者用独头蒜或较大蒜瓣横切成 0.3 厘米厚的蒜片，用针穿刺数孔，置于腧穴或患处皮肤上，再将艾炷置于蒜片之上，用火点燃施灸。当患者感到灼痛时，另换 1 炷再灸，每灸 3~5 壮可换一新蒜片。后者将大蒜捣烂如泥，敷于患处，上置艾炷点燃施灸。两种隔蒜灸法每穴每次宜灸足 7 壮，以灸处泛红为度。具有消肿、排毒、散结、止痛的功效。适用于未溃之化脓性肿块，如乳痈、疖肿、瘰疬、牛皮癣、神经性皮炎、关节炎以及手术后瘢痕等。

隔附子饼灸：有附子片灸与附子饼灸两种。前者将附子用水浸透后，切成 0.3~0.5 厘米厚的薄片，用针扎数孔，放于施灸部位施灸（灸法同隔姜灸）。后者将生附子研为细末，用黄酒调和制饼，直径 1~2 厘米，厚 0.3~0.5 厘米，用针穿刺数孔，上置艾炷放于腧穴或患处，点燃施灸。当患者感到灼痛时另换一炷再灸，附子饼干焦后再换新饼。一般每穴灸 5~10 壮，以肌肤内温热、局部潮红为度。附子辛温大热，有温肾益火的作用，与艾灸并用，可治疗各种阳虚病证。如选取关元、命门等穴施灸，可治疗男性肾阳虚的阳痿、早泄、不育症，女性宫寒不孕、痛经、闭经等。外科病证中疮毒窦道、盲管、疮疡久溃不敛等，可在患处施灸，灸至皮肤出现红晕，有利于疮毒的好转。

（2）艾条灸

艾条灸，又称艾卷灸，是用特制的艾条在穴位上熏烤或温熨的施灸方法。如在艾绒中加入辛温芳香药物制成的药艾条施灸，称为药条灸。艾条灸可分为悬起灸和实按灸两种。

①悬起灸：是将点燃的艾条悬于施灸部位之上的一种灸法。一般艾火距皮肤2~3厘米，灸10~15分钟，以灸至皮肤温热红晕，而又不致烧伤皮肤为度。悬起灸的操作方法又分为温和灸、雀啄灸和回旋灸。

温和灸：将艾卷的一端点燃，对准应灸的腧穴部位或患处，距离皮肤2~3厘米，进行熏烤，使患者局部有温热感而无灼痛为宜。一般每穴灸10~15分钟，至皮肤红晕为度。如遇到昏厥或局部知觉减退的患者，医者可将食、中两指置于施灸部位两侧，这样可以通过医生的手指来测知患者局部受热程度，以便随时调节施灸距离，掌握施灸时间，防止烫伤。临床运用广泛，适用于一切灸法主治病证。

雀啄灸：置点燃的艾条于穴位上约3厘米高处，施灸时，艾卷点燃的一端与施灸部位的皮肤并不固定在一定的距离，而是像雀啄食一样，一上一下地移动。一般每穴灸5分钟，此法热感较强，注意防止烧伤皮肤。适用于昏厥急救、小儿疾患、胎位不正、无乳等。

回旋灸：施灸时，艾卷点燃的一端与施灸皮肤保持在一定的距离，但位置不固定，而是均匀地向左右方向移动或反复旋转地进行灸治，使皮肤温热而不至于灼痛，一般每穴灸10~15分钟，移动范围在3厘米左右。适用于风寒湿痹及瘫痪。

②实按灸：多采用药物艾条，因临床需要不同，艾条掺进的药品处方亦异，又分为太乙神针、雷火神针、百发神针等。因操作时，将药艾条实按在穴位上，犹如针刺，故名。施灸时，先在施灸腧穴或患处垫上布或纸数层，然后将药艾条的一端点燃，趁热按到施术部位上，使热力透达深部。适用于风寒湿痹、痿证及虚寒证等。

（3）温针灸

温针灸是针刺与艾灸相结合应用的一种方法，适用于既需要针刺留针，又需施灸的疾病。操作方法是，将针刺入腧穴得气后，给予适当补泻手法，留针时将纯净细软的艾绒捏在针尾上，或用一段艾条（长1~2厘米）插在针柄上，点燃施灸。直待燃尽，除去灰烬，再将针取出。其艾绒燃烧的热力，可通过针身传入体内，使其发挥针与灸的作用，达到治疗的目的。应用此法须注意防止艾火脱落，烧伤皮肤或衣物，灸时嘱患者不要移动体位，并在施灸部位的下方垫一纸片，以防艾火掉落烫伤皮肤。

（4）温灸器灸

温灸器是指一类便于灸疗操作的器械，目前临床常用的温灸器有灸盒、灸架、灸筒等。

温灸盒灸：温灸盒是用一种特制的盒形木制灸具，内装艾卷固定在一个部位而施灸的方法，温灸盒按其规格分大、中、小3种。施灸时，把温灸盒安放于应灸部位的中央，点燃艾卷后，置铁纱上，盖上盒盖，放置穴位或患处。每次可灸15~30分钟。适用于较大面积的灸治，尤其适于腰、背、臀、腹部等处。

温灸筒灸：温灸筒由内筒、外筒两个相套而成，均用2~5毫米厚度的铁片或铜片制成。内筒和外筒的底、壁均有孔，外筒上用一活动顶盖扣住，无走烟孔，施灸时可使热力下返，作用加强。操作时取出灸筒的内筒，装入艾绒至大半筒，然后用手指轻按表面艾绒，但不要按实。将内筒放入外筒，用火点燃中央部的艾绒（不能见火苗），放置室外，灸筒底面触之烫手而艾烟较少时，可盖上顶盖，取回施用。但必须注意，预燃不足则施灸时艾火易灭，预燃过度则使用时艾火不易持久。将灸筒（底面向下）隔几层布放置于腧穴上即可，以患者感到舒适、热力足够而不烫伤皮肤为佳。

温灸架灸：可用于艾条温和灸，因无须手持移动，有灸架支持，故作用稳定持久，安全简便。选定腧穴后，先系好橡皮带，绕身一周系紧。将艾条燃着烧旺，插入灸架的顶孔中，对准灸穴，用橡皮带固定左右底袢，使灸架与皮肤垂直。调节温度高低，以温热略烫能耐受为宜。温度太低则无效，太高又会烫伤皮肤。对胸腹及四肢诸穴，可嘱患者自行调节。在燃烧十余分钟后，架内有灰烬积存，可使热力受阻，宜勤加清除，并应保持架内清洁。灸后皮肤如出现潮红，停灸后可自行消失。若出现水疱，可以刺破后涂少许龙胆紫。

3. 注意事项与异常情况处理

（1）诊室要求通风良好，空气清新，避免烟尘过浓。施灸前向患者说明施术要求，以消除其恐惧心理并取得合作。若需选用瘢痕灸时，必须先征得患者同意。

（2）一般来说，阴虚阳亢、邪实内闭及热毒炽盛等人群慎用灸法。

（3）慎重选择施术部位。颜面五官、阴部、有大血管分布等部位不宜直接灸；妊娠期妇女的腹部及腰骶部不宜施灸。

（4）施灸顺序应先阳后阴，取其从阳引阴而无亢盛之弊；先上后下，循序不乱；先少后多，使艾灸火力由弱增强，艾炷由少逐次增多或分次灸之；艾炷由小炷灸起，每壮递增或用小炷多壮法代之。

（5）操作时，注意防止艾火脱落而灼损皮肤及衣物。灸疗过程中随时观察患者反应，及时调整灸火与皮肤间距离；掌握灸疗的量，以免施灸太过引起灸伤。

（6）灸后宜休息片刻后离开诊室。化脓灸在灸疮透发期间，注意休息，严防感染。灸后局部出现水疱，只要不擦破可任其自然吸收；若水疱过大，可用消毒针沿边缘刺破，排出水液，再涂以龙胆紫药水。若有继发感染应对症处理。

二、按摩养生法

按摩养生法，是我国传统的养生方法之一，古称"按蹻"。《素问·异法方宜论》曰："中央者，其地平以湿，天地所以生万物也众，其民杂食而不劳，故其病多痿厥寒热，其治宜导引按蹻。"它是通过运用手和肢体的技巧，按摩人体一定部位或穴位，从而达到防病保健、养生延年的目的，也称保健按摩。

由于按摩养生法简便易行，疗效安全可靠，深受历代养生家的热爱和重视，将其作为益寿延年的常用方法，得以不断积累、整理、流传下来，成为深受广大群众喜爱的养生健身措施。

(一) 常用按摩养生手法

1. 按法

按法，是用手指或手掌等在一定的部位或穴位上逐渐向下用力按压的一种按摩法。按摩时，逐渐用力，持续按压，不可呆板、僵硬用力。这是一种诱导的手法，适用于全身各部位。临床上可分为指按法、掌按法、肘按法等。

按法操作时着力部位要紧贴体表，不可移动，用力要由轻而重，不可用暴力猛然按压。按法常与揉法结合应用，组成"按揉"复合手法，即在按压力量达到一定深度时，再做小幅度的缓缓揉动，使手法刚中兼柔，既有力又柔和。

2. 摩法

摩法，是以掌面或指面附着于穴位表面，以腕关节连同前臂做顺时针或逆时针环形有节律的摩动。摩法又分为指摩法、掌摩法、掌根摩法等。掌摩法常用于腹部按摩，指摩法用于眼睛周围。

在运用摩法时，要求肘关节自然屈曲、腕部放松，指掌自然伸直，动作要缓和而协调。频率每分钟120次左右。本法刺激轻柔缓和，是胸腹、胁肋部常用的手法。若经常用摩法抚摩腹部及胁肋，可使人气机通畅，起到宽胸理气、健脾和胃、增加食欲的作用。

3. 推法

推法，是以四指并拢，紧贴于皮肤上，向上或向两边推挤肌肉的一种按摩法。按摩时，用力须匀适，做直线或沿筋肉结构走向推之。适用于面部和腰背部。推法可分为平推法、掌推法、旋推法、合推法等。

在运用推法时，指、掌、肘要紧贴体表，用力要稳，速度要缓慢而均匀。此种手法可在人体各部位使用，能增强肌肉的兴奋性，促进血液循环，并有舒筋活络的作用。

4. 拿法

拿法，捏而提起谓之拿。是用拇指和食指、中指端对拿于患部或穴位上，作对称用力、一松一紧的拿按。使用拿法时，腕部要放松灵活，用指面着力。动作要缓和而有连贯性，不可断断续续，用力要由轻到重，再由重到轻，不可突然用力。实际操作时，拿法和按法常常结合运用，如拿按曲池等。常用于四肢内、外侧有穴位相对的部位，如拿阴陵泉、阳陵泉等。另外，颈部和肩部的肌肉按摩也常用拿法。具有祛风散寒、舒筋通络、开窍止痛等作用。

5. 揉法

揉法，是用手指螺纹面或掌面吸定于穴位上，做轻而缓和的回旋揉动。揉法常与按法中指按法结合运用。揉法又分为指揉法、鱼际揉法、掌跟揉法等。

揉法是按摩养生的常用手法之一，具有宽胸理气、消积导滞、活血化瘀、消肿止痛的作用，适用于全身各部，如揉按中脘、腹部配合其他手法对胃肠功能有良好的保健作用。

6. 擦法

擦法，是用手掌的大、小鱼际或四指并拢，附着在一定部位上，沿直线做上、下或来回擦动，使之产生一定热量。擦法适用于上背部、腰骶部、上肢部、胸胁和少腹部等。本功法益气养血、活血通络、祛风除湿、温经散寒，具有良好的作用。

7. 点法

点法，是用拇指顶端，或中指、食指、拇指之中节，点按某一部位或穴位的按摩法。实际操作时往往同按法合用，如点按太冲等，常用于四肢穴位。具有开通闭塞、活血止痛、调整脏腑功能等作用，常用于防治脘腹挛痛、腰腿疼痛等病症。

8. 击法

击法，是用拳背、掌跟、掌侧小鱼际、指尖或用桑枝棒叩击体表的按摩法。可分为拳击法、小鱼际击法、指尖击法、棒击法等。击法具有舒筋通络、调和气血的作用，使用时用力要快速而短暂，垂直叩打体表，在叩打体表时，不能有拖抽动作，速度要均匀而有节律。其中拳击法常用于腰背部；掌击法常用于头顶、腰臀及四肢部；侧击法常用于腰背及四肢部；指尖击法常用于头面，胸腹部；棒击法常用于头顶、腰背及四肢部。

9. 搓法

搓法，是用双手的掌面或掌侧夹住一定部位，相对用力做快速搓揉，同时做上下往返移动。使用此法时，两手用力要对称，搓动要快，移动要慢。本法具有调和气血，疏通经络、放松肌肉等作用，适用于四肢及胁肋部。

10. 捻法

捻法，是一手的拇指和食指螺纹面，捏住另一手的手指，做对称用力捻动。运用时动作要灵活、快速，用劲不可呆滞。本法具有理筋通络、滑利关节的作用，适用于手指、手背及足趾。

11. 掐法

掐法，是用拇指或食指指甲，在一定穴位上反复掐按。实际操作时，往往与揉法配合运用，如掐揉人中，须先掐后揉。本法有疏通经脉、镇静、安神、开窍的作用。

12. 抖法

抖法，是指施术者用双手握住对方的上肢或下肢远端，用微力做连续的小幅度的上下连续颤动，使关节有松动感，可分上肢抖法和下肢抖法。此法具有疏松脉络、滑利关节的作用，常与搓法合用，作为结束手法，使患者有一种舒松的感觉。

（二）按摩操作注意事项

1. 诊断要明确

治疗前首先要明确诊断，排除不宜手法治疗的病症，选择正确的体位、适宜的手法、必要的部位，绝不能盲目施术。

2. 精力要集中

在手法操作过程中，要集中精力。除了诊疗室要保持清洁安静外，医者还要全神贯注，做到手随意动，功从手出，同时还要密切注意患者对手法的反应（如面部的表情变化，肌肉的紧张度以及对被动运动的抵抗程度等），以随时调整手法刺激的方法与强度，避免增加患者的痛苦和不必要的人为损伤。

3. 体位要适当

手法操作时要选择好恰当的体位。对患者而言，宜选择感觉舒适，肌肉放松，既能维持较长时间，又有利于医生手法操作的体位。对医者来说，宜选择一个手法操作方便，并有利于手法的运用、力量的发挥的操作体位。

4. 力量要适度

手法操作必须具备一定的力量，以达到一定的刺激强度，才能获得治疗作用。临床上，应按不同的手法、不同的部位、不同的性别、不同的年龄来给予相应的刺激强度和按摩时间。

5. 治疗要有序

手法操作应依病情制定顺序，一般可以从头面、胸腹、肩背、上肢、下肢，自上而下，先左后右，从前到后，由浅入深，循序渐进，并依具体情况，适当调整。局部治疗，则按手法的主次进行；手法强度由轻逐渐加重；关节活动幅度由小逐渐加大；操作速度由慢逐渐加快。

6. 操作要卫生

医者应注意个人卫生清洁，经常修剪指甲，手上不得佩带戒指及其他装饰品，以免擦伤患者的皮肤而影响治疗。天气寒冷时，双手要注意保暖，以免冷手触及皮肤而引起肌肉痉挛，并且治疗一个患者之后，就应洗手，防止交叉感染。

（三）异常情况处理

1. 瘀斑

现象：患者在接受推拿手法治疗中及治疗后，治疗部位的皮下出血，局部皮肤肿起，并出现青紫、紫癜及瘀斑现象。

原因：初次治疗时手法刺激过重，时间过长；患者患有血小板减少症；老年性毛细血管脆性增加。

处理：局部小块瘀斑，一般不必处理。局部青紫严重，可先冷敷，待出血停止后，再在局部使用轻柔的按揉、摩、擦等手法治疗。同时加湿热敷，以消肿、止痛，促进局部瘀血消散、吸收。

预防：若非必要，治疗不宜选用过强刺激的手法。老年人使用手法必须轻柔，特别是在骨骼突起的部位，手法刺激更不宜太强。急性软组织损伤患者，不要急于手法治疗和使用湿热敷，一般在皮下出血停止后1~2小时，方可配合使用。

2. 疼痛

现象：患者经推拿手法治疗后，特别是初次接受推拿手法治疗的患者，局部皮肤出现疼痛、肿胀、麻木等不适的感觉，夜间尤甚，用力按压，疼痛加重。

原因：医者手法操作时，技术不熟练；局部施术的时间过长，手法刺激量过重。

处理：一般不需要作特别处理，1~2天内此种症状即可自行消失。若疼痛较为剧烈，可在局部施行轻柔的按法、揉法、摩法、擦法等，并配合湿热敷。

预防：对初次接受推拿手法治疗的患者，应选用轻柔的手法治之，同时手法的刺激不宜过强，局部施术的时间亦不宜过长。

3. 破皮

现象：患者在手法治疗时出现局部皮肤发红、疼痛、起疱等皮肤表面擦伤、出血、破损的现象。

原因：手法使用不当，如按揉法操作时，用力过重，幅度过大，或捻动皮肤；拍法、擦法运动时没有紧贴皮肤，向下用力太强产生冲击力所致；一指弹推法、揉法操作时没有吸定，产生异常的摩擦运动等所致。

处理：损伤处立即停止手法治疗。做好局部皮肤的清创，防止感染（局部涂上红药水、紫药水等）。

预防：加强手法训练，熟练地掌握各手法的动作要领、要求。在使用擦法与按揉法时，可配合使用介质，防止破皮。

4. 骨折

现象：患者在接受推拿手法治疗时，特别是在做被动运动或较强刺激的按压手法后，突然出现"咯咯"之声，并出现局部疼痛、运动障碍（如肋骨骨折、腰椎压缩性骨折、股骨骨折、颈骨骨折等）等症状。

原因：患者年老骨质疏松，或患者骨质病变以及骨折假性愈合。患者接受手法治疗时，体位选择不当。施术时手法使用不当，压力过重，刺激过强，运动幅度过大，以及手法生硬粗暴。

处理：立即停止手法操作。止动、包扎、固定，并做X线检查以明确诊断。做必要的针对性处理，及时进行整复和固定。

预防：做手法治疗前，应先排除骨折及骨质病变。被动类手法操作必须在正常生理范围内进行，幅度由小到大，逐渐增大，不可粗暴。对待老年患者手法力度不宜过重。体位的选择必须舒适、正确，有利于手法操作。

三、拔罐养生法

拔罐法又称吸筒疗法，古称角法，在马王堆汉墓出土的帛书《五十二病方》中就有记载,历代中医文献中亦有较多论述。起初主要是外科治疗疮疡时用来吸血排脓;随着医疗实践的不断深化,火罐的质料和拔罐的方法已有了改进和发展,治疗的范围也逐渐扩大,内、外、妇、儿科都有其适应证,并且经常和针刺配合使用。

（一）常用拔罐罐具

1. 陶罐

陶罐一般是用陶土烧制而成的,罐的两端比较小,中间略大,形如鼓状,底比较平,依据口径大小,其型号也各不同。

2. 玻璃罐

玻璃罐是用耐热的玻璃加工制作而成的,形状如球,罐口平滑,有大、中、小3种型号。玻璃罐的优点是质地透明,使用时可以直接且清楚地观察到罐内皮肤的充血、瘀血等变化,以更好地掌握拔罐治疗的程度。但是使用时要格外小心,以免罐体破碎。

3. 抽气罐

抽气罐是用有机玻璃等材料制成的带有抽气装置的罐具,分为罐体和抽气筒两部分,其罐口的大小规格很多。抽气罐的特点是:可随意调节罐内负压,控制吸力,用小瓶制成者,可用于皮薄肉少之处。抽气罐的优点是可以避免烫伤,操作方法简单容易掌握。不足之处是没有火力的温热刺激。

4. 竹罐

竹罐多用直径3~5厘米且坚固无损的竹子制成。其优点是取材方便、制作简单、价格低廉、不易摔碎、适宜药煮;缺点是易燥裂、易漏气、吸着力小。

（二）拔罐的操作方法

拔罐的方法多种多样,按照排出罐内的空气介质,可分为火罐法、水罐法、抽气罐法等;按照拔罐的方式,又可以分为走罐、闪罐、留罐、刺络拔罐、药罐法等。

1. 按排除罐内的空气介质分类

（1）火罐法

火罐法又叫拔火罐,是拔罐操作方法中较为常见的一种,主要是利用燃烧时火焰的热力排出罐内的空气,从而形成负压,然后将罐吸附在皮肤上。其中常用的排气方法有闪火法、投火法、贴棉法等。

闪火法:本法特别经济实用,深受患者喜爱。一般先用稍粗的铁丝,一头缠绕石棉绳或线带,做好酒精棒。将酒精棒蘸取95%的酒精,用酒精灯或蜡烛燃着,将带有火焰的酒精棒一头,往罐底一闪,使罐内产生负压,马上撤出,并且迅速将火罐扣在应拔的部位上,即可吸住。

投火法:本法适用于侧面横拔部位。操作者首先用酒精棉球或纸片,燃着后投入罐内,乘着火力达到最旺时,迅速将火罐扣在应拔的部位上,随即就可吸住。这种方法吸附力很强,但由于罐内有燃烧物质,火球一旦落下很容易烫伤皮肤。因此，通常情况下，为了避免烫伤，应将薄纸卷成纸卷、纸条，燃烧到 1/3 时，便投入罐里，将火罐迅速扣在选定的治疗部位上。

贴棉法：本法适用于侧面横拔部位。首先取用 0.5~1 厘米的脱脂棉一小块，将其四周拉薄，然后蘸取少量酒精，并压平贴在罐内壁中下段或罐底，最后用火柴点燃后，将罐子迅速扣在选定的部位上。该法操作比较简单，但用此法需要注意，棉花蘸取酒精不宜过多，否则燃烧的乙醇滴下时，容易烫伤皮肤。

（2）水罐法

水罐法是利用热水使罐内温度升高，形成负压，从而使罐吸附在皮肤上的拔罐治疗方法。根据用水的方式不同，该法可以分为贮水罐、水煮罐和水蒸气罐。

水煮法：首先，将竹罐放在沸水中煮 1~3 分钟，然后，用消毒筷子或镊子将罐口朝下夹出来，口向下把水甩干净，迅速投入另一手持的毛巾中，把水吸干，立即扣在需要治疗的部位上，即可吸附于皮肤之上。扣罐之后，要把竹罐扣压在皮肤约半分钟，待其吸牢。

蒸气法：是利用水蒸气熏蒸竹罐，将其内部的气体排出来的方法。首先，要将水壶内的水煮沸，水最好不要太多，通常不宜超过半壶，同时在壶嘴处用硬质橡胶管连接，使水蒸气从壶嘴喷出。然后将竹罐口对准喷气口 1~2 分钟，随即扣在需要治疗的部位上，用手扣压半分钟，待其吸牢即可。

（3）抽气罐法

抽气罐法是指直接抽出罐内空气，使罐内形成负压的拔罐方法。抽气罐一般由注射用青霉素等药瓶制成。操作时，先将罐紧扣在需要治疗的部位上，将注射器从橡皮塞处刺入罐内，抽出罐内的空气，产生负压，从而吸附在皮肤上。

2. 按拔罐的方式分类

（1）走罐法

走罐法是指在罐被皮肤吸住后，在涂上介质而光滑的条件下反复推拉移动罐具，以扩大施治面积的拔罐方法。走罐法所使用罐具的罐口必须十分光滑，同时在操作前要先在所拔部位的皮肤或罐口上，涂上一层凡士林、润滑油等介质，以免拉伤皮肤。

（2）刺络罐法

刺络罐法是指用三棱针或梅花针等针头刺破穴位或患病表皮皮肤显露的小血管，待其出血，立刻拔罐。

（3）药罐法

药罐法是指在拔罐前或后配合外用药物的一种拔罐方法。根据用药途径的不同，该法可分为药煮罐、药蒸汽罐、药酒火罐、贮药罐、涂药罐、药面垫罐及药走罐等。

（三）拔罐注意事项与异常情况处理

1. 注意事项

拔罐时，治疗室应宽敞明亮，空气流通。患者体位舒适，以俯卧位为主，充分暴露施术部位；留罐期间嘱患者勿移动体位，以防罐具脱落。初次接受拔罐患者，以及老年、儿童与体质虚弱的患者施罐数量宜少，留罐时间宜短。一般应在丰满、富有弹性、无毛发、无骨骼关节凸凹的部位拔罐。施针罐时，要防止肌肉牵拉而造成弯针、折针或针深入体内伤及重要脏器。

2. 异常情况处理

拔罐期间若出现头晕、恶心呕吐、面色苍白、出冷汗、四肢发凉，甚至血压下降、呼吸困难等情况，参照晕针处理。

拔罐时间过长、烫伤或吸力过大而出现水疱时，可涂龙胆紫，覆盖消毒纱布固定。如果水疱较大，可用注射器抽出疱内液体，然后用消毒纱布外敷固定。

四、刮痧养生法

刮痧是古代劳动人民长期与疾病做斗争的过程中，不断吸取经验教训而形成的治疗方法。其具体方法是先在体表特定部位涂上刮痧介质，如植物油、酒类、水、药剂类等，然后利用边缘润滑的器具，或以棉、麻、毛线团，或用手指，对其施以反复的刮、捏、提、挤、拍、刺、挑等手法，使皮肤出现片状或点状的红、紫、黑斑点或黑疱等"出痧"现象。刮痧疗法属自然疗法之一。刮痧疗法的形成最早可追溯到旧石器时代。当古人患病时，常常本能地用手或石块摩刮、捶击患部或体表某一部位，有时竟获病痛缓解或痊愈的奇效，这种偶然获得的疗效经反复多次地实践运用，不断总结积累，逐渐形成一种有效的治疗方法。

（一）常用刮痧工具

1. 水牛角刮痧板

水牛角制成的刮痧板在几何形状上，常做出不同的边、弯、角及不同厚薄。将其施于人体，不但对各部位具有显著治疗效果，还避免了金属类器具所造成的疼痛、皮肤损伤。

2. 硬币

取材方便快捷，分为铜质、铝质两种，一般要选取边缘较厚且没有残缺的大铜钱或铜板。

3. 瓷器

一般选用边缘较厚且光滑的无破损的碗、瓷酒杯、瓷汤匙等作为刮痧工具。用其边缘，边蘸水或植物油，边在患者身体的特定部位上刮抹，至刮出紫黑色的痧点为止。

4. 玉石类刮痧板

《本草纲目》记载：玉石具有清音哑、止烦渴、定虚喘、安神明、滋养五脏六腑的功效。因此玉石类刮痧板常用于美容、保健。

5. 药匙

此用具在医院的药房里最为常见，也是较理想的刮痧工具。

（二）刮痧的操作方法

1. 持具操作方法

持具操作主要包括刮痧法、挑痧法和放痧法等。

（1）刮痧法

刮痧法可以根据应用不同，分为直接刮法和间接刮法两种。

直接刮法：用刮具直接接触患者皮肤，在体表的特定部位反复进行刮拭，直至皮下呈现紫红色的痧痕或痧点为宜。

间接刮法：先在患者将要刮拭的部位放一层薄布，再用刮痧工具在布上刮拭。间接刮法可以保护皮肤，适用于儿童及年老体弱、高热、抽搐等患者。

（2）挑痧法

挑痧法是指用针刺挑患者体表的一定部位，以达到治疗疾病的方法，通常用于治疗暗痧、宿痧、郁痧、闷痧等病症。操作方法是：先用酒精棉球消毒针具和要被挑刺的部位，然后在挑刺的部位上，用左手捏起皮肉，右手持针，对准皮下有青筋的地方，轻快地刺入并向外挑，挑破皮肤为 0.2~0.3 厘米后，再深入皮下，挑断皮下白色纤维组织或青筋，每个部位挑 3 下后，随即用双手挤出暗紫色的瘀血，反复 5~6 次，最后用消毒棉球擦净瘀血，敷上纱布，最好用胶布固定。

（3）放痧法

放痧法又称刺络疗法或刺血疗法，它与挑痧法基本相似，但此法刺激性更强烈，多用于发热患者及重症急救，可有效治疗各种重症痧病和痧毒淤积阻滞经脉等病症。其操作方法是用消毒好的三棱针、皮肤针等快速点刺皮肤血脉，放出毒痧以治疗疾病。

2. 徒手操作方法

徒手操作主要包括揪痧法、扯痧法、挤痧法、拍痧法、点揉法等。

（1）揪痧法

揪痧法是指操作者五指屈曲，用食指、中指的第二指节对准揪痧部位（也可用拇指、食指对捏揪痧部位），把皮肤与肌肉夹起，然后瞬间用力向外滑动再松开，这样一夹一放，反复进行，并连连发出"叭叭"的声响，同一部位可连续操作 6~7 遍，以被夹起部位的皮肤出现痧痕为宜。

（2）扯痧法

扯痧法是指操作者用大拇指与食指用力扯提患者需要扯痧的部位，使毛细血管破裂，至出现暗紫色的痧点为止的手法。

（3）挤痧法

挤痧法是指操作者用双手食指、拇指或单手食指、拇指，在治疗部位用力挤压，至出现紫红色的痧斑为止的手法。

（4）拍痧法

拍痧法是指用虚掌拍打或用刮痧板拍打体表需要治疗的部位，适用于痛痒、胀麻的部位。进行刮痧时，首先手持刮痧板，蘸上润滑剂，然后在患者体表的特定部位朝向一个方向进行刮拭和拍动，至皮下出现痧痕为止。

（5）点揉法

点揉法是指用手指在人体需要治疗的部位或穴位上进行点压，同时做画圈或旋转的揉动，此法主要用于头面部、腰部、肢体关节部及手足部等。其操作手法为：操作者用拇指、食指、中指指端按压在施治穴位或部位上，用力施压在人体皮肤和穴位上，由轻到重，动作要灵活揉动，持续 3~5 分钟，以患者感觉酸胀和皮肤微红为度。

（三）刮痧注意事项与异常情况处理

1. 注意事项

（1）术前注意事项

①对于初次接受刮痧治疗的患者，应做必要的解释工作，消除其恐惧心理，取得患者配合，以免出现晕刮现象。

②选择舒适的刮痧体位，以利于刮拭和防止晕刮。

③保持室内空气流通清新，并注意保暖、避风。

④刮痧工具要严格消毒，防止交叉感染。刮拭前须仔细检查刮痧工具，以免刮伤皮肤。

⑤勿在患者过饥、过饱及过度紧张的情况下进行刮痧治疗。

（2）术中注意事项

①刮拭手法要用力均匀，手法由轻到重，以患者耐受为度，达到出痧为止。婴幼儿及老年人，刮拭手法用力尤其要轻。

②不可一味追求出痧而用重手法或延长刮痧时间。出痧多少受多方面因素影响。一般情况下，血瘀证、实证、热证出痧多；虚证、寒证出痧少；服药过多者，特别是服用激素类药物不易出痧；肥胖者与肌肉丰满的人不易出痧；阴经较之阳经不易出痧；室温低时不易出痧。

③刮拭时，被刮拭部位的皮肤要保持润滑，要一边刮拭一边蘸取适量的介质，切忌干刮。

④凡肌肉丰满处（如背部、臀部、胸腹部等）宜用刮痧板的横面刮拭。对一些关节处、手脚指（趾）部、头面部等肌肉较少、凹凸较多处，宜用刮痧板的棱角

刮拭。

⑤痧斑未退的部位，不宜反复刮拭。再次刮痧时间需间隔3~6天，以原痧斑消退为准。

⑥刮拭过程中，要经常询问患者感受。如遇到晕刮应立即停止刮痧并进行相应处理。

（3）术后注意事项

①刮痧结束后，患者应休息片刻，并饮温水一杯。

②刮痧治疗后的数小时内应避免冷水刺激。

③刮痧治疗后应禁食生冷、辛辣、油腻之品。有汗者，应及时擦干汗液，切忌当风受凉。

2. 异常情况处理

刮痧过程中，患者出现头晕、目眩、心慌、出冷汗、面色苍白、四肢发冷、恶心欲吐或神昏仆倒等现象，参照晕针处理。

第二节　常用养生穴位

一、尺泽

【定位】在肘横纹中，肱二头肌肌腱桡侧凹陷处。

【主治】

①咳嗽，气喘，咳血，潮热，胸部胀满，咽喉肿痛。

②急性腹痛吐泻。

③肘臂挛痛。

二、列缺

【定位】在前臂桡侧缘，桡骨茎突上方，腕横纹上1.5寸。当肱桡肌与拇长展肌肌腱之间。

【主治】

①外感头痛，项强，咳嗽，气喘，咽喉肿痛。

②口㖞，齿痛。

三、合谷

【定位】在手背，第一、第二掌骨间，当第二掌骨桡侧的中点处。

【主治】

①头痛，齿痛，目赤肿痛，咽喉肿痛，鼻衄，耳聋，疟腮，牙关紧闭，口㖞。

②热病，无汗，多汗。

③滞产，经闭，腹痛，便秘。

④上肢疼痛、不遂。

四、曲池

【定位】在肘横纹外侧端，屈肘，当尺泽与肱骨外上髁连线中点。

【主治】

①热病，咽喉肿痛，齿痛，目赤痛，头痛，眩晕，癫狂。

②上肢不遂，手臂肿痛，瘰疬。

③瘾疹。

④腹痛，吐泻，月经不调。

五、迎香

【定位】在鼻翼外缘中点旁，当鼻唇沟中。

【主治】

①鼻塞，鼽衄，口㖞，面痒。

②胆道蛔虫症。

六、四白

【定位】在面部，目正视，瞳孔之下，当眶下孔凹陷处。

【主治】

①目赤肿痛，目翳，眼睑瞤动，近视。

②面痛，口㖞，胆道蛔虫症。

③头痛、眩晕。

七、天枢

【定位】在腹中部，脐中旁开2寸。

【主治】

①腹胀肠鸣，绕脐腹痛，便秘，泄泻，痢疾。

②月经不调，痛经。

八、足三里

【定位】在小腿前外侧，当犊鼻下3寸，距胫骨前缘一横指（中指）。

【主治】

①胃痛，呕吐，噎嗝，腹胀，腹痛，肠鸣，消化不良，泄泻，便秘，痢疾，乳痈。

②虚劳羸瘦，咳嗽气喘，心悸气短，头晕。

③失眠，癫狂。

④膝痛，下肢痿痹，脚气，水肿。

九、丰隆

【定位】在小腿前外侧，当外踝尖上 8 寸，距胫骨前缘二横指。

【主治】

①咳嗽，痰多，哮喘。

②头痛，眩晕，癫狂痫。

③下肢痿痹。

十、三阴交

【定位】在小腿内侧，当足内踝尖上 3 寸，胫骨内侧缘后方。

【主治】

①月经不调，崩漏，带下，阴挺，经闭，难产，产后血晕，恶露不净，不孕，遗精，阳痿，阴茎痛，疝气，小便不利，遗尿，水肿。

②肠鸣腹胀，泄泻，便秘。

③失眠，眩晕。

④下肢痿痹，脚气。

十一、血海

【定位】屈膝，在大腿内侧，髌底内侧端上 2 寸，当股四头肌内侧头的隆起处。

【主治】

①月经不调，经闭，崩漏。

②湿疹，瘾疹，丹毒。

十二、神门

【定位】在腕部，腕掌侧横纹尺侧端，尺侧腕屈肌腱的桡侧凹陷处。

【主治】

①失眠，健忘，痴呆，癫狂痫。

②心痛，心烦，惊悸。

十三、听宫

【定位】在面部，耳屏前，下颌骨髁状突的后方，张口时呈凹陷处。
【主治】
①耳鸣，耳聋，聤耳，齿痛。
②癫狂痫。

十四、精明

【定位】在面部，目内眦角稍上方凹陷处。
【主治】
①近视，目视不明，目赤肿痛，迎风流泪，夜盲，色盲，目翳。
②急性腰痛。

十五、膏肓

【定位】在背部，当第四胸椎棘突下，旁开3寸。
【主治】
①咳嗽，气喘，盗汗，肺痨。
②健忘，遗精。
③羸瘦，虚劳。

十六、涌泉

【定位】在足底，卷足时足前部凹陷处，约足底二、三趾趾缝纹头端与足跟连线的前1/3与后2/3交点上。
【主治】
①顶心头痛，眩晕，昏厥，癫狂，小儿惊风，失眠。
②便秘，小便不利。
③咽喉肿痛，舌干，失声。
④足心热。

十七、太溪

【定位】在足内侧，内踝后方，当内踝尖与跟腱之间的凹陷处。
【主治】
①月经不调，遗精，阳痿，小便频数，消渴，泄泻，腰痛。
②头痛，目眩，耳聋，耳鸣，咽喉肿痛，齿痛，失眠。
③咳喘，咳血。

十八、内关

【定位】在前臂掌侧，当曲泽与大陵的连线上，腕横纹上2寸，掌长肌腱与桡侧腕屈肌腱之间。

【主治】

①心痛，心悸，胸闷。

②眩晕，癫痫，失眠，偏头痛。

③胃痛，呕吐，呃逆。

④肘臂挛痛。

十九、外关

【定位】在前臂背侧，当阳池与肘尖的连线上，腕背横纹上2寸，尺骨与桡骨之间。

【主治】

①热病，头痛，目赤肿痛，耳鸣，耳聋。

②胸胁痛。

③上肢痿痹。

二十、丝竹空

【定位】在面部，当眉梢凹陷处。

【主治】

①目赤肿痛，眼睑瞤动，目眩。

②头痛，癫狂痫。

二十一、风池

【定位】在项部，当枕骨之下，与风府相平，胸锁乳突肌与斜方肌上端之间的凹陷处。

【主治】

①头痛，眩晕，失眠，癫痫，中风。

②目赤肿痛，视物不明，鼻塞，鼻衄，鼻渊，耳鸣，咽喉肿痛。

③感冒，热病，颈项强痛。

二十二、太冲

【定位】在足背侧，当第一跖骨间隙的后方凹陷处。

【主治】

①头痛，眩晕，目赤肿痛，口㖞，青盲，咽喉干痛，耳鸣，耳聋。

②月经不调，崩漏，疝气，遗尿。

③癫痫，小儿惊风，中风。

④胁痛，郁闷，急躁易怒。

⑤下肢痿痹。

二十三、大椎

【定位】在后正中线上，第七颈椎棘突下凹陷中。

【主治】

①热病，疟疾，骨蒸盗汗，咳嗽，气喘。

②癫痫，小儿惊风。

③感冒，畏寒，风疹，头项强痛。

二十四、百会

【定位】在头部，当前发际正中直上 5 寸，或两耳尖连线的中点处。

【主治】

①头痛，眩晕，中风失语，癫狂痫。

②失眠，健忘。

③脱肛，阴挺，久泻。

二十五、膻中

【定位】在胸部，当前正中线上，平第四肋间，两乳头连线的中点。

【主治】

①胸闷，气短，胸痛，心悸，咳嗽，气喘。

②乳汁少，乳痈。

③呕逆，呕吐。

二十六、中脘

【定位】在上腹部，前正中线上，当脐中上 4 寸。

【主治】

①胃痛，呕吐，吞酸，腹胀，食不化，泄泻，黄疸。

②咳喘痰多。

③癫痫，失眠。

二十七、神阙

【定位】在腹部中，脐中央。

【主治】

①腹痛，久泻，脱肛，痢疾，水肿。

②虚脱。

二十八、关元

【定位】在下腹部，前正中线上，当脐中下 3 寸。

【主治】

①虚劳羸瘦，中风脱证，眩晕。

②阳痿，遗精，月经不调，痛经，闭经，崩漏，带下，不孕，遗尿，小便频数，癃闭，疝气。

③腹痛，泄泻。

下篇　审因施养

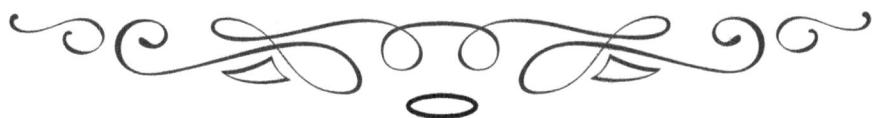

第十四章　常见病的养生之道

第一节　高血压前期

　　临界高血压是近年来被提出并被广泛重视的一个新概念。原发性高血压（简称高血压）是一种以动脉压升高为主要特征，可并发心、脑、肾、视网膜等器官组织损伤和代谢改变。一般来说，成人血压在 90~140/60~90 毫米汞柱范围内为正常，理想血压值在 90~120/60~80 毫米汞柱之间。若频繁出现收缩压>140 毫米汞柱，舒张压>90 毫米汞柱，即为高血压病。若多数情况下血压<140/90 毫米汞柱，偶尔超过 140/90 毫米汞柱，常在 120~139/80~89 毫米汞柱之间波动，这一时期即是高血压前期，又称为临界高血压。

　　由于正常的血压与高血压之间并没有明显的分界线，高血压早期与高血压之间血压值有较大的波动性，且无心、脑、肾等脏器的功能损害，需要长时间的仔细观察才能最后确定。临界高血压不需要特殊治疗，一部分可恢复至正常血压，一部分可演变成高血压。因此，临界高血压者应立足于早期防治，采用针灸、食疗等方法，配合适当的体育锻炼，可避免向高血压转化。

　　【发病机理】

　　1. 中医病因病机

　　中医古籍中无高血压的病名。根据其临床表现，临床上多将其归入"眩晕""头痛""头风"等范畴。本病病位在肝、肾、心、脾，其中以肝肾为主。中医认为其病因比较复杂，根据病理发生、发展的不同阶段反映出来的"证候"，运用"审证求因"的理论和方法来认识，其病因病机概括为以下几方面：

　　（1）饮食不节

　　饮食不节主要与嗜食肥甘、吸烟饮酒、摄盐过量等有关。肥甘厚味为高蛋白、高脂肪之品，烟草为有毒、苦辛气热之品，酒为升散之品。嗜食肥甘厚味，过度饮酒损伤脾胃，致脾胃运化失司，不能化生水谷精微，聚湿生痰，痰湿阻塞经络，清阳不升，浊阴不降，气机升降失常，清窍失养，或痰湿郁久化热上蒙清窍，诱发高血压。

（2）七情内伤

肝主疏泄，怒则气上，血随气逆，上冲于脑，发为眩晕头痛；久思伤脾，则脾之运化功能渐衰，气血生化乏源，阴液不足，日久形成阴虚阳亢；悲忧伤肺，肺气亏虚，金不制木，生火动风，发为眩晕；过度精神刺激，惊恐不已，耗竭真阴，而肾阴亏于下，心火炽于上，水火不济，发为眩晕头痛。

（3）劳逸过度

劳逸失度导致脏腑阴阳失调，气血紊乱。劳累过度损伤人体正气，久病正气亏虚，阴血暗耗；劳则气耗，损伤脾气，聚湿生痰，上扰清窍，引起血压增高；过逸者，久坐少动，气血运行不畅，脾胃功能减弱，痰湿聚积，郁而化火，痰火上扰，从而导致血压升高。

（4）体质虚衰

中医认为，高血压的发生与脏腑阴阳气血虚衰有关。一方面取决于先天父母的肾气，另一方面取决于后天的脾胃之气。肾与脾胃相互依赖和相互影响。素体肾阴不足，导致阴虚阳亢；肾阳不足，阳虚失于运化，水液代谢失调，痰饮阻脉；脾胃虚弱，气血生化不足，气血亏虚；或脾虚失于运化，痰湿聚积。

2. 西医病因

高血压的发病与遗传、种族、肥胖、饮食及精神紧张等有关。

（1）遗传因素

约75%的原发性高血压患者具有遗传倾向，同一家族中高血压患者常集中出现。原发性高血压是多基因遗传病。研究发现，血管紧张素（AGT）基因可能有15种缺陷，正常血压的人偶见缺陷，而高血压患者在AGT基因上的3个特定部位均有相同的变异。有这种遗传缺陷的高血压者，其血浆中血管紧张素原水平高于正常组。

（2）饮食因素

饮食主要与食物中的高钠、低钾有关。钾促进排钠，食用蔬菜增加钾的摄入，保护动脉免受钠的不良作用影响。钙可减轻钠的升压作用，低钙会加重钠/钾对血压的作用。增加膳食钙摄量的干预研究表明，钙的增加使有些患者血压降低。

（3）社会心理因素

调查表明，社会心理应激与高血压发病有密切关系。应激性生活事件包括失恋、丧偶、病残、家庭破裂等。结果显示，遭受生活事件刺激者高血压患病率比对照组高。据分析，社会心理应激可改变体内激素平衡，从而影响所有代谢过程。

（4）其他因素

近年来，中枢神经递质、神经肽以及各种调节肽与高血压的关系已成为十分活跃的研究领域。一般认为，细动脉的交感神经纤维兴奋性增强是本病发病的重要神经因素。交感神经节后纤维包括收缩和扩张血管纤维，当两种纤维功能失衡，即前者功能强于后者时，则引起血压升高。

【临床表现】

高血压前期常见症状如下：

1. 头痛

头痛是高血压的第一危险信号。其诱发原因多种多样，可能是高血压本身引起，也可能是精神过度紧张引起。疼痛部位多在后脑，伴有恶心、呕吐等。若经常出现剧烈头痛，同时恶心作呕，可能是向恶性高血压转化的信号，需要特别注意。

2. 眩晕

女性患者多见眩晕，常在突然蹲起时发作。主要是长期血压升高导致血管弹性变差，管壁变硬。若合并高血脂，则血黏度增高，影响血流畅通。长此以往，人体始终得不到足够的血氧供应，即可诱发眩晕。

3. 失眠

多表现为入睡困难、早醒、睡眠不实、易做梦、易惊醒。高血压患者易造成大脑皮质功能紊乱及自主神经功能失调，出现头胀、头闷等，从而影响睡眠，导致失眠。

4. 肢体麻木

主要症状为手指、脚趾麻木或皮肤如蚁行感，手指不灵活。其他部位也可出现麻木或感觉异常，甚至半身不遂。高血压患者由于血管舒缩功能紊乱或动脉硬化等原因，引起肢体局部供血不足，特别是长期高血压容易损伤脑血管，激发脑血管意外，出现肢体麻木。

5. 耳鸣

高血压是引起耳鸣的常见原因。耳鸣不伴听力损坏、眩晕等症状者，为短暂性耳鸣，常是生理现象，自行按摩耳屏前方即可，一般无须用药。双耳耳鸣伴有中枢眩晕，持续时间较长，多为高血压引起。

6. 其他症状

高血压导致的心肌肥厚、心脏扩大、心功能不全等均可导致心悸气短的症状。患者性情大多较为急躁，遇事敏感，易激动，注意力分散，很难记住近期的事情。

【养生方法】

1. 针灸治疗

（1）体针法

主穴：曲池、风池、合谷、太冲。

配穴：痰湿壅盛者，加丰隆、阴陵泉；气血亏虚者，加气海、血海。

操作：患者取仰卧位，针刺风池时，枕头略高，颈部悬空，利于进针，针感以放射至前额为佳；曲池针尖向少海深刺，进针 1.5~3 寸，得气后，针感向上传至肩，向下行于腕，以捻转提插手法行针 1 分钟；合谷、太冲，以上、下、左、右顺序进针，行针1分钟；留针30~60分钟，每隔5~10分钟行针1次。每日或隔日1次，6次为1个疗程。丰隆、阴陵泉采用泻法；气海、血海采用补法。

（2）刺络拔罐法

操作：常规消毒后，用消毒三棱针在大椎上横划1厘米长的痕迹，以划破皮肤并有少许血迹渗出为度，迅速拔罐，留罐5~10分钟。取罐时内有血液5~10毫升，用消毒干棉球擦净血迹，再敷盖消毒棉球或纱布，用胶布固定，预防感染。每次治疗时可在大椎上下处操作，但不宜在原划痕上重复。每周治疗1次，5次为1个疗程。

2. 推拿治疗

推拿治疗通过疏通经络，行气活血，平肝潜阳，平衡脏腑阴阳等达到改善血液及淋巴循环，降低血液循环的外周阻力，调节相关神经节段传导反射异常，最后达到平稳血压的目的。

（1）揉按印堂

用拇指或中指指腹在印堂处做揉按，一般为10~20次。

（2）分推前额

用双手拇指指腹在前额正中线向两侧做分推手法，反复10~20次。

（3）揉按太阳

用双手食指屈曲的桡侧面，向左右方向揉动各10次；再改用中指指腹点按太阳，一般为半分钟。

（4）推按翳风

用拇指或中指指腹由太阳沿侧头耳上推至翳风处，反复5~10次；再按翳风半分钟。

（5）十指梳头

用两手十指端由前发际交替梳理推至后发际及侧头部，反复30~50次。

（6）揉按百会

用拇指指腹在百会处做揉按点压，一般为30~50次。

（7）推侧颈

用手掌桡侧面在侧颈部，沿胸锁乳突肌向下交替推至缺盆，左右各推10次左右。

（8）掐耳尖

用拇指端在两耳尖最高点做指掐手法，一般为半分钟。

（9）揉按膻中

用拇指或中指指腹，在前胸正中处做揉按手法，一般为10~20次。

（10）分推胸腹

用两手拇指外侧端，在胸腔正中线由上胸部逐渐分推至下腹部，反复推2~

3 次。

（11）下推腹

用手掌跟或侧掌，在剑突下推至耻骨联合处，反复推 5~10 次。

（12）揉摩腹

用全手掌面在全腹部做顺时针揉摩，一般为 50~100 次。

（13）点按太冲

用拇指端在太冲做点按手法，一般为 1 分钟。

（14）揉捏颈肌

用拇指和其他手指相合在颈肌做揉捏按拿，一般为 30~50 次。

（15）揉拿风池

用拇指、食指和中指腹在风池做揉拿，一般为 10~20 次。

（16）揉摩腰背

用手掌面在背腰脊椎及两侧处做由上至下揉摩，反复 2~3 次。

（17）点按背俞穴

用双手拇指指腹，分别在心俞、肝俞、脾俞、三焦俞等处，做点按揉压，每个穴位按 10~20 次。

（18）拿肩井

用双手在肩井作揉拿手法，一般为 50~80 次。

（19）点按涌泉

用双手拇指指腹在涌泉做点按揉压，一般为 30~40 次。

（20）拍打腰背

用空拳或侧掌部，在腰骶部依次做轻快的叩击拍打，一般为 1~2 分钟。

3. 药膳治疗

（1）决明子粥

原料：决明子（炒）10~15 克，粳米 50 克，冰糖适量。

制作：先把决明子放入砂锅内炒至微有香气，取出，待冷后煎汁，去渣取汁，放入粳米煮粥，煮至将熟时，加入冰糖，再煮 1~2 沸即可食。每日 1~2 次，温服。

功效：清肝明目，泻热通便。

（2）蘑菇汤

原料：蘑菇 300 克，芹菜 150 克，猪瘦肉 150 克。

制法：蘑菇洗干净，撕成小片，芹菜洗净，切成一寸长短，猪瘦肉洗净，切薄片，同放入砂锅中小火煲 2 小时，分 2~3 次食用。

功效：补虚活血。

（3）扁豆枸杞煲海参

原料：白扁豆 15 克，海参 200 克，西芹 100 克，枸杞子 15 克，花生油 50 克，鸡汤、姜、葱、精盐各适量。

制法：将海参用水发透，去肠洗净，切成薄片；西芹去皮洗净，切成 5 厘米长段；白扁豆洗净，浸透；枸杞子洗净，去杂质；姜去皮，切片；葱洗净，切段。把锅置于武火上，加入花生油，烧至六成热时，下入姜、葱爆香，加入白扁豆、海参、西芹、枸杞子、鸡汤调匀，加入精盐搅匀，倒入煲锅内，用中火煲 30 分钟即成。佐餐，适量食用。

功效：健脾和中，消暑化湿，补肝明目。

（4）桑葚枸杞猪肝粥

原料：桑葚 10 克，猪肝 50 克，枸杞子 10 克，大米 100 克，精盐适量。

制法：将猪肝切薄片备用。大米中加水 1000 毫升，武火烧沸后，加入猪肝片、桑葚、枸杞子和精盐，煮熟即可。每日 1 次，早餐食用。

功效：滋阴补血，补肾益精。

（5）香菇油菜

原料：油菜 500 克，水发香菇 60 克，花生油、精盐、料酒、味精、水淀粉、香油、猪骨汤料各适量。

制法：油菜去老叶，洗净；香菇去根蒂。锅内放油，烧至六成热，加入全棵油菜，煸炒至熟，加少量精盐，起锅，放味精，将熟油菜铺于盘中。再起热锅，倒油烧热，将香菇入锅炒 3 分钟，加猪骨汤、料酒、精盐，焖烧 5 分钟，再加味精，用水淀粉勾芡，淋上香油，颠翻几下，出锅，浇于油菜之上即成。

功效：益气补虚，健脾和胃。

（6）巴戟天冬炖瘦肉

原料：巴戟天 15 克，山楂 10 克，天门冬 10 克，猪瘦肉 100 克，姜、葱、精盐各适量。

制法：巴戟天切段，天门冬、山楂切片，猪瘦肉切块。把猪瘦肉块、天门冬片、巴戟天段、山楂片同时放入锅内，加水 1500 毫升，放入姜、葱、精盐，武火烧沸，再用文火炖煮 50 分钟即可。每日 1 次，每次吃猪肉 30~50 克。

功效：滋补肾阴。

4. 运动治疗

（1）倒步行走法

倒步行走法需要患者高度集中注意力，能够很好地转移患者消极、抑郁等不良的心理情绪，从而起到稳定血压的作用。倒步行走时由于背对行进方向，所以较平常的步行而言，退步走难度较大，消耗的氧气和能量也较大。因此，减肥降压的效果更佳，非常适宜需要减肥的高血压患者练习。

操作：身体直立，抬头挺胸，两眼平视前方，行走时两臂配合脚步前后自由摆动。行走时要集中注意力，把握好身体的平衡以及行进方向；同时，向后退步时大腿应尽量后抬，步子尽量大，着地时先脚掌后脚跟，身体重心也随之后移。每日早晚各1次，每次15~30分钟左右。室内室外均可，天气晴朗时，最好去空气清新、场地平坦的室外练习。

（2）体操

体操是一种运动量适中、节律缓和、动作松弛的体育项目，容易坚持。锻炼者坚持长期做广播体操，可提高机体的灵敏性，促进骨骼的发育，增强大肌肉群的力量，对增强运动、呼吸、心血管及神经系统功能具有重要作用。在此介绍一套降压体操，其操作步骤及要求如下：

①上肢运动。预备姿势：直立，两臂自然下垂。动作：两臂前平举，接着两臂上举准备姿势。

②扩胸运动。预备姿势：直立，两臂自然下垂。动作：两臂胸前平屈后振，同时左脚向左侧跨出1步，与肩同宽。上体向左转90°，同时两臂侧平举后振，两脚勿移动。还原成两臂胸前平屈后振，同时左脚向左侧跨出一步，与肩同宽。还原成预备姿势。

③踢腿运动。预备姿势：直立，两手叉腰。动作：前踢腿时，左腿屈膝上提，同时绷紧脚面，接着向前下方踢左腿，然后还原成屈膝绷紧脚面的姿势，最后还原成预备姿势；按上述动作，做右侧前踢腿动作。后踢腿时，左腿屈膝向后踢，还原成预备姿势；接着，右腿屈膝向后踢，还原成预备姿势。以上动作，再重复1次。

④马步呼吸。预备姿势：分腿直立，稍宽于肩，两臂自然下垂。动作：吸气时，两臂弯曲上提，两手掌心向上，再逐渐伸直上举。呼气时，双手反掌，掌心向外，两臂经侧面平举下落，同时两腿逐渐弯曲成半蹲。再吸气时，两臂弯曲上提，两手掌心向上，再逐渐伸直上举，同时两腿逐渐伸直。还原成预备姿势。

⑤摆动呼吸。预备姿势：左臂胸前平屈，右臂侧平举，分腿直立。动作：吸气时，重心向左移，左腿弯曲，同时两臂经下向左上摆至左臂斜上举、右臂胸前平屈，左腿伸直，重心落在左腿，脚尖点地。再反方向重复前面动作。

⑥提留呼吸。预备姿势：分腿直立，与肩等宽，两臂自然下垂。动作：两手掌心向上，两臂弯曲，逐渐上提至下颌处，同时用鼻吸气。两手翻掌，掌心向下，徐徐下按。

⑦体侧屈呼吸。预备姿势：分腿站立，两臂自然下垂。动作：吸气时上体左侧屈，同时右臂屈肘，右手沿身体右侧上提。呼气时，还原成预备姿势。按以上动作，反方向重复1次。

⑧上托下按。预备姿势：两臂屈肘于胸前，掌心相对，左手在上，右手在下，两手相距30厘米左右，大拇指分开，其余四指微分，分腿直立，距离约1大步。动作：右手向上穿掌至右臂上举成托掌，同时左手向下按掌至后下方、指尖向左，上体保持直立，同时屈右膝向右移动重心变为弓步。按上述动作再做1遍，但方向相反。

⑨弓步击掌。预备姿势：分腿直立，稍宽于肩，两臂屈肘握拳于腰侧。动作：上体向左转 45°，面向左斜前方成弓步，同时右手立掌，手指向上，向前方推出，左手握拳于腰侧，最后还原成预备姿势。同上，但方向相反，最后还原成预备姿势。

（3）肌肉运动疗法

肌肉运动疗法与气功疗法有相似之处，此法简单易掌握，现介绍给大家采用。具体的方法如下：

首先让全身放松地直立于地上，两手下垂，十指伸开，不可握拳。然后，以全力使全身紧张，包括头、项、胸、背、四肢及面部在内。在进行过程中，同时要口吼"一、二、三、四、五、六"，随即将全身放松。如此一紧一松，反复 3 次，即告结束。每日练习 3 次，以餐前为好。

5. 气功治疗

气功治疗高血压效果显著。降压功是以禅密五部功中的"引动功"为主，并汲取"吐纳气法"和"沐浴法"等相关理法，动静兼备，内外相合，易学易练，气感明显，收效快而无偏差。

（1）原理

①意念活动——调心。先意守体内的手与足，双掌沿身前下落和围腰划弧；中间意守体外的天上与地下；最后收功意守小腹内丹田。本功强调气"先生于内，后取于外"，重在息，以医为用的意念方法。加强气的内外作用，调和气血、疏通经络。

②导引动作——调体。举臂上托，调理脾胃、三焦；劳宫对涌泉，双掌上下提按，引火归原，心肾相交；双掌围绕带脉划弧，疏散诸经上下往来之遗热等。双掌治任、督、冲脉，由上至下，补命火，填真元，并通理三焦；蛹、摆和扭动脊柱，充填髓海，贯通脊肾，以及收功时双掌交叠于关元。

③吐纳方法——调息。在手足相对和收功中，用"胎息""文火养之"，有得气和调盈虚、主温之功，并期"摄本归周"。其他如举臂上托，双掌沿身前下落和围腰划弧，以及脊柱的前后蛹动，左右扭动和横向摆动等导引动作中，用长呼吸方法，配合"呼时有意且长，吸时无意要短"的意会活动，"武火炼之"，激发经气，使其内外相合，"外为我用"，通调任、督、冲、带脉。

（2）动作

①手足相对提按。导引动作：首先，阖目，两脚开立与肩同宽，脚尖稍外撇，体重落于踵，以放松身体。其次，两臂微屈，腋胁空，肘略外撑，双掌在胯，劳宫与涌泉上下相对，双掌连续缓慢，轻柔上提下按。意念活动：先意守气海，后转念于劳宫与涌泉，体察手足心的气感。吐纳方法：自然呼吸，要"吐惟细细，似有者尚有有，似无者未真无""似有似无，乃至无有无无"。

②疏通任冲。导引动作：首先，两臂下落，由体侧平举至头上，直臂上托，掌

心向上，掌心向里，双掌一上一下（一先一后），经面、胸、腹部的正中线，沿任脉下落，两手分置于两脚之上。其次，两臂再上举，双掌上托，双掌经面部落到胸前时开，沿冲脉，下落至胯前，然后再分置于两脚之上。意念活动：由体侧举臂至头，意念于两臂由水中擎出，水顺臂而下。直臂上托时，意想天降细雨，双掌沿任或冲脉下落时，存意于细雨淋浴全身，双掌分置于两脚之上后，意想雨水湿身继而流入脚下深井之中。吐纳方法：举臂至双掌上托时，吸气；双掌沿任或冲脉下落，直至置于两脚之上，呼气。

③疏通任带。导引动作：疏通督脉的动作与疏通任脉动作相同。疏通带脉的动作是在疏通任脉的双掌沿身前正中线下落至脐部时，双掌分开，先后交替用单掌（掌心向上），沿腰带处向季肋和身后划弧，各做1~2次。意念活动：疏通督脉时，存念于细雨通透脊髓，再流入地下井内，滴滴有声。系念于双掌在水中划动，似有阻力，觉有冷热。吐纳方法：与疏通任脉的呼吸相同。只是导引动作增多，呼气较疏通督、冲脉的呼吸有所延长。

④脊柱扭、蠕、摆动。导引动作：脊柱扭动，即在疏通带脉的动作中加上；跟随左或右拳向身后划弧的同时，腰肢向左或右摆动。蠕动，即在疏通任脉的动作中加上；跟随双掌由面、胸、腹部下落的同时，脊柱由上至下做波浪形蠕动。摆动，即在两臂由体侧平举至头的动作中加上；脊柱由下至上的左右横向摆动。意念活动：扭动，进一步加强两手在水中划动的感觉（局部气感），蠕动和摆动，似觉身在水中，由于躯干的蠕和摆，身躯的前后左右有水在冲撞，击荡（全身气感）。吐纳方法：与疏通任、督、冲、带脉相同。由于动作增多，呼与吸进一步拉长。因此在扭、蠕、摆动作完成，双掌分置于两脚上方之后，可稍为等待，呼吸恢复正常后再练。

⑤收功。导引动作：双掌交叠，轻抚于脐下3寸处的关元（掌心向里；男左手在里，女右手在里）。意念活动：意守（反观内视）脐下3寸后深处。吐纳方法：胎息。

第二节 颈椎病

颈椎病是因颈椎间盘组织退行性改变及其继发性病理改变，累及周围邻近组织，包括神经根、脊髓、椎动脉、交感神经等，出现相应临床症状和体征的一种疾病。颈椎病多见于中老年人，是骨科常见病之一。随着人口老龄化的日益严重，颈椎病的发病率随之增加。1948年Brain等提出颈椎病为一独立疾病，随着医学的发展，尤其是影像学设备和检测技术的应用，在颈椎病病理、生理和诊断方面有了很大发展，治疗效果也有了较大的提高。近十年来，利用中医药疗法治疗颈椎病有较大的发展、已积累了丰富的经验，而中西医结合治疗与单一治疗方式相比有较大的优势。

【发病机理】

1. 中医病因病机

中医学中早就有关于颈椎病的论述，但没有明确提出颈椎病的名称。本病多见于"痹证""痿证""头痛""眩晕""项强""颈肩痛"等。其中，许多症状的描述与颈椎病有相同之处，归纳而言，颈椎病的发生与体质盛衰、生活环境、劳损、外伤等有密切的关系。

（1）六淫之邪

六淫邪气可单独致病，亦可多种邪气相兼致病。风为百病之长，风邪伤人可致太阳经输不利，营卫失和，出现颈项强硬等症状。寒为阴邪，必伤阳气，阳气受伤，气脉不通，不通则痛。寒性收引，寒凝气滞，筋失所养，肌肉挛缩。《素问·至真要大论》中说："诸痉项强，皆属于湿。"湿邪重着，其性黏腻，出现肢体重着。

（2）劳倦过度

《素问·宣明五气》曰："五劳所伤，久视伤血，久卧伤气，久坐伤肉，久立伤骨，久行伤筋，是谓五劳所伤。"视、卧、坐、立、行，本为人体正常生理活动，太过、超过生理限度，导致气血失和，经脉不通。日久血瘀痰聚，累及肝肾督脉，则病根深入，缠绵难愈。

（3）体质虚弱

素体虚弱，气血不足，腠理疏松，易为外邪所侵；风寒湿热之邪乘虚逐渐深入，留于颈项筋骨血脉。人到中年，营卫气血渐弱，肝肾渐衰。筋骨懈惰，血脉瘀滞，出现颈椎病。

2. 现代医学的病因

现代医学认为颈椎病是一种退行性疾病，多发于中老年，与劳损、外伤等有关。

（1）颈椎退行性变

20 岁左右，颈椎间盘纤维环就开始慢慢退化，髓核于 25 岁左右出现退变，稍后椎体的软骨出现退变，并逐渐失去其半透明膜的作用，从而加快髓核和纤维环的变性和老化。颈椎间盘的退变可继发颈椎失稳，椎体边缘便出现骨质增生，骨刺形成，韧带肥厚，从而继发椎间隙狭窄、椎间孔狭窄、椎管狭窄等。

（2）慢性劳损

慢性劳损是指超过生理活动的最大限度或局部所能耐受最大值的各种超限度活动，是颈椎退变最关键的病因。常见的慢性劳损包括：

①不良体位。如枕头过高，平卧位或俯卧位屈颈看书，均可造成椎旁肌肉、韧带及关节的失衡和劳损。长期下去必将累及椎间盘及其周围组织，并波及椎管内脊

髓与神经根。

②工作姿势不良。打字员、会计、电脑操作员等长期伏案工作职业者，长期低头和耸肩工作，日常生活中桌椅高度不合适等均易致颈肩劳损。

③不适当的体育活动和外伤。如用头部撞球，头顶地面翻跟斗，跳水时姿势不当，颈部前屈或后伸受伤，急刹车时头部的前俯后仰损伤等，均可造成颈椎韧带和椎节的损伤。

综上所述，颈椎病的病因主要是椎间盘退变所致，退变的快慢与程度因人而异，且与外伤、不良生活习惯和不良姿势有密切关系。

【临床表现】

颈椎病的临床表现较为复杂，症状呈多元化，按临床表现将其分为以下几种类型：

1. 颈型颈椎病

（1）症状

主要表现为颈部酸、痛、胀等不适感，以青壮年多见，因长时间低头工作而加重，休息后可缓解或自愈，可反复发作。

（2）体征

颈部肌肉拘紧，有压痛，压痛点常在肌肉、关节突或项韧带等处。颈部的活动范围多无明显障碍。

2. 神经根型颈椎病

（1）症状

主要表现为颈神经根性疼痛，伴有颈神经根分布区域感觉异常，如麻木、痛觉过敏等。开始多为颈肩疼痛，短期内加重，并向一侧上肢或双上肢放射传导，放射疼痛范围根据受压的部位不同而表现在相应的支配区域。多发于 30 岁以上，常因劳累和感寒加重或复发。

（2）体征

颈神经根支配区皮肤感觉减弱或过敏，肌力下降，肌肉萎缩，颈部活动受限，棘突及肩胛内上角压痛，臂丛神经牵拉试验阳性，压颈试验阳性。

3. 脊髓型颈椎病

（1）症状

①锥体束征。表现多从下肢无力、双腿发紧及抬步沉重感等开始，渐而出现足踏棉花、抬步打漂、跛行、易跌倒、足尖不能离地、步态拙笨及束胸感等。轻度者可坚持工作；中度者已失去工作能力，仍可自理；重度者若及早除去致压物，可恢复；若继续发展至脊髓出现变性甚至空洞形成时，则脊髓功能难以获得逆转。

②肢体麻木。主要是由于脊髓丘脑束同时受累所致。该束纤维排列顺序与前者相似，自内向外为颈、上肢、胸、腰、下肢和骶部神经纤维。

③自主神经症状。临床上并非少见，可涉及全身各系统，其中以胃肠道、心血管及泌尿系统多见，且许多患者是在减压术后症状获得改善时，才追忆可能系颈椎病所致。因此，术前如不详细询问，常常难以发现。

④排便、排尿功能障碍。多在后期出现，开始以尿急、膀胱排空不良、尿频及便秘多见，逐渐引起尿潴留或二便失禁。

（2）体征

①生理反射异常。上肢的肱二头肌、肱三头肌和桡骨膜反射、下肢的膝反射和跟腱反射，早期为亢进性活跃，后期减弱或消失。腹壁反射、提睾反射和肛门反射都减弱或消失。

②病理反射。出现 Hoffmann 征、Babinski 征、Gordon 征等阳性，亦可出现踝阵挛、髌阵挛等。

③伸颈试验阳性。头颈后伸时出现上下肢麻痹加重，如颈部突然后伸，双上肢或双下肢可能有"触电"样感觉。

④感觉障碍。病变节段支配区域以下皮肤感觉异常，如：痛温觉减弱、触痛觉减弱等。

4. 椎动脉型颈椎病

（1）症状

表现为头痛、头晕、耳鸣、听力下降、记忆力下降、健忘、失眠、多梦及发音障碍等。严重者突然昏倒，短暂意识障碍，很快恢复意识。大多数伴有自主神经功能症状，以胃肠、呼吸及心血管系统多见。

（2）体征

旋颈试验阳性，即头颅旋转可引起眩晕。

5. 交感型颈椎病

（1）症状

①头面五官症状。头痛、头晕、枕部或颈后部疼痛、视力减退、两目干涩、畏光流泪、眼睑下垂、鼻咽部不适、鼻塞、耳鸣、听力减退、咽喉部异物感等。

②血管运动障碍。血管痉挛症状：肢体发凉、发绀、水肿以及皮温降低。血管扩张症状：指端发红、烧灼感、疼痛、肿胀等。

③神经营养及汗腺功能障碍。皮肤发绀、发凉、干燥、变薄，多汗或少汗，毛发过多或毛发干枯、脱落，指甲干燥无光泽以及营养性皮肤溃疡等。

④心血管症状。心慌、心律不齐、心前区疼痛，血压时高时低。

⑤其他症状。可有恶心、嗳气、胃脘不适、尿频、尿急、淋漓不尽、闭经、失眠、多梦、心情烦躁、易于冲动等情志症状。

（2）体征

单纯交感型者无明显的阳性体征。

6. 混合型颈椎病

两种以上类型的颈椎病同时存在，如神经根型和脊髓型同时存在，或神经根型、脊髓型与椎动脉型同时存在，而交感型颈椎病亦常伴随其他几种类型的颈椎病存在。其症状和体征基本上同其他类型的颈椎病，只是两种以上类型同时存在，表现更为复杂。

【养生方法】

1. 针灸治疗

（1）体针法

主穴：风池、大椎、百会、颈夹脊。

配穴：神经根型，加合谷、手三里；椎动脉型，加大杼、玉枕；脊髓型，加后溪、委中；颈型，加肩井、大杼；交感神经型，加风府、后顶。

操作：属实证者用泻法，属虚证者用补法。每天选取 1 组穴位或几组穴位交替使用，每日 1 次，10~15 次为 1 个疗程。

（2）艾灸法

主穴：颈夹脊、压痛点（阿是穴）、大椎、曲池、足三里、大杼。

操作：将艾条点燃，先靠近穴位的皮肤，然后慢慢抬高，直到患者感到温热感比较舒服时使其定在这一位置，连续灸 5~10 分钟，以局部皮肤发红为度，每日 1 次，10 次为 1 个疗程；或循经络走行艾灸，每次 15~20 分钟，每日 1 次，10 次为 1 疗程。

（3）拔罐法

主穴：大椎、肩井、大杼、颈夹脊。

操作：选用针刺或用皮肤针叩打局部，使皮肤发红并有少许渗血点，然后拔火罐，以拔出少量血迹为度。

2. 推拿治疗

按摩的作用是缓解肌肉痉挛，改善局部血液循环，适用于各种类型颈椎病，对于颈型颈椎病疗效较佳。颈椎病的手法治疗，必须掌握其适应证，现介绍几种操作方法：

（1）按摩舒筋法

术者站于患者身后，双手掌根按摩双侧肩部、颈部肌肉，至局部发热。自枕骨粗隆两侧顺着颈肌而下作揉捏，再提捏双侧肩部肌肉 8~10 次，同时点按风池、肩井、大椎、合谷、后溪和压痛点，以局部酸胀为度。局部可触及条索状或硬结者，表示局部肌肉痉挛和粘连，可由轻至重，一边揉按，一边弹拨，耐心操作，直至筋结松解，疼痛可大为缓解。此法适用于所有类型颈椎病。

（2）推拿手法

操作者通过双手将患者颈、肩、背部肌肉作较大幅度推按，同时对患侧上肢作相应提拉、旋转、抖动等，达到活血化瘀、舒筋活络的目的。适用于颈型、神经根型颈椎病。对于脊神经损害明显者，不能牵拉上肢，以免加重神经根损伤。此法可能加重椎动脉型颈椎病的眩晕等症状，一般不宜用于椎动脉型颈椎病。脊髓受压者，也不宜选用，以防意外。

（3）旋转复位手法

通过对患者头颈部的旋转、推按等方法，调整颈椎椎体间关节、小关节及钩椎关节之咬合状态，改善椎管内外平衡的手法。主要用于颈型、神经根型、椎动脉型颈椎病椎节不稳错位者，或有髓核突出者。

让患者端坐于方凳或靠背椅上，令其全身肌肉放松。讲明将采用旋转复位的方法，需要患者放松配合，使患者处于自然休息状态。

术者立于患者后方，先对颈部肌肉进行按摩、推拿，缓解肌肉紧张和疼痛。

术者双手扶住患者下颌和枕部，用力上提，并慢慢旋转 3~5 次，其幅度约 30°~50°，然后用手指触摸颈椎的棘突和关节突，如有棘突偏斜，局部有硬结，并且压痛明显，此时可进一步施以旋转复位法。如突向左侧，术者站于患者右后侧，左手拇指按于患椎棘突的左侧，右肘和右手托住患者的下颌部和后枕部，使患者头颈前屈 15°，再转向右侧约 30°，让患者放松，医者右手使患者头颈部缓缓在矢状轴上向右侧旋转，并轻度牵引，当旋转力到达患椎时，左拇指用力推顶棘突，右手快速加大旋转角度，此时可听到复位响声或患椎滑动感，即是复位成功。复位后将头颈部置于中立位。患者在复位后往往有轻松的感觉，许多症状如头痛头胀、眼花、视力障碍等常可立即缓解，患椎棘突原先的压痛点也常缓解。

重复操作舒筋法，放松肌肉，予以颈围固定 2~3 周。

（4）牵引治疗

坐位牵引：患者端坐，将枕颌带套于下颌部和枕部，将带子的两端分开挂至牵引钩上，钩的间距相当于头颅的横径。如过窄则影响头顶部的血液回流，过宽则因颔部力点过于集中而易造成局部皮肤受压而疼痛。对髓核突出或脱出及椎体后缘骨刺形成者宜垂直向上牵引，不宜前屈；而椎管狭窄、黄韧带松弛或肥厚为主者，宜稍前屈 15°~25°牵引，不宜仰伸。其牵引重量约 6~15 千克，根据患者的体重和身体的强弱作相应的调整，以患者感到后颈部有牵引力，又不过于辛苦为宜。牵引时间及疗程持续时间根据病情而定，每日 2~3 次，每次 30 分钟。病情缓解后，不应过早中止牵引，可每日或隔日 1 次。

卧位牵引法：患者仰卧位，床头装置滑轮，用枕颌带牵引，由于卧位颈部不用承托头部的重量，故牵引的重量较坐位时轻，减少了枕颌带对下颌部的压迫引起的不适，眩晕的患者不能坐立，此时采用卧位牵引较为合适。牵引的重量以 2~3 千克为宜，牵引时间可相应延长，病情较重者可持续牵引，每天牵引 8~12 小时。卧位牵引时要注意枕头的高低，要保持头颈轴线与牵引力线相一致。在牵引下头颈部可随意活动。

3. 运动治疗

颈椎操

颈椎操是专门锻炼颈部的体操，是头颈部有节制的活动，还可用手进行自我按摩和放松。颈椎操可改善颈部血液循环，解除肌肉痉挛并增强肌力，只要持之以恒，功效明显。现介绍一种方便有效的颈椎操，其具体动作如下：

耸肩：双侧一起耸肩，让肩与耳垂同高，共 8~10 次。

轮肩：双上肢在体侧由下方向后、上、前方做划弧动作，1~2 秒 1 次，共 8~10 次。

拿肩：左手自胸前搭于右肩，手指与手掌对捏右肩肌肉，以捏透肌肉使之有酸痛感为宜，共 8 次；然后右手捏左肩肌肉 8 次。

捏颈：左手放于颈后，用手掌与 4 个手指横向夹捏颈后肌肉，可自枕部往下移，次数不限。对于肌肉紧张或有硬结者，多捏几次或多捏风池。左右交替，动作缓慢有力。

旋颈：头颈前屈、后伸动作各 3 次，动作宜慢，前屈时使下颌尽量往胸骨靠近，后伸时眼睛尽量往后瞪。然后左右旋转各 3 次，缓慢转至极限。动作的幅度应因人而定，年轻人可按要求动作幅度较大，老年人则减小动作幅度，经过一段时间锻炼后，可慢慢增加动作幅度，以个人能做到的幅度为准，不要过于勉强。

拔颈：先将头颈屈曲，双手交叉置于颈后，双肘内收于胸前。双手与颈部对抗用力，头颈用力上抬后伸至正中位，眼睛上瞪，同时双侧手掌夹住耳后的乳突骨，并向上拔提，持续 3~4 秒，然后双手和颈部都放松，2 秒之后重做第 2 次动作，连做 3~4 次即可。

伸肩：双手撑腰，做肩部后伸动作 3 次。

收功：双手掌对搓十多次至手掌发热，然后搓摩颈部肌肉，以舒适为度。

4. 药膳治疗

（1）枸杞杜仲炖鹌鹑

用料：枸杞子 10 克，杜仲 20 克，鹌鹑 1 只，精盐适量。

制法：将鹌鹑吊死后，放入 75° 热水中烫去毛，斩去爪尖，清理内脏，保留心和肝脏，洗净备用；将药材及鹌鹑放入炖盅内，注入冷开水 250 毫升，用武火煮沸 15 分钟后，改用文火炖 90 分钟至鹌鹑熟烂，食用时放入精盐调味，饮汤吃肉。

功效：滋补肝肾。适用于关节热痹、颈腰酸痛、颈椎病头晕目眩。

（2）天麻鱼头汤

用料：天麻 10 克，龙眼肉 15 克，山药 20 克，松鱼（大头鱼）250 克，生姜 3 片，精盐适量。

制法：将天麻、龙眼肉、山药放入砂锅中，加清水 800 毫升，武火煮沸 30 分钟备用；将鱼头去鳃洗净，对半剖开，备用。将花生油放入铁锅烧热，放入生姜爆香，将鱼头放入慢火煎 5 分钟，至表面呈金黄色，加清水 1000 毫升改用武火煮沸 30 分钟，汤即呈奶白色；将鱼头汤放入砂锅内预先煮好的药汤中，煮沸后文火再慢煮 30 分钟至鱼头熟烂即可，食用时加入精盐调味，饮汤吃肉。

功效：滋补肝肾。适用于交感型、椎动脉型颈椎病。

（3）桃仁红花川芎蜜饮

用料：桃仁 10 克，红花 6 克，川芎 10 克，白蜜适量。

制法：将桃仁、红花、川芎一起放入锅中，加水适量，用小火煎煮 40 分钟，取汁，待温后加入白蜜调服。早晚分 2 次服用。

功效：活血行气，通络。适用于气滞血瘀型颈椎病。

（4）川芎白芷炖鱼头

用料：川芎 12 克，白芷 12 克，生姜 2 片，蜜枣 1 枚，大头鱼头 1 个（约 250 克），精盐适量。

制法：将鱼头去鳃洗净，对半剖开，备用；铁锅内放入花生油，生姜爆香，把鱼头放入文火慢煎 5 分钟，至鱼头表面呈金黄色，再将鱼放入炖盅，加入川芎、白芷、蜜枣及温开水 250 毫升，将炖盅置锅内武火炖 90 分钟即可，食用时放入精盐调味，饮汤吃肉。

功效：活血化瘀。治疗颈椎病之头痛、颈背酸痛、风湿头痛、手臂麻木乏力的作用。

（5）川芎野鸭煲

用料：当归 15 克，川芎 10 克，红花 5 克，野鸭 1 只，料酒、精盐、味精、胡椒粉、姜、葱各适量。

制法：将当归、川芎、红花洗净，隔水蒸煮 30 分钟，备用。将鸭去毛及内脏，洗净。把当归、川芎、红花及姜、葱塞入鸭腹中，锅中加清水将鸭淹没，大火浇沸后，撇去浮沫，加料酒，小火炖煮 30 分钟后，加入精盐，继续煨煮至鸭肉酥烂，调入味精、胡椒粉即成。佐餐当菜，随量食用。

功效：活血化瘀，滋补肝肾。适用于气滞血瘀兼有肝肾不足之颈椎病。

（6）细辛川乌鸡丁羹

用料：炙细辛 1 克，制川乌 3 克，鸡肉 100 克，珍珠米 50 克，姜、葱、料酒、精盐、味精、生粉各适量。

制法：将炙细辛、制川乌洗净，鸡肉洗净切成米粒大小的块，珍珠米磨粉。将川乌、细辛入锅，加清水适量煎煮 1 小时，去渣留汁入鸡丁，烧沸后加姜、葱、料酒、精盐、味精，煮沸后撒入珍珠米粉，勾芡即成。佐餐或当点心食用。

功效：散寒止痛，祛风化湿，养血健脾。适用于寒痹型颈椎病。

第三节　肥胖症

肥胖是指体内贮存脂肪量超过理想体重的 20% 以上或体重指数大于 24。肥胖症的发生是由多因素共同作用产生的。随着生活水平的提高，生活方式的改变，人类饮食结构中饱和脂肪酸逐渐增加，纤维素减少，摄入能量增多，加之体力活动减少，使摄入和消耗失衡，导致肥胖者逐年增加。肥胖不仅损害身体健康，引起高血压、冠心病、中风、癌症等一系列疾病，同时带来不良的心理影响和社会问题，严重影响生活质量，因此，肥胖越来越受关注，已与艾滋病、吸毒、酗酒并列成为世界性四大医学社会问题。

根据病因，肥胖症可分为单纯性肥胖症与继发性肥胖症。单纯性肥胖是指无任何器质性疾病的单纯肥胖，占肥胖人群 95% 以上；继发性肥胖是有明确病因的肥胖。单纯性肥胖分类繁多，按程度分为轻、中、重度；按脂肪分布情况分为全身均匀性肥胖、上身或下身肥胖、向心性肥胖、腹型和臀型肥胖等；按肥胖的特征分为体质性肥胖和获得性肥胖。体质性肥胖是自幼肥胖，脂肪细胞增生肥大，分布全身。获得性肥胖大多在 20~25 岁后由于营养过度及遗传因素引起，多分布于躯干，脂肪细胞仅有肥大而无数量上的增生。

【发病机制】

1. 中医病因病机

中医认为，肥胖的发生与先天禀赋、饮食失调、脏腑失调、机体衰老等有关，主要表现为以下几方面：

（1）先天禀赋

《灵枢·阴阳二十五人》谓："土形之人……黄色，圆面，大头，美肩背，大腹，美股胫，小手足，多肉，上下相称，行安地，举足浮。"土形之人表现为形体肥胖，上下相称，厚厚敦实，为全身性肥胖。"水形之人……大头，小肩，大腹……"，水形之人表现多为腹型肥胖。先天之精与后天之精的充盛与濡养过度，致使此类肥胖越来越多。

（2）饮食失调

《素问·奇病论》云："数食甘美而多肥也。"嗜食肥甘厚味和膏粱滋腻之品，摄入过多精美之物，"血气充盛"，形体充养有余，蓄多化为膏脂，或肥甘滋腻阻滞脾胃运化，水谷精微不化精血，反变痰浊膏脂，蓄多而致肥胖。

（3）劳逸失度

《素问·宣明五气》曰："久卧伤气，久坐伤肉。"劳作不足，少劳少动，形神松懈，嗜睡多坐则形成肥胖。久卧则气机不畅，血行迟缓，气虚而运化不健；久坐不动影响脾胃运化功能，致中气不足，四肢肌肉无所主，则形弛肉松，肢倦乏力，气机不畅，而脾胃为全身气机升降之枢纽，脾气不升，胃气不降，运化无力，输布失调，膏脂内聚而致肥胖。

（4）脾胃异常

《脾胃论》云："脾胃俱旺，则能食而肥""脾胃俱虚，则不能食而瘦或少食而肥，虽肥而四肢不举。"脾胃为后天之本。脾主运化，主受纳腐熟，输布水谷精微。脾胃功能亢进，消食善饥，饮食偏多偏盛，致水谷精微在体内运化不及，化为浊脂痰湿，停滞肌肤脏腑而为肥胖。脾胃虚弱，气血生化乏源，气血偏衰，阴阳失调，而导致肥胖的发生。

（5）情志失调

情志失调，肝之疏泄功能失常，肝气郁结则横逆犯脾，脾胃运化失职，水湿失于运化，或肝胆气机不畅，胆汁分泌与排泄失常，浊脂不能运化，蓄积体内而为肥胖。

（6）年老体衰

脏腑机能衰退，饮食五味不能化为精微，聚成痰湿浊脂而发为肥胖。脾阳虚则水谷精微运化失职，聚生痰湿浊脂成肥胖，正所谓"脾虚痰盛""肥人多痰"；肾阳虚则化气行水功能失职，不能温煦助脾胃运化，聚痰生湿而肥胖。

2. 现代医学病因

现代医学认为，肥胖症的病因非常复杂，主要与遗传、饮食、环境、运动、生理等方面因素有关。从根本上讲，肥胖是体内热量摄入超过热量消耗所致，剩余的热量以脂肪的形式在体内积聚，从而造成肥胖。

（1）遗传因素

肥胖与遗传相关。肥胖的家族倾向除了遗传因素外，还与饮食结构、生活习惯接近有关系。热量和营养物质的摄入具有明显的家族特征，亲缘关系越近，其热量摄入量及营养物质的选择越相似。能量的消耗与摄入达到平衡时，人的体重就能保持相对稳定；而消耗少于摄入时，多余的能量便以脂肪的形式储存下来，使体重增加以至肥胖。静息和活动时的热量消耗基础水平由遗传决定，不同个体间热量消耗的水平差别很大。肥胖者和正常人相比，没有摄入更多的热量，甚至还少于正常人，可能与静息和活动时的热量消耗基础水平较正常人低有关。

（2）环境因素

①饮食：肥胖者往往有饮食增多史。引起肥胖的主要因素是长期摄入热量过多，导致营养过剩。热量摄入过多与不良的饮食习惯有关，如儿童吃零食尤其是糖果甜食太多，睡前进食及晚餐多食。另外，肥胖的发生与饮食结构由传统的高碳水化合物、高纤维饮食向高热量、高脂肪饮食转化有关。

②运动：正常运动中，骨骼肌将25%左右的化学能转变成为机械能，其余75%

都变为热能散发，故运动可大量消耗能量的储备。运动除了在运动时能消耗大量能量，还能提高静息代谢率。研究表明，不参加锻炼的肥胖或超重现象较多，积极参加体育锻炼的较瘦或体重较轻。运动不足不仅使单纯的热量消耗减少，特别在肌肉组织，由于胰岛素抵抗性增大而直接导致糖耐量减低，从而引起肥胖。

③烟酒：目前，烟酒与肥胖的关系还不确定，生活中经常喝酒尤其喝啤酒的人容易肥胖。研究表明，凡进食高脂肪食物且饮酒者，其每天摄入的热量最高；进食低脂食物且饮用不含酒精啤酒者，其每天摄入的热量最低。因此，饮酒不仅不会抑制进食，还会导致热量摄入增加。吸烟可增加静息热量消耗，在相同条件下吸烟者体重往往比不吸烟者轻。长期吸烟者，即使戒烟也会出现体重增加现象，吸烟者的平均体重比已戒烟者轻，而从未吸烟者的体重处于两者之间。

④生活方式：随着生活方式的变化，生活带来了很多的便利，但同时也带来不少负面影响。如电脑、电视等，使人们活动的机会越来越少，而静坐和卧床的时间则越来越长。另外，社会竞争日益激烈，生活节奏越来越快，锻炼的时间越来越少，大大增加了肥胖发生的可能性。

（3）内分泌因素

机体的内分泌激素紊乱也可引起肥胖。其中，胰岛素被公认是肥胖发病机制中最关键的一环，其次为肾上腺皮质激素的变化。胰岛素是促进肝细胞糖原合成，抑制糖异生，促进脂肪细胞摄取葡萄糖合成脂肪，抑制脂肪分解。近年来发现肥胖症患者胰岛素受体数量及亲和力均降低，存在胰岛素不敏感性和抵抗性。由此为满足糖代谢需要，胰岛素必须维持在高水平，而高胰岛素血症对脂肪细胞和脂肪代谢来说，使脂肪合成增加，分解减少，发展为肥胖。肾上腺糖皮质激素是肾上腺皮质束状带分泌的激素，在人体中主要为皮质醇。单纯性肥胖者可有一定程度的肾上腺皮质功能亢进，血浆皮质醇正常或升高；而在继发性肥胖中，库欣综合征血浆皮质醇明显增高。由于血浆皮质醇增高，血糖升高，引起胰岛素升高，导致脂肪合成过多，形成肥胖。

【临床表现】

肥胖症临床表现为全身或局部脂肪沉积过多，以及造成的机械性损害、多种疾病和代谢改变而出现的各种症状。可见于任何年龄，以 40~50 岁为多见。男性脂肪分布以颈部、躯干、腹部为主，四肢较少；女性则以腹部、臀部、胸部及四肢为主。肥胖主要表现为脂肪大量堆积，主要分布在臀部、股部、大腿部表现为"梨型"；主要分布在腹部，尤其是腹内，表现为"苹果型"。

肥胖者体重超过标准的 10%~20%，一般没有自觉症状。体重超过标准的 30%以上者，表现出一系列临床症状。归纳主要症状如下：

1. 食欲旺盛

食欲旺盛，善饥多食，既是导致肥胖的原因，也是肥胖的重要表现。

2. 疲劳嗜睡

大量脂肪堆积体内，负担过重，体力下降，在活动时消耗比正常人更多的能量，耗氧量亦增多，故肥胖者不喜欢运动，活动少而嗜睡，活动或劳动后易疲乏无力。由于摄氧量相对不足，肺泡换氧不足，易出现低氧血症而使肥胖者易出现疲劳嗜睡状态。另外，呼吸困难可能严重干扰睡眠，引起短暂的呼吸暂停，导致白天嗜睡。

3. 怕热多汗

由于皮下脂肪层增厚，与体重相比肥胖者身体表面积相对较小，不能有效排出身体热量，使体温不易以辐射和传导的方式散失，主要通过出汗来降低体温，保持体温的恒定。因此，肥胖者怕热和出汗多。

4. 呼吸困难

肥胖者胸腹部脂肪较多时，腹壁增厚，横膈抬高，换气困难，在膈下和胸壁堆积过多的脂肪组织压迫肺，即使活动量很小，也会引起呼吸困难和气促。

5. 关节痛

由于重力的关系，关节长期承受超标的体重造成机械性损害，如髋部、膝和踝关节等。另外，代谢原因也会造成四肢关节痛，如嘌呤代谢异常、血浆尿酸增加造成的痛风等。

【养生方法】

1. 针灸治疗

（1）体针法

①胃肠积热。

主穴：中脘、带脉、曲池、足三里、下巨虚、胃俞、大肠俞。

配穴：便秘者，加天枢、支沟；口干咽痛者，加合谷、列缺；食欲旺盛者，加内庭点刺放血；上腹肥满者，加滑肉门；下腹部突出者，加大巨；上肢肥胖者，加臂臑、臑会；下肢肥胖者，加髀关、箕门。

操作：带脉针刺要求针尖朝向神阙方向，进针后行捻转手法，直至针感向神阙周围放射。其余腹部及四肢部穴位用直刺法，进针后行提插捻转手法，直至患者有酸麻得气感。每日1次，连续5次后，隔日治疗1次，10次为1个疗程。

②脾胃虚弱。

主穴：大横、腹结、足三里、太白、公孙、脾俞、肾俞。

配穴：食欲缺乏、食后腹胀者，加中脘；四肢浮肿者，加气海、关元，可加灸；大便溏泄者，加太白、肾俞，加灸；疲乏无力者，加气海俞、关元俞；嗜睡者，加申脉。

操作：采用直刺法，进针后行提插捻转手法，手法要轻柔，直至酸麻得气感。可根据患者具体情况选择2~3个穴位，进行温针灸1~2壮。每日1次，连续5次后，隔日治疗 1 次，10 次为 1 个疗程。

③痰湿内盛。

主穴：中脘、水分、带脉、足三里、阴陵泉、丰隆、脾俞、肾俞。

配穴：脘腹胀满者，加建里；月经不调者，加三阴交；气短乏力者，加气海、关元。

操作：腹部及四肢部穴位用直刺法，进针后行提插捻转手法，用平补平泻法，直至患者有酸麻得气感。可根据患者具体情况选择 2~3 个穴，进行温针灸 1~2 壮。每日 1 次，连续 5 次后，隔日治疗 1 次，10 次为 1 个疗程。

④气滞血瘀

主穴：中脘、天枢、血海、足三里、三阴交、太冲、膈俞。

配穴：胁肋疼痛者，加侠溪、内关；胸膈满闷者，加章门；情绪急躁者，加外关、丘墟；睡眠差、多梦者，加内关、神门、足临泣；少腹疼痛者，灸气海、关元。

操作：腹部及四肢部穴位用直刺法，进针后行提插捻转手法，用泻法，直至患者有酸麻得气感。血海、足三里、三阴交可灸 1~2 壮。每日 1 次，连续 5 次后，隔日治疗 1 次，10 次为 1 个疗程。

⑤脾肾阳虚。

主穴：中脘、关元、足三里、三阴交、太溪、脾俞、肾俞、命门。

配穴：神疲乏力、小腹冷痛者，加气海、关元，可灸。

操作：腹部及四肢部穴位采用直刺法，进针后行提插捻转手法，用泻法，直至患者有酸麻得气感。血海、足三里、三阴交可灸 1~2 壮，每日 1 次，连续 5 次后，隔日治疗 1 次，10 次为 1 个疗程。采用补法，可用温针，宜灸。

（2）耳穴法

①贴王不留行子法。

主穴：神门、内分泌、脾、胃、三焦、皮质下。

配穴：嗜睡者，加兴奋点；浮肿者，加肾；口渴欲饮者，加肺；腹部肥胖者，加腹；上肢肥胖者，加肘；下肢肥胖者，加腿。

操作：将医用胶布剪成 0.6 厘米×0.6 厘米的小方块，将王不留行子粘在胶布上，对准穴位敷贴好，然后稍加压力，按压 1~2 分钟，刺激强度和时间依病情而定。一般可单侧取穴，两耳轮换，也可双侧同时进行。嘱咐患者每日自行按压 6 次以上，餐前按压耳穴，每次每穴按压 20 秒，以酸胀热感为度，每周贴耳 2 次，左右交替换贴，10 次为 1 个疗程。

②贴磁珠法。

主穴：神门、内分泌、交感。

配穴：食欲亢进者，加饥点、脾、胃；内分泌紊乱者，加内分泌。

操作：将磁珠粘在胶布上，贴压耳穴方法同贴压王不留行子。磁珠具有镇静、催眠、消炎、止喘降压、调节自主神经功能等作用。由于磁珠过多会使磁场相互干扰，取穴应少而精，一般以 3~4 个穴位为宜。

（3）拔罐法

①留罐法。

主穴：中脘、水分、天枢、水道、带脉、肺俞、肝俞、脾俞、肾俞。

配穴：下肢肥胖者，加髀关、伏兔；臀部肥胖者，加秩边、环跳。

操作：仰卧位，暴露拔罐部位，选择肌肉较为丰满处，涂上薄薄凡士林油膏。左手持罐，右手持血管钳，将酒精棉球点燃，迅速伸入罐内绕 1 圈，立即抽出，将罐吸附在所选部位上。待罐内皮肤隆起并呈紫红现象，留罐 10~15 分钟。

②针罐法。

主穴：中脘、天枢、关元、足三里；巨阙、大横、气海、丰隆、三阴交。

操作：采用留针拔罐法。先针刺，留针拔罐。留罐 15 分钟，两组穴位交替使用。每日 1 次，10 次为 1 个疗程。

③刺罐法。

主穴：中脘、三阴交、内关、大椎。

配穴：配合脊柱两侧夹脊穴、上下腹部、小腿前外侧脂肪堆积处。

操作：用梅花针叩打上述部位或穴位，走罐或闪罐法，双侧穴位交替使用。每日 1 次，至局部渗血为度，10 次为 1 个疗程，疗程间隔 3~5 天。

（4）灸法

主穴：阳池、三焦俞。

配穴：三阴交、地机、命门、大椎。

操作：每次取主穴及配穴各 1 个，把鲜姜切成直径 2~3 厘米、厚 0.2~0.3 厘米的薄片，中间以针刺数孔，然后将姜片置于穴位处，上置艾炷于穴位上施灸。每次灸 5~6 壮，以皮肤红润不起泡为度。每日 1 次，1 个月为 1 个疗程。

2. 推拿治疗

肥胖的体形有中心性肥胖、周围性肥胖和全身肥胖之分，推拿主要是对腹部、腰背部、臀部脂肪堆积较多的部位进行推拿。操作如下：

（1）放松手法

按揉腹部：仰卧位，全身放松。在施术部位涂抹药物介质以增强手法疗效，用双手掌在腹部做按揉数次。

摩腹法：单掌或叠掌置于脐上，顺、逆时针，从小到大、从大到小，稍用力各摩腹 5 分钟。

提捏腹部：在上腹部、脐部、下腹部从左侧向右侧提捻、捏搓，反复对脂肪较为集中的部位施术。

顺时掌揉：用双手手掌和掌根，沿顺时针方向按升结肠—横结肠—降结肠—乙状结肠的方向按揉 4~5 分钟，以泻法为主，兼施平补平泻法。

（2）治疗手法

以掌跟摩全腹，以中脘、神阙、关元为核心，按上腹—脐周—小腹顺时针方向急速不停地摩动 6 分钟，以发热为度。

点按中脘、神阙、天枢、关元各 1 分钟。

提拿腹部脂肪隆起处，提拿起后停留片刻，以患者耐受为度，操作 8 分钟；一手掌指提拿中脘处肌肉组织，另一手提拿气海处肌肉组织，提拿时宜面积大力量深沉。拿起时可加捻压动作，放下时，动作应缓慢，反复操作 20~30 次。

急速顺时针方向摩腹 5 分钟，以腹部热透为度。

双掌从患者双胁下提拿腹部肌肉，一拿一放，拿起时应加力捻压，并渐次向上向下操作，反复进行 20 次。

双掌自胁下向腹部用力推擦，以局部发热为度。

捏拿按揉四肢部肌肉，并按、揉、弹拨合谷、足三里和丰隆各 1 分钟。

俯卧位，滚法作用于背部足太阳膀胱经，使背部皮肤微红，往返 5~6 遍。按压脾俞、胃俞、肾俞、大肠俞各 1 分钟。

横擦两侧肩胛骨和腰骶部之间，以透热为度；并以虚掌从上向下拍击 1~3 分钟。

沿背部足太阳膀胱经自下而上捏脊 5 遍。

俯卧位，滚法作用于臀部和下肢往返 5~6 遍。拿提臀部及下肢肌肉 7 分钟。按压环跳、秩边、殷门、承山各 1 分钟。

由上至下搓四肢，并拍打放松结束。每日 1 次，1 个月为 1 个疗程，1 个月休息 3 天。

3. 药膳治疗

（1）山药白萝卜粥

原料：山药 20 克，白萝卜 50 克，大米 100 克。

制法：将山药浸泡 1 夜，切 3 厘米薄片；白萝卜去皮，切 3 厘米薄片；大米淘洗干净，将大米、白萝卜片、山药片一起放入锅内，加清水 800 毫升，置武火上煮沸，再用文火煮 35 分钟即可。

功效：健脾消积。

（2）荷叶粥

原料：鲜荷叶 1 张，粳米 100 克，冰糖少许。

制法：将粳米淘净；鲜荷叶洗净，切成方块放入锅内。加清水适量，用武火烧沸后，转用文火煮 10~15 分钟，去渣留汁。荷叶、粳米放入锅内，加冰糖、清水适量，用武火烧沸后，转文火煮烂成粥。每日 2 次，早晚餐食用。

功效：健脾利湿。

（3）赤小豆冬瓜鲤鱼汤

原料：赤小豆 50 克，冬瓜 100 克，鲤鱼 500 克，料酒、精盐、味精、姜、葱、胡椒粉各适量。

制法：将赤小豆浸泡 1 夜；冬瓜洗净，切长方块；鲤鱼宰杀后，清理内脏；姜切片，葱切段，待用。将锅烧热，下入素油，烧至六成热时，放入姜葱爆香，再下鲤鱼略炸后，加入冬瓜、赤小豆、料酒及清水 1800 毫升，置武火上烧沸，再用文火炖煮 35 分钟，加入精盐、味精、胡椒粉即成。

功效：利水消肿。

（4）薏苡仁海带蛋汤

原料：薏苡仁 20 克，海带 20 克，鸡蛋 2 个，植物油、精盐、味精、胡椒粉各适量。

制法：将海带洗净切条，与洗净的薏苡仁一起放入高压锅内，加水煮至极烂。炒锅上旺火，放入植物油烧热，将打匀的鸡蛋炒熟，立即将海带、薏苡仁连汤倒入，加精盐、胡椒粉适量，熬煮片刻，起锅时加味精即成。佐餐食用。

功效：强心利尿，活血软坚。

（5）鲫鱼笋片汤

用料：鲜鲫鱼 1 条，熟笋片 50 克，熟火腿片 25 克，水发香菇 25 克，精盐、黄酒、味精、麻油、葱、生姜、精制植物油各适量。

制法：将鲫鱼去内脏，洗净；香菇切片。炒锅放油烧热，将鱼放入略煎，加黄酒、葱、生姜和清水适量烧沸，撇去浮沫，改为小火煮至汤色乳白。再改用旺火烧，加精盐、味精、熟火腿片、熟笋片、香菇片烧沸，拣去葱、生姜，盛入碗中，将火腿片、香菇片放在鱼身上，淋上麻油即成。饮汤吃鱼肉。

功效：补益脾胃，利水消肿。

（6）鲜拌三皮

原料：黄瓜皮 200 克，西瓜皮 200 克，冬瓜皮 200 克，精盐、味精各少许。

制法：将西瓜皮去除蜡质外皮，冬瓜皮去除绒毛外皮，与黄瓜皮一起放入沸水中焯一下，冷却后切成细条，加入少许精盐、味精即可食用。

功效：清热利湿。

（7）黄瓜拌海蜇丝

原料：黄瓜 500 克，海蜇皮 100 克，香菜、生姜、精盐、酱油、醋、味精、香油各适量。

制法：将黄瓜洗净后切丝。海蜇皮温水泡发，洗净，切丝后放入温开水中，片刻捞出，放入冷水中拔凉。香菜洗净切段，生姜切丝。黄瓜丝和海蜇丝分层入盘，上面撒香菜和姜丝，再将酱油、精盐、醋、味精和香油调成味汁，浇上拌匀即可。

功效：清热利湿。

（8）冬笋炒肉丝

用料：净冬笋 400 克，猪瘦肉 50 克，酱油 10 克、黄酒、精盐、味精、鲜汤、精制植物油、葱花、生姜各适量。

制法：将净冬笋切成丝，猪瘦肉洗净切成丝，生姜切丝。炒锅上火，放油烧至五成热，放入葱花、生姜丝煸炒出香味，放入猪瘦肉丝、酱油、黄酒、冬笋丝翻炒入味，加精盐、鲜汤稍煨，待熟时加入味精，翻炒几下，出锅装盘即成。

功效：补中益气，利水消肿。

（9）莲藕炒豆芽

用料：鲜藕 100 克，水发莲子 50 克，荷叶 200 克，绿豆芽 50 克，精制植物油、精盐、味精、湿淀粉各适量。

制法：鲜藕洗净切成细丝；绿豆芽洗净，备用。将莲子、荷叶加清水适量，小火煎取汤汁备用。炒锅上火，放油烧热，翻炒藕丝至七分熟，再加入煮熟的莲子和绿豆芽，再将备好的莲子荷叶汁浇上，加入精盐、味精，用湿淀粉勾芡即成。

功效：健脾利湿。

4. 运动治疗

肥胖者选择喜欢或容易接受的运动方式，以便于长期坚持。另外，可根据周围的环境和条件选择恰当的运动，如靠山者登山、靠水者游泳、住高楼者爬楼等。下面介绍几种容易接受的运动方式。

（1）走跑交替法

走跑交替法既可增强体质，又可灵活掌握运动量，活动不剧烈，容易坚持，适于中老年人减肥健身。

刚开始锻炼，先走 1 分钟，再跑 1 分钟，每分钟约 100 米左右，重复的次数可隔 1 周增加 1 次，一直增加到走 10 次跑 10 次为止。另外，可逐步增加跑的时间，如第 1 周走 1 分钟跑 1 分钟，第 3 周走 1 分钟跑 2 分钟，第 5 周走 2 分钟跑 3 分钟，一直增加到走 2 分钟跑 5 分钟，就不再增加。再就是，第 1 周走 200 米跑 200 米，交替 2 次；第 3 周走 200 米跑 300 米，交替 3 次；第 5 周走 200 米跑 400 米，交替 4 次；第 7 周走 200 米跑 500 米，交替 5 次，然后长期坚持下去。

（2）水中运动

目前，水中运动是最好的运动减肥方式。水中运动除游泳外，还可以选择水中行走、跳跃、水球、游戏等。水的阻力大于陆地运动时空气的阻力，水中运动消耗能量更大；其次，水的导热性是空气的 24 倍，水温一般低于气温，有利于散热和热量的消耗；另外，肥胖者体重大，陆地运动时身体承受很大的重力负荷，易损伤下肢关节和骨骼，而水中运动时肥胖者的体重一部分被水的浮力承受，下肢和腰部负荷减轻，关节和骨骼损伤的危险性降低。运动尽量不少于 40 分钟，可大量调动体内脂肪与糖原一起供能，随着运动时间的延长，脂肪供能的比例也逐渐增加。

（3）站卧锻炼法

每晚临睡前俯卧于床上，用双肘关节支持上身，同时两腿交替上踢，每天踢数十次。或把腿伸直，做画圈动作。此法可使腿部减粗。

站立收紧臀部和大腿肌肉，几秒钟放松一下，然后再反复进行数次。对于大腿内侧和臀部减脂有明显效果。

站立提高后跟，每次提 20 下。还可先把一腿抬高并移动踝关节，拉紧小腿肌肉移动数次放松一下，再换另一腿练习。此法可纠正小腿过粗。

（4）健美减肥操

健美减肥操是有效的减肥方法，操作简单，收效快，关键在于坚持。若配合饮食，坚持按摩及减肥操锻炼，会收到很好的健美减肥效果。

①龙门健美减肥操。

力推华山：站立姿势，两脚与肩同宽。吸气时，将双手掌提至胸前，掌心向内；呼气时，翻掌用力向前推出，反复做 4~8 次。

孔雀展翅：立正姿势，吸气时收腹提肛，两臂交叉叠于小腹前，两掌超过两腿外侧；呼气向前弯腰，两臂斜后展，反复做 4~8 次。

夜叉探海：站立姿势，吸气时两臂向身后左右分开，掌心向上，提足跟，悬裆提肛，呼气时足跟落地，两臂侧平举，反复做 4 次。

大圣登天：站立姿势，两臂向上伸直，意念直达天空，两足跟提起。吸气收腹，拔伸身体至最大极限；两臂下落时呼气，身体下蹲时，两掌劳宫穴护住膝眼，各做 4 次。

霸王举鼎：左脚向前跨成左弓步，左拳放于左腰部。吸气收腹，右臂上举，握拳闭气，再猛上举，意想推举千斤大鼎。呼气时，右脚向前跨成右弓步，动作如前，方向相反。反复做 4 次。

②增强腹肌减肥操。

仰卧位，两手分别放在胸腹部，做缓慢腹式呼吸动作。

仰卧位，双腿伸直同时抬高，再还原，反复进行。

两臂后屈，两手抱住枕部做仰卧起坐，意守丹田，反复进行。

屈膝挺腰仰卧位，两臂屈肘，足跟靠近臀部，以两脚心、肘关节为支点，做挺腰动作，反复进行。

仰卧位，双膝屈曲，双手环抱膝部，使大腿尽量压腹部。

仰卧位，两腿悬空，膝关节屈曲做蹬自行车式运动。

以上 6 节动作，每次练习 20 分钟，每日锻炼 1~2 次。

5. 气功治疗

气功治疗主要通过转移肥胖者的注意力，将其转移到气功要求的意念上，在一定程度上减轻饥饿感；同时气功锻炼可调整自身功能，减轻因饥饿引起的脂肪分解造成的代谢性酸中毒症状和感觉。下面介绍几种功法：

（1）龙游功

①预备势。

双腿内侧紧贴，两脚并拢。两手五指并拢，置于体侧自然下垂。收下颌，面带微笑，意想青春。

②起势。

上臂夹紧，屈肘合掌于胸前。

合掌向左侧倒、右掌在上、左掌在下、右肘抬起，上体向左侧倾、臀部右摆。

合掌之双手向左上方伸出，经头顶朝右侧划圆回至胸前。变成左手在上、右手在下，手指向前，于双手划圆的同时，臀部由右向左摆动，再由左摆回到正中位，并微屈膝、屈髋，使身体重心有所降低。

接着双手向左侧下方划半圆至腹前正中位置，右手在上、左手在下，五指向前。与此同时，臀部向右摆动，再从右摆回至正中位置，继续屈膝、屈髋，使身体重心较前又有所下降。

两手继续向右侧下方划半圆至腿前正中位，左手在上，右手在下，手指向前。同时，臀部又向左侧摆，再从左回摆至正中位，身体重心第三次下降至半蹲的最低位置。

两手合掌向左侧上方划半圆至腹前，继续保持左手在上姿势。同时，臀部向右摆，再从右回摆至正中位，身体重心升高。

两手继续向右侧上方划半圆至胸前，右手在上，左手在下，手指向前。同时，臀部向左侧摆，再从左回摆至正中位，身体重心继续升高成直立。

至此，全部动作完成1遍。再双手合掌从上至下共划3个连续的圆，臀部从右至左来回摆动6次，连续4遍。

③收势。

合掌双手划完3个圆回到胸前，继续向左上方划半圆，运至头顶正上方，然后垂直下落至胸前，双手自然放下。

（2）松身功

①摇身功。

首先，在腰部旋转带动下，两臂顺势左右交替转动。注意两臂自然下垂，完全放松。

其次，随着旋转幅度的加大，顺势提臀、挺腰、伸髋吸气。

最后，屈膝下蹲、伴随吐气，两臂自然落位。

②甩肩功。

首先，在左右转动前4次时，旋腰交替拔踵，含胸拔肩、提肛收尾，逐渐下蹲。

其次，在左右转动后4次时，昂首挺胸、挺腰、交替提臀，逐渐起力，自然呼吸。该动作系调节性活动，呼吸要自然使肢体与精神达到最大限度的放松。

（3）甩手减肥功

适用于单纯性肥胖，症见肥胖、多汗、腹胀、下肢浮肿等。一般每次甩手 32～48 分钟，有健体减肥效果。

站立，双足成内八字，腿微屈。自然呼吸，目微闭，意想腹部脂肪减少。

双手半握拳，稍用力将两臂向后甩动，然后听其自然向前摆回，回摆时，两臂不能用力。

初练时，每次 16 分钟，逐渐增加。1 年后可增至 64 分钟，就不要再增加了。早晚各练功 32 分钟。

（4）逍遥散步减肥法

适用于单纯性肥胖。症状见肥胖、多汗、疲乏、呼吸短促、下肢浮肿。本法可增加能量消耗，促进体内多余脂肪的分解，故可防治肥胖。

步法：微闭双眼，先迈右脚，脚跟着地，跷脚尖，同时左手由心窝部向左胯方向摆动，右手自右向心窝部摆动，掌心斜向躯干，身体重心由左向右移动。接着，迈左脚，脚跟着地，跷脚尖。同时右手由心窝部向右胯方向摆动，左手自左向心窝处摆动，重心自右向左移动。

呼吸：迈右脚时，用鼻吸气 2 次；迈左脚时，用鼻呼气 1 次。呼吸要短促有力，强度以自己能听到呼吸声为度，速度以自我感觉轻快舒畅为宜。不要太急太短。每次练 30 分钟。

第四节　更年期综合征

更年期综合征是指卵巢和睾丸功能减退，性激素分泌减少，内分泌功能发生暂时性失调，导致因适应不良而发生多种生理和心理功能障碍的综合病症，一般在 45～50 岁进入更年期。更年期综合征是一个包括全身各个系统、各个器官逐渐由生理状态发展到病理状态的演变过程。这期间有很多与年龄相关的疾病同时发生。社会经济问题和家庭问题造成的精神反应参与其中，使更年期综合征成为生理、心理及社会因素综合作用的结果。

女性更年期是指月经完全停止前数月至绝经后若干年的一段时间，是女性生殖功能从旺盛状态到完全衰退的一个过渡阶段，是生育期向老年期的过渡时期，一般妇女从 45 岁开始持续到 55 岁左右。进入更年期后，部分女性可出现一系列雌激素减少所致的症状，包括自主神经功能失调的症状，称为更年期亚健康。

【发病机制】

1. 中医病因病机

中医学认为，月经的产生是肾气、天癸、冲任、脏腑、气血协同作用于子宫，使之定期藏泻的生理现象。肾气旺盛，天癸产生，任脉与冲脉旺盛，各方面相互协调，产生月经。进入更年期，肾气渐衰，天癸将竭，冲任二脉虚衰，月经将失调而至绝经，生殖能力降低直至消失。本病多由年老体衰、肾气虚弱、精神情志等因素影响，以肾虚为本，肾阴阳平衡失调，心、肝、脾、肾等脏腑功能紊乱所致。

（1）年老体衰

《素问·上古天真论》曰："女子七岁肾气盛，齿更发长，七七任脉虚，太冲脉衰少，天癸竭，地道不通，故形坏而无子也。" 40 岁开始，肾气渐衰、冲任脉虚、天癸渐竭。素体阴虚或失血过多、久病大病耗伤阴液，肾阴不足，阳失潜藏；或素体阳虚，过食寒凉，损伤阳气，肾阳虚衰，病久则阴阳俱虚。年老体弱，脾胃功能低下，失于运化，至机体的营养缺乏，身体日渐衰弱。

（2）情志刺激

突然、强烈或持久的情志刺激，情志太过，五志过极化火或不及，造成气机紊乱，脏腑阴阳气血失调。气机为七情所伤，气血失于和谐，气血瘀滞，影响脏腑功能的正常运行。

2. 现代医学的病因

多数学者认为卵巢功能的减退是更年期综合征的主要原因。进入更年期，卵巢功能衰退后，雌激素对垂体的抑制减弱，出现继发性垂体功能亢进，影响甲状腺、肾上腺皮质和垂体间的相互制约、相互调节，使垂体和下丘脑间的正常关系及神经和内分泌的正常关系受到影响，产生更年期综合征。

（1）卵巢变化

进入更年期，排卵逐渐减少以至停止，卵巢体积逐渐缩小，皮质变薄，表面渐皱，最后重量仅为成熟期卵巢的 1/2~1/3。皮质内的卵泡随着年龄的增长而逐渐减少，以后每个月经周期有成批的卵泡发育，仅 1 个卵泡成熟排卵，至绝经期，剩下少数对促性腺激素不敏感的始基卵泡。

（2）内分泌因素

人至绝经期，卵巢功能逐渐减退，卵泡逐渐衰萎，逐渐停止分泌雌激素。雌激素减少，对下丘脑和垂体的负反馈降低，影响自主神经中枢及其支配的各个脏器功能，出现一系列自主神经功能失调症状。

（3）其他因素

研究表明，人格特征、职业、文化水平等与绝经期综合征的发病及症状的严重程度可能有关。如绝经期综合征患者多数神经类型不稳定；性格开朗、神经类型稳定者，从事体力劳动者发生绝经期综合征机会较少。

【临床表现】

更年期的临床表现多样，下面介绍常见的症状：

①年龄为 45 岁左右，伴随闭经、月经稀少、不规则出血等月经改变；皮肤松弛

萎缩、干燥瘙痒、失去弹性；体重增加，小腹渐长，臀部变大或伴关节病。

②可有潮热、盗汗，或血压轻度增高；或食欲减退，易疲劳；或失眠健忘，头晕；或易激动，烦躁易怒，多言多语，多疑善虑；或有胸闷心悸，或便秘，或伴尿频、尿急、尿痛。

③可有性欲减退，阴道分泌物减少，性交困难或性欲增强。

④排除因疾病导致的卵巢功能衰退而出现上述表现者，或因其他疾病所致而出现上述表现者。

【养生方法】

1. 针灸治疗

（1）体针法

主穴：大椎、关元、气海、中脘、肾俞、合谷、足三里。

配穴：曲骨、印堂。

操作：只补不泻，只针不灸，按顺序施针，留针 20～30 分钟，每日或隔日 1 次，10 次为 1 个疗程，休息 5~7 日。继续上法施治，治疗各型更年期综合征。

（2）耳穴法

主穴：内生殖器、内分泌、卵巢、缘中、丘脑、肾、肝。

配穴：心悸者，加心；失眠者，加垂前；烦躁者，加枕小神经点；浮肿便溏者，加脾、三焦。

操作：每次选 3~4 个穴位。常规消毒后，用王不留行籽粒放在 0.6 厘米×0.6 厘米的胶布中，贴到耳穴上。采用平补平泻手法，每个穴位按压 1~2 分钟，每日 3~4 次，3 天换药籽 1 次。治疗各型更年期综合征。

2. 推拿治疗

（1）全身推拿

取俯卧位，施术者以滚法在膀胱经自上而下，经臀至小腿，反复操作 3 次；按揉心俞、肝俞、脾俞、肾俞、三焦俞等穴，横擦腰骶部以透热为度；点揉八髎穴，推涌泉穴。

取仰卧位，以掌侧鱼际在督脉自上而下，操作 3 次，分推胸胁，按揉关元、中脘、膻中、足三里、血海、太冲、太溪、三阴交、神门、外关、曲池等穴。

推揉下肢足三阴经，反复 3 次，按压腹股沟淋巴结处并揉擦数次。

（2）耳穴推拿

全耳按摩法：重点按揉三角窝。先以食指自三角窝开始，向耳甲艇、耳甲腔处按摩，再以食指、拇指捏揉按压对耳屏、耳垂，然后以食指沿对耳轮、耳轮按摩而结束，反复 3~5 遍，每日 2~3 次。

双凤展翅法：又称提拉耳垂法。用双手食指、拇指提拉对耳屏、耳垂，其方向为自内向外提拉，手法由轻到重，每次 3~5 分钟，每日早晚各 1 次。

3. 药膳治疗

（1）合欢花粥

原料：合欢花干品 30 克（或鲜品 50 克），粳米 50 克，红糖适量。

制法：将合欢花、粳米、红糖一起放入锅内，加水 500 毫升，用文火煮至粥熟即可。每晚睡前 1 小时空腹温热食用。

功效：安神解郁，利水消肿。

（2）胡桃莲肉猪骨粥

原料：猪骨 200 克，胡桃肉 50 克，莲肉 50 克，大米 100 克。

制法：将胡桃肉、莲肉、大米洗净；猪骨洗净，切成小块。将胡桃肉、莲肉、大米、猪骨放入锅内，加清水适量，武火煮沸后，文火煮 30 分钟，加入大米煮至粥成，调味即可，随餐食用。

功效：滋补肝肾。

（3）首乌黄芪乌鸡汤

原料：乌鸡肉 200 克，制首乌 20 克，黄芪 15 克，大枣 10 个。

制法：将黄芪、制首乌洗净，用棉布装袋，封口；大枣洗净；乌鸡肉洗净，去除脂肪，切成小块。放入砂锅内，加清水适量，武火煮沸后，文火煮 2 小时。去药袋后，调味即可饮用。

功效：滋补肝肾。

（4）山楂蒸白菜

原料：山楂 100 克，白菜 200 克，精盐、姜末、葱花、蒜、鸡精各适量。

制法：山楂洗净去核，切片，放入砂锅内煎 20 分钟，去渣取汁，备用；白菜洗净，切成段；将白菜段放入蒸盆内，加入山楂汁、精盐，置蒸笼内蒸熟，加鸡精、蒜泥，撒入姜末、葱花即可。

功效：健脾益气，滋补肝肾。

（5）白扁豆炖冬瓜

原料：白扁豆 50 克，冬瓜 500 克，姜、葱、鸡油、味精、精盐各适量。

制法：将白扁豆浸泡 1 夜，去除杂质，洗净备用；冬瓜去皮，切 4 厘米长条；姜拍散，葱切段；将冬瓜、白扁豆、姜、葱段放入炖锅中，加水 2500 毫升，置于武火上烧沸，撇去浮沫，放鸡油，再用文火炖煮 35 分钟，加精盐、味精即成。

功效：健脾和中。

4. 运动治疗

运动能延缓骨骼老化，增强心血管功能，延缓肺功能减退，提高消化功能，延缓神经系统衰老等。对更年期亚健康者提倡的运动项目如下：

（1）跳绳

跳绳时全身都进行活动，绳头刺激拇指的穴位对大脑发生作用，进而增加脑细胞的活力，以提高思维和想象能力。

（2）长跑

精神抑郁的更年期妇女的儿茶酚胺的分泌量很低，长跑能产生大量的儿茶酚胺物质，加强大脑皮层的兴奋过程，提高人对刺激的敏感性，使人精神愉快，自我感觉良好，食欲增加。

（3）体操

更年期亚健康者选择的体操节奏以中速或慢速为宜，坚持锻炼能疏通经络，调和气血，改善微循环障碍。现介绍一种有益于养生益寿的自我保健操，操作步骤如下：

摩脸面：先将两手掌指搓热，然后顺着鼻旁、眼圈、额部、耳旁作洗脸状，按摩转圈 1 分钟。

揉头皮：两手指微屈，彼此张开，插到头皮上，轻轻来回交叉揉动。

擦颈项：两手指交叉抱折后颈部，头稍后仰，然后两手来回摩擦 2 分钟。

揉太阳：两手掌小鱼际按揉太阳穴，顺时针方向逆时针方向各转 30 秒。

擦鼻翼：两手轻轻握拳，用拇指背沿鼻翼上下往返用力摩擦 2 分钟。

啄风池：两手掌稍用力，按压左右耳孔，中指放在枕骨上，食指向下弹啄风池穴约 30 秒。

挤耳：两手掌按双耳孔，紧压，然后急放，反复 3 次。

摩腹：右手掌置于肚脐上，左手掌贴于右手背上，两手相互着力，循脐部中心点，由右而上，然后由左而下，旋转按摩 2 分钟。

擦腰骶：两手紧贴腰眼，用力向下擦到骶部，如此反复约 1 分钟。

转膝：两足平行靠拢着地，屈膝微下蹲，两手掌置于膝部，然后膝关节向左右呈圆圈转动，左右转 30 秒。

揉足三里：两手拇指分别置于膝下三寸稍外侧足三里穴上，按摩 30 秒。

擦膝眼、涌泉：将右足搁于左腿上，右手掌贴在右膝眼上，左手掌小鱼际置于足心涌泉穴处，两手同时按摩 1 分钟，换左足亦然。

5. 气功治疗

气功治疗更年期亚健康者以调心为练功主旨，强调意念集中，思想入静，排除外来干扰，宁心安神，达到动静相结合、调整体内动态平衡的治疗作用。气功不仅疗效好，而且寓治病于练功的无穷乐趣之中，使心胸豁达，身体强健。下面介绍一种缓解全身症状的气功疗法。

（1）放松功：三线放松，人体前后两侧，从头到手到足顺序放松，意守脐中或涌泉。

（2）站式：三圆式，可用抱环式，意守涌泉或外景。

（3）调息功：呼松吸静，意守脐中。

（4）六字诀：嘘、呵、呼、呬、吹、嘻六字，呼吸长短相等，每字各念 6 遍，或平坐或自然站式。嘘肝，呵心，呼脾，呬肺，吹肾，嘻三焦或胆。

（5）常规保健功：叩齿、搅海、咽津、摩腹、浴面、鸣鼓、左顾右盼、双手齐伸开、转辘轳、左右托天、双手攀足。

（6）按摩神门、内关、三阴交，擦涌泉，意守脐中或命门，心肝火旺者，意守涌泉和外景。

第五节　慢性疲劳综合征

慢性疲劳综合征是一组以长期极度疲劳为主要表现的全身性症候群，持续时间一般较长。主要表现为严重疲劳，其他症状是肌肉疼痛、抑郁、注意力不集中、关节疼痛、头痛、盗汗、神经性厌食、脉搏加快、睡眠障碍、腹泻、便秘等症状。

慢性疲劳综合征是现代医学新认识的一种非健康状态，由于发病率逐年上升，病程缠绵，严重影响人类健康和生存质量，因而受到医学界的高度重视。慢性疲劳综合征也称为"第三状态""灰色状态"或"半健康人"，将其划为"亚健康"的范畴，是一种古老而又全新的疾病。长期以来，医学界对此症没有一个明确的认识，直到 1988 年美国疾病控制中心，根据全美各地相继提出类似病例的报道，才经研究命名为"慢性疲劳综合征"。

【发病机理】

1. 中医病因病机

中医古籍中无慢性疲劳综合征的病名，而对疲劳的描写和论述较多。古籍中疲劳多见于"百合病""虚损""虚劳"及"郁证"等。中医认为，本病的主要病机为五脏气化功能失常，五脏相生相克，生理上相互滋生和制约，在病理情况下可以互为影响转化、其与肝、心、脾关系密切，其病位涉及五脏，以肝为主。劳累过度，忧郁思虑，劳伤心神易使心失所养，肝失疏泄，脾失健运，心脾损伤，气血亏虚，积虚成劳，日久不复，发为该病。

（1）烦劳过度

烦劳过度，因劳致虚，虚则疲乏无力，以劳神过度及恋情纵欲多见。思虑过度，暗耗心血，心失所养，脾失健运，心脾亏虚，身心失养，则感疲乏；早婚多育，房事不节，或惊恐悲惧，肾精亏虚，肾气不足，则元气不足，疲乏无力。

（2）情志失调

情志不畅，则气机升降失常，肝气不舒，肝主筋，为"罢极之本"，出现全身疲乏；木克土，脾失健运，气血生化乏源，脾主肌肉，气血不得运化四肢，则经络失养，形成疲劳。

（3）劳神过度

"脑为元神之府"，人体的精神情志活动是由脑主宰或心脑共同调节，"神"乃主持人体的五脏之神，五脏的气化功能有赖于脑神的调节，脑神的功能异常可导致五脏的气化功能失常。脑力活动过度，情志刺激，脑神耗伤过度，不能正常地主持调节五脏之神，五脏功能气化失常，水谷精微不能上荣清窍，脑神失养，发为本病。

（4）外感时邪

以暑、湿较为常见，其中又以感受湿邪最为多见。脾喜燥恶湿，外感湿邪，易困脾土，升降失常，气血不运，四肢不养，发生疲乏。暑邪侵犯人体，耗气伤津，也易发为本病。

2. 现代医学的病因

慢性疲劳综合征的病因至今尚未明确，目前仍存在争议。多数研究认为慢性疲劳综合征的发生可能是病毒感染、应激等多因素导致神经—内分泌—免疫系统功能紊乱的结果。其中，病毒感染、精神应激等因素是慢性疲劳综合征发生的重要环节。在此对慢性疲劳综合征的病因概括如下：

（1）病毒感染

由于部分慢性疲劳综合征患者表现为流感样症状，如发热、淋巴结痛等，且疲劳、认知功能受损、睡眠障碍和肌肉关节疼痛等症状常见于许多感染性疾病的急性期。早期的研究认为，本病由病原微生物感染所致，特别是病毒感染，并将其称为"感染后疲劳综合征"。

（2）神经内分泌系统

慢性疲劳综合征患者除表现为疲劳之外，常伴有精力不集中、睡眠障碍、健忘、头痛、抑郁、焦虑等症状。因此，中枢神经系统与内分泌系统的失调起着一定作用。

（3）免疫学因素

多项研究表明，多数慢性疲劳综合征患者存在免疫系统功能的异常，可见到各种免疫异常现象，表现极具多样性，且这种免疫系统异常与症状相关联。

（4）其他因素

①基因及遗传因素：慢性疲劳综合征患者白细胞Ⅱ（HLA-2）抗原的表达与对照组相比具有显著性，提示基因因素在诱发慢性疲劳综合征中也有一定的作用。最近学者开始关注遗传与慢性疲劳综合征的关系，认为慢性疲劳综合征的发病与遗传有关，且有家族聚集性。

②过敏因素：以往的一些报道认为，慢性疲劳综合征的发生与过敏因素有关。也有研究探讨了金属过敏与慢性疲劳综合征的关系。

【临床表现】

慢性疲劳综合征是一种疾病前的状态，不是一般定义的疾病；但是诸多疾病的根源，对人类的健康产生了很大的威胁。由于其牵涉面广，涉及系统较多，表现较复杂，其表现概括如下：

1. 心理方面

多数表现为心情抑郁、焦虑不安、急躁易怒、情绪不稳、反应迟钝、记忆力下降、注意力不集中、做事犹豫不决、办事效率下降。心理障碍时间延长，导致意志衰退、信心缺乏、做事无度，甚至养成不良嗜好，如吸烟、酗酒乃至吸毒等。慢性疲劳综合征患者心理方面的异常表现比躯体方面的症状出现得早，自觉症状更明显。

2. 躯体方面

（1）体型容貌：多数为身体消瘦，少数体态肥胖。面容多表现为容颜早衰、面色无华、过早出现皱纹或色素斑，皮肤粗糙，指甲失去光泽，毛发脱落。

（2）运动系统：全身疲惫，四肢乏力，周身不适，活动迟缓，可能出现类似感冒的症状。时间越长表现越为明显。

（3）消化系统：主要表现为食欲减退，尤以油腻为著。无饥饿感，有时可出现偏食、食后消化不良、腹胀、便秘、大便干燥或大便次数增多等。

（4）神经系统：表现出精神不振或精神紧张，初期常有头晕、失眠、心慌易怒等，后期表现为睡眠不足、多梦、早醒、失眠等，甚至嗜睡、萎靡、懒散、记忆力减退等症状。自主神经失调表现为出汗、寒战、头昏等。

（5）泌尿生殖系统：尿频、尿急；男子遗精、早泄、性欲减退等；女子月经不调、提前闭经、性冷淡，甚至不孕不育症等。

（6）感官系统：主要表现为眼痛、视物模糊、耳鸣、听力下降等。

3. 社会心理压力

（1）心理疲劳：人际关系紧张，不适应感，不安全感，不恰当的评价，精疲力竭等。

（2）个性问题：优柔寡断，神经质，强迫性格，多愁善感，歇斯底里等。

（3）生活方式问题：过度顺从，自我压抑，自我伤害，自我牺牲，情感障碍，体感障碍等。

【养生方法】

1. 针灸治疗

（1）体针法

①风热上扰。

主穴：百会、印堂、大椎、风池、曲池、合谷。

配穴：咳嗽咽痛者，加列缺、廉泉；自汗者，加太溪、照海；发热者，加少商、商阳；头痛者，加太阳。

操作：大椎采用刺络拔罐法。少商、商阳点刺放血，余穴针用泻法，每日1次，刺络隔日1次，5次为1个疗程，观察2~3个疗程。

②脾气不足。

主穴：中脘、天枢、章门、足三里、太白、脾俞、胃俞。

配穴：失眠多梦者，加神门；嗜睡者，加申脉、照海；身体困重者，加阴陵泉；小便短少者，加上巨虚；浮肿者，加水道、关元。

操作：足三里、脾俞、胃俞用温针灸；嗜睡者，泻申脉、补照海。隔日1次，10次为1个疗程，疗程间隔1周，治疗2~3个疗程。

③心脾两虚。

主穴：气海、关元、足三里、三阴交、膈俞。

配穴：五心烦热者，加阴郄；盗汗者，加合谷、复溜；头晕者，加百会。

操作：针用补法或平补平泻。气虚者，加温针灸；每日1次，10次为1个疗程，观察2~3个疗程。

④肝郁气滞。

主穴：膻中、合谷、太冲、期门、三阴交、肝俞。

配穴：腹胀腹痛者，加梁门；急躁易怒者，加行间；头痛者，加太阳。

操作：针用泻法，每日1次，10次为1个疗程，间隔5天，治疗2~3个疗程。

⑤痰浊内阻。

主穴：中脘、内关、水分、气海、足三里、丰隆、太白。

配穴：噩梦者，加隐白、厉兑；关节痛者，加阿是穴；肝郁气滞者，加太冲；痰热者，加内庭。

操作：针用平补平泻，或温针灸；每日1次，10次为1个疗程，间隔1周，继续治疗2~3个疗程。

⑥肝脾不调。

主穴：三阴交、阴陵泉、太冲、行间。

配穴：胸闷者，加膻中；腹胀泄泻者，加梁丘；纳呆者，加足三里；月经不调者，加漏谷、地机。

操作：针用泻法，每日1次，10次为1个疗程，间隔5日，连续治疗2~3个疗程。

⑦肝肾阴虚。

主穴：太溪、复溜、关元、气海、三阴交、肝俞、肾俞。

配穴：腹胀纳呆者，加中脘、天枢；口干咽痛者，加合谷、曲池；头痛者，加大椎、鱼际。

操作：针刺用提插捻转补法，留针30~60分钟，每日针刺1次，10次为1个疗程，连续2~3个疗程。

⑧脾肾阳虚。

主穴：中脘、太溪、脾俞、气海、关元、肾俞、命门。

配穴：腹泻者，加天枢；偏头痛者，加率谷透太阳；月经不调者，加中极、三阴交。

操作：每次选用 4~6 个穴位，用温针灸法，背部穴位可用隔姜灸。每个穴位灸 3 壮，留针 30~60 分钟，每日 1 次，10 次为 1 个疗程，连续 2~3 个疗程。

⑨心肾不交。

主穴：百会、内关、神门、太溪、涌泉、心俞、肾俞。

配穴：胸闷心悸者，加膻中；盗汗者，加阴郄。

操作：针刺以补法为主，刺激不宜过强，得气为度。背部穴位可加灸。留针 30~40 分钟，隔日 1 次，10 次为 1 个疗程。间隔 5 日，继续 2~3 个疗程。

（2）耳穴法

主穴：神门、肾上腺、交感、内分泌、额。

配穴：心气虚者，加心；气血两虚者，加脾、胃；心脾两虚者，加心、脾；肝脾不调者，加肝、脾；肝肾阴虚者，加肝、肾；失眠多梦者，加安眠；便秘者，加直肠；发热者，耳尖放血。

操作：将医用胶布剪成 0.6 厘米×0.6 厘米的小方块，将王不留行子粘在胶布上，敷贴穴位处，稍加压力，按压 1~2 分钟，刺激强度和时间依病情而定。可单侧取穴，两侧交替或同时进行。每日按压 5 次以上，餐前按压耳穴，每次每穴按压 20 秒左右，以酸胀热感为度，每周 2 次，交替贴压，10 次为 1 个疗程。

（3）拔罐法

①闪罐法。

主穴：足三里、关元、三阴交、膏肓、肾俞、大椎。

操作：用闪火法使火罐吸附，迅速提拉使其松落，反复吸拔、提拉多次，经过 5~20 次，以皮肤发红发热为度，留罐 5~10 分钟。隔日治疗 1 次，10 次为 1 个疗程，疗程间隔 3~5 日。

②走罐法。

主穴：足太阳膀胱经背部内侧循行线夹脊穴。

操作：在罐口边缘及背部夹脊穴、足太阳膀胱经背部内侧循行线区涂抹凡士林，用闪火法将罐吸附在皮肤上之后，手握罐底稍倾斜，沿着经络循行线柔和地慢慢向前推动，然后再用相反的方式向后拉动，如此反复在皮肤表面上下来回拉动数次，至皮肤潮红、深红或起麻点为度。隔日治疗 1 次，10 次为 1 个疗程，疗程间隔 3~5 日。

（4）灸法

主穴：中脘、天枢、气海、关元、足三里、膏肓、脾俞、肾俞

操作：采用艾条灸，将点燃艾条悬于施灸部位。一般距皮肤有一定距离，灸 10~20 分钟，以灸至皮肤温热红晕，而不致烧伤皮肤为度。

2. 推拿治疗

操作

头面部：取仰卧位，术者用中指沿印堂—神庭—头维—攒竹—鱼腰—丝竹空—太阳—眼眶作指揉，来回 3 遍，左右同。按以上穴位再以大鱼际揉和抹法重复以上线路各 3 遍，最后施以扫散法。

背部：取俯卧位，术者于腰背部督脉、膀胱经上涂以水杨酸甲酯，然后自上而下直擦，拿肩井 10 次。

胁肋部：取坐位，术者以搓法于两胁肋部自上而下各 5 遍。

上肢部：取坐位，术者施以肩关节扶肘摇肩法，肘关节揉法，左右各 5 次。

下肢：取仰卧位，术者用一指禅推三阴交、足三里各 3 分钟。

隔日 1 次，1 个月为 1 个疗程，连续治疗 2 个疗程。

3. 运动治疗

保健体操主要是做有关肌肉、关节、韧带、呼吸减缓和精神放松等训练。本法使全身肌肉伸展，刺激血管，加速血液循环，使紧张肌肉群得以放松，恢复肌肉的柔软与弹性，尤其头颈周围肌群放松，使脑部供血充足，同时要配合深呼吸。研究指出，深呼吸有助于身体放松，可降低肌肉紧张度，有效活化脑细胞，促进大脑血液循环，使脑部获得更多氧气。

（1）办公室放松操

预备式：坐在椅子上，双眼微闭，全身放松。

梳头：用双手十指梳头，在头顶上从前向后梳发 20 次。

运目：双眼珠向上、下、左、右，顺时针与逆时针方向各旋转 10 次。

转头：双手叉腰，头部向上、下、左、右，顺时针与逆时针方向各旋转 10 次。

耸肩：双肩上耸、下落各 10 次，接着向前后各转动 5 次。

旋腕：手握住对侧手腕，对侧手腕顺时针与逆时针方向各旋转 10 次，两手轮流。接着，双手握拳后十指迅速伸展 10 次。

摩腹：双手重叠放在腹部，顺时针与逆时针方向各按摩 100 次，然后左手在腹部左侧从上向下搓擦 100 次。

搓背：双手掌心放在后腰部，上下搓擦 20~30 次。

转腰：双手叉腰，上半身与腰部向左右各转动 20 次。

叩膝：双手掌心放在膝盖上，向左右各旋转按摩 10 次，然后轻轻拍打膝盖及其周围 20 次。

屈膝：双膝轮流弯曲，双手抱住膝盖，靠近胸部后放下各 10 次。

（2）"8"字放松操

预备姿势：双脚分立，与肩同宽，全身放松。

右手掌心向上，在胸前两侧慢慢地画一个横形的"8"字时眼睛随着手势转动，反复 10 次，注意头部不可移动。

左手重复操练 10 次。

双手掌心相合，重复操练 10 次。

"8"字放松操可以有效消除办公族的眼睛疲劳，有助于防治近视眼、眩晕、失眠、肩周炎、腰痛等，还可以增强大脑功能。每天操练次数多少不限。若在操练前先喝一杯温开水，效果会更好。

4. 药膳治疗

①木耳大枣粥。

原料：黑木耳 30 克，大枣 10 枚，粳米 100 克，冰糖 20 克。

制法：将黑木耳放入冷水中泡 24 小时，摘去蒂，用清水洗净，捞出，撕成小块。大枣用温水泡软，洗净。粳米用清水淘洗干净。锅置于旺火上，放适量清水烧沸，下粳米、红枣烧沸，改用小火，放入黑木耳、冰糖慢炖成粥即成。

功效：补气健脾。

②鸡归粳米粥。

原料：乌骨鸡 1 只，粳米 50 克，黄芪 45 克，当归 15 克，大枣 15 克，肉桂 3 克，精盐适量。

制法：先将乌骨鸡宰杀去毛和内脏，洗净切块。再将黄芪、大枣、肉桂加水煎煮 2 次，第 2 次煮沸后 30 分钟，取药汁 2000 毫升，与乌骨鸡、粳米同入砂锅中，共同煮粥，加入精盐即成。吃鸡喝粥，每周 1~2 次。

功效：滋补强身。

③三圆炖牛脯。

原料：桂圆 20 克，南瓜圆 50 克，白萝卜圆 50 克，牛脯肉 500 克，黄油 30 克，面粉 20 克，啤酒、精盐、味精、白糖、猪油、牛肉汤、胡椒粉、葱、生姜各适量。

制法：将牛脯剁成块，焯 2 遍水后洗涤。桂圆、南瓜圆、白萝卜圆用猪油、精盐水焯过。锅内加入黄油化开，放入面粉炒黄，加牛肉块、葱、生姜、啤酒、牛肉汤炖至七分熟，再加入三圆炖至肉烂、味浓时加入精盐、味精、白糖、啤酒、胡椒粉，再炖沸出锅即成。

功效：补气养血。

④荠菜炒鸡片。

原料：鸡脯肉 350 克，竹笋 100 克，荠菜 50 克，鸡蛋 1 个，精盐、味精、麻油、白糖、黄酒、鲜汤、干淀粉、猪油各适量。

制法：将鸡脯肉切成 5 毫米厚的片，放入碗中，加入鸡蛋清、精盐、味精、干淀粉上浆。竹笋切掉老根，削去根头、老皮，下锅焯熟捞出，切成 3 毫米厚的片；荠菜剪去根，拣去老叶洗净，放入沸水锅中焯熟捞起，放入冷水中泡冷后捞出，挤干水分，斩成碎末待用。炒锅上火，放油烧至五成热，将鸡片放入锅中，熟后连油倒入漏勺中，沥干油，在锅中留余油，放入笋片、荠菜末略煸一下，烹黄酒，加鲜汤、精盐、白糖、味精搅匀后，即将鸡片投入炒匀。烧沸后，下湿淀粉勾芡摊匀，浇上麻油，翻炒均匀后，盛起装盆即成。

功效：平肝开胃，补虚强身。

⑤银耳鸡心羹。

原料：银耳2个，鸡心10个，精盐、味精各适量。

制法：将银耳泡发去心，放入锅中加水煮至熟；将鸡心切成片状，放入锅内，加入精盐、味精调味，共煮成汤，可经常食用。

功效：补益气血。

⑥黄芪枸杞鲤鱼汤。

原料：活鲤鱼1条，黄芪15克，枸杞子15克，香菜6克，熟猪油、姜、精盐、葱、醋、胡椒粉、味精、清汤各适量。

制法：将鲤鱼去鳞和内脏，洗净，用开水略烫，在鱼身上斜切十字花刀；将香菜洗净，切成段，葱洗净，切成末；姜洗净，刮皮，切成米粒状，并用一部分姜榨成姜汁。在锅内放入熟猪油，烧热后，依次投入胡椒粉、葱末、姜粒，待炒出香味将鱼放入锅中，随后放入清汤、姜汁、醋和精盐，将黄芪、枸杞子洗净后，放入锅内，烧沸后，将锅放置于文火上炖30分钟，出锅前加入香菜即成。

功效：补中健脾。

⑦菠菜猪肝汤。

原料：猪肝150克，菠菜250克，精盐、黄酒、味精、麻油、淀粉各适量。

制法：将猪肝洗净，切成薄片，加入黄酒、淀粉和匀上浆，汤锅上火，加水烧开，将猪肝片分散下锅，烧开后捞出猪肝片，放于碗内。菠菜洗净沥去水，放入滚开的汤锅中，同时加精盐、味精，除去浮沫，淋上少许麻油，倒入放有猪肝的汤碗中即成。

功效：补肝明目，养血润燥。

5. 气功治疗

气功疗法能有效地加强机体的调整功能，从而加强机体有序化，最终达到脏腑生理功能的自我控制，对于慢性疲劳综合征的防治非常有利。下面介绍两种适合慢性疲劳综合征者的气功。

（1）静坐功

清晨或夜间选择清静的环境，坐在舒适的位置上，双脚自然着地，双手放于膝上；后背不要靠椅背，椅子不要太矮，最好使小腿与大腿约成90°；闭上双眼，使自己安静下来，产生一种即将入睡的感觉。

放松全身肌肉。从足部开始向上直到头部。用鼻自然呼吸，呼气时默念"一"，保持一定的节律，持续10~20分钟，睁眼看下时间，不要使用闹钟，然后闭目静坐

5~10 分钟。

每日 1~2 次，不要刻意追求成功，要听其自然。练习中当注意力分散时，应自然地在呼气时重新把思想集中到"一"上。练习后，大多数人都有心情平静、精力充沛的感觉。

（2）卧功

仰卧硬板床上，枕垫高，不要影响呼吸，目视足趾尖，调息后呼吸自然，肌肉放松。开始动作：吸气时两脚的脚后跟渐次下蹬，足趾足掌随着吸气向上翘，同时两手握拳，以中指尖顶住劳宫，腹部隆起；呼气时，收腹提肛，两足趾向前向下扣，两拳随着松开，此为 1 次。以 8 次为 1 遍，呼吸 8 次，腹部起伏 8 次，呼吸 8 次，则停止手足活动，以两手覆盖于丹田之上，休息 1 分钟左右，再进行第 2 次。如果手握足蹬感到疲劳，则将两手覆于丹田之上不动，听任小腹之起伏动作，而意念随之，不可松懈，意守丹田之内，体验热气之回环。

第十五章　亚健康的养生之道

第一节　亚健康的概述

亚健康概念

（一）亚健康概念的提出

20世纪80年代中期，苏联学者N.布赫曼发现许多人存在一种似健康非健康、似病非病的中间状态。20世纪后期，国际医学界从医学新视角提出了亚健康状态，是指在身心及情感方面处于健康与疾病之间的一种健康低质量的状态，未见器质性改变或未确诊为某种疾病，但身体出现功能性变化的状态，又称"次健康""第三状态"或"灰色状态"。20世纪90年代国内学者王育学首次提出了"亚健康"这个词，初步定义亚健康的概念，处于亚健康状态的人主观和心理上有诸多不适，机体上呈现活力降低、各种反应和适应能力不同程度减退，相关检查未发现器质性病变，此后亚健康在社会上被各领域广泛引用。

目前许多学者从医学角度对健康状态、亚健康状态及疾病状态进行了研究。亚健康状态是处于疾病与健康之间的一种中间状态，是人的身心处于疾病与健康之间的一种健康低质状态，虽无明确的疾病，但在躯体上、心理上出现种种不适应的感觉和症状，严重影响生活质量。健康、亚健康、疾病3种状态处于动态发展中，彼此可以互相转化，但亚健康如何与疾病及健康状态进行界定，其主要的特征是什么，在时间上如何限定，其转归如何，目前尚未有统一的界定方法。

（二）亚健康概念

世界卫生组织（WHO）提出的有关健康的概念为："健康不仅仅是没有疾病和不虚弱，而且是身体上、心理上和社会适应能力上三方面的完美状态。"与此相对应，亚健康是指人体处于健康和疾病之间的一种状态。处于亚健康状态者，不能达到健康的标准，表现为一定时间内的活力降低、功能和适应能力减退的症状，但不符合现代医学有关疾病的临床或亚临床诊断标准。

亚健康介于健康与疾病之间，其概念很宽泛。临床上存在以疲乏无力、学习困难、肌肉关节酸楚疼痛、心悸胸闷、头晕头痛、记忆力下降、睡眠异常、情绪低落、烦躁不安、人际关系紧张、社会交往困难等种种躯体或心理不适症状，通过运用现代仪器或方法检测却未发现阳性指标，或者虽有部分指标的改变，但尚未达到现代医学疾病的诊断标准，这种处于健康和疾病之间的状态称为亚健康，得到国内越来越多学者的认同与重视。

（三）亚健康概念的内涵

随着对亚健康认识的不断深入，学者从多方面进行观察分析，发表各自的见解，有利于准确了解、诊断和调理亚健康状态。主要论述如下：

1. 亚健康隐藏恶疾

近年来，在临床工作中发现，一些所谓亚健康者，实际上是疾病患者，有的还相当严重。亚健康状态实际上是某些疾病的早期阶段，也就是亚临床隐性阶段。所以，当患者出现一系列原因不明的不适时，不要轻易下亚健康结论，容易放松诊治。

2. 健康的标准是三维的

健康的标准是人为划定的，无明确诊断标准，无真正"金标准"。若出现器官的形态、结构或功能异常，被认为患有相应疾病；若出现心理问题，情志抑郁，也会造成身体不适，是身心方面疾病；若躯体与心理都健康，但不能适应社会工作，不合群，工作效率低，也属于不健康状态。世界卫生组织提出，现代健康的标准是躯体、心理和社会适应能力3方面均完美。因此，评价是否健康应从这三方面综合判断，而不是仅看躯体健康。只要检查未发现躯体疾病，被检查者又有症状，便下"亚健康"结论。这不但会漏诊一些心身疾病和心理障碍性疾病，更会漏诊亚临床阶段疾病。

3. 亚健康不是功能性疾病的新病种

有人认为亚健康属功能性疾病，这是一种错误的认识。功能性疾病也是一大类疾病，是指经检查未发现器质性病变的疾病，如神经官能症、肠易激综合征、功能性消化不良等。亚健康状态只是人体对各种致病因素的一种反应，是混杂的，不是独立的单病种功能性疾病。有些人因果倒置地把亚健康本身看成是"生病之源"和"罪魁祸首"。其实，引发多种疾病的根源是不良的生活方式、环境因素、遗传因素和健康服务不到位等。

4. 确定亚健康的前提必须排除疾病

大多数恶性肿瘤的发病过程都有隐性阶段。疾病早期可能无症状，不会引起人们重视，或慢慢地出现类似慢性疲劳综合征的非特异性症状。美国疾病预防控制中心特别指出，诊断慢性疲劳综合征前必须严格排除其他已知和常见的疾病，病程至少超过6个月，还要排除可能出现类似慢性疲劳综合征的其他许多疾病，如甲状腺功能减退、抑郁症、精神分裂症、酒精依赖和药物不良反应等。

（四）亚健康的范畴

根据亚健康的定义可知，亚健康的范畴是宏观而模糊的，西医学描述亚健康状态涉及的范畴主要有以下几方面：

①身心上不适应的感觉所反映出来的种种症状，如疲劳、虚弱、情绪改变等，其状况在一段时期内难以明确。

②微生态失衡状态。

③与年龄不相适应的组织结构或生理功能减退所导致的各种虚弱表现。

④某些疾病的病前生理病理学改变。

因此，亚健康状态涉及的医学范畴有以下可能性：

①某种或某些疾病的临床前状态（如高血压、高血脂、糖尿病、肿瘤、肥胖等），可进一步向该疾病发展。

②某些疾病经治愈后仍存在的各种虚弱与不适。

③人体处于衰老时期，由于组织结构老化及生理功能减退所导致的各种虚弱表现。

④机体身心功能的轻度失调，存在有相对独特的表现特征，其发生机理尚未明确，多与现代医学的各种"综合征"有关。

⑤身心上不适应的感觉所反映出来的种种症状，其状况在一段时期内难以明确。

根据中医学理论，健康是指机体内部的阴阳平衡，以及机体与外界环境之间的平衡。健康意味着形体、精神心理与环境适应的完好状态。阴阳对立制约，互根互用，相互转化，消长平衡，处在永恒运动之中。亚健康是机体的"阴平阳秘"正常生理平衡被破坏，引起阴阳失调、气血失调、脏腑功能失和，由于先天不足、劳逸失度、饮食不当、情志不遂、年老体衰等。中医学在《黄帝内经》时代提出了"治未病"的预防思想。如《素问·四气调神大论》指出："圣人不治已病治未病，不治已乱治未乱……夫病已成而后药之，乱已成而后治之，譬犹渴而穿井，斗而铸锥，不亦晚乎。"因此，亚健康虽属现代新概念，但其理念早在古代就有体现。由于中医关于"病"的概念，涵盖了现代医学的疾病和亚健康状态，所以中医"治未病"中的"病"不仅仅是指现代医学所言"病"的概念，其中包含了一部分不能达到西医疾病诊断的亚健康状态。中医关于"治未病"的含义可以概括为以下几个方面：

未病养生，防病于先；

欲病救萌，防微杜渐；

已病早治，防其传变；

瘥后调摄，防其复发。

中医学的"未病"不完全等同于西医学的亚健康。但是，可以应用中医学"治未病"的理论指导亚健康的中医药干预治疗。

根据亚健康状态的临床表现，可以将其分为以下几类：

①以疲劳、睡眠紊乱或疼痛等躯体表现。

②以郁郁寡欢，或焦躁不安，急躁易怒，或恐惧胆怯，或短期记忆力下降，注意力不集中等精神心理表现。

③以人际交往频率减低，人际关系紧张等社会适应能力下降等表现。

上述 3 条中的任何一条持续发作 3 个月以上，经系统检查排除器质性病变，目前可分别被判断为处于躯体亚健康、心理亚健康、社会交往亚健康状态。临床上，上述 3 种亚健康表现常常相兼出现。

（五）亚健康的流行病学调查

从目前文献看，国外大规模、规范的有关亚健康流行病学调查的研究报道很少。随着亚健康研究的兴起与发展，近些年国内一些学者也开展了区域性、人群性亚健康流行病学调查，但由于缺乏统一评判标准，导致报道结果不一致，且较规范、系统的有关亚健康流行病学的研究尚较少见。对国内几项亚健康区域性调查结果进行了分析归纳，总结了亚健康的流行特点如下：

①区域性亚健康发生率

通过对不同城市亚健康发生率的调查研究发现，北京、上海、广东等地区的亚健康发生率明显高于其他地区，而且北京位居首位。

②亚健康的性别特点

国内众多学者对亚健康发生的性别特征进行研究，结果不完全一致。多数研究报道显示，女性亚健康的发生率要高于男性的发生率。

③亚健康的年龄特征

通过对不同年龄段亚健康发生率的调查研究发现，中青年人群的亚健康发生比例大于其他人群，尤其是 30~50 岁之间的人群亚健康发生率最高。

④亚健康发生的职业特征

针对不同的职业群体进行了问卷调查，调查表明，教员、医务工作者、编辑、工程师、技术员等从事脑力劳动的人员发生率明显高于其他人员。

第二节　亚健康的起因

亚健康是多种致病因素综合作用的结果，应从社会—心理—生理三方面的综合分析。亚健康形成的主要因素包括心理、社会、环境、营养、劳动、生活方式等方面，每个因素都有特定的内容又相互关联。例如，吸烟、饮酒者，烟碱、酒精可缓慢损害机体；劳逸失度，睡眠不足，引起机体代谢紊乱；饮食不节，营养失衡，体液酸碱度平衡失调，给健康造成潜在危害；环境污染（阳光、花草、空气、噪声等）使人体受到微生物感染以及慢性病经久不愈等，均可出现亚健康症状。

一、社会因素

(一) 生活、工作节奏加快

社会竞争越来越激烈，生活工作节奏不断加快，压力也越来越大。在这种压力下，对躯体和精神状况产生了不良影响。若不注意调节，将会导致心理失衡，使神经—内分泌功能失调，抵御疾病能力下降，陷入恶性循环，则健康向亚健康转化，最终导致疾病。此外，从事消耗能量大，长时间不间断的工作，情绪受挫折和超个人能力的工作，都可产生疲劳，进入亚健康状态。

(二) 关系复杂缺少情感交流

机械化、形式化的生活、工作、学习，占去人们大部分的时间，使得人们之间的情感交流变得越来越少，孤独成为人们生存的显著特征。社会的复杂化、多变性，使每个人建立和处理人际关系时变得十分谨慎，人们之间的联系越来越薄弱，降低了人们对感情生活的信心，影响生活质量。

(三) 不适应新形势

由于城市社会化和工业化的提高，城市人口密集，交通紧张，压力日益增加。另外，社会发展带来的问题给心理上产生巨大的撞击，引起情绪波动。若不及时排除不良情绪，会对身体健康产生不良影响，导致疾病的发生。

二、心理因素

目前危害健康最严重的已不再是传染病等生物学意义上的疾病，而是与心理、环境和社会相关的身心疾病，身心疾病已成为人类健康的主要威胁。亚健康与心理失衡密切相关，主要是巨大的心理压力超出某些人的承受能力，使心理脆弱的人产生一系列心理不适症状。若不及时调整情绪，内心失去平衡，就容易产生心理问题。

三、生物因素

(一) 病毒感染

诸多研究结果表明亚健康与感染因素有关。病毒是导致亚健康状态的原因，如人类疱疹病毒、肠道病毒等。病毒感染本身就会损伤和破坏免疫系统，引起疲劳。由于慢性疲劳综合征多在病毒感染后出现，表现为感冒样症状，或在病程中因病毒感染而加重，患者血中多种病毒抗体浓度升高。

(二) 内分泌失调

近期的神经内分泌研究提示，慢性疲劳综合征患者脑内 5-羟色胺（5-HT）活性增强。这一点可能与慢性疲劳综合征的病理生理有关。因为 5-HT 有介导中枢疲劳的作用，与睡眠和疲劳有关。

（三）代谢异常

必需脂肪酸缺乏可能导致亚健康的发生。必需脂肪酸是人体不能合成的，必须由饮食摄入的一组不饱和脂肪酸，包括亚油酸、亚麻酸、花生四烯酸等。细胞膜上含有大量的花生四烯酸，花生四烯酸通过代谢可以转变成多种物质，如白三烯、前列腺素、血栓素等，这些物质与自身免疫、变态反应及应激等有关。研究发现，慢性疲劳综合征患者红细胞膜的必需脂肪酸减少，口服必需脂肪酸后，患者临床症状明显好转。

四、生活因素

（一）吸烟嗜酒

少量的尼古丁使大脑兴奋性提高，同时降低大脑的抑制过程，破坏兴奋与抑制之间的平衡。短暂的兴奋过后，取而代之的是超限抑制和疲劳。长久吸烟，尼古丁直接损害大脑神经细胞，使大脑皮质发生退行性改变，出现头晕、头痛、失眠、记忆力下降、注意力不集中等症状，工作和学习效率下降。

酒精对人体的直接作用为中枢抑制。少量饮酒出现大脑皮层抑制解除、兴奋等现象、大量饮酒后可导致急性酒精中毒，中枢神经系统深度抑制，表现为共济失调，昏睡、昏迷甚至死亡。酒精也会降低人们对传染病的抵抗力，损害肝功能。

（二）营养失衡

营养不足或过剩均可引起疾病。由营养不足引起的疾病称为营养缺乏病，如缺铁性贫血。我国大部分儿童营养较好，但3岁以下容易出现儿童缺铁性贫血。老年人胃肠生理功能减弱，不同程度影响铁的吸收，缺铁性贫血发病率也较高。由营养过剩引起的疾病称为富裕病或现代文明病，如心血管病、糖尿病、高脂血症等的发病率逐年增加。另外，居民对膳食结构的特点及进食方法缺乏科学的了解，也会引起疾病。因此科学合理的调整膳食，建立符合个人体质特点的膳食结构，是提高国民身体素质的重要物质保障。

（三）运动不足

随着生活节奏的加快，工作压力的增加，用于体育锻炼的时间越来越少。长期运动不足，使得人们对外界事物反应迟钝，协调性降低，神经传导速度减慢，久而久之会出现新陈代谢减慢，思维迟钝，大脑功能退化，免疫功能降低，神经—内分泌—免疫功能减弱或失调，易导致亚健康状态或疾病的发生。

在体育锻炼过程中存在着一定的误区，即认为运动强度越大越好。其实，体育运动要因人制宜。对于健康人，运动量大还可承受；对于亚健康状态人群，体育锻炼要适度。亚健康状态人群加大运动，会更加疲劳，事倍功半。因此不但要参加运动，还要结合个人的具体身体状况选择适宜的运动形式和运动强度。

（四）睡眠不足

睡眠占据人类生活 1/3 左右的时间，和每个人的身体健康密切相关。睡眠不足可直接导致疲劳及神经—内分泌—免疫系统异常。伴随着社会的变革和生活方式的改变，睡眠不足已成为当代都市人的通病，成为影响健康的一个重要因素。

夜间睡眠时机体生长激素、性激素、催乳素等分泌增多。其中，生长激素有助于身体的发育成熟。夜间是机体获取褪黑素的唯一良机。褪黑素可使血管活性物质儿茶酚胺减少，显著降低颈内动脉搏动指数，抑制心血管活动，起到降血压的作用。另外，褪黑素还具有防癌功效。睡眠不足，会影响上述物质的分泌与释放，对身体健康极为不利，易致亚健康。

五、环境因素

在污染的环境中，人的反应性、警觉性以及行为表现都有衰退迹象。森林的过度砍伐，城市绿地的减少，工业和生活垃圾越来越多，工厂烟尘、汽车尾气的大量排放，使得空气中的有害气体增加，大气污染严重。

（一）水源污染

水中污染物主要来源于生活用水污染、工业废水、医院污水和农业用水污染。按污染物的性质分为化学性污染、生物性污染和物理性污染。其中，化学污染物对生态环境的破坏最为严重，对人体健康危害最大。生物性污染物主要来自生活污水和牲畜粪便，以及动物尸体。物理性污染物包括漂浮在水面上的固体污染物，核电厂、核动力舰船泄漏事故释放的放射性物质等。

水被污染时各种毒物进入人体，不管强弱，都会损害人体组织器官，出现不同的症状。常见的症状包括失眠、健忘、疲劳、腹泻等。总之，水源污染轻者使人进入亚健康状态，导致免疫力低下，诱发疾病；重者可直接危及生命。

（二）空气污染

1. 自然界的污染

自然界中威力最强大的污染源是火山爆发。除此之外，温泉地区常逸出高浓度的二氧化硫；在地下蕴藏丰富石油和煤炭的区域，有时会产生大量的烃类化合物气体；沼泽地带动植物死亡腐烂时产生沼气。

2. 生活中的污染

生产和生活中向大气中排放的空气污染物种类繁多。例如煤燃烧后产生一氧化碳、二氧化硫、二氧化碳和浮尘。空气污染使人们咳嗽、咯痰、咽喉疼痛，甚则胸闷憋气、气喘、双眼红肿流泪。此外，汽车尾气中的废气（如一氧化碳、硫化物、氮氧化物等）弥漫在现代化城市中，含铅汽油的废气中含有铅尘，人们吸入这些污染物后会影响机体的免疫功能和应激反应能力，影响工作效率，使人过早进入亚健康状态，严重的会引起多种疾病。

3. 室内空气污染

现代化装饰的室内环境污染比室外污染严重得多。室内空气污染源主要有燃料燃烧时产生一氧化碳和二氧化碳、香烟的烟雾、使用食用植物油加热炒菜或油炸食品时逸出的油烟、建筑材料和室内装饰材料中的有害气体等。此外，许多生活用品均为化学产品，如洗衣粉、清洁剂、各种化妆品、地板蜡、杀虫剂、化纤织物等。这些物质不断散发出一氧化碳、甲醇及乙醇等气体，从而使室内有毒成分明显高于室外。

（三）各类噪声污染

各种噪声可使人头痛、意志消沉、精神不集中、情绪反常，长期刺耳的噪声会令人心烦，引起神经系统紊乱，影响机体恢复，引起疲劳。尤其是音量大、无意义、不规则、不可预测的噪声，不但会影响人的行为与工作，更会危害心理健康。噪声会导致疲劳、永久丧失听觉、心脏及循环系统产生病变、平衡失调、消化不良、意外事件发生率增加等，是导致亚健康的重要原因之一。

噪声对人的损害是全身心的。噪声作用于人的中枢神经系统时，大脑皮层兴奋和抑制的平衡破坏，造成心慌、头晕、耳鸣、失眠等。噪声导致肾上腺分泌过盛，促使动脉血管收缩，心率加快、血压升高、血糖升高等。噪声阻碍维生素的吸收和利用，加快维生素的排泄。噪声破坏正常的分泌功能，使人易患消化系统疾病，造成营养不良。

（四）电磁波辐射

电磁波辐射是继水源、大气、噪声之后的第四大环境污染源。电磁波辐射分为天然和人工两种。天然的电磁辐射来自地球的热辐射、宇宙辐射和雷电等。人工电磁辐射来自电视、雷达发射设施及电磁能在工业、科学和医疗中的应用设备。电磁辐射对人体健康的主要危害为躯体效应。躯体效应分为热效应和非热效应。热效应表现为头痛、眩晕、失眠、记忆力减退等；非热效应表现为精神抑郁、记忆力减退等。

第三节　亚健康的养生调摄方法

一、针灸治疗

（一）针刺治疗

中医治疗强调辨证论治，机体处于亚健康状态，脏腑功能失调，气血阴阳偏盛偏衰，临床上反映出不同的症候表现，根据不同症候表现可采用针灸方法进行调理。

1. 肝郁气滞证

表现：胸胁胀痛，精神抑郁，情绪不宁，善太息，咽部异物感，情志不舒时加重，大便不畅，月经不调，苔白，脉弦。

功效：疏肝理气，解郁散结。

主穴：内关、足三里、太冲、合谷。

2. 肝郁化火证

表现：急躁易怒，面红目赤，口苦咽干，头晕目眩，耳鸣，失眠多梦，大便干结，小便黄赤，舌红苔黄，脉弦数。

功效：疏肝解郁，清肝泻火。

主穴：风池、太阳、太冲、三阴交、百会。

3. 痰浊阻滞证

表现：形体肥胖，肢体困倦，嗜睡倦卧，食欲不振，大便溏薄，舌苔厚腻，脉弦滑。

功效：健脾和胃，化痰利湿。

主穴：百会、中脘、内关、足三里。

4. 心脾两虚证

表现：身倦乏力，心悸失眠，健忘，食欲不振，舌淡，苔薄白，脉细无力。

功效：健脾益气，养心安神。

主穴：心俞、脾俞、神门、三阴交、通里。

5. 脾肾阳虚证

表现：腰膝酸软，大便稀溏，神疲倦怠，动则气喘汗出，食欲不振，舌淡苔白，脉沉迟或沉细无力。

功效：温阳健脾，补肾壮阳。

主穴：肾俞、脾俞、命门、三阴交、关元、气海、神阙。

6. 肝肾阴虚证

表现：两目干涩，易疲劳，口干咽燥，心烦失眠，头晕目眩，舌红少苔，脉弦细数。

功效：滋补肝肾。

主穴：肾俞、肝俞、照海、足三里、涌泉、三阴交。

7. 心肾不交证

表现：头晕目眩，心悸，失眠健忘，心烦多梦，潮热盗汗，阳痿遗精，月经不调，舌质红，脉细数。

功效：交通心肾。

主穴：心俞、肾俞、神门、涌泉、百会。

8. 气虚血瘀证

表现：心悸气短，身倦乏力，头晕头痛，肢体麻木，舌质紫暗，或有瘀点，脉细涩无力。

功效：益气活血，疏经通络。

主穴：心俞、通里、足三里、大椎。

9. 中气不足证

表现：身倦乏力，少气懒言，动则尤甚，食欲不振，大便稀溏，甚则脱肛，子宫下垂，面色少华，舌淡苔白，脉沉细。

功效：健脾补中。

主穴：脾俞、足三里、中脘、关元、气海。

10. 元气亏损证

表现：头晕目眩，咳喘气短，动则喘甚，汗出肢冷，腰酸腿软，舌质淡，苔白，脉虚无力。

功效：补肾益精，大补元阳。

主穴：命门、肾俞、气海、关元、腰阳关。

（二）艾灸治疗

《扁鹊心书》中指出："人于无病时，常灸关元、气海、命门、中脘，虽未得长生，亦可得百余岁矣。"说明古代养生家在运用灸法进行养生方面已有丰富的实践经验。艾灸具有温通经脉、调和阴阳、行气活血、防病强身、延年益寿作用，既可用于保健，亦可用于病后康复。艾灸常用穴位与灸法如下：

1. 足三里

适用人群：亚健康人群、脾胃虚弱人群、虚劳人群、中老年人。《外台秘要》曰："凡人三十以上，若不灸三里，令人气上眼暗……"现代研究表明灸足三里改善人体免疫功能，对肠胃、心血管系统等有一定作用。

作用：健脾益胃，促进消化吸收。

操作：艾条灸、艾炷灸，艾条灸30分钟左右，艾炷灸5~10壮。古代养生家主张常在此穴施瘢痕灸，使灸疮延久不愈，强身益寿。"若要身体安，三里常不干"，即指这种灸法。

注意事项：30岁以下者不灸或少灸，小儿不宜灸。

2. 神阙

适用人群：亚健康人群、脾肾阳虚人群。

作用：补阳益气，温肾健脾。

操作：艾条灸、艾炷灸的间接灸法，如隔盐灸、隔姜灸，艾条灸30分钟，艾炷灸7~15壮。

注意事项：禁用化脓灸。

3. 关元

适用人群：亚健康人群，虚损人群。

作用：温肾益精，调理冲任，回阳补气。《扁鹊心书》说："保命之法，艾灼第一，丹药第二，附子第三。人至三十可三年一灸脐下三百壮；五十可二年一灸脐下三百壮；六十可一年一灸脐下三百壮，令人长生不老。"

操作：艾条或艾炷灸。艾条灸 10~20 分钟，艾炷灸 3~5 壮。

注意事项：孕妇忌灸。

4. 气海

适用人群：亚健康人群。

作用：增补元气，益肾固精，调理冲任。《旧唐书》记载："柳公度年八十余，步履轻便，别人问他养生之术，他说：'吾初无术但未尝以元气做喜怒，气海常温耳。'"

操作：隔姜或隔附子饼灸。艾条灸 10~20 分钟，艾炷灸 3~7 壮。

5. 膏肓

适用人群：亚健康人群、虚劳人群。

作用：益气补虚，通宣肺气，保健益寿。

操作：间接灸法，如隔姜灸，艾条灸 30 分钟，艾炷灸 7~15 壮。

6. 大椎

适用人群：亚健康人群，伏案工作引起颈项不适，血管紧张性头痛。

作用：解表清热，疏风散寒，肃肺宁心，温阳益气。大椎是手、足三阳经与督脉之会，总督诸阳。灸大椎调整肺、甲状腺和免疫功能，对血液循环和白细胞水平也有调整作用。

操作：艾条或艾炷灸。艾条灸 20~30 分钟，或艾炷灸 5~10 壮。

7. 中脘

适用人群：亚健康人群、虚劳人群、脾胃虚弱人群。

作用：健脾益胃，培补后天。

操作：艾条或艾炷灸。艾条灸 30 分钟，艾炷灸 7~15 壮。

8. 百会

适用人群：亚健康人群。

作用：平肝熄风，升阳益气，醒脑宁神，清热开窍。

操作：艾炷或艾条灸。艾炷灸 2~3 壮，艾条灸 10 分钟。

注意事项：避免烧及头发，1 天不超过 7 壮。

9. 涌泉

适用人群：亚健康人群、心肾不交人群。

作用：补肾壮阳，养心安神。研究表明，灸此穴有降低血压、纠正胎位、增强免疫力的作用。

操作：艾条灸30分钟。

10. 三阴交

适用人群：亚健康人群，肝、脾、肾不调者。

作用：健脾和胃，调补肝肾，行气活血。灸之能调整胃肠分泌功能、女性生殖功能，调整心率，调整胰岛素的分泌，预防生殖系统疾病。

操作：艾条灸20~30分钟。

11. 太溪

适用人群：亚健康人群，老年人，虚劳人群。

作用：温肾壮阳，补精益气。

操作：艾条灸10~20分钟。

12. 命门

适用人群：亚健康人群，老年人。

作用：益肾壮阳，强膝壮腰。

操作：艾条灸或艾炷灸。艾炷灸10壮，艾条灸20~30分钟。

13. 肾俞

适用人群：亚健康人群，虚损、早衰、腰痛人群。

作用：补肾益气，滋阴壮阳。艾灸肾俞能促进肾功能，促进肾上腺皮质功能，调整膀胱张力，兴奋网状内皮系统的吞噬能力。

操作：隔姜灸、隔附子饼灸。艾条灸30分钟；艾炷灸1天3壮，宜长时间灸。

二、推拿治疗

（一）调气方

适用范围：亚健康人群，气虚及气机不畅者。

操作方法：

1. 黄蜂出洞

采取仰卧位。施术者双手拇指按云门穴，有动脉应手，约20秒，受术者自觉上肢沉紧麻木，将拇指轻轻抬起，受术者自觉上肢有邪气下行感。如此反复操作21次。

2. 开胸顺气

施术者十指微屈，站于受术者头侧，自胸部正中线沿肋间隙向两侧分推，缓缓行21次。

3. 指摩气会

施术者以四指于膻中处施以摩法，可宣上焦之气，达到宽胸理气、宣肺平喘止嗽的作用，约2分钟。

4. 行中焦气

施术者立于受术者侧方，以双手中三指由心窝处向下直推至耻骨联合。如此反复操作 21 次。

5. 疏肝理气

施术者立于受术者身侧，自前正中线剑突下（心窝）沿肋弓下缘擦至腋中线，以掌快速推擦两侧胁肋部，约 3 分钟。治疗部位即为期门—章门、日月—京门区域，为足厥阴肝经分布区域，起到疏肝理气、解郁利胆作用。

6. 降气和胃

施术者坐于床边，以掌摩法作用于腹部。方向为左上腹—上腹—脐—小腹，约5 分钟。

7. 通行腹气

施术者以掌根推法从右下腹推至右上腹，再以鱼际着力从右上腹推至左上腹，最后从左上腹推至左下腹。如此操作 21 次。

8. 温补阳气

采取俯卧位。施术者以掌着力于受术者背部，沿督脉、足太阳膀胱经施以上下方向推法，约 3 分钟。重点作用于第 1 胸椎至腰椎区域，达到健脾助运作用。

9. 横擦腰骶

施术者以掌进行左右横擦骶尾区擦法，约 3 分钟。本法主要作用的部位是大肠俞、关元俞、小肠俞、膀胱俞。

（二）补血方

适用范围：亚健康人群，血虚及血瘀者。

操作方法：

1. 补养心脉

采取仰卧位。施术者沿手少阴心经、手厥阴心包经循行部位施以揉法，边揉边移动，约 3 分钟。顺经操作为补，逆经操作为清。

2. 通调募穴

施术者先在膻中、巨阙处做揉法，每穴约 1 分钟，然后自膻中推至巨阙穴，共推 21 次。

3. 通调冲任

施术者以食、中二指于受术者腹部施以点揉：幽门—巨阙、通谷—上脘、阴都—中脘、石关—建里、商曲—下脘、肓俞—神阙、中注—阴交、四满—石门、气穴—关元、大赫—中极、横骨—曲骨。力量适中，每对穴位点揉约半分钟。

4. 摩神阙

施术者以右手顺时针摩脐 21 周，再逆时针摩脐 21 周。

5. 行气活血

施术者一手掌根按于股动脉搏动处，另一手置于足背动脉搏动处，感觉足背动脉搏动消失后，按股动脉之手缓慢抬起，受术者自觉有经气下行感。如此反复操作21 次。

6. 调补足三阴

施术者以手掌于下肢内侧沿足厥阴肝经、足太阴脾经、足少阴肾经走行施以推法，从足部推向膝部，约 3 分钟。

7. 通调俞穴

采取俯卧位。施术者先在厥阴俞、心俞穴处做揉法，然后自厥阴俞推至心俞，共推 21 次。

8. 掌揉膈俞

以掌揉法分别揉两侧膈俞，约 3 分钟，以达行血、活血、养血的目的。

9. 行气活血

施术者双脚踏定下肢承扶穴处，至受术者自我感觉腿足麻木后将腿抬起，有热气到足感，使热气传至两足。如此反复操作 21 次。

（三）疏肝方

适用范围：亚健康肝系养生与治疗。治疗头痛、眩晕、胃痛、反酸、腰膝酸软、月经不调、高血压。

操作方法：

1. 疏肝理气

施术者立于受术者身侧，自前正中线剑突下（心窝），沿肋弓下缘擦至腋中线，以掌快速推擦两侧胁肋部，约 3 分钟。治疗部位为期门—章门、日月—京门区域。

2. 推桥弓

桥弓是指翳风至缺盆的连线。推桥弓时应以拇指或四指着力，压力适中，自上而下推。

3. 疏肝调经

施术者立于受术者足侧，以拇指着力于受术者太冲，然后推至大敦施推法。

4. 滋水涵木

施术者以拇指点按受术者太溪穴，力量由轻到重，至最大限度时，持续约半分钟，随后缓慢将手抬起。

（四）养心方

适用范围：亚健康心系养生与治疗。治疗头痛、失眠、眩晕、心慌、心悸、胸闷、高血压。

操作方法：

1. 轻抹前额

采取仰卧位。施术者两手拇指自印堂至神庭做抹法，其余四指置于头两侧相对固定，力量宜轻，速度宜快，约 1 分钟。

2. 分推前额

采取仰卧位。施术者两手拇指桡侧自前额中线向两侧分推至太阳，同时点揉，依次自前额中线至两侧少阳经，反复操作，约 3 分钟。

3. 点穴通经

点按头部正中督脉，点揉内关、神门、三阴交、绝骨、太溪，以局部酸胀为度，每个穴位半分钟。

4. 梳理少阳

施术者两手五指微屈，从前至后梳理头侧足少阳胆经，如此反复操作 100 次。

5. 推桥弓

施术者以拇指或四指着力，自翳风推至缺盆，压力适中。先推一侧 5 次，然后推另一侧，如此反复操作 20 遍。

6. 分推胸胁

施术者十指微屈，自胸部正中线沿肋间隙向两侧分推，如此反复操作 3 分钟。

7. 推膀胱经

采取俯卧位，施术者用掌或肘着力于膀胱经，进行单方向直线推动，力量适中，同时点按心俞、膈俞、肝俞、胆俞，如此反复操作 3 分钟。

（五）健脾方

适用范围：亚健康脾胃养生与治疗。治疗胃脘痛、胃胀、反酸、腹泻、便秘、呃逆。

操作方法：

1. 点穴通经止痛

采取仰卧位。施术者点揉足三里、中脘、天枢、气海、关元、血海、梁丘、太溪、上巨虚、下巨虚、太溪、太冲，以局部酸胀为度，每穴半分钟。

2. 摩腹

采取仰卧位。施术者以掌置于腹做环形而有节律抚摸，顺序从胃脘部—上腹—脐—小腹—右下腹—右上腹—左上腹—左下腹。摩腹操作 10 分钟。

3. 分推腹部

采取仰卧位。施术者以两手拇指桡侧及大鱼际着力于腹部，自腹部正中线沿肋弓向两侧分推，如此操作 21 次。

4. 振腹

采取仰卧位。施术者以掌置于治疗部位，连续、快速、上下颤动，持续约 3 分钟。

5. 点按背部腧穴

采取仰卧位。点按脾俞、胃俞、肾俞、小肠俞、大肠俞、八髎、命门，以局部酸胀为度，每穴点揉半分钟。

6. 擦膀胱经

施术者以掌根着力于治疗部位，自小肠俞至脾俞做往返直线擦动，以局部透热为度，约3分钟。

7. 横擦腰骶

施术者用手尺侧着力于腰骶部，做往返直线快速擦动，以局部透热为度，时间约1分钟。

8. 拍打腰背

施术者五指并拢且微屈，以臂带动腕关节的自由屈伸，自上而下拍打肩背部、腰部、骶部，约1分钟。

（六）理肺方

适用范围：亚健康肺系养生与治疗，调理疲乏、体虚体弱、哮喘人群。

操作方法：

1. 开胸顺气

采取仰卧位，施术者十指微屈，站于受术者头侧，自受术者胸部正中线沿肋间隙向两侧分推，如此反复操作21次。

2. 按中府云门

施术者用手点按中府、云门，每穴持续点按1~2分钟。

3. 摩膻中

施术者立于受术者右侧，以食、中、无名、小指四指指腹按顺时针方向摩膻中，约1分钟。

4. 按揉尺泽、曲池

施术者立于受术者侧方，一手轻托受术者前臂，一手点按同侧尺泽、曲池，以酸胀为佳，每穴半分钟。

5. 按少商

施术者站于受术者前方，以拇指点按少商，约半分钟。

6. 按肺俞

采取俯卧位。施术者立于受术者右侧，施术者以两手拇指点按肺俞，每次约1~2分钟。

7. 推背部经脉疏风法

施术者站于受术者右侧，以手掌自上而下推上背部膀胱经两条侧线及督脉，反复重揉风门和肺俞，约3分钟。

8. 擦大椎清热

施术者以手掌尺侧或大鱼际肌推擦大椎，约1分钟。

（七）补肾方

适用范围：亚健康肾系养生与治疗，慢性腰痛者。

操作方法：

1. 推膀胱经

采取俯卧位。施术者站于受术者右侧，以掌推受术者督脉、足太阳膀胱经，从上向下，由轻到重，重点推腰骶部，以透热为度。每条经推5遍。

2. 按揉腰眼

施术者用掌根按于腰眼处，逐渐用力做环形旋转按摩，以局部酸胀感为佳，持续按揉5~10分钟。

3. 按揉肾俞

施术者以两手拇指点按肾俞，每次约1分钟。

4. 捶打腰背

施术者双手握成拳状，以拳面、拳背、拳底有弹性有节律地击打受术者腰背部，约1分钟。

5. 掌擦腰骶

施术者以全掌着力在受术者腰骶部做快速往返直线擦动，以局部温热感为佳，约1分钟。

6. 擦揉足心

施术者一手固定足部，一手用鱼际部位快速推擦足底部。要求用力持续、均匀、渗透、柔和，以足心发热感为止，然后推擦另一侧，每侧推擦约1分钟。

7. 揉摩丹田

采取俯卧位。施术者站于受术者右侧，将手搓热后置于受术者丹田（脐下2~3寸）处，再用右手食指、中指、无名指、小指四指做轻柔缓和的环旋揉动，约2分钟。

8. 揪提耳垂

施术者坐于受术者头侧，两手拇指、食指沿耳郭自上而下按摩数次，然后双手揪提受术者耳尖、耳垂数次。如此反复操作20次，或至受术者耳部感到微热。

三、药膳治疗

（一）补阳方

凡具有面色黯淡、精神萎靡、身重倦怠、形寒肢冷、口淡不渴等表现，均宜补阳药膳调理。

1. 高粱粥

用料：高粱米100克，桑螵蛸20克。

制法：先将桑螵蛸用清水煎熬2次，收滤液500毫升，然后将高粱米洗净，放入砂锅内掺入桑螵蛸汁，置火上煮成粥，至高粱米烂时即成。服不拘时。

主治：健脾益肾，收敛固涩。适用于小儿体虚遗尿，多尿，面色无华；成人肾虚、尿频、遗精。

2. 莲子粥

用料：嫩莲子 20 克，粳米 100 克。

制法：将嫩莲子泡水发胀后，在水中刷去表层，抽出莲心，冲洗干净放入锅，加入清水放火上煮熟烂，备用。将粳米淘洗干净，粥熟后，掺入莲子搅匀。趁热服之。

主治：健脾止泻，益肾固涩，养心安神。适用于脾虚泄泻、食少乏力、带下、遗精、失眠、健忘、心悸等症。莲子粥味甜，涩味不明显，脾肾不足之遗泄之症，宜多服久服。

注意事项：外感或湿热者不宜服用。

3. 红薯粥

用料：新鲜红薯 250 克，粳米 150 克，白糖适量。

制法：将红薯洗干净，连皮切成小块，加水和粳米煮粥。待粥将煮成时，加入白糖适量，再煮二三沸即可。

主治：健脾养胃，益气通乳。适用于维生素 A 缺乏症、大便带血、便秘等。

注意事项：红薯粥含大量糖分，糖尿病患者不宜食用。吃红薯粥时，需热服，冷了吃或吃后受凉，都容易引起泛酸。平素不能吃甜食的胃病患者，不宜多食。

4. 山药桂圆粥

用料：龙眼肉 15 克，新鲜生山药 90 克，荔枝肉 5 个，五味子 3 克，白糖适量。

制法：先将山药去皮切成薄片，与龙眼肉、荔枝肉、五味子同煮做粥，加入白糖。晨起或睡前食之。

主治：补益心肾，固涩止渴。适用于心肾之阴不足而引起的消渴、心悸失眠，腰部酸痛等症。

注意事项：糖尿病患者不宜食用。

（二）补气方

凡具有面色苍白、神疲乏力、语声低微、舌淡苔白等气虚表现者，均宜补气药膳调理。

1. 花生粥

用料：花生 45 克，粳米 100 克，冰糖适量。

制法：先将落花生洗净后捣碎，加入粳米同煮粥。待粥将成时，放入冰糖稍煮即可。

主治：健脾开胃，润肺止咳。适用于脾虚反胃、少痰或无痰、贫血等。

注意事项：花生粥宜长期食用，不受疗程限制。在煮制花生粥时，外表红衣不宜去掉。花生可润肠通便，腹泻者不宜多吃。

2. 补虚正气粥

用料：党参20克，炙黄芪50克，白糖少许，粳米150克。

制法：先将炙黄芪、党参切成薄片，用水浸泡半小时，入砂锅煎，沸后改用小火煎成浓汁，分2份于每日早晚同粳米加水适量煮粥，粥成后，加白糖即可。

主治：补气疗虚，健脾养胃。适用于年老体弱，劳倦内伤，五脏虚衰，久病虚羸等一切气衰血虚之症。

注意事项：实热者忌服。补正气粥是用于虚症，可作早晚餐空腹食用。在服粥期间不食萝卜、茶叶。用量根据各人情况，3~5日为1个疗程，间隔2~3日后再服。

3. 参苓粥

用料：党参15~20克，茯苓15~20克，生姜3~5克，粳米100克。

制法：先将党参、生姜切为薄片，将茯苓捣碎，一起浸泡半小时，煎取药汁，后再煎取汁，将一煎、二煎药汁合并，分早晚2次同粳米煮粥服食。

主治：健脾养胃，益气补虚。适用于脾胃虚弱、倦怠无力、食欲不振、反胃呕吐、大便稀薄等症。

注意事项：气虚及胃寒者宜食用。每天早晚空腹温热食用，一年四季均可间断常服。

4. 薯蓣粥

用料：生薯蓣100~150克，面粉100~150克，葱、姜各适量，红糖少许。

制法：先将生薯蓣洗净，刮去外皮，捣烂，同面粉调入冷水中煮作粥糊，将熟时加入葱、姜、红糖，稍煮一二沸即成。

主治：养心益气，健脾养胃。适用于心气不足、心慌心跳、自汗盗汗、脾胃虚弱、食欲不振、腹泻久痢等。

注意事项：薯蓣粥温热服食，常年均可食用，不受疗程限制。

（三）补血方

凡具有唇色淡白、指甲无华、头晕眼花、面色苍白、舌质淡、脉细数无力为主要表现的血虚证，均宜补血药膳调理。

1. 人参炖鸡

用料：人参15克，天门冬20克，乌鸡1只，鹌鹑蛋10只，白酒少许。

制法：将鹌鹑蛋煮熟，去壳待用。将人参和天门冬切成薄片，待用。乌鸡洗净，将鸡头鸡脚全纳入鸡体内，鸡放入炖盅，把人参片和天门冬片放在鸡上，倒入适量清水，隔水大火炖2小时，加入白酒和鹌鹑蛋，再炖40分钟就可饮汤食肉。

主治：适用于贫血、衰弱者。

注意事项：风寒感冒者禁食。

2. 怀山药炖甲鱼

用料：甲鱼 1 只，龙眼肉 25 克，怀山药 25 克，精盐适量。

制法：用滚水烫甲鱼，洗净去内脏，放入炖盅，加几片姜。将怀山药、龙眼肉洗净放入炖盅内，加适量水，隔水炖 2 小时后用精盐调味即可。

主治：适用于低热、慢性咳嗽、贫血。

3. 山药枸杞蒸鸡

用料：山药 40 克，枸杞子 30 克，净母鸡 1500 克，水发香菇 25 克，笋片 25 克，火腿片 25 克，料酒 50 克，清汤 1000 克，味精、精盐各适量。

制法：山药去皮，切成长 7 厘米、厚 1 厘米的纵片，枸杞子洗净备用。净母鸡去爪，剖开背脊，抽去头颈骨留皮，放入开水锅内焯一下取出。将鸡腹向下放在汤碗内，加入料酒、精盐、味精、清汤、山药片、枸杞子，将香菇、笋片、火腿片铺在鸡上面，上锅蒸 2 小时左右，待鸡熟烂时即成。

主治：适宜于慢性肝炎、早期肝硬化及贫血引起的头晕眼花、腰膝酸软、耳鸣等。

4. 红焖狮子头

用料：绞碎猪肉 500 克，番茄 500 克，胡萝卜 250 克，洋葱 250 克，鸡蛋 1 个，四季豆适量，红花少许，生油、绍酒、姜末、生粉各适量。

制法：将鸡蛋与绞碎猪肉一起拌匀，放入生油、绍酒、姜末、生粉继续搅匀，做成四个狮子头。将油烧热，入锅炸狮子头至呈黄色，装盘待用。另起锅放入油，将胡萝卜、番茄、四季豆煸炒，倒入狮子头中即可。

主治：痛经，经血不调。

5. 甜醋猪蹄姜汤

用料：猪蹄 1 只，生姜 250 克，冰糖 1 块，甜醋适量。

制法：猪蹄去毛后用滚水煮 5 分钟。将生姜刮皮，拍裂，连同猪蹄放入锅内，加甜醋。煮滚后，改用文火煲 2 小时，下冰糖调味即可。

主治：适用于产后血虚、食欲减退、手脚冰冷者。

（四）补肾方

凡因肾虚所致的头痛、耳鸣、眩晕、腰膝酸软等表现，均宜补肾药膳调理。

1. 菠菜猪血汤

用料：菠菜 500 克，猪血 250 克。

制法：将猪血切成块状，放入水中煮汤。将菠菜洗净，切成大段。猪血煲 10 分钟后可放入菠菜，调味后即可食用。每日或隔日 1 次，连服 2~3 次。

主治：适用于便秘。

2. 乌杞延年豆

用料：何首乌 50 克，枸杞子 60 克，陈皮 45 克，生地黄 45 克，桑葚汁 90 毫升，槐角 45 克，补骨脂 30 克，当归身 60 克，乌骨老母鸡 1 只，黑豆 1000 克，黄酒 30 毫升。

制法：将乌骨鸡宰杀去毛及内脏，洗净，煮汤 2 大碗。将以上各药和黑豆一起与鸡汤、黄酒入砂锅内文火缓煮干，去药存豆。每日早晨食 30 克。

主治：滋补肝肾。适用于肾虚耳鸣、盗汗、遗精、失眠、神经衰弱等。

3. 调息补益香蜜糊

用料：核桃仁 50 克，五味子 2 克，蜂蜜酌量。

制法：核桃仁、五味子洗净，加进蜂蜜，捣烂成糊状即可。

主治：补肾固精。适用于头晕目眩、腰膝酸软、疲乏无力等。

注意事项：四季可用。最适合冬季。

4. 黄芪豆腐汤

用料：黄芪 5 克，香菇 6 朵，虾米 5 克，山药 5 克，葛根 5 克，竹笋、胡萝卜 1/4 条，豆腐半块，黄瓜少许，葱适量。

制法：将洗净的黄芪、山药、葛根放清水中煮开，用中火煲半小时，捞出药材弃去。将豆腐、竹笋、胡萝卜切成片状放入汤中。将香菇洗净连泡的水也倒入，离火前放入葱花和黄瓜片，调味即可。

主治：适用于糖尿病。

（五）润肺方

凡有咽喉干燥、呛咳痰多、舌红苔黄等肺燥表现，均宜润肺药膳调理。

1. 白果炒鸡

用料：白果 20 粒，鸡肉 300 克，杏仁 10 粒，香菇 2 朵，木耳半碗，辣椒 2 个，胡萝卜、竹笋少许，绍酒、生粉、葱、姜、蒜、生油各适量。

制法：将鸡肉切成小块，用绍酒、生粉拌匀，将胡萝卜、竹笋、辣椒切块。木耳洗净，香菇浸软去蒂切块。白果去壳，用热水烫后去果皮，杏仁也浸于热水去皮。油热后炒鸡肉，放少许葱、姜、蒜，稍煸炒后盛于盘中。放少许油，将胡萝卜块、木耳、香菇块、竹笋块和辣椒块同炒。放入白果及油炸的杏仁，加调味料勾芡即可。

主治：适用于咳嗽、支气管炎。

2. 枇杷叶生姜粥

用料：生姜 16 克，枇杷叶 16 克，米酌量，精盐少许。

制法：生姜洗净，切成片，备用。枇杷叶洗净，浸泡一会儿，备用。米放进锅内加水，将生姜、枇杷叶放进米锅内，用小火煮，煮至呈粥状，加入精盐即可。

主治：祛痰止咳、健胃降气。适用于食欲不振、胃气上逆之呕吐、慢性支气管炎之咳嗽痰稠等。

注意事项：四季可用。

3. 豆腐润燥汤

用料：豆腐 300 克，生石膏 30 克。

制法：豆腐冲净，切成四方小块，备用。豆腐、生石膏放进锅内加水，用小火煎熬 3~4 个小时即可。

主治：解毒、润燥、降胃火、清肺热等。适用于口疮、咽喉炎、肺热咳嗽、胃热牙痛等。

注意事项：四季可用。只可用生石膏，不可用熟石膏。

4. 杏仁乳

用料：杏仁 500 克，怀山药粉 500 克，鲜牛奶 2000 克，蜂蜜 300 克。

制法：将准备好的杏仁放入锅中翻炒，炒出香味以后切成碎末儿。将鲜牛奶倒入锅中煮开，再将杏仁粉和山药粉倒进牛奶里调匀，然后再上火煮，待锅开后加入蜂蜜即可。将做好的杏仁乳冷藏保存。每次取 30 毫升加入开水喝下去，早晚各 1 次。

主治：调理肺气，滋阴养胃。适用于身体虚弱者，预防治疗多种肺部疾病。

5. 天冬萝卜汤

用料：天门冬 20 克，萝卜 250 克，火腿 200 克，胡椒粉适量，葱少许。

制法：将天门冬切成小片，煎熬成浓汁。将火腿切成薄片，萝卜切成丝状，先将火腿片放入清水中煮开，然后放入萝卜丝，再倒入天门冬汁，滚开后加入胡椒粉和葱花，即可食用。

主治：适用于咳嗽、皮肤粗糙等。

（六）健脾方

凡两胁胀痛、腹胀肠鸣、大便稀溏等表现，均宜健脾药膳调理。

1. 大枣炖牛腩

用料：牛腩 500 克，大枣 200 克，汾酒 250 毫升，生姜 5 克，葱少许，精盐。

制法：将牛腩洗净放入清水中煮，除去泡沫及浮油后，放入葱及拍碎的生姜，中火煲 10 分钟。将大枣用温水洗净，去核后放入，同时倒入适量汾酒，小火煲 5 小时，加少量精盐，待肉焖烂即可食用。

主治：适用于脾胃虚弱者。

2. 莲子猪肚

用料：水发莲子 40 枚，猪肚 1 具，香油、精盐、葱、生姜、蒜各适量。

制法：将莲子去心，猪肚洗净，内装水发莲子，用线缝合，放入锅内，加清水，炖至熟透，捞出凉凉，将猪肚切成细丝，放入盘中；将香油、精盐、葱、生姜、蒜等调料兑成汁，与猪肚丝、莲子拌匀即可。

主治：适用于食少、泄泻、营养不良性水肿等。

3. 鸡内金提神汤

用料：鸡胘 450 克，山药 50 克，豆浆 2 杯，水芹数根，生姜 4 片，鸡内金 9 克。

制法：鸡胘洗净，切成小块，备用。山药冲净，浸泡一会儿，备用。鸡内金快洗，备用。水芹洗净，备用。生姜放进锅内，加水 3 碗，中火煮沸时，将鸡胘块放进去，快煮去腥味，捞起，备用。鸡胘块放进锅内，加水 7 碗，用小火煮，煮时除掉泡沫，然后加进鸡内金，再用小火煎熬。将鸡胘、鸡内金煎熬至软时，将山药加进，边熬边除掉泡沫，直至山药软化。在汤锅内倒入豆浆，再以水芹撒在汤上装饰即可。

主治：健脾养胃。适用于目弱、易疲劳者。

注意事项：四季可用。

4. 益脾饼

用料：大枣 250 克，白术 30 克，干姜 6 克，鸡内金 15 克，面粉 500 克，菜油、精盐各适量。

制法：将白术、干姜用纱布包成药包扎紧，放入锅内，下大枣，加水适量。先用武火煮沸，后用文火煮 1 小时，除去药包和大枣的核，把枣肉捣烂成枣泥备用；将鸡内金粉碎成细末，与面粉混合均匀，再将枣泥倒入，加精盐、水适量，和成面团；面团分成若干小团，做成薄饼，在锅内放入菜油，用文火烙熟即成。

主治：适用于食欲缺乏，食后胃痛，慢性腹泻，慢性胃肠病等。

5. 栗子养身糊

用料：栗子 8 枚，白糖少许。

制法：将栗子去壳，捣烂，加水用小火煮，煮成糊状，栗糊加进白糖，即可。

主治：健脾养胃。主治幼儿消化不良引起的腹泻等。

注意事项：适用消化不良引起腹泻，其他症状或多腹泻，应请教医师。

6. 开元寿面

用料：水发香菇 30 克，黄花菜 15 克，嫩姜 3 克，豆芽 250 克，芹菜 60 克，面条 500 克。菜油、酱油、味精各适量。

制法：将香菇、嫩姜切丝；芹菜放沸水焯一下，切碎；豆芽去根洗净，黄花菜切寸段。将面条放在沸水锅中浸透，捞起，沥干水分，然后摊开，淋上菜油，拌匀。将炒锅放在中火上，倒入菜油烧至冒烟取出一半待用。放入姜丝、香菇、黄花菜翻炒，加酱油、味精，加水 250 毫升煮沸后，将面条、豆芽放入锅中翻拌，加盖焖至熟透，拌入熟油。装盘时，在面条上铺上芹菜即可。

主治：适用于脾虚气弱的肿瘤、冠心病、高血压等。

（七）疏肝方

1. 佛手柑粥

原料：佛手柑 15 克，糯米 50 克，精盐、油各适量。

制法：将佛手柑洗净切碎，与洗净的糯米同放锅中，加入适量水，置火上煮熟，加盐、油调味服食。隔日 1 次。

主治：理气止痛。

2. 合欢花蒸猪肝

原料：猪肝 100 克，合欢花 10 克，精盐适量。

制法：将合欢花洗净备用，加清水少许浸泡 4~6 小时，再将猪肝切片，放入碟中，加精盐少许调味，隔水蒸熟即可食用。隔日 1 次。

主治：疏肝理气。

3. 补肝甘露鸡

用料：鸡胸肉 500 克，鸡蛋 1 只，葡萄柚 1 个、柠檬 1 个，洋葱半个，西芹少许，蜂蜜半杯，山楂饼 10 片，胡椒粉、白糖、生粉、油各适量。

制法：将鸡胸肉切成大薄片，放入胡椒粉、蛋白拌匀。将半个柠檬皮切成碎粒，另外半只和葡萄柚榨汁，放入蜂蜜、白糖和捣碎的山楂饼。将鸡胸肉放面粉和生粉拌好，即用大油锅炸成金黄色捞出。将调好的汁放在锅中煮沸，并加入生粉勾芡淋在鸡肉上，最后撒上柠檬皮、西芹点缀。

主治：肝功能障碍。

（八）明目方

凡有视物模糊、目涩畏光、迎风流泪等表现，均宜明目药膳调理。

1. 猪肝枸杞汤

用料：猪肝 150 克，鸡汤 4 碗，枸杞叶 250 克，姜丝、绍酒各适量。

制法：将猪肝洗净后，切成片状，用姜丝和绍酒拌匀。枸杞叶用水洗净待用。猪肝片和枸杞叶用滚水烫一下。将鸡汤放入锅内煮开，调味后放入猪肝片和枸杞叶，稍煮一下即可食用。

主治：适用于贫血、视力衰退。

2. 韭菜炒羊肝

用料：韭菜 200 克，羊肝 250 克，生粉、绍酒、生抽、油、精盐各适量。

制法：将羊肝洗净切成薄片，用生粉、绍酒、生抽搅匀放置半小时。将韭菜洗净，切成小段。锅中起油将羊肝片快炒铲出。锅中倒少许油把韭菜炒熟，把羊肝片倒入稍炒几下，加精盐调味即可食用。

主治：适用于视力衰退。

3. 玄参烩猪肝

用料：猪肝 500 克，玄参 20 克，酱油、白糖各适量。

制法：将猪肝洗净放入清水中煮开，除去泡沫，把玄参同时放入，小火煲 1 小时，将猪肝捞出，切成小片备用。放入猪肝片煸炒，加少许酱油、白糖，加原汁少许即可。

主治：适用于慢性结膜炎、虹膜炎。

4. 朱砂蒸鸡肝

用料：朱砂 0.5 克，鸡肝 2 副。

制法：将鸡肝洗净后切成小片。将朱砂与鸡肝拌匀后，放入瓷碟中隔水蒸 1～2 小时，调味后服用。

主治：适用于视力减退、眼角膜软化。

注意事项：朱砂不宜多服，同时不宜用火炮制以免汞中毒，所以必须隔水蒸食。

（九）安神方

凡具有心悸、失眠、神志不安等表现，均宜安神药膳调理。

1. 阿胶糯米粥

用料：阿胶 12 克，糯米适量，精盐少许。

制法：将糯米放进锅内加水，用小火煮，煮至呈粥状。将阿胶放进米锅，溶化后放精盐即可。

主治：养血、止血、安胎。适用于月经过多、先兆流产等。

注意事项：四季可用。

2. 炒三冬

用料：冬菜 100 克，冬菇 12 朵，冬笋 500 克，油、麻油各适量。

制法：将冬菇洗净，去蒂切成块。冬菜洗去盐分。冬笋剥去外皮洗净，切成丝状。油锅热后，放入冬笋丝煸炒，然后放入冬菇及冬菜，倒入冬菇汁，调味后勾芡，再淋上麻油即成。

主治：适用于体弱气虚。

3. 调息安养盅

用料：白鳝 1 条，百合 25 克，山药 25 克。

制法：白鳝去脏洗净，备用。山药、百合洗净同白鳝放进盅内，加水，用小火隔水炖约 2 个小时即可。

主治：滋补强壮，健脾润肺。适用于烦躁、食欲不振、神经衰弱等。

注意事项：四季可用。白鳝血清有毒，切勿生食。生饮其血亦有毒，不可饮之。宰杀白鳝者，手部不可有伤口，并一定要洗净其血方可烹食。

4. 鸡翅炒毛豆

用料：鸡翅 600 克，毛豆 1 碗，香菇 3 朵，生油、姜、蒜粒、绍兴黄酒、白糖各适量。

制法：将鸡翅洗净，香菇浸软切成丝。油锅热后，放入姜、蒜粒、鸡翅煸炒，放少许绍兴黄酒，然后加水用小火炖，再放入毛豆、生油、白糖等调料，加入香菇及泡香菇的汁，续煮至收汁即可。

主治：适用于神经衰弱。

四、运动治疗

（一）五禽戏

东汉名医华佗依据运动养生原理，模仿虎、鹿、熊、猿、鸟5种动物神态与动作，把肢体运动和呼吸吐纳有机地结合起来，创出五禽戏。现代新编五禽戏就是在此基础上，汲取了传统五禽戏各流派精华，并融合了现代科学理念。练习者根据自己的身体状况、场地情况、兴趣爱好掌握锻炼时间、频率，可以参与集体锻炼，也可在自家庭院或室内锻炼。可以全套演练，也可以根据自己的时间或者症状所在只练一禽之戏。

功能：通过调心、调身、调息，使周身形、气、神浑然一体，在调治亚健康、延缓衰老方面有其独到的功效。

（二）摇头晃脑

自然坐下，两腿稍分开，双臂下垂，脖子上伸，微闭双目，让脑袋有规则、有意识地向同一方向以中速旋转20圈后，再以同样的速度向相反方向旋转20圈。最后，深度弯腰使脑袋低下，坚持1分钟。

功能：刺激甲状腺和甲状旁腺的活动，能迅速改善脑部血液循环，有助于恢复精力，消除大脑疲劳。

（三）太极拳

太极拳门派较多，套路长短和强度差异较大，但要领基本一致。杨式太极拳属中低强度，比较适合亚健康人群。建议初学者都从24式简化太极拳做起，可根据年龄、体质、程度等情况重复练习4遍，每遍5分钟左右，每天1次，用音乐带伴奏更好。待熟练后，再逐渐过渡到48式或88式。

功能：通过太极拳练习，可激活免疫系统，调节内分泌系统，提高人体新陈代谢，延缓衰老，提高适应环境能力。太极拳对预防心脏病、高血压、动脉粥样硬化有显著作用。此外，由于太极拳的意识导引作用和腹式呼吸方式，对人体的大脑和消化功能也有良好作用。

（四）健步走

运动以身体能适应为原则，由小渐大，以轻度疲劳为限。每次锻炼的时间为30~40分钟，每周锻炼3~5次。健步走运动作为常用有氧训练形式之一，是一种经济有效的健身和防治疾病手段，方便易行，易于坚持，适用于任何群体。

功能：健步走可有效降低血压、血糖、血脂、体重等相关指标，放松身心、释放压力、调节异常的精神和心理紧张状态。

（五）瑜伽

瑜伽呼吸：呼吸是瑜伽练习的精华和关键。它将身体与精神联系起来，有节律的瑜伽呼吸可以给身体更多的氧气供给，使头脑更加清晰，精力更加充沛，内心更加安宁清澈，提高记忆力及集中力，从而达到思想纯净状态。同时，快速吐气、收缩腹部肌肉的动作，可以达到按摩腹内脏器、消除腹部脂肪的作用。

瑜伽冥想：冥想即高度警觉，是瑜伽调心的方法。冥想是一种思维方式，也是一种精神解压方式，可以提高人们集中精神、控制自身意识以及调节身心的能力，从而帮助人们的心灵回归平静，甚至可以辅助治疗好多疾病。通过冥想可与潜意识沟通，使它成为现代人减压和心理美容的良方。瑜伽冥想形式多样，最好是采取静坐的方式。

瑜伽姿势：姿势也称体位法，是人们最初体会躯体和精神相结合的重要部分。姿势中的弯、扭、推、挤等动作使五脏沐浴在精气血之中，透过伸缩及伸展强化各个气轮，对脊柱、肌肉、内脏、腺体起到了自我按摩及牵引的作用，可调节内分泌系统，促进消化与排泄，增强呼吸系统的功能，达到保健、消脂、塑身、美容、治疗等功效。

瑜伽饮食：瑜伽饮食是素净的、清淡的，它把食物分三种类别：一是悦性食物，如各类蔬菜、新鲜水果、豆类、牛奶等，这类食物使人身心轻松、纯净，性情平和。二是惰性食物，包括肉食和刺激性强食物，如酒、咖啡、煎炸食物，这类食物容易使人发胖，性情变得忧郁烦躁。三是变性食物，指由各种刺激性强的调料烹制的食物，如加入过量味精、辣椒等调味品的食物，这类食物会使人性情暴躁，缺乏耐心。

功能：瑜伽的呼吸、冥想、特殊体位可缓解精神压力和紧张，塑造形体，改善身体的柔韧性，提高集中精神的能力，稳定神经并加强内分泌系统的调理甚至消除上述亚健康症状，对人体有独特的养生作用。

参考文献

[1] 张青，林琪渊. 一口气读懂中医养生 [M]. 贵阳：贵州科学技术出版社，2012.

[2] 马烈光. 中医养生保健学 [M]. 北京：中国中医药出版社，2009.

[3] 郭海英，章文春. 中医养生康复学 [M]. 北京：人民卫生出版社，2012.

[4] 陈利国，马民. 中医养生康复学 [M]. 上海：暨南大学出版社，2013.

[5] 何裕民，刘文龙. 新编中医基础理论 [M]. 北京：北京医科大学中国协和医科大学联合出版社，1996.

[6] 孟庆云. 中医基础理论 [M]. 北京：中国中医药出版社，2005.

[7] 何晓晖. 中医基础理论 [M]. 北京：人民卫生出版社，2010.

[8] 胡冬裴. 中医基础理论 [M]. 北京：清华大学出版社，2013.

[9] 李成文. 中医各家学说 [M]. 上海：上海科学技术出版社，2014.

[10] 吴大真. 中医辞海 [M]. 北京：中国医药科技出版社，1999.

[11] 林青，陶然. 中医养生 [M]. 北京：人民军医出版社，2007.

[12] 孟景春. 中医养生康复学概论 [M]. 上海：上海科学技术出版社，1992.

[13] 刘松来. 养生与中国文化 [M]. 南昌：江西高校出版社，1995.

[14] 丁青艾，侯又白. 古代名家养生箴言 [M]. 北京：华夏出版社，1990.

[15] 洪丕谟. 中国古代养生术 [M]. 上海：上海人民出版社，2008.

[16] 田清沫，田枫. 传统与现代养生学 [M]. 北京：中国社会出版社，2009.

[17] 杜祖贻，汤伟奇，王育杰，等. 中医养生学精华 [M]. 桂林：广西师范大学出版社，2007.

[18] 郭海英. 中医养生学 [M]. 北京：中国中医药出版社，2009.

[19] 施俊. 中国传统养生学 [M]. 武汉：湖北科学技术出版社，2007.

[20] 朱向东. 中医治未病理论研究 [M]. 兰州：甘肃科学技术出版社，2007.

[21] 洪蕾. 中医养生学 [M]. 重庆：重庆出版社，2008.

[22] 王永芳，程久兵. 四季养生 [M]. 北京：中医古籍出版社，2007.

[23] 杨力. 四季养生 [M]. 北京：金城出版社，2007.

[24] 倪青，李吉华. 四季养生 [M]. 北京：民主与建设出版社，2005.

[25] 杨飞，李恒有. 四季养生 [M]. 北京：中国华侨出版社，2005.

[26] 杨文忠，邝艳春. 四季养生智慧 [M]. 北京：中国中医药出版社，2011.

[27] 鲁明源. 饮食养生 [M]. 北京：中国中医药出版社，2010.

[28] 罗光乾. 饮食养生 [M]. 北京：海潮出版社，2007.

[29] 罗晶. 饮食养生 [M]. 北京：北京出版社，2002.

[30] 李戎. 五脏养生食谱 [M]. 成都：四川人民出版社，2000.

[31] 杜军强，王惟恒. 饮食养生全方略 [M]. 北京：人民军医出版社，2006.

[32] 雷子. 家庭常见病调理食谱 [M]. 北京：中医古籍出版社，2006.

[33] 陈涤平. 情志养生 [M]. 北京：人民卫生出版社，1999.

[34] 陈永灿，白钰. 生活起居中的中医养生智慧 [M]. 北京：人民军医出版社，2013.

[35] 马烈光. 中医养生学 [M]. 北京：中国中医药出版社，2012.

［36］翟昌礼，柳明. 养生与长寿［M］. 北京：科学普及出版社，1985.

［37］王忆勤，应小雄. 养生保健万宝全书［M］. 上海：上海科学技术文献出版社，1998.

［38］刘占文. 中医养生学［M］. 上海：上海中医学院出版社，1989.

［39］项平，翟玉祥. 运动养生［M］. 南京：江苏科学技术出版社，1992.

［40］国家体育总局健身气功管理中心. 健身气功·八段锦［M］. 北京：人民体育出版社，2003.

［41］李鸿义. 八段锦［M］. 长春：吉林科学技术出版社，1989.

［42］徐虎泼. 运动养生与健康［M］. 北京：化学工业出版社，2012.

［43］张湖德，王振川. 养生博览［M］. 重庆：重庆出版社，1994.

［44］王坤山. 中医养生的智慧［M］. 北京：中国三峡出版社，2009.

［45］郝建卫. 祖国传统运动养生学［M］. 成都：四川科学技术出版社，2007.

［46］王煜，斯楞. 运动养生保健［M］. 赤峰：内蒙古科学技术出版社，2005.

［47］安娜，赵广平. 睡眠养生法［M］. 哈尔滨：黑龙江科学技术出版社，2008.

［48］刘月英，刘进. 中医运动养生［M］. 沈阳：辽宁科学技术出版社，1996.

［49］孙涛，何清湖. 中医治未病［M］. 北京：中国中医药出版社，2010.

［50］张早华. 亚健康养生与保健［M］. 北京：人民卫生出版社，2011.

［51］陈慕纯，徐大智. 身心解压好睡眠［M］. 北京：机械工业出版社，2011.

［52］张国玺. 中医养生的智慧［M］. 济南：山东美术出版社，2010.

［53］马烈光. 中医养生保健学［M］. 北京：中国中医药出版社，2009.

［54］王明如. 中医养生之瑰宝［M］. 宁波：宁波出版社，2007.

［55］张湖德. 中华实用养生宝典［M］. 北京：中国旅游出版社，2008.

［56］李德新. 中医基础理论［M］. 北京：人民卫生出版社，2001.

［57］沈雪勇. 经络腧穴学［M］. 北京：中国中医药出版社，2010.

［58］方剑乔. 刺法灸法学［M］. 北京：人民卫生出版社，2012.

［59］东贵荣. 刺法灸法学［M］. 北京：中国中医药出版社，2012.

［60］周信文. 推拿手法学［M］. 上海：上海科学技术出版社，2000.

［61］田纪钧. 亚健康调理术［M］. 北京：人民军医出版社，2011.

［62］张全明，邓丽娟. 亚健康疾病［M］. 北京：科学技术文献出版社，2006.

［63］于天源. 亚健康经络调理［M］. 北京：中国中医药出版社，2009.

［64］王光辉，李兰玉，陈涛，等. 亚健康及其中西医干预［M］. 北京：中国科学技术出版社，2007.

［65］田鹏震. 更年期养生与食疗［M］. 延吉：延边大学出版社，2006.

［66］戴居云. 肥胖病［M］. 上海：上海科学普及出版社，2004.

［67］徐小萍. 肥胖症中医治疗［M］. 南京：江苏科学技术出版社，2005.

［68］杨家强. 颈椎病自然疗法［M］. 南京：江苏科学技术出版社，2001.

［69］佚名. 解读庄子的长寿之道［J］. 中医药通报，2008，7（6）：50.

［70］魏勇军. 论《黄帝内经》对生命规律的探微［J］. 河北中医，2013，35（03）：435-438.

［71］周际明. 孟子养生思想探究［J］. 科技信息，2011（13）：522，538.

［72］胡旭. 中国古代体育养生理论发展脉络研究［J］. 运动，2010，（05）：1-3，17.

［73］谭颖颖，刘昭纯. 中医养生理论体系的建构［J］. 山东中医药大学学报，2008，32（01）：45-48.

［74］齐南，吴晓莉，肖永娟. 明清时期中医养生学发展概略［J］. 中医文献杂志，2007，（04）：4-5.

［75］詹石窗，陈文水. 朱熹理学文化养生及其现代意义 ［J］. 厦门大学学报（哲学社会科学版），
      2005（04）：115-121.

［76］刘兆杰. 中医养生学发展史纲 ［J］. 内蒙古中医药，2004（05）：43-46.

［77］申诚. 中医养生文化的特点 ［J］. 华夏文化，1994（Z1）：101-104.

［78］林乾良，刘正才. 中医养生学发展简史 ［J］. 浙江中医药大学学报，1981（01）：44-47，22.

［79］马龙，周英武，刘如秀. 论情志养生对高血压病防治的意义 ［J］. 吉林中医药，2013，33（7）：
      649-651.